田德禄医文集

田德禄 编著

人民卫生出版社
·北京·

图书在版编目（CIP）数据

田德禄医文集 / 田德禄编著. —北京：人民卫生
出版社，2023.6
　ISBN 978-7-117-32349-9

　Ⅰ. ①田…　Ⅱ. ①田…　Ⅲ. ①消化系统疾病 – 中医治
疗法 – 文集　Ⅳ. ①R259.7-53

　中国国家版本馆 CIP 数据核字（2023）第 098440 号

人卫智网	**www.ipmph.com**	医学教育、学术、考试、健康， 购书智慧智能综合服务平台
人卫官网	**www.pmph.com**	人卫官方资讯发布平台

田德禄医文集
Tian DeLu Yiwenji

编　　著：田德禄
出版发行：人民卫生出版社（中继线 010-59780011）
地　　址：北京市朝阳区潘家园南里 19 号
邮　　编：100021
E - mail：pmph @ pmph.com
购书热线：010-59787592　010-59787584　010-65264830
印　　刷：鸿博睿特（天津）印刷科技有限公司
经　　销：新华书店
开　　本：787 × 1092　1/16　印张：27　插页：2
字　　数：623 千字
版　　次：2023 年 6 月第 1 版
印　　次：2023 年 8 月第 1 次印刷
标准书号：ISBN 978-7-117-32349-9
定　　价：98.00 元
打击盗版举报电话：**010-59787491**　E-mail：WQ @ pmph.com
质量问题联系电话：**010-59787234**　E-mail：zhiliang @ pmph.com
数字融合服务电话：**4001118166**　E-mail：zengzhi @ pmph.com

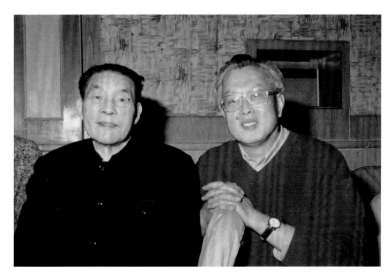

田德禄教授与导师董建华院士

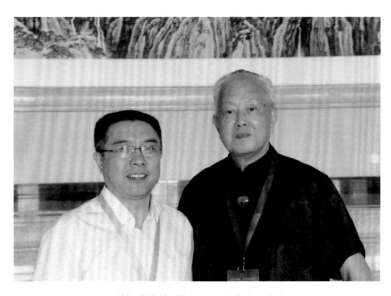

田德禄教授与学术继承人李志红教授

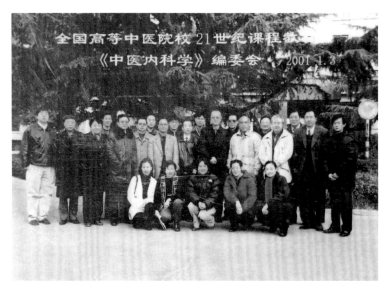

全国高等中医药院校 21 世纪课程教材《中医内科学》编委会

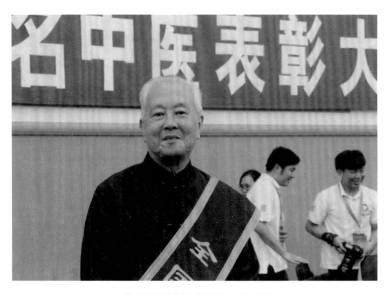

田德禄教授荣获全国名中医称号

自　序

　　一晃，吾已年过八旬。一生致力于中医事业，乃吾心愿。1957年，我考入北京中医学院（现北京中医药大学），学校和老师们的悉心培养，使我终身心怀感恩。说实在话，命运对我是非常眷顾的。毕业后，我留校工作，第一步就是进入中医内科教研室，当时教研室主任是董建华教授，两位主讲是赵绍琴教授和焦树德教授，而两个助教是王永炎和我。有名师的指导，确实是非常荣幸的。在学习过程中，我遇到的老师很多都是泰斗级的专家，像王玉川老师、刘渡舟老师、印会河老师、王绵之老师、颜正华老师、赵绍琴老师，等等，特别是引我入门的董建华老师。校外的名师，像南京的周仲瑛老师、徐景藩老师，吉林的任继学老师，辽宁的李玉奇老师，上海的黄文东老师、金寿山老师等，也都给予了我极多的教诲。工作后，我的同辈，像陕西的张学文、辽宁的周学文、上海的蔡淦、广东的劳绍贤、福建的杨春波、北京的钱英，他们在临床教学、教材编写、新药评审、学术研讨等过程中，对我也多有启发和帮助。特别值得一提的是我的师兄王永炎，他的勤奋和刻苦，一直激励着我前行。

　　我一生的学习和成长，离不开中医内科教研室的工作——医、教、研。在临床工作中，医疗、教学、科研三位一体，密不可分，相互促进。临床医疗是基础，无论是门诊、病房，还是急诊，几十年一线的锤炼为我打下了良好的基本功。在中医理论指导下，我不断地提高辨证论治的本领。1972年，我在北京协和医院消化内科进修，1987年在日本国立栃木病院消化内科进修。这些经历为我开展中西医结合诊治疾病和科学研究打下了基础。西医的临床思路、诊治方法，尤其西医对疾病的诊断标准、疗效判定标准比较规范、客观，为我在临床工作中开展双重诊断、客观判定疗效提供了良好的借鉴。这些工作对临床和科研水平起到了促进作用。1983年，在我担任北京中医药大学东直门医院消化内科、消化研究室主任后，制订和完善了消化科常见病诊疗规范，无论门诊和病房均位于医院诊疗患者数和创收经济效益的前列。

　　非常幸运的是，我毕业留校即进入中医内科教研室，从助教并兼任教学秘书开始，有机会也有时间进行教材研读、课堂试讲、学生辅导、临床带教等工作，增强了理论功底，为以后的教材编写打下了坚实基础。1983年担任教研室主任，我深知中医内科学是一门主干课、桥梁课，承担着中医基础课程和临床各科承上启下的关键作用。在工作中，我为本教研室的课堂教学、临床带教实习、考核考试等建立了一整套考核管理制度，保证教学工作的高质量运转，高效地完成了教学任务。同时，教材建设也是教学中不可或缺的任务，我先后根据自学考试、本科生、留学生、研究生不同层次的教学需要，主编了十余种《中医内科学》教材，尤其是21世纪课程教材的《中医内科学》，在全国中医药院校使用近十年，为中医教育事业作出了贡献。

工作至今，我培养了成千上万的本科生。作为中医人，我始终肩负着传道、授业、解惑的使命。使中医事业薪火传承、后继有人，是我终生奋斗的目标。我将临床科研与培养研究生紧密结合，先后培养了38名博士研究生，26名硕士研究生，还有6名博士后研究生。他们中不少人已成为国内外中医事业的中坚力量。在临床和科研中，我对消化内科的常见病和一些疑难病进行临床观察和实验研究，加深了对疾病本质的深入理解，形成了比较系统的、科学的诊治方法，大大提高了临床诊治水平，造福广大患者。多年来，我先后承担医院、大学、北京市、国家中医药管理局、原国家教育委员会、国家科学技术委员会等不同级别的科研课题。科研中拟定和观察的配方被制成医院内制剂，在临床长期应用，深受患者欢迎，也创造了不少经济效益。如治疗慢性浅表性胃炎及功能性消化不良的理气消胀合剂，解酒护肝合剂，治疗慢性萎缩性胃炎的甘平养胃冲剂（消痞灵），治疗消化性溃疡、溃疡性结肠炎的益气活血解毒合剂（愈疡灵），以及抗肝纤维化的慢肝消合剂等。

我曾多次参与对外中医学术交流工作。曾被派到日本研修，参加北京中医学院（现北京中医药大学）继续教育日本分校教学。受邀参与日本东京医科大学附属医院开展的中西医结合门诊向厚生省的申办事宜并获得成功。在对外研究生培养工作方面，我曾赴韩国、新加坡办班辅导。我有近五年的时间在瑞士进行中医临床及中医普及教育工作。在此过程中，我参与了成立瑞士华人中医学会的筹备工作，并被聘为名誉会长。

在国内，我多年受聘担任国家中医药管理局中医医师资格考试的中医内科学主考官和香港地区中医医师资格考试的主考官，负责完成了考试大纲和复习题库的建设。

另外，我曾担任国家新药评审专家，参与新药的评审工作。

2016年我被评为"全国中医药高等学校教学名师"，2017年我被评为"全国名中医"。这些荣誉都是社会对我的肯定和褒奖。

回首往事，我没有虚度年华，而是在自己的中医事业中默默耕耘。在暮年之时，我将自己做过的一些事情稍加梳理，汇集成册，以供后来者参考、借鉴。

田德禄

2023年1月

目　　录

第一章 ┃ 清 降 理 论

第一节 清降理论在胃病证治的应用

（一）中医文献中脾胃学说

从脾立论:李东垣——秦伯未。

从胃立论:叶天士——董建华。

从肝立论:张景岳——黄文东。

（二）从胃论治的立论渊源

胃的生理:主受纳,腐熟水谷,以和降为顺。胃为阳土,喜润恶燥。

胃的病理:易伤食,易壅滞,易上逆。易化热、伤津、伤阴。

胃的治法:宜消导、宜理气和胃、降逆。宜清热、生津、养阴。

（三）当今临床上从胃论治的意义

当下有从胃论治的社会背景:疾病以慢性胃炎、功能性消化不良、消化性溃疡活动期（A1、A2）为常见;症状:不能食、食后脘中胀痛、胃灼热、反酸、嗳腐、口臭多见。

辨证要点:"想不想吃,责之于脾;能不能吃,责之于胃",故当下辨证责之于胃者多。

（四）清降法则的理法方药

病因:当下饮食不节的内涵为食物热量过高,顿顿吃肉,多油多脂,加以烟酒,极易伤胃。

病机:食滞、气壅、化热、伤津。

治则:理气和胃,消食导滞,清热降逆。

方药

董建华教授:香苏散加减——胃苏颗粒方:紫苏梗、炙香附、陈皮、枳壳、大腹皮、佛手、香橼皮、半夏、茯苓。

个人经验:理气消胀合剂——实痞通:紫苏梗、紫苏子、炙香附、陈皮、清半夏、茯苓、连翘、焦三仙、枳实、生薏苡仁。

加减变化

1. 消胀三线药

（1）枳实 15~30g,生薏苡仁 30~60g,生白术 30~60g。

（2）威灵仙 10g,秦艽 10g。

（3）牵牛子 3~6g。

2. 清热药

（1）清热解毒药：舌质暗红；镜下可见胃黏膜充血、水肿、糜烂、活动溃疡。

1）连翘：入血分，疗疮要药。

2）蒲公英：主疏肝解郁清热。

3）虎杖：活血，兼通便。

（2）清热化湿药：舌苔黄腻；镜下可见胃黏膜分泌物多，且黏稠，色黄，胃黏膜水肿。

黄芩：清上焦；黄连：清中焦；黄柏：清下焦；大黄：入血分；山栀子：清三焦。

[中医药高等教育学会临床教育研究会中医临床教育工作高研班（第二期）讲稿]

第二节　应用"清降法"治疗脾胃疾病的经验

田德禄教授执业 50 年来，坚持工作在临床一线，在中医内科，尤其在消化内科临床上形成了自己的学术观点。在酒精性肝病、慢性胃炎、消化性溃疡、胃癌前期病变、慢性结肠炎等疾病的治疗上，摸索和建立了一套诊治系统，并提出了许多切合临床的新观点，临床疗效满意，在国内外消化领域有较大的影响。临证中，他博采众方，注重脏腑辨证，注重辨证与辨病相结合，注重宏观辨证与微观辨证的结合，注重古代文献与现代技术成果的结合，注重对现代疾病中医病机的再分析和再认识。"清降法"是田德禄教授基于临床实践，基于对脏腑功能认识与现代疾病中医病机的再分析和再认识，提出的治疗脾胃疾病的常用大法，临证中收到较好疗效。现总结如下，以供同行分享。

（一）"清降法"是在脾胃疾病治法中对"通降法"的延伸

胃在生理上以降为顺，病理上因滞而病。胃为六腑之一，具有"传化物而不藏"的生理特点。《灵枢》记载："胃满则肠虚，肠满则胃虚，更虚更满，故气得上下，五脏安定，血脉和利，精神乃居。"可见胃的生理特点就是和降，胃以降为顺，以通为用，通降是胃主要的生理特点。胃失通降，则如《灵枢·胀论》所言："胃胀者，腹满，胃脘痛，鼻闻焦臭，妨于食，大便难。"因此，"通降法"是治疗脾胃病实证（胃脘痛、呕吐、吐酸、呃逆、便秘、积聚、噎膈、胆瘅、腹痛、胁痛、黄疸、泄泻、痢疾等）的基本大法之一。

"清降法"是在脾胃病治疗中对"通降法"的延伸。在董建华教授"通降理论"的基础上，针对当代脾胃疾病多实、多郁、多热（火）的特点，提出应用"清降法"治疗脾胃病的学术思想，在临床中取得了较好疗效。诸多胃病，从病位上讲，与胃、肝（胆）、脾关系最为密切。食管病变，多责之于胃气上逆，或胆热挟胃气上逆。初期多归属"吐酸""呃逆""胆瘅"等，表现为肝胃不和、肝胃郁热、胆热挟胃气上逆之病机；若失治误治，久病入络，痰瘀毒互结，耗损正气，可演变为"噎膈"。因胃本位病变"胃病多实"，所以无论外邪犯胃、饮食不节、情志不畅，多表现为胃气壅滞之实证；有脾胃虚弱者，也常有虚实夹杂之证。胃气壅滞，肝胃不和，虚实夹杂者，可日久化热。若失治误治，久病入络，痰瘀毒互结，耗损正气，可演变为"胃癌""胃岩"。因"脾病多虚"，故在临证中，十二指肠疾病多见虚实夹杂或上热下寒证，单纯脾虚或虚寒者较为少见。之所以出现上述病机特点，概与以下因素相关：一则，当代人过食肥厚油腻,呆滞脾胃,内生湿热;二则,多卧而少动,致使胃气壅滞,郁而化热;三则,就医条件改善,患者就诊时多处于病变之初期,而初期多实多热;四则,生活及工作压力较大,易导致胃气壅滞化热,或肝郁化热、肝胃郁热,或胆热犯胃。

(二)"清降法"在反流性食管炎治疗中的应用

吐酸水的患者日渐增多主要与下列因素相关:①饮食不当:生活条件改善,副食品摄入过多,过食甜腻,会阻碍胃气。②情志不畅:都市工作压力较大,精神紧张,肝失疏泄,或气郁化火,横逆犯胃,肝热挟胃气上逆而发病。明代秦景明在《症因脉治》曰:"呕吐酸水之因,恼怒忧郁,伤肝胆之气,木能生火,乘胃克脾,则饮食不能消化,停积于胃,遂成酸水浸淫之患矣。"

本病病位在食管(胃),涉及肝(胆),病性以实证、热证为主,病机主要与肝(胆)热挟胃气上逆有关,病理多涉及气滞(郁热)、湿热、血瘀、阴虚,证候多见肝胃不和、肝胃郁热、肝胃阴虚、瘀血阻络、痰湿停滞等证。失治误治,或久治不愈,迁延日久,可致痰瘀互结,正气渐亏,交搏于食管下段或贲门,可致噎膈。治疗中酸为肝之味,应从肝论治。辨证用药,要求注重患者的临床表现与胃镜下改变的相互参照,做到宏观辨证与微观病理的有机结合。临证观察,以实证热证多见,虚证寒证少见。

本病可分3期论治。

Ⅰ期

Ⅰ期主要为肝胃不和,兼有郁热。

辨证要点:一是肝失疏泄、胃气壅滞的表现。如以食后胃脘胀满,或累及两胁,嗳气等为主,可有口苦,胸骨后烧灼感,反酸;二是舌脉表现。舌暗或稍红,苔薄白或薄黄,脉弦或弦细滑。

辨病要点:胃镜下主要为反流性食管炎,属 LA-A、LA-B 级。

治法:疏肝和胃,降逆抑酸。

方药:四逆散 + 香苏饮 + 乌贝散。

Ⅱ期

Ⅱ期主要为肝胃郁热,兼有血瘀阻络或肝胃阴虚。

辨证要点:一是肝胃郁热证突出,反复发作,主要为反复发作的胸骨后烧灼感、疼痛,或严重的胸中憋闷甚或有窒息感,口苦,烦躁,失眠,便秘,舌质暗红,苔黄厚腻,脉弦滑或弦滑数。兼有瘀血阻络者,舌质暗有瘀斑,入夜发病,胸骨后疼痛且痛有定处;兼肝胃阴虚者,病程较长,口干较甚,舌质暗红,少苔。

辨病要点:胃镜下主要为反流性食管炎,属 LA-C 级。

治法:清肝泄热,通腑降逆。注意兼夹证的治疗。

方药:小柴胡汤 + 香苏饮 + 左金丸。胆热甚者,给予柴芩温胆汤加减;有瘀血征象者,予失笑散 + 三七粉,或丹参饮;有肝胃阴虚征象者,加用益胃汤;痰热腑实便秘者,可通腑泄热,加瓜蒌、虎杖或小承气汤。

Ⅲ期

Ⅲ期主要为病情迁延,反复发作,肝胃阴虚、瘀血阻络、痰湿阻滞相互交搏,可见痰瘀互结、阴虚血瘀等证,正气渐现不足。

辨证要点：以虚实夹杂为特点。虚在肝胃阴虚，或有气虚；实在郁热、痰浊、血瘀。

辨病要点：胃镜下主要为反流性食管炎，属 LA-D 级。

治法：清肝降逆，活血化痰。

方药：小柴胡汤（柴胡可以用薄荷、青蒿、丝瓜络代替）+ 香苏饮 + 失笑散 + 丹参饮。兼见肝胃阴虚者加益气养阴之味，或予以滋肝肾阴之品。

【病案举例】

刘某，女，59 岁，2009 年 8 月 20 日初诊。主因"咽部不适，胸骨后疼痛反复发作 3 年，加重 2 个月"就诊。3 年前因情志不畅，逐渐出现咽部不适，继而胸骨后疼痛，常放射至肩背部，伴口苦口干等症状。曾服用质子泵抑制剂等，均暂时缓解症状，但停药后即复发，病情时轻时重，常因生气或吃甜食而复发。近 2 个月因生气复发，胃镜检查提示反流性食管炎（LA-C）。口苦口干明显，夜尿每晚 3 次，大便可，舌暗有瘀斑，苔薄黄腻，脉沉细。

中医诊断：吐酸（肝胃郁热）。西医诊断：反流性食管炎（LA-C）。

治法：清肝泄热，理气和胃。

处方：醋柴胡 10g，炒黄芩 10g，姜半夏 10g，炒陈皮 10g，茯苓 15g，紫苏梗 10g，紫苏子 10g，制香附 10g，焦山楂 10g，焦神曲 10g，焦麦芽 10g，焦槟榔 10g，北沙参 15g，丹参 20g，砂仁 3g（后下），降香 6g，川贝母 10g，海螵蛸 12g。

服药 7 剂后，上述症状明显减轻，已无胸骨后疼痛，但仍有口苦口干，舌质暗，苔薄黄，脉细。上方加麦冬 15g，继服 3 周，症状消失。

（三）"清降法"在胆汁反流性胃炎治疗中的应用

中医认为，本病病因多为情志失调、饮食不节、劳倦过度；其病理为脏腑失和，气机升降失调；病位在胆胃，涉及肝脾；病性为本虚标实，以脾胃虚弱运化无力为本，以胆胃郁滞、胆邪逆胃、湿热壅阻为标。我们认为，胆汁反流性胃炎属中医"胆瘅"范畴。在临证中可将胃镜观察作为中医望诊的延伸，将中医证候与胃镜结果结合起来进行辨证论治。本病的病机是脾虚、胆邪、胃逆三个因素重复组合的结果，以脾胃虚弱、胃阴不足、胆邪犯胃、湿热中阻为临床常见证候。治疗上根据病在胆胃，以通降调理气机为原则，立疏胆和胃为根本治疗大法。并根据分型不同伍以健脾温中、理气、活血、消瘀、化湿、清热等治法。

肝胃不和，郁而化热，肝移热于胆，胆气不降，胆热挟持胃气上逆，是本病的主要病机，治疗多从疏肝清胆、和胃通降立法，肝胃同治，常用小柴胡汤、柴芩温胆汤化裁，疗效显著。

加减运用：偏于痰阻血瘀者，宜化痰、开郁、活血；偏于阴虚血瘀者，宜养阴、益胃、化瘀。常选启膈散、益胃汤、百合乌药汤、失笑散合香苏散、四逆散加减化裁。药用沙参、丹参、麦冬、百合、乌药、三七粉、土贝母等。兼见胃灼热、反酸、嘈杂，在清降的基础上加黄连 6g，吴茱萸 3g，或海螵蛸 15g，川贝母 10g；舌苔厚腻，加黄连 6g，全瓜蒌 15g，或藿香、佩兰；大便秘结属湿热内阻者，加虎杖 20g，炒莱菔子 10g，生薏苡仁 30g；腹胀久治不愈尚属实证者，加炒黑白丑各 2g；胁肋疼痛者，加秦艽 10g，威灵仙 10g。

【病案举例】

吴某，女，43 岁，2010 年 1 月 27 日初诊。主因"咽部不适，胸骨后疼痛反复发作 1 年，加重 3 周"就诊。1 年前因情志不畅，逐渐出现胸骨后疼痛，胃脘灼热，常放射至肩背部，伴口苦口干等症状。曾服用质子泵抑制剂等无效,病情时轻时重,常因生气或吃甜食而复发。近3周因生气复发,胃镜检查提示糜烂性胃炎伴胆汁反流。口苦口干明显,大便可,舌淡红,苔薄,脉弦滑。

中医诊断:胆瘅(肝胃郁热)。西医诊断:糜烂性胃炎伴胆汁反流。

治法:清肝泄热,理气和胃。

处方:醋柴胡10g,炒黄芩10g,姜半夏10g,炒陈皮10g,茯苓15g,紫苏梗10g,紫苏子10g,制香附10g,焦山楂10g,焦神曲10g,焦麦芽10g,焦槟榔10g,炒枳实15g,生薏苡仁30g,丹参20g,砂仁3g(后下),鹿衔草20g,猪苓20g茯苓20g,女贞子10g,墨旱莲10g。

服药7剂后,上述症状明显减轻,已无胸骨后疼痛,但仍有口苦口干,舌质暗,苔薄黄,脉细。上方加连翘15g,继服3周,症状消失。

(四)"清降法"在慢性结肠炎治疗中的应用

【病案举例】

罗某,29岁,2011年6月7日来诊。

主诉:大便欠畅6个月。

现病史:患者于6个月前发现大便欠畅,2~3日1行,时有排便困难,无脓血便,体温正常。半月前结肠镜检查发现"直肠炎"。刻下症:大便欠畅,腹胀无疼痛,腰痛。舌质暗淡,苔根黄腻,脉弦滑。

既往史:否认其他病史,无过敏史。

体格检查:腹部平软,中上腹轻压痛,墨菲征阴性,肝脾肋下未触及,肠鸣4次/min。辅助检查:结肠镜检查发现"直肠炎"。

中医诊断:便秘,证属胃肠湿热内结。西医诊断:慢性直肠炎。

治法:清化湿热,调气活血。

处方:柴胡10g,黄芩10g,清半夏10g,焦山楂10g,焦神曲10g,焦麦芽10g,焦槟榔10g,瓜蒌20g,黄柏10g,生薏苡仁30g,炒枳实10g,苍术10g,白术10g,虎杖20g,牛膝15g,木香10g,鹿衔草20g,桃仁10g,杏仁10g,赤芍15g,白芍15g。7剂水煎服。

二诊:排便渐畅,舌质暗淡,苔根黄腻,脉弦滑。又进7剂,水煎服。

三诊:间断出现排便不畅,基本无碍,舌质暗淡,苔薄腻,脉弦细滑。守方14剂巩固疗效。

按:此例为清降法治疗慢性直肠炎的案例。方中小柴胡清化肝胃郁热,四妙清化下焦湿热,赤芍、木香、瓜蒌、虎杖、炒枳实、槟榔为活用芍药汤,取刘完素"行血则便脓自愈,调气则后重自除"之意。病变在直肠者,位置愈在下,湿热等实邪(湿热多见)壅滞伤络愈加明显,治疗上可用"通因通用"之法。虽未见脓血便及里急后重等症,但病理因素相同,病机相似,均为湿热阻滞肠道,故可异病同治。

(李志红整理)

第三节　清降理论形成的脉络

田德禄教授以消化系统疾病的诊治为专长,对脾胃病有独特的认识和丰富的临床经验。

他在继承历代中医经典著作及当代大家脾胃病学术思想的基础上,针对当代脾胃病特点,提出"清降理论",丰富和发展了中医脾胃病学说。现阐述如下。

(一)博采各家学说,独重火热致病

1.《黄帝内经》病机 19 条重视火热致病 《素问·至真要大论》病机 19 条中,属"火"的病机有 5 条,属"热"的病机有 4 条,再加上"诸痛痒疮,皆属于心"(心火致病),属火热致病者共有 10 条,占了病机 19 条半数以上,足见《黄帝内经》中对于火热致病的重视。

病机 19 条中与脾胃病相关者有 7 条:"诸胀腹大,皆属于热";"诸呕吐酸,暴注下迫,皆属于热";"诸病有声,鼓之如鼓,皆属于热";"诸转反戾,水液浑浊,皆属于热";"诸逆冲上,皆属于火";"诸病水液,澄彻清冷,皆属于寒";"诸湿肿满,皆属于脾"。其中属"热"者 4 条,属"火"者 1 条,火热致病共 5 条。由此可见,热证在脾胃病中占据重要地位。

2.《伤寒论》中辨治脾胃病的学术思想 《伤寒论》中"辨阳明病脉证并治篇"集中体现了仲景胃病辨治的学术思想。提纲证"阳明之为病,胃家实是也",指出阳明病以胃实证为主。其条文为:"问曰:何缘得阳明病? 答曰:太阳病,若发汗,若下,若利小便,此亡津液,胃中干燥,因转属阳明。不更衣,内实,大便难者,此名阳明也"。"本太阳,初得病时,发其汗,汗先出不彻,因转属阳明也",则指出阳明病病机为胃中津液损伤,表现为大便难。"阳明居中,主土也,万物所归,无所复传,始虽恶寒,二日自止,此为阳明病也",则指出外邪传入阳明胃,容易化热。

"伤寒脉浮滑,此以表有热,里有寒,白虎汤主之",指出阳明经证治疗用白虎汤。"病人烦热,汗出则解,又如疟状,日晡所发热者,属阳明也。脉实者,宜下之;脉浮虚者,宜发汗;下之与大承气汤,发汗宜桂枝汤""太阳病,若吐、若下、若发汗后,微烦小便数,大便因硬者,与小承气汤和之愈""伤寒吐后,腹胀满者,与调胃承气汤",指出阳明腑证治疗用大承气汤、小承气汤、调胃承气汤治疗。

"辨太阴病脉证并治篇"集中体现了仲景脾病辨治学术思想。太阴病提纲证条文为:"太阴之为病,腹满而吐,食不下,自利益甚,时腹自痛,若下之,必胸下结硬"指出了太阴病临床表现。"伤寒脉浮而缓,手足自温者,系在太阴""太阴中风,四肢烦疼,阳微阴涩而长者,为欲愈"指出了太阴病脉浮缓,手足温,四肢烦疼。"太阴病,脉浮者,可发汗,宜桂枝汤""自利不渴者,属太阴,以其脏有寒故也,当温之,宜服四逆辈""本太阳病,医反下之,因而腹满时痛者,属太阴也,桂枝加芍药汤主之;大实痛者,桂枝加大黄汤主之""太阴为病,脉弱,其人续自便利,设当行大黄芍药者,宜减之"指出了太阴病病机为脾脏虚寒,治疗有桂枝汤、四逆汤类、桂枝加芍药汤、桂枝加大黄汤。

从上述条文可知,仲景是以脾胃分治的。脾病多虚寒,治疗当温阳散寒;胃病多实热,治疗当清热通腑。所用方中均有炙甘草,体现了仲景"顾护脾胃"治疗思想。仲景治疗胃病的学术思想,给了田老师很大启发,为"清降理论"的提出奠定了基础。

3. 刘完素脾胃病学术思想 金元四大家之一的刘完素,对脾胃病理论提出新论。刘完素对《黄帝内经》"病机 19 条"加以演绎发挥,扩大了火热病证的范围,将其发展为 56 种火热病症,提出"六气皆从火化"的观点,提出四气皆能与火热相兼为病;又提出"五志过极化火",认为五志劳伤本脏,气机郁结,久而化火。而"阳热怫郁"是引起六气化火和五脏化火的根本原因,其形成"火郁"的两个基本条件是:一为气机郁结不通,二为热盛。治疗当"火郁发之",法当"辛苦寒药治之","结散热退,气和而已。"

其火热论在脾胃病中的运用体现为:提出脾胃病"燥其湿为泻,润其燥为补"的观点。"脾胃土本湿也,湿气自甚,则为积饮痞膈,或为肿满,以药燥去其湿,是谓泻其脾土之本也;或病燥热太甚而脾胃干涸成消渴者,土湿之气衰也,宜以寒润之药,补阴泄阳,除湿润燥,而土气得其平,是谓补其脾土之本也。""顺其性为补,反其性为泻",从这两句中清楚看出,刘完素的治疗原则——润燥除湿,补泻其本。据此理论,刘完素在脾胃病治疗上,提出温热为泻,寒凉为补的独特见解,用药喜用寒凉。虽然其没有明确提出脾胃阴土阳土的区别,但在治疗上已有分别,即脾湿宜燥,宜利湿;胃燥宜润,宜养阴。启发了后世医家对脾胃分治的认识。他指出:"五脏六腑,四肢百骸,受气皆在于脾胃,土湿润而已"。治疗方面,也非常重视胃阴的顾护,他治疗膈消所列的麦门冬饮子(麦冬、瓜蒌实、知母、甘草、生地黄、人参、葛根、茯神)也体现了他对胃阴的重视。这可以看作是刘完素对养胃阴的初步认识,对后世叶天士创立胃阴学说具有重大影响。

4. 叶天士脾胃病学术思想 清代叶天士创立胃阴学说。《临证指南医案》中指出:"太阴湿土,得阳始运;阳明燥土,得阴自安。"提出脾喜刚燥,胃喜柔润,纳食主胃,运化主脾,这些观点指出了脾胃二者不同的生理特点和治疗原则,明确了脾胃分治的思想,为胃阴学说奠定了坚实的基础。他在《临证指南医案》中指出:"脏宜藏,腑宜通,脏腑之体用有殊也。纳食主胃,运化主脾,脾宜升则健,胃宜降则和""脾喜刚燥,胃喜柔润。仲景急下存津,其治在胃;东垣大升阳气,其治在脾",明确指出脾胃生理特性及治疗两者迥然有别。"脾喜刚燥,胃喜柔润"是叶天士对脾胃生理功能的高度概括,为脾胃分治奠定了基础。他进一步指出:"胃为阳土,非阴柔不肯协和",明确了胃的生理特性,正式提出了胃阴学说。叶天士主张"胃气上逆固病,即不上逆,但不通降,亦病矣。"故而叶氏临证多用降胃之法。叶氏之降胃法既非辛开苦降,亦非苦寒下夺,乃用甘平甘凉以濡养胃阴,使津液来复,胃自然通降矣,适用于脾阳不亏、胃有燥火的病证。叶天士不仅将滋养胃阴法运用于温病,而且运用到杂病上。总之,他创立胃阴学说,明确了脾胃分治的理论,继承发展了前世的脾胃学说,开创了治疗脾胃病的新格局。

(二)师承现代大家,撷取各家精华

董建华脾胃病学术思想 董建华院士是中医内科大家,在胃病理论方面独有创新,进一步发展了中医脾胃病学说。他提出了以下见解。

(1)胃的生理特点集中在一个"降"字:胃主受纳,为"水谷之海";腐熟水谷,为后天之本;胃和脾相互配合,共同完成饮食物的消化吸收。"六腑者,传化物而不藏",以通为用,以降为顺。降则和,不降则滞,反升则逆。和降是胃生理特点的集中体现。《灵枢·平人绝谷》指出:"胃满则肠虚,肠满则胃虚,更虚更满,故气得上下,五脏安定,血脉和利,精神乃居",胃肠的这种"更虚更满"的特点就是一个"降"字,只有胃气和降,才能腑气通畅,发挥胃的正常生理功能。董建华院士提出胃以降为顺,以通为用,通是降的结果和表现,通降是胃的生理特点的集中体现。《伤寒论》云:"津液得下,胃气因和。"《温热经纬》云:"盖胃以通降为用";《临证指南医案》谓"脾宜升则健,胃宜降则和"。降则生化有源,出入有序;不降则传化无由,壅滞为病。胃的通降,不仅反映在胃的排空作用,还反映在胃降而约。即胃的通降功能正常,有节律,才能使存于胃腑的食物上不反流于食管,下则有制约地逐渐移送至小肠,并使进入小肠的食物不至于反流于胃内。胃气的通降还体现在对胆汁的制约。《灵枢·四时气》说:"邪在胆,逆在胃,胆汁泄则口苦,胃气逆则呕苦"。胃气不降,胆汁上犯,是胃病重要的发病机制,治疗的关键还是降胃。

(2)胃病的病机突出在一个"滞"字:胃为六腑之一,具有"传化物而不藏"的特点,只有保持舒展通降之性,才能奏其纳食传导之功。肠胃为市,无物不受,易被邪气侵袭而盘踞其中。而邪气犯胃,胃失和降,脾亦从而不运。一旦气机壅滞,则水反为湿,谷反为滞,血反为瘀,形成气滞、血瘀、湿阻、食积、痰结、火郁等相因为患,郁于中焦,属于实滞。阳明多气多血,多气则气郁易于化热,多血则易伤及脉络,出现出血和瘀血。若脾胃虚弱,传化失司,升降失调,清浊相干,郁滞自从中生,属于虚而夹滞。胃病不论寒热虚实,内有郁滞是共同的。如胃气不降,属于气郁;气闭热自内生,寒郁化热,饮酒厚味蕴热,属于热郁;腐熟传导失司,属于食积;运化失司,水谷不化,属于湿郁、痰结;气病及血,脉络不畅,属于血瘀。总之,寒则凝而不通,热则壅而失降,伤阳者滞而不运,伤阴者涩而不行。因此,董老提出胃病病理特点突出表现了一个"滞"字。《灵枢·胀论》云:"胃胀者,腹满,胃脘痛,鼻闻焦臭,妨于食,大便难。"这是胃病较为典型的症状表现,其突出的特点就是胃"更虚更满"的正常生理状态发生紊乱,从而导致胃气不得通降,失去了受纳腐熟水谷及与脾纳运相协、升降相因的功能。

(3)胃病的治疗要着眼于一个"通"字:董老指出胃病虽有寒热虚实之别,治有温、清、补、泻之分,但都要着眼于一个"通"字。所谓"通",就是调畅气血,疏其壅塞,消其郁滞,并承胃腑下降之性推陈出新,导引食浊瘀滞下降,给邪气以出路。其中,尤其强调以通降胃之气机为先。认为气机和降,则湿阻、食积、痰结、血瘀等病理产物随之自然消散。方剂以香苏散为基础方。董老称之为"理气之总方",以顺气开郁和胃、专消胃脘胀满之紫苏梗代替疏表气而散外寒之紫苏叶,使本方专以治内。制香附入肝,解郁理气止痛,治胸脘胀满作痛效果良好。陈皮理气和胃化湿,为宣通疏利脾胃之要药,与紫苏梗、制香附相佐,既和胃气,又疏肝气。又加炒枳壳以破气消积,利膈宽中,能消胃脘之胀满,通大小便。佐大腹皮下气利水,调和脾胃,香橼皮、佛手以宽胸除胀开胃。总以行气和胃通降为主,更加突出了其行气和胃通降作用。董老将其命名为"加味香苏散",专以治疗胃气壅滞之胃脘胀满疼痛,方简而药少,但临床消除胃脘胀满、缓解胃脘疼痛的效果很好。

针对不同病因引起的胃失通降,董建华教授创立了多种通降法。胃腑气滞实证,用理气通降法,药用紫苏梗、香附、陈皮、枳壳、大腹皮、砂仁、香橼皮、佛手等;对瘀血胃痛,用化瘀通络法,药用丹参、砂仁、降香、川楝子、延胡索、蒲黄、五灵脂、九香虫、刺猬皮等;对胃腑实热,用通腑泻热法,药用酒大黄、黄连、黄芩、枳壳、大腹皮等;对胆胃不和,用降胃导滞法,药用紫苏梗、香附、陈皮、莱菔子、大腹皮、连翘、瓜蒌、荷梗、半枝莲等;对阴虚胃痛,用滋阴通降法,药用沙参、麦冬、丹参、白芍、石斛、香橼皮、枳壳、香附、川楝子等;对脾胃虚寒,用辛甘通阳法,药用黄芪、桂枝、白芍、生姜、甘草、大枣等;对脾胃气虚,用益气升阳,调补脾胃法。药用黄芪、甘草、人参、当归、橘皮、升麻、柴胡等;对肝气上逆,用平肝降逆法,药用旋覆花、代赭石、半夏、生姜、党参、大黄、紫苏梗、香附、甘草等;对寒邪犯胃,用散寒通阳法,药用良姜、香附、吴茱萸、紫苏梗、荜澄茄、陈皮、生姜、砂仁等。凡此种种,虽有温清补泻的不同,都寓有通降的法则,丰富了通降法治疗范畴。

(三)结合时代特色,提出"清降理论"

1."清降理论"提出的时代背景 "清降理论"是在董老"通降理论"基础上发展而来的。田德禄教授这个理论的提出具有明显的时代背景。在长期的临床实践中,他发现,随着广大人民群众生活水平的日益提高及饮食结构的改变,脾胃病的性质也发生了很大的变化。

首先,随着饮食结构的改变,肥厚油腻、高糖高脂高热量食物摄入增加,呆滞脾胃,湿热内邪产生机会增加;加之暴饮暴食、嗜食烟酒等不良饮食习惯增多,使胃肠负担加重,超过脾胃自身调节能力,"饮食自倍,肠胃乃伤"。多卧而少动,致使胃气壅滞,郁而化热;脾胃损伤,胃失和降,胃气壅滞,气滞、血瘀、湿阻、食积、痰结、火郁等相因为患,郁于中焦,表现为实证、热证。

其次,随着工业化发展,环境污染,抗生素、激素、农药滥用,食品添加剂超标等等,使食品安全问题突出,从中医角度看,这些食物通过口腔摄入人体后首先损伤胃,使胃失和降。阳明多气多血,毒邪侵犯,容易化热,多表现为实证、热证。

最后,随着工作生活节奏加快,工作任务繁重,缺乏有效的释放渠道,造成个人精神压力加重,使肝之疏泄失司,肝气郁结,气郁化火,入血成瘀蕴毒;肝木横逆犯胃,胃失和降,肝胃郁热,或胆热犯胃。

根据对以上脾胃病的时代特征的认识和反复的临床体验,田德禄教授提出:胃病的病机突出一个"滞"字,而这个"滞"字主要是由湿热食积而滞,气郁化热而滞;胃滞久则生瘀,肝郁久亦生瘀。故脾胃病病位以胃、肝为主,以脾为次;以肝胃郁热、湿食瘀滞为基本病机。病性以实证、热证居多,虚证、寒证少见。

2."清降法"为脾胃病治疗的首要方法 基于"肝胃郁热,湿食瘀滞"是脾胃病基本病机的认识,田德禄教授提出:脾胃病治疗重在清肝降胃,以祛除胃中湿热食积瘀滞、恢复肝胃调畅为首务。这一思路贯穿于治病之始终,坚决而一贯。

诸多胃病,从病位上讲,与胃、肝(胆)、脾关系最为密切。食管病变,多责之于胃气上逆,或胆热挟胃气上逆。初期多归属"吐酸""呃逆""胆瘅"等,表现为肝胃不和、肝胃郁热、胆热挟胃气上逆之病机;若失治误治,久病入络,痰瘀毒互结,耗损正气,可演变为"噎膈"。因"胃病多实",所以无论外邪犯胃、饮食不节、情志不畅,多表现为胃气壅滞之实证;即使有脾胃虚弱者,也常有虚实夹杂之证。胃气壅滞,肝胃不和,虚实夹杂者,可日久化热。若失治误治,久病入络,痰瘀毒互结,耗损正气,可演变为"胃癌""胃岩"。因"脾病多虚",故在临证中十二指肠疾病多见虚实夹杂或上热下寒证,而单纯脾虚或虚寒者较为少见。胃失和降、胃气壅滞贯穿脾胃病始终,失降则滞,郁则生热。所以,"清降法"作为治疗脾胃病的基本治法贯穿于治疗的始终。

3."清降法"常用药物

(1)具有"清"之作用的常用药物

1)清热燥湿药:常用黄连、黄芩、黄柏。应用指征:舌黄苔腻,胃镜象表现为水肿、分泌物多且黏稠。药物的选择:黄连偏清中焦之热,黄芩偏清上焦之热,黄柏偏清下焦之热。

2）清热解毒药：常用连翘、蒲公英、虎杖。应用指征：舌质红，或暗红，胃镜象表现黏膜充血、糜烂。药物的选择：连翘偏入血分；蒲公英入肝经，有疏肝作用，肝胃郁热时应用；虎杖有解毒、利湿、活血、通腑之效。

3）清热利湿药：常用生薏苡仁、丝瓜络、土茯苓。应用指征同清热燥湿药。

4）清热理气药：常用柴胡、青蒿、薄荷。应用指征：胁肋胀满疼痛，胃灼热、反酸，心烦易怒。

（2）具有"降"之作用的常用药物：根据诸家本草对药性的阐述、诸家先贤的用药感悟，结合田德禄教授多年来治疗的体会，将具有通降作用的药物按照其功效的强弱，分为3类：一线药物主要有枳实、紫苏梗、紫苏子、焦三仙、陈皮、刀豆子、旋覆花、代赭石等；二线药物主要有秦艽、威灵仙；三线药物主要为黑丑、白丑。一线药物为临床胃病常用药物，在此不赘述。以下主要论述二三线药的作用特点。

1）威灵仙：本品为毛茛科植物威灵仙、棉团铁线莲或东北铁线莲的干燥根及根茎。辛、咸、温，归膀胱经。功效：祛风除湿，通络止痛，兼可消痰水。主治：用于风湿痹痛，肢体麻木，筋脉拘挛，屈伸不利，骨鲠咽喉，痰饮积聚等疾病。药理研究表明，狭叶铁线莲煎剂对小鼠离体肠管有明显兴奋作用，有镇痛效能，可提高小鼠痛阈。《唐本草》："腰、肾、脚膝、积聚、肠内诸冷病，积年不瘥，服之效。"《开宝本草》："主诸风，宣通五藏，去腹内冷滞，心膈痰水久积，症瘕痃癖气块，膀胱宿脓恶水，腰膝冷疼及疗折伤。"《本草衍义》："治肠风"。《本草正义》："威灵仙，以走窜消克为能事，积湿停痰，血凝气滞，诸实宜之。"当代名老中医李玉奇将其作为胃动力药来用。田德禄教授吸取其经验，把该药作为胃动力药来用，常常在一线药物效果不显时加入，对于舌质暗红、苔厚腻者有效，没有发现明显的不良反应。

2）秦艽：正品秦艽为龙胆科植物秦艽（亦称大叶秦艽）、麻花秦艽、小秦艽（即兴安秦艽）、粗茎秦艽的根。其味辛、苦，性平，归胃、大肠经，兼肝胆经。功能：散风除湿，通络舒筋，兼能利二便，导湿热外出。《神农本草经》："主寒热邪气，寒湿风痹，肢节痛，下水，利小便。"现代研究：秦艽中所含龙胆总苷比龙胆草多3倍，可起到健胃、促胃动力作用。秦艽能利二便，导湿热外出，有增加胃动力作用。在临床中常将其作为胃动力药物使用，对湿热阻滞的胃痞尤为适合。

3）牵牛子：牵牛子为旋花科植物牵牛、圆叶牵牛的种子。其味苦，性寒，有毒，归肺、肾、大肠经。《药性论》："治痃癖气块，利大小便，除水气，虚肿。落胎。"《本草纲目》："逐痰消饮，通大肠气秘风秘，杀虫。"二丑与甘遂功能相近，不良反应较小，民间多用于胃脘膨闷胀饱。本品苦寒峻下，能通利二便，下气行水，消痰涤饮。对人体有毒性，但不大，大量服用除直接引起呕吐、腹痛、腹泻与黏液血便外，还可刺激肾脏，引起血尿，重者可损及神经系统，发生语言障碍、昏迷等。《中华人民共和国药典》剂量：每日不超过6g，一般常用黑、白牵牛子各2g，安全有效，我们连续使用4周未见不良反应。

4. "清降法"常用方剂

（1）实痞通（香附、紫苏梗、陈皮、焦三仙、连翘、炒枳实、生薏苡仁、清半夏、茯苓）：是田德禄教授在"清降理论"指导下最早产生的方子，治疗胃热壅滞，痰湿食滞证。功效：清热和胃，理气止痛（消胀）。在理气和胃降逆的香苏散基础上加清热消导之品连翘（入血分）、焦三仙等。

加减:胀满甚者,加紫苏子、莱菔子、薤白、大腹皮;疼痛者,加延胡索、炒川楝子;舌红苔黄腻明显者,加黄连、瓜蒌;腑气不通者,加虎杖;胃中有振水声者,加生姜、桂枝;湿阻者用藿香、佩兰、豆蔻、砂仁;热毒者用黄连、连翘、蒲公英、虎杖;痰浊者用川贝母、郁金;瘀血者用丹参、三七、生蒲黄、赤芍;痰湿瘀毒者用生薏苡仁、莪术、虎杖、半枝莲、白花蛇舌草;并加荷叶、荷梗升清以助降浊。

(2)小柴胡汤:小柴胡汤和解少阳,主治少阳病口苦,咽干,目眩,往来寒热,胸胁苦满,默默不欲饮食,心烦喜呕。主要病机是肝胃郁热证,或胆热犯胃。方中柴胡、黄芩清疏肝胆郁热;半夏、黄芩辛开苦降,疏调肝胃;党参、甘草、生姜、大枣顾扶中气。具体应用时,田德禄教授常加入枳壳或枳实、赤芍、白芍、青皮等,寓四逆散之义,加强疏肝理气力度。基于郁热的基本病机,一般不用温补,多去参、草、姜、枣,嫌其温滞,以利于郁热之清疏。对于柔弱女子,脉细弱,舌苔少,阴津已少,则青蒿代替柴胡,以防更"劫肝阴";或弃柴胡,改以清宫医案的疏肝药对"薄荷、青蒿、丝瓜络",轻清疏泄而不伤正气。临证每与实痞通合用,治疗肝胃郁热证。

(3)蒿芩清胆汤:蒿芩清胆汤出自《重订通俗伤寒论》。组方:青蒿、黄芩、竹茹、枳壳、半夏、茯苓、陈皮、碧玉散。功能:清胆利湿,和胃化痰。主治:少阳热盛,兼有痰湿内阻,症见口苦膈闷,吐酸苦水,或呕黄黏涎,甚则干呕呃逆,胸胁胀满疼痛,舌红苔腻。诸药合用,使少阳胆热得清,中焦痰湿得化,胃气得降,是田老师常用的清降胆胃痰热方。

(4)连朴饮:连朴饮出自《霍乱论》。由川连(姜汁炒)、制厚朴、石菖蒲、制半夏、香豉、焦栀、芦根组成。功能:清热化湿,理气和中。主治:湿热霍乱。症见上吐下泻,胸脘痞闷,心烦躁扰,小便短赤,舌苔黄腻,脉滑等。诸药合用,辛开苦降,清热燥湿,使中焦湿热得除而吐泻止。常用其治疗中焦脾胃湿热内蕴。

第二章 ┃ 临 证 心 悟

第一节　上消化道疾病

一、慢性胃炎、消化性溃疡证治探讨

北京中医药大学附属东直门医院消化科曾在《中医杂志》1981年第11期发表了《447例纤维胃镜象与舌诊观察》一文(简称《观察》)以后,我们将纤维胃镜镜下所见视为中医望诊的延伸而加以利用,再结合其他四诊所得,对慢性胃炎及消化性溃疡进行辨证论治。通过3年的临床观察,我们取得了较为满意的效果,摸索出一些治疗规律,现介绍如下。

(一)慢性胃炎

临床一般将慢性胃炎分浅表性、萎缩性与肥厚性3类。由于纤维胃镜的应用,使肥厚性胃炎的诊断日趋减少,尤其是病理很少得到证实。因此,我们重点讨论前两种。

1. 慢性浅表性胃炎　慢性浅表性胃炎以自觉症状重、诱发则来势急、发病率高为特点。《观察》指出,在各类胃病中,原发性慢性浅表性胃炎占首位,约为51.5%,与国内各地资料相近。

慢性浅表性胃炎的临床表现,以胃脘胀满,饭后为甚,或胃脘胀痛而以胀为主,伴嗳腐吞酸,脉象多弦滑,舌象以质暗红、苔黄多见(《观察》中慢性浅表性胃炎见舌红或舌暗红者占75.36%,见黄苔者占65.7%)。中医认为此病病位在胃。

因其以胃脘胀满为主,疼痛为次,应属胀病或痞证。柯韵伯《六经正义》云:"实则阳明,虚则太阴",故属实胀之证或实痞之证,治宜和胃通降,以香苏饮化裁,常用基本方为:紫苏梗、荷梗、制香附、炒陈皮、焦三仙、大腹皮及子、连翘、蒲公英、土贝母。加减法:病由外感诱发者,风寒所伤,加紫苏叶、生姜;寒凉直中,加高良姜、桂枝等;风温所伤,加荆芥、薄荷;暑湿所侵,加藿香、佩兰。病因气恼所伤,兼见胁肋胀者,加柴胡、青皮、郁金;兼烧心(胃灼热)、吐酸、嘈杂者,加黄连、吴茱萸或海螵蛸、煅瓦楞;苔黄腻者,合小陷胸汤为治。腑气不通畅者,加炒莱菔子或大黄;胃病日久而兼胃脘刺痛者,加炒五灵脂、生蒲黄或三七粉。分泌物多且黏稠苔腻者,加生薏苡仁。若其为胆汁反流所致者(俗称反流性胃炎),症见口苦泛呕,宜苦辛通降,加生姜、黄芩、半夏等。

【验案】

钟某,男,30岁,工人,本院职工家属。患者因风湿骨痛,长期服用抗风湿药,加以生活不

规律,疾病缠身,胃脘胀闷而痛,昼夜不休,嗳气吞酸,舌暗红,苔薄黄腻,脉弦细而滑。纤维胃镜诊为慢性浅表性胃炎,并病理证实。证属胃病日久,气病及血,气血不和,郁而化热,拟和胃通降方与失笑散合方为治,一周症减,二周症平。后因服抗风湿药偶发胃病,服上方调治仍效。

2. 慢性萎缩性胃炎 慢性萎缩性胃炎大多数由慢性浅表性胃炎失治、误治而来,所以有一个由浅入深的演变过程,在临床上可以见到不少两种胃炎同时存在的患者,慢性萎缩性胃炎由于病程迁延,长期消化吸收不良,可伴有肉消神疲,甚至贫血之象。

慢性萎缩性胃炎的临床表现为胃脘痞闷,时或隐痛,纳少不馨,神疲乏力,面色萎黄或㿠白,形体日削;脉象或弦细,或缓,或弱;舌体瘦,质或红或淡,苔或薄黄或薄白,或花剥(《观察》中单纯性萎缩性胃炎占9.8%,较国内资料比较偏低,其舌质以淡舌或淡红舌多见,约占60.3%)。此时病位由胃传脾,证候由实转虚,故慢性萎缩性胃炎虽也属胀病,却属虚胀、虚痞。我们将本病分为四型。

(1)慢性浅表萎缩性胃炎:此型为初期所见,自觉症状重,虚实夹杂,舌红苔薄,治疗过程中容易转化,补则苔增症剧,泻则虚象显露。治当标本兼顾。慢性浅表性胃炎以实证、热证居多,久之则耗气伤津损阴,所以治疗浅表与萎缩同时存在的胃炎,宜在和胃通降方基础上加用益气生津养阴之品,如沙参、麦冬、石斛、玉竹、百合等。

(2)慢性萎缩性胃炎轻型:萎缩性胃炎合并黏膜糜烂、出血者多见。此型患者表现气阴两伤而以阴津损伤为主,且有虚火之象,症见脘中嘈杂似饥而不纳,灼痛而不剧,舌红体瘦少苔或花剥苔,脉象弦细。治以甘寒益胃为法,以益胃汤化裁,基本方为:沙参、丹参、麦冬、玉竹、生白芍、生甘草、佛手、香橼皮。虚火较重才加石斛、生地黄等生津养阴之品。兼见糜烂、出血者,加生地黄、牡丹皮、生蒲黄等凉血止血之品。

(3)慢性萎缩性胃炎中型:此型患者证属气阴两虚而无虚火者,故见胃中不舒,不饥少纳,纳后脘痞,形体日削,脉缓,舌淡红,苔薄白。治以甘平养胃。方以百合乌药汤加味而成。基本方为:炙百合、太子参、黄精、茯苓、生白术、砂仁、乌药、山楂。

(4)慢性萎缩性胃炎重型:多见于胃黏膜大片苍白,黏膜下血管网清晰可见,甚者有过形成改变。此型患者由于胃病日久脾胃俱伤,生化乏源,多见气血亏虚之象,甚则伴有贫血之症,症见胃脘痞满,隐痛不舒,休息或进食稍缓,面色萎黄或㿠白,神疲乏力,纳少便溏,脉象虚弱,舌淡苔薄。治以甘温健胃。方以香砂四君合当归补血汤化裁。基本方为:党参、炙黄芪、茯苓、炒白术、砂仁、木香、酒当归、鸡内金。

加减法:可参考浅表性胃炎。若脾阳虚者,可加干姜、桂枝温中健脾;泄泻重者,加肉豆蔻、灶心土、五倍子以补脾止泻。胃镜活检病理中度以上的非典型增生或肠上皮化生者,加半枝莲或白花蛇舌草,以及少量活血化瘀药,如赤芍、三七等。血虚重者,加白芍、熟地黄或胎盘糖衣片。

【验案】马某,女,36岁,工人。患者以胃脘饱胀,甚则疼痛,头晕乏力反复发作8年,加重1月就诊。查胃液分析游离酸为"0",血红蛋白7.5g/dl,舌胖有齿痕,色暗而淡,苔白根厚腻,脉沉细。纤维胃镜诊为"慢性萎缩性胃炎",病理亦证实。于1982年2月13日收病房治疗,综观脉症属脾虚不运,生化无权,气血两虚之象;脾虚湿停,故脘胀苔腻,拟健脾益气,行气化浊。处方:党参10g,炒白术10g,茯苓10g,法半夏10g,陈皮10g,木香10g,砂仁3g(后下),香橼皮 10g,佛手 10g,炒山楂 15g,炒薏仁 20g。药进 18 剂,苔渐化,胃纳增,胃痛于食后偶作,遂拟益气养血之八珍汤化裁为治,另加胎盘糖衣片 5 片,每日 3 次,一个半月后胃中已舒,食欲增,血红蛋白最好时为 11.96g/dl,月经期稍下降。胃镜复查黏膜苍白已有好转,遂出院以丸药调治。

（二）消化性溃疡

消化性溃疡由于溃疡发生部位的不同,分为胃溃疡、十二指肠球部溃疡和复合性溃疡。《观察》表明,胃溃疡与十二指肠球部溃疡在中医辨证上存在着显著差异性,胃溃疡以舌红或暗红、黄苔厚苔多见,分别占 70.6% 与 63.1%,说明胃溃疡的活动期以实证、热证居多;十二指肠球部溃疡以正常淡红舌或淡舌,白苔薄苔多见,活动期以薄黄苔多见,尤其通过近两年的观察,认识到十二指肠球部溃疡活动期以本虚标实居多。本虚为脾气虚或脾阳虚,标实为气血瘀滞或湿浊困阻,蕴积化热。而二者的静止期即愈合期、瘢痕期多表现为脾气虚或脾阳不振。

1. **胃溃疡** 胃溃疡活动期不仅状似疮疡,而且不少病例伴有较重的浅表性胃炎。因此,此期的临床表现与慢性浅表性胃炎有很多相似处,但病情更为严重,且以疼痛为主,舌苔一般较浅表性胃炎更加厚腻,或舌质紫暗有瘀斑。治疗处于活动期的胃溃疡,需在和胃通降方的基础上加清化湿热与活血化瘀药物,甚至采用化浊通瘀法才能取效。通过临床观察体会到:胃溃疡比十二指肠球部溃疡治愈稍难,而且溃疡距幽门越远越难以愈合,其机制有待进一步探讨。

针对溃疡,我们筛选数味具有敛疮作用的药物,每次加用二三味,对提高疗效有帮助。如海螵蛸、血竭、生蒲黄、三七、白及、大黄,另外,锡类散、养阴生肌散、云南白药、血伤宁等亦能敛疮生肌,散瘀止痛,可随汤药冲服。

胃溃疡的静止期常见脾虚湿阻之象,宜香砂六君子丸以健脾化湿。

【验案】

张某,男,63 岁,无业。住院日期:1982 年 5 月 31 日。患者性格孤傲,犯胃病 10 余年,反复便血 10 多次,近半年病情加重。胃肠钡剂造影诊为"胃小弯溃疡",遂收入病房。症见胃脘疼痛,持续不歇,喜暖喜按,纳少不馨,食后脘痛加剧,大便略干,舌苔黄腻,脉弦而缓。入院胃镜检查,见胃角下方有 1 个 2.0cm×2.0cm 大小溃疡,中心凹陷,敷以白苔,边缘尚清楚,靠胃体侧黏膜有轻度糜烂,证属湿热中阻,气血瘀滞,拟理气和血,佐以清化湿热。处方:苏荷梗各 10g,制香附 10g,炒陈皮 10g,连翘 10g,半枝莲 10g,黄连 5g,吴茱萸 2g,海螵蛸10g,三七粉 3g(冲),生蒲黄 10g,酒大黄 3g,焦三仙各 10g,炒五灵脂 10g。服药四周,疼痛渐轻,胃镜复查溃疡周围糜烂已净,唯溃疡未见明显缩小。欲动员患者手术,但患者愿回家服药,遂守原方稍作变动,又嘱服四周。再次胃镜复查时,竟发现溃疡完全愈合。1 年后随访,疼痛未作,胃镜检查亦未见溃疡复发。

2. **十二指肠球部溃疡** 此病远比胃溃疡发病率高,国内资料二者之比为 2~6:1。通过几年临床观察,我们体会到活动期的十二指肠球部溃疡多为本虚标实之证。病程长,胃脘饥时痛,进食缓解,舌淡而胖,脉沉细属虚,但夜间痛甚,舌有瘀斑,苔薄黄腻,胃镜下溃疡周围肿胀、糜烂、渗血、分泌物黏稠,属湿热。治疗宜补泻兼施,以自拟益气活血解毒法治之。基本方为:生黄芪、连翘、炒赤芍、生甘草、炒五灵脂、生蒲黄、三七粉、黄连、吴茱萸、海螵蛸。

加减法:参考浅表性胃炎及胃溃疡。

十二指肠球部溃疡的静止期即愈合期,瘢痕期以脾阳不振多见,宜黄芪建中汤调治。

【验案】

田某,男,27岁,工人。住院日期:1982年6月11日。患者以呕血、便血3天伴胃痛,经急诊入院,患者有胃病史六七年,平时胃脘疼痛,饭前为甚,进食则缓,反酸,从未系统诊治。3天前因食肉较多,下半夜胃中痛甚,呕吐食物,夹有鲜红及暗红血块,腹泻1次,为柏油样稀便,遂来我院急诊室留观。患者在留观室呕血、便血,收入病房诊治。当时患者胃脘痛甚,胀满不舒,口干口渴,稍恶心,头晕心慌,面唇发白,脉象弦细滑数,舌胖而淡,苔薄黄。入院急查胃镜,见十二指肠球部与降部交界处后壁有一个1.8cm×0.7cm大小溃疡,中心凹陷,有白苔覆盖,正中有新鲜渗血灶;胃角下有一陈旧性花瓣状溃疡。诊为:"十二指肠球部溃疡伴出血",证属胃病日久,脾气亏虚,运化失司,加之饮食不当,食滞气阻,蕴郁化热,热迫血络而外溢,故急用白及粉、大黄粉化服以凉血活血止血。汤剂则标本兼顾,拟方如下:炙黄芪20g,炒赤芍12g,全当归10g,连翘10g,生甘草5g,炒五灵脂10g,生蒲黄10g,三七粉3g(冲),海螵蛸15g,代赭石20g(先下),党参10g。药后疼痛缓解,大便一直未解,至第2日才便下3次,晨为柏油样,午则色变浅,晚已见淡黄色,便隐血转阴。以上方为基础,反酸,加左金丸;血虚,加阿胶、何首乌、胎盘糖衣片;恶心,加二陈等,调治两个月余,于8月19日复查胃镜,十二指肠溃疡已愈合,尚留有小片状浅表糜烂,血红蛋白亦上升至11.3g/dl,遂出院门诊调治。

另外,复合性溃疡因胃及十二指肠同时发生溃疡,临床表现可兼见胃溃疡与十二指肠球部溃疡症状,治疗时需兼顾二者,方能取得效果。

(三)小结

1. 运用观察的结论,将纤维胃镜象视为中医望诊的延伸加以利用,进行辨证论治常见胃病具有积极的意义,且取得了较好的效果,值得进一步探讨。

2. 慢性浅表性胃炎多属胃气壅滞,郁久化热,治以和胃通降。

3. 慢性萎缩性胃炎多由浅表性胃炎演变而来,病程迁延,病由胃及脾、由实转虚。依病情将此病分为四型论治。

4. 胃溃疡活动期与浅表性胃炎关系密切,但病情深重,宜在和胃通降基础上加强清化湿热及活血之力,甚至化浊逐瘀并施,方有获效。

5. 十二指肠球部溃疡活动期属本虚标实之证,用益气活血解毒方可获较好疗效,一般服药3~7天疼痛可止,住院患者4~8周溃疡即可愈合。

浅表性胃炎,尤其伴有糜烂、出血以及溃疡病的活动期,纤维胃镜象状似疮疡,使用连翘、蒲公英、半枝莲等清热解毒药,对提高疗效有一定作用。

在辨证论治指导下治疗消化性溃疡,加用敛疮药物对溃疡愈合有促进作用。

(田德禄)

二、益气活血解毒法治疗十二指肠球部溃疡临床观察

(一)资料与方法

1. 病例选择

(1) 具有典型或比较典型的十二指肠球部溃疡病史,治疗前四周有球部溃疡症状者。

(2) 治疗前一周内经纤维胃镜证实为活动期十二指肠球部溃疡。

（3）排除复合性溃疡、胃的恶性病变，以及胃泌素瘤导致的溃疡。

（4）无溃疡的严重合并症存在（如上消化道大出血、器质性幽门梗阻、穿孔等）。

（5）排除内科其他系统某些较明确或严重的伴随和相关疾病（如慢性阻塞性肺气肿、动脉粥样硬化、高血压病Ⅲ期、肝肾功能不全、糖尿病、风湿性或类风湿关节炎等）。

（6）无严重出血等应激情况。

（7）无服用糖皮质激素等药物史。

2. **诊断标准**

（1）西医的诊断标准：参考 1978 年全国消化系统疾病会议制订的标准，以 1964 年日本畸田隆夫制订的十二指肠球部溃疡诊断标准，以纤维内镜为依据，将十二指肠球部溃疡分为三期。

1）活动期（A1 期）又称厚苔期。A1 期：溃疡基底部附有白苔或黄白厚浊苔及脓性分泌物，周围黏膜充血，水肿，无黏膜集中，溃疡表面糜烂，渗血。A2 期：溃疡基底部附有白厚苔而清洁，周围黏膜出现上皮再生的红晕环绕。

2）愈合期（H 期）又称薄苔期。H1 期：溃疡缩小变浅，四周有上皮再生红晕，黏膜向溃疡集中，附有薄白苔。H2 期：溃疡已接近愈合，有少许白苔残留。

3）瘢痕期（S 期）又称无苔期。S1 期：溃疡部白苔消失，中央充血，遗下红色瘢痕。S2 期：红色瘢痕转为白色瘢痕，四周有黏膜纹辐射。

（2）中医的诊断标准

1）脾虚证的诊断：按照全国第二届老年虚证会议制订的"虚证的诊断标准"。

2）血瘀证的诊断：按照第二届全国活血化瘀研究学术会议修订的"血瘀证诊断标准"。

3. **观察方法**

（1）治疗分组：全部病例均选自本院脾胃科收治的活动期十二指肠球部溃疡者，在各组治疗前 1 周及治疗 6 周疗程结束时，均由本人或其他同一医师采用日本 OLYMPUSGIF-Q 型胃镜进行检查。

所有病例在治疗前后均常规做血、粪、尿常规，大便隐血试验、肝功能、肾功能（BUN）、血清胃泌素、免疫球蛋白、血型、T3、T4、空腹血糖、红细胞沉降率、胸透、心电图、B 超等检查。

全部病例按随机方法分为两组。观察组：采用益气活血解毒法组方，每日 1 剂，早晚分两次服，疗程 6 周。对照组：雷尼替丁胶囊每次 150mg，每日 2 次，疗程 6 周。

（2）药物组成：益气活血解毒法组方。生黄芪 30g，全当归 15g，赤白芍各 10g，生蒲黄 10g，炒五灵脂 9g，黄连 5g，吴茱萸 2g，虎杖 15g，三七粉 3g（冲），川贝母 9g，甘草 10g。

加减法：粪便隐血阳性（或合并有轻度上消化道出血者），加止血散（白及粉、三七粉、大黄粉按 3:2:1）冲服，每次 3~6g。反酸明显者，加煅瓦楞子；兼肝郁者，加柴胡、香附、郁金；兼痰浊者，加二陈汤；胀痛明显者，加延胡索、枳实；胃部怕冷明显者，加炮姜；胃部有烧灼感者，加蒲公英。

为了使患者的主观感觉相同，取得心理平衡，给对照组安慰剂（浮小麦 30g，大枣 5 枚），每日一剂,煎服法同观察组。

(3) 服药禁忌:治疗期间禁用促进溃疡愈合或延缓愈合的任何药物。

4. 统计方法 两组率的比较用 χ^2 检验,两组均数为 $\bar{x} \pm s$,比较用 t 检验,将两组药物六周内对十二指肠球部溃疡疼痛缓解的累计百分比分别转换为常用对数,周数转换为平方根,求出每组疼痛缓解与时间之间的直线回归方程,并对直线回归方程的斜率做显著性检验。

(二) 资料与分析

1. 一般资料 本项研究收治的 40 例活动期十二指肠球部溃疡患者,按年龄、性别、病程、部位、溃疡面积大小及烟酒嗜好等情况,分为观察组 30 例,对照组 10 例。

(1) 性别(表 2-1)

表 2-1 球部溃疡患者的性别构成 单位:人

	男	女	合计
观察组	24(80)	6(20)	30(100)
对照组	7(70)	3(30)	10(100)
合计	31(77.5)	9(22.5)	40(100)

注:男女之比为 3~4:1

(2) 年龄(表 2-2)

表 2-2 球部溃疡患者的年龄构成

	观察组	对照组	合计
20 岁 ~	3(10)	2(20)	5(12.5)
30 岁 ~	12(40)	3(20)	15(37.5)
40 岁 ~	10(33.3)	3(30)	13(32.5)
50 岁 ~	4(13.3)	2(20)	6(24)
60 岁 ~	1(3.3)	0(0)	1(1.5)
合计	30(100)	10(100)	40(100)

注: $\chi_1 = 38.1 \pm 17.9$, $\chi_2 = 35 \pm 15$ ($P > 0.05$);可以看出 70% 的患者在 30~40 岁。

(3) 职业(表 2-3)

表 2-3 球部溃疡患者的职业分布

	观察组	对照组	合计
干部	7(23.3)	1(10)	8(20)
工人	13(43.3)	5(50)	18(45)
司机	10(33.3)	4(40)	14(35)
合计	30(100)	10(100)	40(100)

从球部溃疡患者的职业来看,以工人为最多,尤其是三班制工人,其次为司机,干部最少,说明本病的发生与职业有关,但无一例农民,与患者来源于合同单位有关。

(4)病程(表2-4)

表2-4 球部溃疡患者的病程(年)

	观察组	对照组	合计
0~	3(10)	1(10)	4(10)
1~	6(20)	2(20)	8(20)
5~	11(36.7)	3(30)	14(35)
10~	5(13.3)	3(30)	8(20)
20~	4(16.7)	1(10)	5(12.5)
30~	1(3.3)	0(0)	1(2.5)
合计	30(100)	10(100)	40(100)

其中病程最长达33年,最短者为半月,差别较大。

(5)常见病因(表2-5)

表2-5 球部溃疡患者的病因

	饮食因素	劳累过度	精神因素	其他	相兼
观察组	18	6	4	3	24
对照组	4	3	2	1	6
合计	22	9	6	4	30

可见,球部溃疡者以饮食不当为主因,其次为劳累过度(包括脑力和体力)和精神因素,而且往往几种因素相兼致病。

2. 活动性球部溃疡胃镜检查结果(表2-6)

表2-6 活动性球部溃疡胃镜检查结果

	溃疡部位(单发)				治疗前溃疡面积 (mm²)	溃疡直径(cm)			变形		类型	
	前壁	后壁	小弯侧	大弯侧		>1.0	>0.5	<0.5	幽门	球腔	单发	多发
观察组	15	9	2	1	85.21±55.93	4	21	5	14	21	27	3
对照组	5	3	1	0	81.37±49.86	1	7	3	4	5	9	1
合计	20	12	3	1	($P>0.05$)	5	28	8	18	26	36	4

注:90%的为单发,前壁>后壁>小弯侧>大弯侧

3. 病例分组与临床资料关系(表2-7)

表2-7　病例分组与临床资料综合分析

	观察组	对照组
病例数	30	10
男／女	24/6	7/3
年龄(岁)	38.1±17.9	35±15
病程(年)	10.46±9.07	9.67±8.52
本次发病时间(天)	51.3±50.6	46.4±48.9
治疗中吸烟人数	21	5
治疗中饮酒人数	4	1
治疗前溃疡面积	85.21±55.93	81.37±49.86
两个溃疡的病例数	3	1

两组临床资料分项比较,统计学上无显著性差异。

(三) 治疗结果

1. 疗效评定标准　参考1978年全国消化会议标准及1984年日本畸田隆夫制订的溃疡病疗效标准,自行制订。

(1) 痊愈:溃疡消失,瘢痕形成,临床症状消失。

(2) 好转:溃疡面积缩小≥50%,或多发溃疡其中一个溃疡已消失,其他溃疡面积缩小50%,溃疡进入愈合期,临床症状消失或基本消失。

(3) 无效:溃疡面积缩小≤50%,或溃疡面积无缩小或反扩大,临床症状可消失、缓解或无效。

2. 两组疗效比较(表2-8)

表2-8　两组活动期十二指肠球部溃疡的疗效比较

		痊愈		未痊愈			
	例数			好转		无效	
		例数	痊愈率/%	例数	好转率/%	例数	无效率/%
观察组	30	26	86.7	3	10	1	3.33
对照组	10	9	90	1	10	0	0

注:$\chi^2=0.073\,8$,$n'=1$,$P>0.05$。

3. 主要症状缓解情况

(1) 止痛效果:两组病例在疗程1~6周内对十二指肠球部溃疡疼痛缓解情况如图2-1所示。

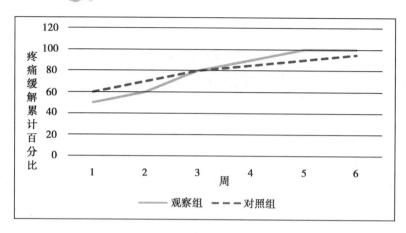

图 2-1 两组疼痛缓解情况比较

在第 1 周内对照组优于观察组（$P<0.05$），至第三周两条曲线相交，以后观察组优于对照组，但从第 1 周后，两组统计学处理均无显著性差别（$P>0.05$），说明西药较中药的止痛作为快，长期观察则两者大致相当。

观察组与对照组止痛平均所需时间（中位数）分别为 6.32 天和 5.83 天，两者无显著性差异（$P>0.05$）。经数据转换建立直线回归方程及两个回归系数的显著性检验，$P>0.05$。图 2-2 示两曲线相交于第三周，以后随着曲线的延长，观察组优于对照组。

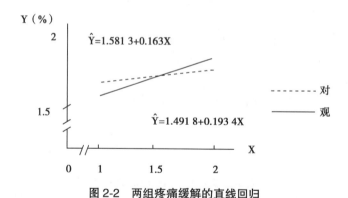

图 2-2 两组疼痛缓解的直线回归

Y：疼痛缓解累计百分比的常用对数百分值 X：周数的平方根值

（2）主要症状缓解情况：按患者的自觉症状，选出吐酸、痞满、嘈杂、嗳气、局部怕冷喜按、腹胀、体倦乏力、纳差 8 种症状，按轻、中、重分别进行计分为 1 分、2 分、3 分，无者为 0 分，设一个患者累计分最高者为 24 分，最低者为 0 分，把全部所观察患者的累计分转换成百分比，两组患者在疗程 1~6 周内对症状缓解速度（图 2-3），观察组明显优于对照组（$P<0.05$）有显著性意义。

说明益气活血解毒法对症状的改善较雷尼替丁为佳，尤其是胃部怕冷，喜暖畏寒，观察组的缓解率为 71.8%，对照组只有 39.7%。

4. 不良反应观察 两组病例在 6 周的治疗中，无一例出现药物的不良反应及并发症，各例在治疗前后的常规肝、肾功能检查均无明显改变。

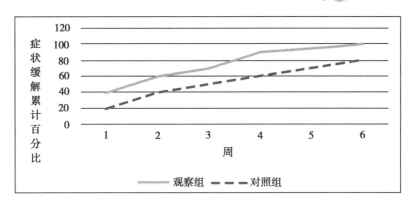

图 2-3 两组药物对球部溃疡主要症状缓解情况

（四）讨论与体会

1. 病与证相结合 中医学认为十二指肠球部溃疡,从局部"病"认为溃疡属疮疡之类,而从整体出发"证"的方面,是以"胃病、痞满、嘈杂、反酸、嗳气"等为主要表现的症候群,这些症状是同一疾病在临床上的不同反应,之所以表现不同,是因为所兼夹的邪气有别,然而其基本的病因病机是相同的。

本病在其活动期呈现类似"疮疡"之实热征象,而在静止期又变为疮疡之虚证,若单从局部治疗而言,活动期应用消法,静止期则当用托法或补法。

十二指肠球部溃疡虽有许多表现,但整体辨证多属虚属瘀。故我们采取"病"与"证"相结合的方法,内外兼顾,整体与局部统一,进行治疗。若单从"证"着手,忽视了溃疡局部病因属热腐的一面,或单从"病"着手,纯按疮疡方法医治,忘却脾胃病的特殊规律性,而且发于内脏(空腔器官)的溃疡,必定不同于肌肤体表,皆难收到满意疗效。

2. 抓住球部溃疡的病机 十二指肠球部溃疡的病机概括为:脾虚(以气虚为主,甚至阳虚)、血瘀、热腐,三者缺一不可,以脾虚为本,血瘀、热毒为标,"脾虚"是成疡之关键,在球部溃疡自始至终一直存在着,我们观察 40 例球部溃疡皆有不同程度的脾虚症状存在,虽在急性活动期有肝郁、胃热、胆郁、痰湿等邪气存在,但脾虚为基本病机,而且一旦邪气祛,正虚的表现就更为突出。

瘀血在球部溃疡的产生中亦起重要作用,脾虚则胃之膜络失养,防御能力低下,瘀血则更加重失养程度,没有经络阻隔,瘀血存在,即使脾虚也不致产生溃疡,瘀血之所以产生,与胃本身的功能有关,因阳明为多气多血之府,故胃病非气病即血病,血病又非虚即瘀,而以"瘀"为多,我观察到溃疡愈合后,疼痛减轻或消失,但症状的存在及轻重与否,与胃镜下溃疡愈合之间不一定呈平行关系,而与局部压痛的存在及轻重有关,当局部压痛减轻时,溃疡亦好转,压痛消失,溃疡多已接近愈合或形成瘢痕,压痛为痛有定处,固定不移,说明内有瘀血,"不通则痛"。

因此,十二指肠球部溃疡的疼痛病机应包括两方面:一是局部压痛,夜间痛甚为"不通则痛";二是进食痛缓,"不荣则痛"。一实一虚,虚实夹杂,故不可单用活法或补法,应活中有补,补中有活,以补为主。

3. 学习导师经验,益气活血解毒 本人继承导师田德禄教授益气、活血、解毒法治疗十二指肠球部溃疡的学术思想:整体(益气)与局部(解毒)兼顾,治本(扶正)与治标(止痛活血)结合。益气治本用黄芪,活血用三七粉、生蒲黄、五灵脂、赤白芍、当归,并化腐生肌,止痛愈疡;解毒用蒲公英、虎杖,又能止痛、消食、散郁、活血。照顾主要兼症,用黄连配吴茱萸辛开苦降,顺从脾胃之性以制酸,用川贝母加强散结、化痰、制酸,愈疡生肌之力,同时,白芍配甘草为芍药甘草汤,可养血,缓急止痛,解毒,促进溃疡愈合。此法采取辨证与辨病相结合,以辨证为主,配合辨病,结合球部溃疡的特点及发病规律,随证加减,摒除过去治疗十二指肠球部溃疡辨证过于繁琐及无针对性的弊病。

(田德禄　刘喜明)

三、消化性溃疡临床研究述评

消化性溃疡是临床上的常见病、多发病,西医治疗本病的药物虽多,但发病率与复发率都较高。中医药治疗消化性溃疡积累了丰富的经验,如果用以下五个标准衡量,即止痛效果好、溃疡愈合快、复发率低、不良反应少、价格便宜。中医药治疗消化性溃疡存在着明显优势,有着极为广阔的前景,但在消化性溃疡的研究中,诸如诊断水平、发病机制、治疗方法、疗效判定、防止复发等方面均有待进一步深入研究。

(一)诊断标准尚待统一

目前,中医临床要求双重诊断,这就要求中西医的诊断依据必须充足、准确。消化性溃疡以胃脘部位的疼痛为主症,中医诊断为"胃痛",就需与"心痛",尤其与"真心痛"相鉴别,不能混淆。胃痛的证候诊断应注意抓主症的特异性,结合兼症,参考舌象、脉象,以及各项理化检查,进行综合分析,而不宜采取"但见一症便是"的方法。近年来,由于X线气钡双重对比造影技术和纤维胃镜的普及应用,本病的诊断水平有了明显提高,尤其是纤维胃镜下溃疡的分期十分明确。不少中医临床研究单位和学者借助纤维胃镜象与舌象观察后认为,胃溃疡以红或暗红舌较多,多见黄厚苔;十二指肠球部溃疡舌质则接近正常,多见薄苔,并总结出胃溃疡的活动期以中焦湿热多见,静止期则虚实相兼;十二指肠球部溃疡的静止期以中焦虚寒居多,活动期则寒热夹杂,这种将纤维胃镜下所见征象,视为中医望诊的延伸,提高了对本病直观的认识。当前,存在两个问题值得重视:一是诊断和开始治疗的时间,消化性溃疡是一种有自愈倾向的疾病,因此两者之间不宜拖得太久,一般在诊断后,特别是在X线或胃镜诊断后的2周内,即开始正规治疗。尽管临床上存在着难治性溃疡,但占少数,不应不管什么时候诊断的病例都加以治疗观察,这将影响观察病例的质量。二是溃疡各期,如活动期(A1、A2),愈合期(H1、H2),瘢痕期(S1、S2)以及各期镜下的征象,对辨证治疗及疗效判定都很有意义,张玉亮认为溃疡应分表中之表与里中之表,在皮肤者为表,表中之表;在胃肠黏膜者亦为表,里中之表,主张从清热解毒、消肿散结,祛腐生肌入手,选用仙方活命饮加减治疗88例,治愈47例。笔者在长期临床中体会到,溃疡病应属"疮疡"之类,从纤维胃镜下所见溃疡及表面附有黄白厚苔或脓性分泌物来看,实与疮疡破溃相吻合,表面黄白厚苔说明有湿热毒邪,溃疡局部糜烂、渗出,周边暗红、充血,说明有瘀血。溃疡活动期和愈合期在胃镜下存在明显差异,活动期镜下所见的溃疡,边缘肿胀隆起形成围堤样改变,表面甚则糜烂、渗血,中心凹陷并敷以较厚黄白苔,而愈合期镜下常见疡边缘肿胀消退,黏膜皱襞向溃疡开始集中,中心凹陷变浅,黄白苔减少等。针对上述不同征象,中医无疑会做出截然不同的辨证与治疗。

(二)深入研究发病机制

中医临床研究中,辨证与辨病相结合,或者说宏观辨证与微观辨证相结合是辨证方法的进步,已被人们逐渐接受。西医认为消化性溃疡是胃黏膜的屏障作用与攻击因子之间失去平衡所致的,这一点与中医"正邪相争"理论相吻合。近年来一些西医学者指出,溃疡病发生在胃或十二指肠,其发病机制并非完全相同,这一点也与中医临床研究胃痛的机制不谋而合。

关于本病发病机制的研究,近几年发展较快。有人认为溃疡病的病因以饮食失调为主,劳倦、情志不调当属其次,病机特点为中虚气滞,以虚为本,以实为标,许鑫梅认为疡病病位在胃,其发病与脾、肝,气滞、血瘀关系密切,并进一步论述其发病的根本在脾虚,溃疡病活动期属肝胃不和或肝郁化火,溃疡病的迁延性与瘀血有密切关系。劳绍贤等人采用辨证与辨病相结合,临床与实验相结合的研究方法,得出气滞血瘀与局部炎症活动是溃疡病缠绵难愈的重要病理机制,由于地理、气候、饮食、体质等因素影响患者的临床症状,医疗信息、诊疗设备、学术观点等条件影响着医者的诊治水平,因此诊疗水平参差不齐是难以避免的。研究本病的发病机制,个人认为既应坚持中医传统的辨证方法,其中主要是脏腑辨证方法,同时也应把纤维胃镜下的征象用中医理论加以认识和辨别,这样将对本病本质及发病机制的认识起促进作用。当前,内科辨证的核心是每一病证通过传统和现代的诊查手段收集尽可能多的资料,进行分析综合,辨清其病位、病性与病机转化等,从本病的主症来看,其病在胃脾,与肝关系密切。根据中医脏腑生理病理与临床表现,一般认为若病在胃或肝胃同病,其病性多见实证,初为气机壅滞,或为胃气壅滞,或为肝胃气滞。因此,著名中医专家董建华教授提出"胃痛"从胃论治的观点和方法。胃痛日久,或缘于"气有余便是火",转化为胃热或肝胃郁热;或缘于"久病入络"转化为瘀血;若病情迁延,则热盛伤阴耗血,或瘀血不去,新血不生,可导致胃阴虚或肝胃阴虚;若病在脾,其病性多见虚证,或脾气不足,或脾阳不振,或中气下陷;若脾胃同病或肝脾同病,其病性往往寒热互见,虚实错杂。正如古人所说"实则阳明,虚则太阴",反映了疾病的病位与病性之间的内在联系,在本病发病过程中,胃,脾、肝三者虽然不能截然分开,但通过临床研究,可以看出胃溃疡似与胃和肝关系密切,以实证、热证居多;十二指肠球部溃疡与脾关系密切,或脾胃同病或肝脾同病,以虚证、寒证多,容易见虚实、寒热夹杂之象。

溃疡活动期,不论病发生在胃或十二指肠都属中医的疮疡之类,或称之为"内疡",必与"邪毒"相关,关于邪毒在消化性溃疡发病中的作用越来越受到人们的重视。邪毒有广义与狭义之分,广义邪毒是指湿毒、食毒、热毒、瘀毒之总称,狭义邪毒多指热毒而言,引起消化性溃疡的邪毒应为广义邪毒。近年来,对幽门螺杆菌的研究,加深了中医对邪毒在消化性溃疡发病中的认识,随着溃疡由活动期向愈合期、瘢痕期的转变,邪毒则逐渐消退,而脾虚或脾胃不和或血瘀之证往往更显突出。总之,胃溃疡的活动期似与邪毒蕴积、胃气涩滞或肝胃气滞为主要病理,而十二指肠球部溃疡的活动期似以脾虚、血瘀、邪毒蕴结为主要病理,此与溃疡的愈合期和瘢痕期存在明显差异。

（三）发扬中医药优势

治疗方法的选择，取决于诊断水平，以及对发病机制的认识，从病理角度出发，目前各地报道尚不一致。徐景藩等将 88 例溃疡病分为中虚气滞、肝胃不和、胃阴不足三型进行治疗。中虚气滞型，治以健脾和胃理气；肝胃不和型，治以疏肝和胃；胃阴不足型，治以养胃理气。结果：治愈 32 例，显效 39 例，好转 15 例，无效 2 例，总有效率为 97.5%。王怀山等辨证分型治疗溃疡病 114 例。脾胃虚寒型，用黄芪建中汤加减；肝胃不和型，用柴胡疏肝散合左金丸；脾虚湿热型，用六君子汤加蒲公英、黄连等；胃阴不足型，用益胃汤加减。20 天为 1 个疗程，治疗 1~3 个疗程，临床治愈 70 例，显效 28 例，好转 11 例，无效 5 例，总有效率为 95.61%。许鑫梅等辨证分型治疗消化性溃疡病 213 例。脾虚型，用健脾 I 号方（党参、海螵蛸、甘草、白术、三棱、茯苓、黄芪）；脾胃虚寒者，加香附、高良姜，或用健脾 II 号方（黄芪、蒲公英、党参、甘草、茯苓、白术、川芎、砂仁）；脾虚肝郁型，用健脾疏肝方（党参、茯苓、甘草、海螵蛸、白芍、三棱、延胡索）；肝胃不和型，用和胃方（蒲公英、黄芩、郁金、川芎、丹参、煅瓦楞子、甘草、赤芍）。4~9 周为 1 个疗程，结果治愈 139 例，占 65.26%；好转 72 例，占 33.80%；无效 2 例，占 0.94%。各地辨证分型虽不尽相同，但多数倾向以脾胃虚弱、肝胃不和、胃阴不足、瘀血阻滞四型为好。

另外，既然已将溃疡根据胃镜下镜象划分为 3 期，所以治疗时也不可避免地予以考虑，尤其是活动期，其如疮疡，治疗时需不需要在辨证的基础上加一些"敛疮药"？这种必要性也逐渐被人们所认识。傅昌格等运用辨证论治和辨证论治加溃疡散（甘草、海螵蛸、白及、延胡索、大黄）分别治疗甲组 56 例，乙组 60 例消化性溃疡病，结果甲组溃疡愈合率为 33%，乙组溃疡愈合率为 60%，两组比较有显著性意义。王苑本等用锡类散与安慰剂做对照，治疗组 34 例、对照组 22 例，结果治疗组愈合率为 64.7%，有效率 85.29%，对照组愈合率为 31.8%，有效率 59.01%，两者有明显差异。刘振宇等运用辨证施治加乳没三七珍珠散治疗溃疡病 149 例。辨证用药：肝胃不和用柴胡疏肝散加减，脾胃虚寒用黄芪建中汤加减，胃阴不足用沙参麦冬汤加减，气滞血瘀用失笑散和丹参饮加减；另服乳没三七珍珠粉 9g，分三次兑服，4 周为 1 个疗程。结果治愈 82.6%，显效 11.4%，好转 3.3%，无效 2.7%。经临床筛选出的像海螵蛸、血竭、凤凰衣、生蒲黄、三七粉、白及粉、大黄，以及锡类散、珍珠粉等，临床实验研究表明其作用机制并不是通过降低胃酸和调节血清胃泌素来取得疗效的，可能是由于该药增强了黏膜屏障作用，加速了组织代谢，从而促进组织修复，促使溃疡愈合。

目前，临床上对十二指肠溃疡的研究较为广泛和深入，这可能与其发病率明显高于胃溃疡有关。关于本病的治疗方法，通过多年临床观察，有从辨证论治的基础上概括为健脾法、疏肝和胃法、清胃法、活血化瘀法、理气止痛法、收敛制酸法的趋势。近年来，对益气活血解毒法作为消化性溃疡的基本治疗大法的研究和报道日益增多。张玉亮等用椰林胃乐冲剂（金银花 8g，连翘 3g，蒲公英 4g，白芍 5g，白芷 3g，白及 4g，大黄 1g，黄芪 5g，党参 3g，细辛 2g，制乳香 1g，制没药 1g）治疗 156 例消化性溃疡病，治愈率为 82.6%。马先造等运用芪芍汤（散），每日 1 剂，30 天为 1 个疗程。痛止后加服乌贝散，每次 6g，每日 3 次，饭后半小时服为宜，治疗 56 例，结果治愈率为 60.7%,好转率为 35.7%。对益气活血解毒法,我们已经进行了十余年的研究,认为这是一种有发展前途的治疗方法,有进一步深入研究的必要。由于本病的发生与邪毒有关,其中尤以热毒较多,因此使用解毒药已被重视。但是选用黄连、黄芩、大黄一类具有燥作用的清热解毒药,还是选用连翘、蒲公英、虎杖一类的清热解毒药?临床上大多认为,若见舌苔黄腻或胃镜见胃中黏液较多且黏稠,或溃疡表面敷以黄白苔较著者应用前者为主,其余则以后者为主。其中蒲公英尚有疏气作用,对气滞者为优,虎杖尚有活血通便之功,对血瘀便秘者为佳。至于黄芪、甘草用于治疗本病似应使用生者为好,因其不仅能补虚,尚有托疮解毒生肌的功效。

(四)疗效标准可与西医同步

由于消化性溃疡的研究不断深入,可用的中药和西药都较多,这就要求对其疗效做出客观评价。疗效评定标准经过几次全国性会议的修订已日臻完善。近些年来,中医临床研究单位的检测设备,诸如 X 线、纤维胃镜等逐渐普及和更新,中医和西医之间的差距逐渐缩小,几乎可以达到使用相同疗效标准对中医药治疗效果进行评定。

治疗消化性溃疡的药物,其疗效标准有综合的,即包括改善上腹部疼痛等临床症状及 X 线征象,纤维胃镜象等多项指标;也有分项评定的,如止痛时间、溃疡愈合时间、复发时间等项单独进行。

目前,临床上最常用的疗效判定标准,是在 1978 年杭州的全国消化会议上拟订的标准,其内容属综合性的,近年来更加重视纤维胃镜的作用。在疗效观察过程中普遍以 H_2 受体拮抗剂做对照组,其治疗消化性溃疡的疗效是肯定的,国内一组报道,每日口服雷尼替丁 300mg,疗程 6 周,愈合率为 87%,口服西咪替丁 1 000mg,愈合率为 69%,雷尼替丁 300mg、西咪替丁 1 000mg,止痛平均时间(中位数)分别为 5.92 天及 5.15 天。也有采用其他评定疗效标准的,愈合:溃疡消失、瘢痕形成;好转:溃疡面积缩小≥50%;无效:溃疡面积缩小<50%,溃疡面积无缩小或扩大,此标准略显偏高。这些标准对中医药治疗消化性溃疡的新药研制提出明确的严格的要求,这就是说研制治疗消化性溃疡的新型中药,需要具有 60% 患者在一周内止痛,在 6 周内有 87% 以上的患者溃疡愈合,方能达到国内先进水平,或者说达到国际水平,我的研究生于过去 1 年内用单盲法观察益气活血解毒方药治疗本病 30 例,同时与雷尼替丁 10 例做对照,在止痛时间和 6 周愈合方面,两者疗效相似;而在改善症状方面,前者明显优于后者。这说明研制治疗消化性溃疡的中药,完全可以与西药使用同样的疗效标准,而并非单纯从改善临床症状或止痛方面加以判定,且其疗效亦属上乘。

(五)防复发中医药有优势

当前,消化性溃疡的研究已不再停留在观察疗效层面,防复发的工作已逐渐开展,这是由于消化性溃疡治愈后极易复发的事实决定的。王苑本等以锡类散和西咪替丁治疗十二指肠球部溃疡 26 例做远期疗效比较,锡类散组 16 例,1 年内随访复发率为 56.25%,西咪替丁组 10 例复发率为 80%,两者比较有显著性差异,说明锡类散对十二指肠球部溃疡的远期疗效比西咪替丁好。张玉亮用椰林胃乐冲剂与西咪替丁做对照,观察其对消化性溃疡的远期疗效,冲剂组 46 例随访 2 年有 7 例复发,占 15.22%,对照组 31 例有 23 例复发,占74.19%,两者有非常显著性差异。防复发所涉及的问题很多,并非是单一因素决定的,诸如脾、肝与胃黏膜屏障作用的关系,血瘀对胃黏膜防御因子的影响,以及高酸、胆汁反流、烟酒等在攻击因子中的地位和作用。因此,笔者认为从防御因素方面考虑,可以从健脾益气、活血化瘀着手,以期达到四季旺脾不受邪,增强胃黏膜屏障作用。从攻击因素方面考虑,可以从控制胆汁反流、戒烟酒及调情志等方面着手,以减少不良因素对胃黏膜的损伤,最终达到预防溃疡复发的目的。我们曾观察一例用益气活血解毒方药治愈的消化性溃疡,患者八年后复发,提示中药综合调治在防止复发中具有积极意义。这方面的研究有待进一步加强。

(六)展望

中医药治疗消化性溃疡虽然取得了很大成绩,但仍有不少问题有待进一步深入探讨和研究。笔者认为,今后消化性溃疡的研究应包括以下几个方面。

1. 中医病名诊断方面,消化性溃疡是以胃脘部位的疼痛为主症,过去中医的病证诊断为"胃痛",似乎不能反映溃疡病的本质。当代名医秦伯未曾指出,溃疡病是胃痛中的一个特殊证候,不能再依胃痛分类,因此是否可以结合临床症状、体征、X线及胃镜检查,把溃疡病诊断为胃疡,与胃痛区分开来,这些都值得商榷。

2. 胃溃疡和十二指肠球部溃疡在发病机制和治法方面的不同有待进一步研究。胃溃疡多是胃和肝的生理功能遭到破坏而导致的相应病理变化,主要是和降濡润、疏泄调达的功能失常,治疗当从通降和胃或疏肝和胃入手;十二指肠球部溃疡多使脾、脾胃或肝脾的生理功能遭到破坏而导致相应的病理变化,主要是升运化浊、纳化水谷或疏调气机的功能失常,治疗当用健脾益气调和脾胃、疏肝健脾之法。虽然这种认识还处于萌芽状态,但已有不少学者进行了有益的探索,对胃溃疡和十二指肠球部溃疡采用分而治之的方法。这将会为临床研究注入新的活力。

3. 建立全国统一的中医辨证和疗效评定标准,西药对照组相对固定,做到相互之间具有可比性。

4. 在辨证论治和研究古方的基础上,集中力量筛选提取临床常用的疗效较好的复方或单味草药的有效成分,研制疗效可靠的中药新剂型。

5. 重视溃疡病复发机制和治疗的研究,开发研制出具有预防复发、帮助消化、延年益寿的溃疡病饮料或食品。

四、447例纤维胃镜象与舌诊观察

舌象与脾胃的关系密切。"舌为脾胃之外候""苔乃胃气之所熏蒸",验之临床,脾胃病在舌象的反映上的确迅速而灵敏。本文试图在纤维胃镜直视下,观察胃黏膜变化与舌象变化的关系,以探讨胃部病变与舌象的内在联系,以及舌诊在临床诊断胃病上的应用价值。现将观察结果及体会报告如下。

(一)方法

1. **病例选择** 全部病例均系北京中医药大学东直门医院门诊或住院患者,经本院胃镜室检查,符合以下条件:①有慢性胃病史;②经纤维胃镜检查明确诊断,但与病理诊断有出入者,以病理诊断为主;③常规检查十二指肠球部;④不伴有热性病、肝胆疾病;⑤除外染苔;⑥凡病历中虽有舌象记载而在胃镜检查前遗漏观察者,不列入统计之内。

447例中,男性372例,女性75例,男女比例约为5∶1。年龄17~74岁,其中30岁及以下者90例,31~60岁者321例,60岁以上者36例。

2. **观察方法** 本组病例系使用GF-B2型胃镜(个别使用TGF-2S型胃镜),由专人观察。舌象观察一般由2人在自然光线下,在胃镜检查做咽部喷雾局部麻醉及注射阿托品之前进行并加以记录。

(二) 结果

本组病例舌质以红或暗红居多,共306例(68.4%);舌苔以黄苔多见,包括薄黄、黄腻、黄而花剥(剥脱)者,共262例(58.6%)。在各类胃部病变中,以慢性浅表性胃炎居首位,原发和继发合计为332例,占总数的74.3%。慢性浅表性胃炎中见舌红或暗红者250例,占此胃炎各种舌质的75.3%;而见黄苔者218例,占此胃炎各种舌苔的65.7%(表2-9)。

1. **不同病变纤维胃镜象与舌苔的关系**

(1) 慢性浅表性胃炎与其他胃部病变苔色的比较:慢性浅表性胃炎以黄苔多见,计162例(70.4%),胃溃疡亦多见黄苔(70.6%),胃癌次之(46.1%)。慢性浅表性胃炎黄苔率(70.4%)与下列胃部病变黄苔率,慢性萎缩性胃炎(31.9%)、慢性肥厚性胃炎(36.8%)和十二指肠球部溃疡(20.0%)相比较,均有显著差异($P<0.001$、$P<0.01$、$P<0.01$)。

(2) 慢性浅表性胃炎轻重型苔色的比较:我们将没有合并病的230例慢性浅表性胃炎,按病变程度分为轻(水肿充血)和重(出血糜烂)2型,结果发现重型131例中黄苔有112例(85.5%),轻型99例中黄苔有50例(50.5%),两组比较有非常显著的差异($P<0.001$)。

(3) 胃溃疡与十二指肠球部溃疡苔色、舌质的比较:单纯胃溃疡17例,其中见黄苔有12例(70.6%),又以厚苔多见,包括黄腻、白腻者共10例(58.8%);单纯十二指肠球部溃疡10例,其中见黄苔只2例(20.0%),厚苔亦少,仅2例(20.0%),二种病变的黄苔率有显著差异($P<0.05$),而厚苔率差异不显著($P>0.05$)。各类胃溃疡(包括合并症)共60例,其中见黄苔者38例(63.3%),厚苔33例(55.0%);各类十二指肠球部溃疡(包括合并症)共40例,其中见黄苔者16例(40.0%),厚苔13例(32.5%),两类病变的黄苔率及厚苔分布率均有显著差异($P<0.05$)。

(4) 慢性萎缩性胃炎与其他胃部病变苔质的比较:慢性萎缩性胃炎厚苔占15.9%,十二指肠球部溃疡厚苔占20.0%,两者无显著差异;而慢性浅表性胃炎厚苔占44.8%,慢性肥厚性胃炎厚苔占52.6%,胃癌厚苔占61.5%,胃溃疡厚苔占58.8%,以上疾病厚苔率与慢性萎缩性胃炎者相比较均有显著差异($P<0.001$、$P<0.01$、$P<0.01$和$P<0.01$)。

2. **胃部病变胃镜象与舌质象的关系**

(1) 慢性萎缩性胃炎与其他胃部病变舌质的比较:慢性萎缩性胃炎44例,其中淡舌21例(47.7%),与以下胃部病变淡舌率,慢性浅表性胃炎(3.0%)、慢性肥厚性胃炎(15.8%)、胃溃疡(11.8%)相比较,均有显著差异($P<0.001$、$P<0.05$、$P<0.05$)。而慢性浅表萎缩性胃炎41例,淡舌有10例(24.4%),介于慢性萎缩性胃炎与慢性浅表性胃炎之间。

表 2-9 447 例胃内病变纤维胃镜象和舌象的统计

纤维胃镜诊断	例数	舌质					舌苔				
		淡	淡红	红	暗红	紫	薄白	薄黄	白腻	黄腻	剥脱
慢性浅表性胃炎	230	7(3.0)	40(17.4)	85(37.0)	97(42.2)	1(0.4)	39(17.0)	86(37.4)	29(12.6)	74(32.2)	2(0.9)
慢性萎缩性胃炎	44	21(47.7)	6(13.6)	7(15.9)	10(22.7)		24(54.5)	8(18.2)	6(13.6)	1(2.3)	5(11.4)
慢性肥厚性胃炎	19	3(15.8)	7(36.8)	5(26.3)	4(21.1)		7(36.8)	2(10.5)	5(26.3)	5(26.3)	
胃溃疡	17	2(11.8)	3(17.6)	4(23.5)	8(47.1)		2(11.8)	5(29.4)	3(17.6)	7(41.2)	
十二指肠球部溃疡	10		6(60.0)	1(10.0)	3(30.0)		6(60.0)	2(20.0)	2(20.0)		
胃癌	13	3(15.4)		2(15.4)	6(46.2)	3(23.1)	3(23.1)	1(7.7)	4(30.8)	4(30.8)	1(7.7)
慢性浅表萎缩性胃炎	41	10(24.4)	11(26.8)	6(14.6)	14(34.1)		15(36.6)	11(26.8)	7(17.1)	7(17.1)	1(2.4)
合并病	73	8(11.0)	11(15.1)	18(24.7)	36(49.3)		18(24.7)	20(27.4)	15(20.5)	19(26.0)	1(1.4)
合计	447	53(11.9)	84(18.8)	128(28.6)	178(39.8)	4(0.9)	111(25.5)	135(30.2)	71(15.9)	117(26.2)	10(2.2)

注：①表中数据系为例数，括号内为百分数。
②合并病系指慢性浅表性胃炎合并十二指肠球部溃疡和慢性萎缩性胃炎合并胃溃疡或十二指肠球部溃疡。

（2）胃溃疡与十二指肠球部溃疡舌质的比较：单纯胃溃疡和十二指肠球部溃疡例数较少，我们将淡舌和淡红舌合并，红舌和暗红舌合并统计，发现胃溃疡以红或暗红舌多见（70.6%），十二指肠球部溃疡以正常舌（淡红舌）多见（60.0%），而红或暗红舌仅占40.0%，但二者经统计学处理并无显著差异，即使将有合并症者加入统计，亦无显著差异。

（三）讨论

我们将本组胃部病变的纤维胃镜所见，与舌象变化的关系分析如下。

1. 黄苔与胃黏膜充血、水肿、糜烂、出血等的炎症改变有关　本组观察结果表明，慢性浅表性胃炎有较多的黄苔，与慢性萎缩性胃炎、慢性肥厚性胃炎和十二指肠球部溃疡相比较，均有显著差异；慢性浅表性胃炎中重型有更多的黄苔出现，与轻型者相比较有非常显著的差异。慢性浅表性胃炎的胃镜象以黏膜充血水肿或糜烂出血为特征，这种胃黏膜炎症改变与舌面出现黄苔有关。中医学认为"苔之黄者，胃热也""浅黄厚腻，胃热尚微；深黄而腻，胃热大甚"，说明慢性浅表性胃炎以邪热为主。我们在临床上以这种认识作指导，采用理气和胃的香苏饮（苏梗换苏叶）加清热解毒的连翘、半枝莲、黄连等治疗这种胃炎获得较好效果。胃黏膜的浅表性炎症反映于舌出现黄苔，与消化系统功能紊乱引起舌局部丝状乳头增殖、口腔唾液腺分泌减少、舌的局灶性炎性渗出以及产气微生物的作用等有关。徐鸿达对黄苔患者做刮舌涂片检查，发现中性多核白细胞渗出较白苔明显增多。胃溃疡之所以出现较多的黄苔，是由于活动性胃溃疡，其溃疡基底部及边缘往往伴有充血、水肿或糜烂等改变，因此我们治疗胃溃疡活动期时，亦采用慢性浅表性胃炎相类似的方药而取效。总之，不论何种胃病，只要见到黄苔（而且往往伴见舌红或暗红），就提示胃黏膜可能有充血、水肿或糜烂等炎症存在，这种改变属于中医学的热证。黄苔是胃病运用清法的最可靠的客观依据之一。

2. 厚腻苔与胃黏膜肿胀、分泌物增多有关　慢性萎缩性胃炎以薄苔或剥脱苔居多。慢性萎缩性胃炎的胃镜象，胃黏膜变薄、变浅，分泌物减少；而慢性浅表性胃炎、慢性肥厚性胃炎、胃溃疡、胃癌往往是黏膜肿胀、分泌物黏稠而量多，而且多见厚苔。慢性萎缩性胃炎与上述胃部病变舌苔的厚薄有显著差异，似说明厚腻苔与胃黏膜的肿胀、分泌物的增多有关。中医学认为厚苔主"里有积滞"，腻苔属湿盛，故凡舌苔厚腻者，常需和胃消导、理脾化湿为治，不可过用滋补以碍邪；而舌苔薄或剥脱者为湿浊不重或气阴已伤，不宜过用香燥之品，当以益胃扶正立法。这对区别慢性萎缩性胃炎与其他胃部病变的治疗意义殊深。

中医学认为舌苔反映邪之盛衰，通过临床与胃镜观察发现，胃内病变的转化，舌苔确有相应的变化。胃镜象好转、病情改善者，舌苔常由厚转薄；胃镜象无进步或病情加重者，舌苔多由薄变厚。虽然舌苔的厚薄，可以有个体差异，但同一患者舌苔的进退，对于病情演变的判断则有较大的意义。

3. 淡舌与胃黏膜的苍白有关　本组慢性萎缩性胃炎以淡舌多见，与慢性浅表性胃炎、慢性肥厚性胃炎、胃溃疡相比较有显著差异。慢性萎缩性胃炎的胃镜象，是以黏膜呈片状苍白、黏膜下血管易于透见，作为区别于其他胃病的特征，具有鉴别诊断的意义。淡舌可能与胃内的上述黏膜变化有关。淡舌，中医学认为是"气血不足之象"，结合慢性萎缩性胃炎的舌苔多见薄苔或剥脱苔，我们认为慢性萎缩性胃炎以气阴两虚为多见。凡是胃病日久而出现淡舌、舌体瘦、苔薄或剥脱,症见纳呆、食后饱闷者,应考虑有慢性萎缩性胃炎之可能;如果慢性萎缩性胃炎患者出现红舌、黄腻苔,则提示可能合并有慢性浅表性胃炎,此时不可纯用养阴益气之剂,而要佐以和胃、化湿、清热之法。

4. 暗红舌与胃黏膜的充血、出血有关 我们在胃肠专科门诊中发现,有相当多数的胃病患者舌质暗红(红而不鲜),为热蕴日久、血有瘀滞的最常见的舌象。本组病例舌质以暗红最多(39.8%),而本组胃镜象有294例(65%)黏膜有充血间有出血表现,可见暗红舌可能反映胃黏膜充血、出血这一病理变化。因为有些轻型患者,虽然胃黏膜有充血或/及出血,但在舌质上不一定反映出来,所以舌象中暗红舌之比例较胃镜象见充血的为低。胃为多气多血之腑,气血贵在流畅,邪气壅滞则气滞血瘀,瘀久化热或胃热灼伤脉络而发生黏膜下出血或黏膜渗血。因此注意调畅气血是治疗胃病的基本法则之一。叶桂(叶天士)云:“久病胃痛,瘀血积于胃络,议辛通瘀滞法”,通过胃镜观察看出黏膜的充血、出血,可用凉血化瘀之品治之。

5. 十二指肠球部溃疡舌象多接近正常 本组胃溃疡以红或暗红舌较多,而十二指肠球部溃疡舌质则多接近正常。胃溃疡以黄厚苔多见,十二指肠球部溃疡以薄苔多见。我们通过临床观察,看到十二指肠球部溃疡的静止期以中焦虚寒居多,活动期则寒热错杂;胃溃疡的活动期以中焦湿热多见,静止期则虚实相兼。若十二指肠球部溃疡患者出现明显的黄厚苔,常常提示复合性溃疡,或合并有慢性浅表性胃炎,或球部溃疡正处于活动期,不可拘于虚寒之说而一味温补。

6. 慢性胃部病变以实证、热证多见 本组病例舌红或暗红者占68.4%,黄苔占58.6%,鉴于上述讨论,我们认为慢性胃部病变以实证、热证多见,临症时不可拘泥“久病必虚”之说。胃部病变的辨证,要注意六腑以通为用的生理特点、胃与脾的转化关系、寒热虚实的比例以及有无瘀滞等,这些均需四诊合参,尤需要重视舌诊的诊断价值。

(四) 小结

本文讨论了447例患者胃镜象与舌象的关系,初步看到二者有内在的联系:黄苔与胃黏膜的充血、水肿、糜烂、出血,苔之厚薄与胃黏膜的肿胀及分泌物多少,淡舌与胃黏膜苍白,暗红舌与胃黏膜充血、出血等有一定关系。舌诊虽然不能代替胃镜检查,但舌象的确能反映出胃黏膜大体上的某些变化,而且胃镜不可能天天复查,而舌诊却能随时观察,是一种简、便、廉、验的检查方法。因此,探讨掌握舌象与胃黏膜变化的关系,对于辨证论治、提高疗效能起到重要作用。

本文承董建华教授审阅,特此致谢。

(殷凤礼 田德禄 王长洪)

五、中医药治疗慢性萎缩性胃炎临床研究述评

全国开展中医药治疗慢性萎缩性胃炎(以下简称CAG)的研究工作已有十年了(1983—1993),在CAG的理论研究、临床治疗等方面都取得了可喜的进展。但是,如何进一步深化中医药治疗CAG的研究工作,则成为摆在我们面前的一个难题。笔者就其中几个问题,谈谈个人的认识,供作讨论参考。

（一）理论研究——重在深化对 CAG 病因病机的认识

CAG 是现代医学的病名，指慢性胃炎中的一种。古代中医文献中缺乏针对性资料，因此中医临床认识该病，主要从症状表现上着手，运用中医学传统理论进行阐发。从临床表现看，CAG 属中医学"痞满""嘈杂""胃脘痛"等范畴。运用该类理法方药进行治疗，可以收到一定疗效。近十年来，医学界通过临床治疗观察的不断积累和流行病学调查，已初步摸索出有关 CAG 的病因病机特点及基本规律。一般认为，CAG 的病因复杂，但主要为饮食不节，劳倦过度；忧思恼怒；烟酒热毒，胆汁反流，久蕴伤胃；药物对胃黏膜的损伤等[。CAG 的病机特点是虚实夹杂。虚，重在脾胃气（阳）虚、阴虚；实，主要是气滞、血瘀、湿阻等。病变以脾胃为中心，可影响到肝肾。

我们在"七五"期间进行了初步的临床观察和实验研究，得到初步结论，认为 CAG 属中医"胃痞"之"虚痞"范畴，胃痞，又称痞满。《黄帝内经》中即有对本病的论述，称之为"否""否满""否膈"等，汉代《伤寒论》第 149 条给痞满下定义为"满而不痛者，此为痞"，并称其"心下痞"，以图反映出痞满的病位，我们认为"痞满"只指出了主症特点，而"胃痞"既说明了主症的特征，又指明了病位所在，故用之更为恰当。胃痞可以转成胃痛，或兼见胃痛。胃痞又有实痞、虚痞之分，诚如《景岳全书》所说："有邪有滞而痞者，实痞也；无物无滞而痞者，虚痞也。"然验之临床，实痞每由胃气壅滞，通降失司，积久化热为契机；虚痞多由胃及脾，以中气不足、脾胃不和为肯綮。故虽云"虚痞"实乃本虚标实，而非无邪无滞。何以云"虚痞"乃本虚标实？一则是本病之生，乃由胃及脾，胃为阳土，多气多血之腑，胃之为病，气血最易受到损伤，轻则胃气壅滞，通降失司；"气有余便是火"，气滞易化热或气血相伍，气滞则血行不畅，每易致瘀，胃病日久，失治误治，常常疾病由表入里，由胃及脾。脾为阴土，为气血生化之源，脾病则化源不足，轻则中气不足，重则中阳不振。脾既病则多虚，胃病则邪未净，故脾胃同病，证见本虚标实。二则，虚之地易受邪，虚痞虽以虚为主，脾运不健，化源匮乏，气血不足，虚之体则内外邪气乘虚而入，或为饮食所伤，或为六淫所感，或为情志所累；或为气滞，或为热蕴，或为湿阻，或为痰凝，或为血瘀等，故往往表现虚中夹实。虚痞既成，脾胃受病，临床上以气阴两伤多见。初病在胃，缘于胃为阳土，喜润恶燥，胃伤之虚，以阴津损伤为先；久病及脾，脾为阴土，喜燥恶湿，脾伤之虚，以中气不足为先。倘若脾虚气伤进一步加重，则表现为气血两虚证。

笔者认为，在全面学习古代文献的基础上，结合临床实践和实验研究，进一步深化对 CAG 病因病机的认识，是目前 CAG 中医理论研究的重点。因为目前虽然对 CAG 的基本病机特点及规律有一定认识，但远未达到细致深入。譬如，现代医学的各种慢性胃病，按中医学传统病证的概念和病机认识，有何区别与联系？中医学类似病证，如胃痞、胃脘痛等的病机关键和证型特点有何差异？此类问题是理论研究中比较突出的问题，笔者考虑，宜从下列几点着手进行探讨，从而完善、明确 CAG 的病因病机认识。第一，对 CAG 的病因病机认识，须独立深入地研究，正如当年研究消化性溃疡时，秦伯未老中医曾说："溃疡病是胃痛中的一个特殊证候，就不能再依胃痛分类。"只有这样，CAG 的理论研究才能更有效地指导临床实践和实验研究。第二，目前大多数学者认为，CAG 的中医病名诊断为胃痞，而 CAG 在临床表现上多在胃脘饱胀的同时伴有胃脘隐痛或刺痛，这与大多数 CAG 患者均合有浅表性胃炎（以下简称 CSG)有密切关系。值得进一步思索的是,中医学的胃痞与胃脘痛,在病机病因上是有区别的。这种区别关键在哪里?联系到现代医学的 CAG 与消化性溃疡(以下简称 PU),两者的中医学病因病机认识的区别与联系又是哪些?第三,第九届世界胃肠病学大会上推出的悉尼胃炎新分类法的观点,认为腺体萎缩仅仅是慢性胃炎形态变化的一种,即慢性胃炎连续病理过程的一部分。从临床上看,轻度 CAG 多伴有不同程度的 CSG,症状上多有胃痛;而中、重度 CAG 患者多伴有不同程度的肠化或不典型增生或伴有 CSG,症状上则主要以上腹饱胀为主,这在中医病理学上是否有一定的意义?如何认识其间的区别与联系?第四,如果 CAG、CSG 及 PU 在中医学病因病机认识上存在着差异,那么其证型规律及治疗法则、方药运用,是否也应该有一定区别和针对性?因此,笔者提议,凡志在研究本课题的临床工作者,应该通过胃镜亲自观察一些典型 CAG 的胃黏膜象,从而掌握中国人 CAG 的胃镜象特征,并将典型 CAG 患者的临床表现、舌脉加以归纳整理,再用中医理论进行认识。只有这样,才能使 CAG 的理论研究建立在坚实可靠的基础上。不然,将 CAG 与 CSG 并见,或兼见急性炎症者,以及兼见不同程度的非典型增生或肠上皮化生者都混在一起单一认识,就会使理论研究走入歧途。

总之,CAG 的中医学理论研究的深入,必须依靠临床实践,依据前人的经验,亦即一要广泛采集古代医学文献,二是紧密结合现代临床和实验研究。随着临床和实验研究的不断深入,CAG 的中医学病因病机研究必然越来越接近本病的实质。它的进展必将反过来对 CAG 的临床治疗,起到很大的指导和促进作用。

(二)临床研究——以提高中药治疗 CAG 有效性为中心

中医药治疗 CAG 的临床研究,理所当然应以提高疗效、研制新药为中心。CAG 作为今年下达的国家科委"八五"攻关胃癌癌前病专题研究的重点内容,充分说明了这一点。从近 10 年临床研究的状况看,要取得 CAG 临床研究的突破性进展,笔者认为,应针对下列几个方面进行重点攻关。

1. **研究的侧重点** 10 余年来,中医药治疗 CAG 的报道,从个案到大样本,由初步向深入,越来越多,而且疗效是肯定的。如上海第二医科大学秦兰方等报道,运用迪乐冲剂等治疗 104 例慢性胃炎,其中治疗前 CAG 占 66 例(63.5%)。伴肠化 57 例(54.8%),黏膜层有淋巴滤泡形成 61 例(58.7%);治疗后 CAG53 例(51.0%),伴肠化者 36 例(34.6%),有淋巴滤泡者 38 例(36.5%)。北京中医药大学附属东直门医院董建华等报道,甘平养胃等冲剂对腺体萎缩伴肠化、不典型增生的有效率达 74%,显效率达 50%。初步统计,全国各种中医药杂志、中西医结合杂志上发表的文献报道已达百余篇。从这些临床资料看,其临床症状有效率达 70%~90%,胃镜有效率达 60%~70%,病理有效率达 40%~70%,且对伴见的肠上皮化生和不典型增生也有较好的疗效。但是分析一下,这百余篇报道、数千例病例,仍以轻度 CAG 患者为多,以回顾性研究占主导。笔者认为,今后临床研究的对象要针对中、重度 CAG 及伴见的中、重度肠化、不典型增生,研究的侧重点应转向 CAG 癌前病变。目前,中药对此类病例的治疗观察报道已初步显示出良好的前景。而且,我国 CAG 患者的病变特点以胃窦部局灶性病变占绝大多数,极少出现国外那种胃体、胃窦黏膜大面积萎缩并发恶性贫血者,因此,只要我们发扬中医药特长,长期、重点突出地研究下去,是有可能突破

CAG 癌前病变这一禁区的。

2. 研究方法 中医药治疗 CAG 的临床研究,中西医结合是基础,即严格采用现代医学关于 CAG 的诊疗标准,结合中医的证候学观察,进行中药治疗观察,这也是学术界普遍采纳的。笔者认为在未来的研究方法上,应重视下列四个方面。

(1) 回顾性研究是必要的,但更要重视前瞻性研究:在临床研究实施之前,要确立合适的攻关目标和着眼点,制订良好的研究设计,并严格按照事先拟定的设计方案有计划地采集全部临床资料,符合科研设计的随机、对照、重复的原则和采用双盲法试验等,病例数要多,要经过严格的统计学处理。这样才能为 CAG 癌前病变的攻关研究提供科学的数据和经验。

(2) 在现有的基础上,进一步进行中药治疗 CAG 机制的研究:一般认为,中药治疗 CAG 取得良好疗效,主要是综合治疗作用,是通过改善 CAG 机制环节及状态而发挥中药作用的,如替代治疗作用、抗 Hp 作用、阻止胆汁反流、刺激胃黏膜、HCO_3^- 分泌、改善胃黏膜微循环等。目前,在完善、建立新的生化指标的同时,应当对各类功效的中药在上述多环节上的作用异同,着重进行研究。譬如,活血化瘀类药物对胃黏膜微循环的改善作用,理所当然较清热解毒、温中散寒等类中药为强,但对其环节的作用相互比较有何差异? 活血化瘀药与清热药或温阳药配伍后功效有何不同? 这些问题值得我们深入研究,这对于正确选择药物,提高临床疗效可以提供科学的客观化指标。

(3) 临床疗效的判定应当以活检组织的病理学诊断为准,结合镜下疗效和症状疗效。当然,尽量减少治疗前后镜下活检上的误差,是做出正确的病理学诊断的前提。活检时应结合肉眼所见有目的地钳取,同时应在不同部位多取几块,以免误诊,在病理疗效的观察上,要紧密结合现代病理学的发展状况,采用新的病理学分型及分度。目前,多数研究者认为异型增生是重要的癌前病变,比胃黏膜肠化更具有癌前意义。从正常黏膜经 CAG、上皮化生、异型增生到肠型胃癌,是胃黏膜多步骤癌变的发展过程,我国病理学家在"经典"的腺瘤样异型增生的基础上,又相继提出了隐窝型异型增生、再生型异型增生、球样异型增生和异型腺体囊性扩张具有癌前病变的性质,从而对癌前病变的认识又深入了一步。肠上皮化生一般分为完全型或不完全型、小肠型或结肠型。多数研究者认为,不完全性结肠型肠化,与癌关系最为密切。在临床治疗观察中注意这些问题,对于明确中药疗效与各种癌前病变的关系,以及提高随访研究的科学性有重要意义。

(4) 重视流行病学调查及中医证候学动态观察。从以往的工作看,对 CAG 的流行病学调查和中医证候学观察,均缺少大面积的、长期的统计资料。这对于 CAG 病因病机及证型规律的研究,很难提供客观的、可靠的材料。今后的工作应重视对 CAG 患者在确诊 CAG 之后及之前的数年乃至十数年时间里的回顾性调查研究,如患者是否 CSG 发展为 CAG ? 演变成或合并 CAG 的时间及病变程度、这段时期患者的中医证候学改变、中医治疗与疗效如何? 同时,也应致力于 CAG 患者,尤其是中、重度 CAG 或伴见中、重度肠化、不典型增生患者的长期随访,观察中医药对该类患者的远期疗效。

3. 方药研究 提高中医药治疗 CAG 的疗效,方药研究是关键。中医学对 CAG 的治疗研究成果如何,归根结底还是体现在具体的药物上。通过全面深入的中医药治疗 CAG 癌前病变的临床观察和实验研究,探索防突变及抑制癌细胞的规律,研制出疗效良好的治疗胃癌癌前病变、预防胃癌的新药,从而使胃癌的发病率有所下降,这是"八五"攻关胃癌癌前病变专题研究的主要内容。从过去的方药研究看,主要形式为辨证论治、辨证分型专方治疗、固定方药治疗及中医药结合治疗。这些形式一般存在两个问题:其一,固然分型及治法、药物繁多,但仍然没有针对 CAG 癌前病变取得突破性疗效的良药。目前,多数专家认为,关于 CAG 的辨证分型已经摸索十余年了,现在该是删繁就简、由博返约的时候了,分型应精练扼要,更要切合临床,便于科研,利于研制新药。其二,组方用药中,补虚扶正与活血化瘀类中药的运用相当等普遍,而且确可提高疗效,这引起了专家学者们的高度重视,也提示了深入探讨正虚及血瘀与 CAG 基本病机关系的必要性。笔者认为,这符合中医学理论中胃为多气多血之腑,以通降为顺的生理特性,胃病多致气滞血瘀,且久则及脾,损伤中气的病理特点,以及"虚痞""本虚标实"的基本病理。因此,在临床治疗 CAG 的药物研究中,尤其是针对中度以上的萎缩、肠化和不典型增生,我们处理好正虚与血瘀、标与本的关系,恰当地选用和血、活血、逐瘀等不同层次的活血化瘀类药物,会对疗效的提高起到良好的促进作用。

4. 动物实验研究——完善中药治疗 CAG 科研的必要补充从现有的研究工作看动物造模及中药药理学、药效学研究,是一个薄弱环节,其起步较晚,条件较差。这一点已引起广大研究工作者的重视。迅速、广泛地开展这方面的工作,弥补 CAG 动物实验研究中的不足,对于筛选良好的治疗药物,为临床研究提供基础材料,为 CAG 癌前病变攻关性研究提供科学依据,必不可少。

关于 CAG 的动物模型研究,日本学者开展得较早,也较为深入,近几年来,我国也相继进行了一些工作,综述国内外有关报道,CAG 动物造模方法主要是依据 CAG 患者的某些发病相关因素,如胆汁反流、幽门螺杆菌感染、免疫功能失调等,造成鼠、狗等动物的 CAG 病变,主要有幽门口弹簧置入法、去氧胆酸钠口服法、低浓度氨水口服法、枯矾或阿司匹林与幽门螺杆菌液混合口服法、注射壁细胞抗体或内因子抗体的 IgG、自体或异体胃液或胃黏膜免疫法等。

笔者认为,为使研究工作更加深入,今后在重视 CAG 动物实验研究的基础上,方法上应注意以下几个方面的问题:①动物 CAG 造模应尽量近似人的 CAG 病变与发病。如幽门弹簧置入法所造模型的萎缩及异型增生的病变程度较重,是其优点,但造模时有手术创伤及弹簧置留,与人的发病相去甚远,可谓其不足。我们应该在这方面多动脑筋,如长期大量饮酒是人 CAG 发病的重要因素,那么在动物造模中,不妨加入这施加因素,每日给动物(大、小鼠等)灌一定量的酒,再如,既然是做癌前病变研究,则应同时观察中药对癌前病变及癌变的治疗作用,造模时可以给一定时间一定量的致癌剂。②对于从正常胃黏膜到 CSG、CAG 及肠化、不典型增生、肠型胃癌,这一多步骤连续病变过程,动物实验中不宜只取其尾而忽略系统考虑,因为预防、阻断 CSG 发展为 CAG 及异型增生癌变的动物实验研究,与胃癌及胃癌前病变的中药药效学动物实验研究同样具有重要的意义,因此,在实验设计上,既要重视治疗研究,也须设立预防作用研究。③在动物实验指标的选择上,应力求客观实用,注意量化。如胃黏膜治疗前后的 HE 染色光镜观察,是最基本、最直接的方法,应力求全面落实,而不要追求某些所谓方法新颖却针对性不强的检测指标。对病理上的形态学观察,要尽量采用量化分析方法。如光镜下对腺体萎缩程度的计算,电镜摄片及免疫组化染色玻片的图像量化分析等,从而使实验结果客观,量化、可信。

(田德禄 唐旭东)

六、慢性萎缩性胃炎研究的思路与前景展望

1978 年世界卫生组织(WHO)伦敦会议将慢性萎缩性胃炎(CAG)列入癌前状态,将胃黏膜肠上皮化生和非典型增生确定为癌前病变,使 CAG 受到医学界的普遍重视。在理论探讨、临床观察、实验研究等方面不断深入。我国是胃癌高发区,因此,对 CAG 研究的高度重视是理所应该的。据不完全统计,每年我国各类专业杂志上关于本病的文章均在百余篇以上,对推动本病研究的开展无疑是有益的。虽然全国中医内科学会脾胃病专业委员会在两届年会对本病进行交流和探讨,中医杂志社也专为本病的研究召集国内专家进行座谈,时至今日,认识并未统一,研究成果也不十分突出。为此,本人再次谈些不成熟的看法,供同道参考。

(一) 对研究现状的评估

CAG 的诊断和疗效判断主要依靠内镜及病理学检查。在我国内镜普及率已经很高,不仅县级医院有内镜室,甚至乡医院、个体诊疗所也配备内镜;但病理室就不匹配了,尤其高水平的病理室就更少了,这是影响 CAG 诊断与疗效判断水平的问题之一。另外,我国 CAG 患者的特点在内镜下是以胃窦部为主,但由于其是局灶的,而其余黏膜可能正常,可能是 CSG 或不同程度的急性炎症等,就 CAG 面积而言,是 1/10、2/10、3/10……若诊断完全以病理为准,由于活检钳的偏小、活检次数和部位的差异,也会影响 CAG 的诊断与疗效判断。

李乾构曾检索 96 篇文章 7 496 例 CAG 患者,中医证候可达 23 个,并有相应治法、方药,造成这种状态的主要原因是诊断标准不一致,如果都观察胃窦部占 1/3 面积时中度萎缩的病例,其中医证候就会比较集中。

个人认为,目前国内 CAG 诊断存在过宽的倾向。但内镜下萎缩面积占多大比例? 而且病理也证实者才称为 CAG,有待商定。

另外,在临床研究中存在另一问题,是内镜检查与治疗方案、治疗方药的研制是两个人,或者一个西医、一个中医,造成临床观察者对患者的胃镜象知之甚少或完全不知,试想能熟知典型 CAG 胃镜象的医生是不会提出从"痛"论治的。

中医临床医生,尤其是致力于 CAG 研究的专家,若能亲自做胃镜或亲自看胃镜,会使 CAG 的诊治水平更可靠、更可信。

(二) 中医治疗 CAG 的评估

查阅国内近十年专业刊物上中医治疗 CAG 文章有千余篇,证实中医药的疗效是肯定的,青岛专家座谈会上也得到认同。中医通过对 CAG 的临床表现、内镜象及病理特点进行分析,认为 CAG 的病理核心是本虚标实,这一类基本取得共识。由于中国地域广阔,自然条件、生活习惯、饮食特点明显不同,造成本虚与标实的内涵诸多差异,如本虚有脾气虚、脾阴虚、脾阳虚、气阴两虚、气血两虚、阴阳两虚、脾肾两虚等;标实有以气滞、血瘀、湿阻、湿热、痰

凝、邪毒,或气血瘀滞、痰瘀互阻等。基于全国各地对 CAG 病理机制的不同认识,导致了治疗大法和处方用药的各不相同,这也是研究 CAG 过程中不可避免的。经过十余年的探索,现在应该到了由博返约的时候了。仔细分析全国各地治疗 CAG 的大法,也有不少共识之处,如北京的危北海与福建的杨春波都提出"脾肾同治",北京的田德禄与广州的劳绍贤都认为"补益气阴"等,而且方药也有不少相似之处。个人认为只要全国某个权威机构出面,协调攻关,统一处方、统一诊断标准、统一疗效判定标准是有可能的。这样攻关的成果会具有更大的说服力。同时,通过全国大宗病例的临床观察,尤其是远期疗效观察,可以进一步证实中医药在降低 CAG 癌变率的确实疗效。

（三）今后 CAG 研究的重点

CAG 研究的意义,一方面在于其本身的防治及机制探讨,另一方面更为重要,即胃癌的预防及机制探讨,两者必须有机结合,才会获得最大的社会效益和经济效益。

1. **临床研究的重点** 在我国,CAG 绝大部分发生在胃窦部,而且有明显的癌变倾向,因此被公认为 CAG 研究的重点。然而,CAG 的面积有大小,萎缩的程度又分轻、中、重;CAG 作为胃癌癌前状态,要发展成胃癌还需经过相当长的时间,胃黏膜病理还需经过肠上皮化生、非典型增生,而肠上皮化生、非典型增生又有轻、中、重之别,伴有中度以上方被视为胃癌癌前病变。胃部癌前病变尽管是病理学概念,但在"八五"期间,已把胃癌癌前病变病理改变的患者,结合其临床上出现的中医证候学特点,确定为"八五"攻关的重大疾病主题进行研究。目前,课题已经完成,并且通过了国家科委委托国家中医药管理局组织的专家验收,获得阶段性成果。这无疑使我国 CAG 的研究进入了更高的层次。虽然参加攻关课题只有四五个单位,但具有相同研究水平的绝不限于此。尽管由于诸多因素本课题未被继续列入"九五"攻关课题,但个人认为还应该组织力量,将其作为 CAG 研究的重点深入持久地做下去,为胃癌的防治做出更大贡献。

今后的临床研究应按前瞻性研究的要求,在观察方案设计上力求严谨,严格执行诊断标准,病例纳入标准及排除标准,严格掌握疗效判定标准,坚持对照、随机、盲法、定量等原则,增加结论的可信性。

在进行临床研究过程中,除了中医证候,包括舌象、脉象、胃镜象及病理检查等观察项目。还应同时做一些机制探讨,如血清胃泌素、免疫球蛋白、D-木糖排泄率、血液流变学、Hp 清除、胆汁反流、胃液内酶含量、SOD 活力、胃黏膜 AgDOR 含量等项患者治疗前后对比观察,从不同侧面说明中医药治疗 CAG 的作用机制。这些研究证明,中医药治疗 CAG 疗效是综合性的,而不是单一的,为今后新药开发指明方向。

2. **实验研究的重点** 实验研究的重点是药效学方面,它与人体进行的中医药疗效机制研究应该同步。

药效学研究首先是动物模型的建立。目前造成动物 CAG 模型的方法是多种多样的。如酒精、氨水、去氧胆酸钠、枯矾、阿司匹林、甲基-亚硝基等,这些方法造 CSG 或胃癌比较容易,而造 CAG 难于掌握。我们课题组在"八五"攻关中采取"幽门口弹簧置入法"加 10% 氯化钠液和 60~70℃ 热糊造模,2 个月时大鼠出现 CSG,4 个月时出现 CAG。部分大鼠在 CAG 基础上伴发了肠上皮化生和异型增生,个别发展成为高分化腺癌。这种方法操作简单,容易控制 CAG 模型比较典型。这种 CAG 造模方法已经获得国家中医药管理局 1995 年度基础医学科技成果三等奖。

在动物模型典型而稳定的情况,进行多指标药效学研究,就有了可靠保证。药效学研究指标可以和人体疗效机制研究指标相一致,并且可以开展更新的检测指标。使 CAG 的研究工作更加深入,也为新药研制、开发打下坚实的基础。

(田德禄)

七、中医药治疗慢性萎缩性胃炎经验谈

CAG 的症状表现与中医虚痞密切相关,多起病缓慢、病程长,常反复发作,时轻时重,临床证候多以本虚为主。我们将 CAG 分为三个证候予以治疗。气阴两虚证,予甘平养胃方:太子参、炙百合、乌药、鸡内金、香橼皮等;虚火灼胃证,予酸甘益胃方:沙参、麦冬、丹参、石斛、乌梅、佛手等;脾胃虚弱证,予甘温健胃方:党参、黄芪、茯苓、白术、木香、当归、三七粉等。用上述方法治疗 3~6 个月,症状改善率达 98.78%,症状消失率为 65.45%。胃黏膜活检示,中度以上萎缩和/或中度以上非典型增生和肠化,治疗后消失率达 33.6%。

我们认为,CAG 病在胃脘,"胃痞"既说明了其主症特点,又指明了病位所在,故用之恰当。虽然《景岳全书》有云"无物无滞而痞者,虚痞也",但结合临床实际看,实为本虚标实,而非无邪无滞,标实多为气滞、血瘀、热蕴、湿阻、痰凝等。从中医证候看,CAG 初病在胃,以阴津损伤为先;久病及脾,以中气不足为主。倘若在胃阴亏虚的基础上,虚火内生,则表现为虚火灼胃证;若脾虚气伤进一步加重,则表现气阴两虚证。临床病例分析揭示了 CAG 者气阴两虚证居多,虚火灼胃证次之,脾胃虚弱证更次之的发病规律。

另外,从我们观察的病例来看,中医药治疗 CAG 有较好疗效,我认为这与中国人的 CAG 病理特点有关。国人 CAG 的腺体萎缩是片状的、岛状的、相嵌的,与外国人的 CAG 的病理变化是不一样的。为进一步肯定和提高中医药治疗 CAG 的疗效,研究对胃癌癌前病变的阻断,我认为对 CAG 病例的选择上,应侧重中度以上的腺体萎缩,胃镜下见红白相间,白应占 2/3 以上,病理取材应在这些部位进行。

(田德禄)

八、虚痞(慢性萎缩性胃炎癌前病变)中药治疗观察

胃痞是指上腹部近心窝处痞满、堵闷、食后加重,或兼见胀痛等症状为主的病证。其证可分虚实,虚痞者,多起病缓、病程长,常反复发作,时轻时重,每由实痞转化而成,亦可由胃脘痛、嘈杂、吐酸等病经久不愈,演变而得,临床上多表现以本虚为主。在临床实践中我们认识到,慢性萎缩性胃炎的症状表现与虚痞密切相关,根据以往治疗虚痞的经验,并参照纤维胃镜象与舌象的分析而得出的结论,我们将慢性萎缩性胃炎癌前病变分为气阴两虚、虚火灼胃、脾胃虚弱三个证候,并设有相应的治法与方药。在此基础上,我们将既符合虚痞诊断,又符合慢性萎缩性胃炎癌前病变诊断的患者,于 1985 年 11 月至 1986 年 12 月,1987 年 3 月至 1988 年 7 月,连续 2 次进行第一阶段临床 50 例,第二阶段临床 104 例的疗效观察,取得了满意的近期疗效,现总结如下。

（一）临床资料

1. 病例选择　Ⅰ期临床50例中，男31例，女19例，男、女比例为1.63∶1。年龄最小25岁，最大70岁，平均47岁。干部28例，工人16例，其他职业6例。病程2~42年，平均10.1年。

Ⅱ期临床104例中，男83例，女21例，男、女比例为1∶0.25。年龄最小24岁，最大77岁，平均49.45岁。干部55例，工人35例，其他职业者14例。病程最短半年，最长44年，平均11年。

2. 诊断标准

（1）疾病学诊断标准

1）胃痞（虚痞）诊断标准：①所有症状中，以上腹近心窝处痞满堵闷，餐后加重为主症；②每次发作以痞满为主症；③绝大多数情况下，每次发作以痞满为主症；④有反复发作病史。具备上述第1条和其他任一条，即可确立诊断。

2）慢性萎缩性胃炎癌前病变诊断标准：胃镜与病理双重诊断，以病理为确诊条件。胃镜形态学诊断根据1978年全国内窥镜检查经验交流会《关于纤维内窥镜下慢性胃炎的诊断标准与分类》。病理组织学诊断依据1983年全国胃炎诊治座谈会纪要：固有腺体萎缩减少1/3以内者为轻度；固有腺体减少1/3~2/3者为中度；固有腺体萎缩减少2/3以上为重度。凡属于中度或其他程度萎缩伴有中度以上肠上皮化生和/或中度以上非典型增生，则列为癌前病变。

（2）证候学诊断标准

1）气阴两虚证

主症：脘痞不舒，纳后加重；舌淡红苔薄白或花剥或少苔，脉沉细或濡缓。次症：神疲乏力；不饥少纳；形体消瘦。参考检查：胃镜下见黏膜红白相间，大片状苍白，黏膜下血管网清晰可见。

2）虚火灼胃证

主症：脘部痞满，灼热嘈杂；舌瘦质红少苔或花剥苔，脉弦细或兼数。次症：似饥不纳；口糜。参考检查：上述胃镜检查基础上又见黏膜片状糜烂渗血。

3）脾胃虚弱证

主症：脘部痞满，休息或得温稍缓；舌淡苔白，脉虚弱或沉弦或沉迟。次症：神疲乏力；纳少便溏；面色萎黄或㿠白。参考检查：上述气阴两虚证参考检查基础上又兼血红蛋白低于正常。

具备各证的主症和次症任一项，或无次症，可确立相应证候诊断。

3. 治疗方法

（1）处方：甘平养胃方适用于气阴两虚证，方药有太子参、炙百合、乌药、鸡内金、香橼皮等；酸甘益胃方适用于虚火灼胃证，用药如沙参、麦冬、丹参、石斛、乌梅、佛手等；甘温健胃方适用于脾胃虚弱证，用药有党参、黄芪、茯苓、白术、木香、当归、三七粉等。

（2）剂型：第一阶段临床，以上三种固定方药均有汤剂、冲剂两种剂型；第二阶段临床均用冲剂。

（3）剂量与用法：汤药与冲剂所含生药剂量相同。汤剂每日1剂，分2次服；冲剂每次1

袋(重约 10g),每日 2 次服。

(4) 疗程:连续服药 3 个月为 1 个疗程,一般观察 1~2 个疗程。

(二) 治疗效果

1. 疗效标准

显效:主症消失,次症基本消失,胃黏膜萎缩、非典型增生、肠上皮化生(简称"肠化生"或"肠化")三项中有两项从重度转为中度或中度转为轻度者;有效:主症基本消失,次症好转,胃黏膜萎缩、非典型增生、肠化有一项从重度转为中度或中度转为轻度者;好转:主次症好转,胃黏膜萎缩、非典型增生、肠化无改变。

无效:主次症及胃黏膜病变象均无明显改善。

2. 治疗结果 第一阶段临床 50 例的临床总有效率为 94%,其中显效 25 例(占 50%),有效 12 例(占 24%),好转 10 例(占 20%),无效 3 例(占 6%)。汤剂与冲剂比较,甘平养胃方汤剂显效 6 例,有效 2 例,好转 3 例;冲剂分别为 7、3、4 例,无效 2 例,两组疗效差别无显著意义($P > 0.05$)。酸甘益胃方汤剂显效 5 例,有效 3 例,好转 2 例;冲剂分别为 7、2、1 例,无效 1 例,两组疗效差别无显著意义($P > 0.05$)。甘温健胃方汤剂与冲剂各 1 例,均为显效。

第一阶段临床中,为了加快科研步伐,以较少例数获得科学数据,采取了临床序贯试验。规定显效率≥60% 为有效,$P ≤ 30\%$ 为无效,$a = 0.05$,$B = 0.05$。结果表明,甘平养胃方、酸甘益胃方的汤剂、冲剂均有效;甘温健胃方汤剂、冲剂因例数过少,延伸至第二阶段临床初,结果证明亦有效。

第二阶段临床 104 例的临床显效 66 例(占 63.46%),有效 23 例(占 22.12%),好转 11 例(占 10.58%),无效 4 例(占 3.85%)。

3. 疗效分析

(1) 疗效与主症:主症重点观察指标为胃脘痞满情况,兼有痛和食欲不振情况。每项分 3 级。①痞满:+ 级,指轻度痞闷,不影响工作及休息;++ 级,痞满明显,影响工作及休息;+++ 级,指痞满持续难忍,常服理气消导药缓解。②疼痛:+ 级,胃痛轻微,不影响工作及休息;++ 级,胃痛难忍,影响工作及休息;+++ 级,胃痛持续不解,常需服止痛药缓解。③食欲不振:+ 级,食量减少原 1/5 定量;++ 级,食量减少原 3/5 定量;+++ 级,食量减少原 4/5 定量。

第一阶段中,疗前三个主症指标 118 例次症状,疗后症状改善 109 例次(占 82%),其中消失者 88 例次(占 74.58%);疗前与疗后三个程度级别例次相比,经统计学处理,均有显著性差异(其中痞满 $P < 0.001$,疼痛及食欲不振 $P < 0.01$)。

第二阶段临床中,疗前三个主症指标 246 例次症状,疗后症状改善 243 例次(占 98.78%),其中消失者 160 例次(占 65.45%);疗前与疗后的三个程度级别例次相比,统计学处理表明均有显著性差异(痞满与疼痛 $P < 0.001$,食欲不振 $P < 0.05$)。

(2) 疗效与癌前病变征象:第一阶段临床中,胃黏膜病理活检提示 50 例患者均存在中度以上的萎缩和 / 或中度以上的非典型增生、肠化。治疗前计 125 例次阳性征象,疗后消失者 42 例次(占 33.6%),疗前与疗后的三个程度级别(轻度,中度,重度)比较,均有显著性差异(萎缩与肠化 $P < 0.001$,非典型增生 $P < 0.01$)。

第二阶段临床 104 例均存在上列癌前病征象。治疗前计 236 例次阳性征象,疗后改善者 226 例次(95.76%),消失者 123 例次(52.12%)。疗前与疗后三个程度级别比较,均有显著性差异(萎缩及非典型增生 $P<0.01$,肠化 $P<0.001$)。

(3)疗效与证候:两个阶段临床病例均属于气阴两虚、虚火灼胃、脾胃虚弱三个证候范畴。第一阶段临床以气阴两虚证最多,为 27 例(占 54%),次为虚火灼胃、脾胃虚弱,分别为 21 例(占 42%),2 例(占 4%)。

第二阶段临床仍以气阴两虚证最多,次为虚火灼胃、脾胃虚弱,分别为 53 例(占 50.96%)、29 例(占 27.88%)、22 例(占 21.15%)。

(4)疗效与方药:三种证候分别以甘平、酸甘、甘温三种方药治疗。其中第二阶段临床三种冲剂的疗效如下:甘平养胃冲剂 53 例中,显效 36 例(占 67.92%),有效 12 例(占 22.64%),好转 3 例(占 5.66%),无效 2 例(占 3.77%)。总有效率 96.23%。酸甘益胃冲剂 29 例中,显效 16 例(占 55.17%),有效 5 例(占 17.24%),好转 7 例(占 24.14%),无效 1 例(占 3.45%)。总有效率为 96.55%。甘温健胃冲剂 22 例中,显效 14 例(占 63.64%),有效 6 例(占 27.27%),好转 1 例(占 4.55%),无效 1 例(占 4.55%),总有效率为 95.45%。

(5)疗程与疗效:第一阶段临床中,主症于第 1 周起效者 33 例(占 66%),第 2 周起效者 7 例(占 14%),第 3 周起效者 6 例(占 12%),第 4 周起效者 4 例(占 8%),1~2 周起效率为 80%。第二阶段临床中,主症于第 1 周起效者 74 例(占 71.15%),第 2 周起效者 15 例(占 14.42%),第 3 周起效者 6 例(占 5.77%),第 4 周起效者 9 例(占 8.65%),1~2 周起效率为 85.57%。

综合主症、次症、胃镜、病理等方面情况,第一阶段临床 50 例中,治疗 1 个疗程者 9 例(占 18%),2 个疗程为 41 例(占 82%);第二阶段临床 104 例中,治疗 1 个疗程为 70 例(占 67.31%),2 个疗程为 34 例(占 32.69%)。

(三)讨论

1. 胃痞,又称痞满,《黄帝内经》(简称《内经》)中尚有"否""否膈"之称。至张仲景,则称之为"心下痞"。我们认为,萎缩性胃炎病在胃脘,而"胃痞"既说明了其主症特征,又指明了病位所在,故用之更为恰当。

胃痞者证分虚实,诚如《景岳全书》所说:"有邪有滞而痞者,实痞也;无物无滞而痞者,虚痞也"。然验之临床,虽云"虚痞"者,实亦乃本虚标实,而非无邪无滞。

这是由于,一则本病之生,乃由胃及脾,脾胃同病,因而见本虚标实;二则虚怯之地易于受邪,脾胃不健则易为饮食所伤,或为六淫所感,或为情志所累。故气滞、血瘀、热蕴、湿阻、痰凝等邪实常常兼夹其中,而表现为虚中夹实。

虚痞既成,脾胃受病,临床上以气阴两伤为多见。初病在胃,以阴津损伤为先;久病及脾,以中气不足为主。倘若在胃阴亏虚的基础上,虚火内生,则表现为虚火灼胃证;若脾虚气伤进一步加重,则表现为气阴两虚证。这就是气阴两虚、虚火灼胃、脾胃两虚三证之由来。本组病例揭示出气阴两虚证居多、虚火灼胃证居次、脾胃两虚证再之的发病规律。

本组方剂,即针对虚痞以"本虚标实"为基本病理这一关键问题,于组方遣药中处处体现"虚则补之""实则泻之"的原则。"虚则补之",如甘平养胃冲剂之太子参、炙百合益气养阴,酸甘益胃冲剂之沙参、麦冬、石斛、乌梅养阴益胃;甘温健胃冲剂之党参、黄芪、茯苓、白术健脾和中;"实则泻之",如甘平养胃方之鸡内金、香橼皮、乌药;酸甘益胃方之佛手;甘温健胃方之木香、当归,皆用之理气和血通降,以除标实。是故虚痞三证的治疗原则为:气阴两伤证,治当甘平养胃、除满进食;虚火灼胃证,治当酸甘益胃、消胀除痞;脾胃虚弱证,治当甘温补胃、补虚消胀。这就说明,治疗虚痞总的原则是补虚泻实、补泻结合。

2. 近年来,大量资料表明,胃癌与其他肿瘤一样,很少以正常组织发生癌变。在临床出现明显征象之前,多需经历一个较长的演变过程,称之癌变前期。慢性萎缩性胃炎与胃癌前期病变有关,特别是伴有非典型增生和 / 或肠上皮化生的组织学改变者,有发展成胃癌的可能。本课题在病例选择上,以萎缩性胃炎中度以上或伴有肠化和 / 或不典型增生者为观察对象,从而使这项研究最大限度地接近癌前病变。

本组资料提示,运用我们研制的三个系列方药于慢性萎缩性胃炎癌前病变的治疗中,通过第二阶段临床 104 例疗效分析,临床症状改善率达 98.78%,主症痊愈率 65.45%,癌前病变征象改善率 95.76%,消失率 52.12%。说明本系列方药治疗萎缩性胃炎癌前病变有较好疗效,并具有防癌作用。

3. 本组冲剂具有起效快、疗程短、服用方便的特点,与其他同类制剂和非同类口服成药及西药维酶素对比,疗效为优。

(董建华 田德录等)

九、治疗胃食管反流病经验一

胃食管反流病是指胃内容物异常反流至食管而引起的慢性症状和 / 或组织损伤,其典型症状为烧心和反酸。近年来发病率明显上升。西医治疗以改变生活方式、抑酸、促动力药及手术等为主要原则,短期疗效肯定,但停药或手术后很容易复发。我们以中药汤剂治疗,大都能得以控制,停药后未再复发。

(一)揣度病机,立足胆胃郁热

本病以反酸、烧心为主症,属于中医学"吞酸"范畴。其病因病机:刘河间主热,李东垣主寒,巢元方言及"停痰""不能消谷",张景岳认为"无非脾胃虚寒不能运化之病"。朱丹溪则曰:"《素问》言热,言其本也;东垣言寒,言其末也。"

在实践中体会到,丹溪思想比较符合当前吞酸的病机,宗《黄帝内经》所论:"诸呕吐酸……皆属于热""少阳之胜,热客于胃……呕酸善饥""邪在胆,逆在胃"。认为,秦景明所言"恼怒忧郁,伤肝胆之气,木能生火,乘胃克脾,则饮食不能消化,停积于胃,遂成酸水浸淫之患矣",是对吞酸病机最好的概括。本病的病机为肝气不舒,郁而化热,移热于胆,胆失清降,胆热挟持胃气上逆;病位在肝胆胃,属热属实;治当以清疏肝胆、和胃通降为法。

(二)独重肝胆,力推小柴胡剂

肝胃不和,胆热挟胃气上逆是本病的主要病机,而以肝胆郁热为主要矛盾。其原因:现代社会生活节奏快,精神压力大,生活不规律,以致人的七情过激,忧思恼怒,气郁伤肝,肝失疏泄,郁而化热。故治当首重清泄肝胆郁热,使郁热一旦消散,肝胆气机得以恢复,胃气自然和降,则反流不再发生。

基于此,临证时,只要见烧心、反酸或口苦,均以小柴胡汤为先。本方出自《伤寒论》,其所主治"口苦,咽干,目眩""胸胁苦满,默默不欲饮食"等症状,也是胃食管反流病患者的常见症状。方中柴胡、黄芩清疏肝胆郁热;半夏、黄芩辛开苦降,疏调肝胃;党参、甘草、生姜、大枣顾扶中气。具体应用时,常合入青皮、枳壳或枳实、赤芍、白芍,加强疏肝理气力度。基于郁热的基本病机,一般不用温补。反流症状明显时,多去参草姜枣,嫌其温滞,不利于郁热之清疏。至柔弱女子,脉细弱,舌苔少,阴津已少,则以青蒿代替柴胡,以防更"劫肝阴";或弃小柴胡,改以我院老中医疏肝药对"薄荷、青蒿、丝瓜络",轻清疏泄而不伤正气。当反流症状不明显,出现舌质淡胖,苔少,脉弱等气虚证时,也只选取太子参、黄精、白扁豆、白术轻补气阴之品,甘平养胃;很少选用党参、黄芪等甘温健胃之品。舌红苔少而干,脉象弦细者,选用北沙参、石斛、白芍等凉补胃阴,甘寒养胃;疲乏少神,腰酸腰痛者,选用鹿衔草、仙鹤草平补脾肾,能巩固疗效。

（三）强调清降,必合"实痞通"方

治疗胃病,遵从老师董建华院士的思想:生理上强调"通",病理上强调"滞",治法上强调"降"。在董老重在通降胃之气机的基础上,注意到胃病患者舌质暗红、舌苔腻者为多,为胃不"通"则"滞",由"滞"而生湿浊、瘀热、蕴毒,提出胃病的病机为湿食热瘀、胃气壅滞,治疗当以理气与泄浊并举,尤其重视通降胃之有形实邪,变董老之"通降"为"清降"。药用香苏散理气和胃,焦四仙消食化滞,连翘清血分热而解毒,蒲公英清气分热而降胃气,虎杖等泄热导滞;黄芩、黄连清化湿热;同时,脾之清气不升,则胃之浊气难降,故在"清降"中,加荷梗以升清。从而形成我院自配制剂。

针对胃食管反流病胆热挟持胃气上逆这一基本病机,清疏肝胆郁热固然重要,但应以清降胃气为目的,使浊邪消散,方能彻底根除反流之病理基础。故治疗胃食管反流病,必合入此经验方。由于有小柴胡之清肝利胆、和胃降逆,故处方时多去荷梗;大便通畅者,酌去焦槟榔。胸闷嗳气不能改善时,合入刀豆子、旋覆花、炙枇杷叶,宣降肺气,以助胃气通降。

（四）衷中参西,力倡专方专药

胃食管反流病有两大病理基础:酸反流和胃动力异常。针对前者,每在辨证基础上,选加左金丸、乌贝散及失笑散,制酸、缓解烧心效果良好,称之为"制酸三合汤"。

其中,左金丸,取黄连之苦降,吴茱萸之辛开,专治肝经气分"火热郁结"之吞酸;乌贝散,取海螵蛸入肝活血,川贝母泄肝经郁热,并可化痰,专治肝经痰瘀之热。此二药对,常合并使用。失笑散则专入肝经活血化瘀,专治久治不愈之吞酸,是我院老中医之经验。

针对后者,症见胃脘堵闷,进食后加重,食欲减退,嗳气频频,属于中医"胃痞"范畴,西医属于胃动力障碍者,多选用炒枳实、威灵仙、秦艽、黑白丑(黑白、牵牛子),对缓解胃脘胀满效果很好。称之为"胃动四主药"。

其中,枳实为消痞下气之主药。药理研究证实,其煎剂可使胃肠平滑肌收缩节律增强,并对幽门螺杆菌有显著杀灭作用。威灵仙用于治疗胃痞,是辽宁中医药大学李玉奇老中医经验。药理研究证实,威灵仙有促进胃肠平滑肌运动作用,秦艽有健胃、抗溃疡作用。威灵仙偏于温经通络,秦艽偏于清热化湿通络,二者对合并血分瘀滞者尤为适宜。受仲景甘遂半夏汤启发,我在农村巡回医疗时取得验方牵牛子,少量应用(4g入煎)泻下作用并不明显,当威灵仙、秦艽无效时,换用此药,消除痞满作用肯定。

此外,合并食管糜烂、溃疡者,为热毒瘀结化腐之证,常在清热解毒基础上,加三七粉、珍珠粉去瘀生新、敛疮生肌。

（五）验案举隅

赵某,男,59岁。初诊:2010年3月2日。患者从事建筑业,素嗜烟酒,于工作紧张后出现烧心、反酸,胸骨后烧灼难以忍受,进食则泛吐酸水,外院胃镜诊断为反流性食管炎,服奥美拉唑20mg/d,症状控制,但不能停药,已经坚持服用5年,稍进辛辣及甜食则诱发,深以为苦。曾口服中药无效,慕名来诊。察面红体丰,饭后腹胀,口苦嗳气,怕热喜冷,大便秘结,纳旺寐安,舌质胖暗,舌苔薄黄腻,脉象沉细。辨证为胆热犯胃、胃气上逆,立法清降胆胃,处方:炒柴胡10g、炒黄芩10g、姜半夏10g、苏梗子各10g、制香附10g、青陈皮各6g、焦四仙各10g、川贝母10g、海螵蛸12g、茯苓15g、旋覆花10g、炒枳实12g、生薏仁30g、虎杖20g,7剂。

二诊:2011年3月11日。药后腹胀明显减轻,大便通畅,停服西药1周,近2日未服中药反酸、烧心也未反复。舌质胖苔花剥,脉弦滑。胆胃郁热渐轻,脾胃气阴已伤。上方虎杖、旋覆花之清降,加太子参15g、砂仁3g(后下),兼顾脾虚,服14剂。

三诊:药后食欲增进,再无反酸、烧心,心情舒畅。察舌质胖而尺脉弱。嘱仍服上方,2日1剂,巩固1个月,并建议长期服用河车大造胶囊2粒,每日2次。随访3个月未见复发。

（李晓林）

十、治疗胃食管反流病经验二

胃食管反流病(GERD)是由多种因素促成的上消化道动力障碍性疾病,由胃或十二指肠内容物反流至食管,而引起烧心、反酸、呕吐苦水、胸骨后疼痛或吞咽困难等症状。北京、上海的流行病学调查发现,GERD的发病率为5.77%,反流性食管炎(RE)为1.92%,目前对GERD的治疗主要是通过改变生活方式和采用抑酸剂、黏膜保护剂、促动力剂等,以减轻或抵抗攻击因子的损伤作用,促进上消化道动力,从而减少反流。由于GERD是慢性易复发性疾病,据资料显示质子泵抑制剂(PPI)撤药后半年50%~80%的患者复发,有约4.1%的患者接受PPI联合促动力剂的强有力治疗,症状仍不能缓解,而且高达41%~76%的患者存在胃与十二指肠内容物的双重反流,使一般治疗难于取效。导师田德禄教授从事消化内科的临床、教学、科研三十余年,精研中医经典及各家学,既娴熟于中医传统辨证,又能结合现代医学对病的研究,厚古而不薄今,集思广益,博采众长,对治疗GERD有独到见地,积累了丰富的经验,临床效果极佳,特别是难治性GERD常收到好的疗效,现总结介绍如下。

（一）关于病名的认识

GERD的临床表现除了有反酸、烧心、胸骨后灼热疼痛等,口苦、呕吐苦水也是常见症状,另外还有嗳气、上腹饱满、咽部不适等。中医学无胃食管反流病的记载,与之相关的病名有吐酸、吞酸、呕胆、胆瘅、结胸证、呕吐、嘈杂、梅核气等病名。吐酸,首见于《素问·至真要大论》,其曰"诸呕吞酸,暴注下迫,皆属于热",后《医林绳墨》有了详细记载"吞酸者,胃口酸水攻激于上,以至咽溢之间不及吐出而咽下,酸味刺心,有若吞酸之状也",《黄帝内经》对口苦、呕吐苦水有如下描述,《素问·奇病论》:"口苦者病名为何……病名曰胆瘅。夫肝者,中之将也,取决于胆,咽为之使。此人者,数谋虑不决,故胆虚气上溢而口为之苦……"《灵枢·四时气》云:"呕有苦,长太息,心中澹澹,恐人将捕之,邪在胆,逆在胃;胆液泄,则口苦,胃气逆,则呕苦,故曰呕胆……"《灵枢·邪气藏府病形》云:"胆病者,善太息,口苦,呕宿汁……嗌中阶吽然,数唾……" GERD 是由于上消化道动力障碍引起的胃及十二指肠内容物胃酸、胆汁等反流入食管或引起黏膜损伤,以胃食管反流为主者多表现为反酸、烧心等,而以十二指肠胃食管反流为主者多伴有口苦、呕吐苦水等。吞酸、吐酸、呕胆、胆瘅的描述与 GERD 临床表现较为相等,与现代医学 GERD 的病理生理也比较吻合。因此,田师认为 GERD 不仅有吞酸、吐酸,还应有胆瘅、呕胆之名。

(二)病因病机

田师认为本病病在食管,属胃所主,与肝、胆、脾密切相关。肝胃不和,郁而化热,肝移热于胆,胆气不降,胆热挟持胃气上逆是本病的主要病机,肝主疏泄,忧思恼怒,气郁伤肝,肝木乘土,横逆犯胃,必然导致脾胃的升降功能失常,胃气上逆。明·秦景明在《症因脉治》中说:"呕吐酸水之因,恼怒忧郁,伤肝胆之气,不能生火,乘胃克脾,则饮食不能消化,停积于胃,遂成酸水浸淫之患矣。"

盖胆亦属木,与肝胆表里,内藏"精汁"。其来源为受肝之余气而成。胆汁靠肝气疏泄下行,注入肠中以助消化饮食。胆木之气,有赖胃气下降,方不致上逆,若胆气不降则克胃土,《医学求是》说:"肝木不升则克脾土,胆木不降则克胃土,何也?肝木赖脾土之升,胆木赖胃土之降也。"故《灵枢·四时气》亦云"邪在胆,逆在胃;胆液泄,则口苦,胃气逆,则呕苦……"所以,肝胃不和,日久化热,肝移热于胆,胆气不降,胆热挟持胃气上逆,则出现反酸、烧心、口苦、呕吐苦水或胸骨后灼热疼痛等病症。

脾胃互为表里,同居中焦,为气机升降之枢纽,脾主升清,胃主降浊,共同维持中焦气机升降,若嗜酒过渡,恣食肥甘厚味、辛辣燥热之品,使脾不升清,则影响胃之降浊,故 GERD 与脾有不可分割的关系。

田师认为本病临床以热证、实证多见。如《素问》所说"诸呕吐酸……皆属于热。"《局方发挥·吐酸》曰"吐酸,是吐出酸水如醋,平时津液随上升之气郁积而成,郁积之久,湿中生热,故从火化,遂作酸味……"《素问·奇病论》曰:"口苦病名为何?何以得之?岐伯曰:病名曰胆瘅。"瘅者热也,病也。本病也具有时代的特点,伴随着社会的发展和人们饮食结构的变化,以及生活节奏的加快,精神生活的压力,致使饮食不节、情志不调、起居失常等引起肝胆脾胃功能失常,升降失调,使气郁化火,食积化热而多表现为实证、热证。

本病如未及时治疗,反复发作,后期由于气机郁滞日久,痰阻血瘀,或郁热伤阴,阴亏血瘀,出现噎膈、翻胃等不良结局。如明·吴昆《医方考》曰:"吞酸,小疾也,然可暂而不可久,或以疾小而忽之,此不知其翻胃之渐也。"清代刘默《证治百问》亦云:"吐酸日久,渐成翻胃。"

(三)治则治法

本病主因肝郁化热,移热于胆,胆气不降,胆热挟持胃气上逆。如清代张璐《张氏医通》所云:"若胃中湿气郁而成积,则湿中生热,从木化而为吐酸,郁而不化,久而不化,肝木日肆,胃土日衰,当平肝扶胃,逍遥散服左金丸。"田师对本病的治疗亦多从疏肝清胆、和胃通降立法,肝胃同治,临床常用小柴胡汤合香苏散化裁。肝胃不和为主者,治宜疏肝和胃,理气通降;肝郁化热,移热于胆,胆气不降,胆热挟持胃气上逆为主者,治宜泄热降逆,清胆和胃,后期气郁日久,痰阻血瘀,或郁热伤阴,阴亏血瘀,偏于痰阻血瘀者,宜化痰、开郁、活血;偏于阴虚血瘀者,宜养阴、益胃、行瘀。本病最常见反酸、烧心,田师常用左金丸,以顺肝之疏泄,和胃之通降,一般以黄连苦寒为君每用6g,吴茱萸辛热为反佐,仅用3g,顺其性热而折之,两者配伍主次得当,寒热并用,辛开苦降,开郁与降气并济,从而达到疏肝以和胃的目的。

(四)病证相合,衷中参西

田师强调以中医辨证为主,同时结合现代理化检查,衷中参西,病证统一。临证首先辨清病位、病性、结合现代检测手段,阐述病机转化规律,选择药物进行针对性治疗,有助于提高疗效。胃镜下对病灶的直视实为中医望诊之延伸,且更能直接客观地反映出疾病的全貌。田师对胃镜下黏膜相的辨证积累了丰富的经验,临证用药渐成体系,主张根据GERD的内镜下病理改变,辨病治疗,分期制宜,认为内镜阴性的GERD(食管黏膜无破损者称为内镜阴性的GERD,有破损称内镜阳性的GERD)多为疾病的初期,病多轻浅,临床多为肝胃不和,表现为时有反酸、烧心或胸骨后灼热,多于饭后或夜间发生,伴有胸脘痞满时痛,两胁胀痛,走窜不定,嗳气不舒,每遇情志刺激诸证加重,大便不爽,舌淡红,苔薄白,脉多弦。治宜疏肝和胃,理气通降。方用香苏散合四逆散、柴胡疏肝散加减,药用苏梗、苏子、炙香附、炒陈皮、醋柴胡、炒枳实、赤芍、白芍、焦四仙等。苏梗入胃,顺气开郁和胃;苏子入肺,善降肺气,长于宽胸利膈,叶天士云"气阻脘痹……当升上焦",肺气肃降,可助胃气通降,制香附入肝,疏肝解郁理气,肝胃同治;陈皮辛苦温,《本草纲目》云"橘皮苦能泻能燥,辛能散,温能和……同补药则补,同泻药则泻,同升药则升,同降药则降……但随所配而补泻升降也"。枳实能破气消积,利膈宽胸,能兴奋胃肠功能,加强胃肠运动;白芍养阴柔肝,赤芍活血行滞;焦四仙开胃和中,消食化滞助胃之通降,常加香橼皮、佛手增强疏肝理气,和胃降逆止痛之功。

内镜阳性的GERD多为急性期或并发症期。急性期多为胆热挟持胃气上逆,临床症状相对较重,表现为反酸、烧心、胸骨后灼热而痛,反胃、呕吐苦水痰涎、口苦咽干、胸闷脘痞、两胁胀痛、嗳气时作、心烦易怒、寐少梦多、大便干或黏滞不爽、舌质红、苔黄或黄腻,脉多弦数或弦滑。治宜泄热降逆,清胆和胃。田师常用小柴胡汤、实痞通、柴芩温胆汤化裁,药用醋柴胡、炒黄芩、清半夏、炒陈皮、连翘、蒲公英、枳实等,柴胡配黄芩既能清泄肝胆之实热,又能疏泄气机之郁滞;半夏、陈皮和胃降逆行痞;连翘、蒲公英清热解毒,利湿健胃;枳实破气消积,和胃通降。

本病后期由于气机郁滞日久,痰阻血瘀;或郁热伤阴,阴亏血瘀,症见吞咽胸痛或吞咽不利,口干咽燥,饥不欲食,反酸、烧心,干呕,舌暗红或有瘀斑,或舌红少苔有裂纹,脉多弦细涩。偏于痰阻血瘀者,宜化痰、开郁、活血,偏于阴虚血瘀者,宜养阴、益胃、行瘀。田师常选启膈散、益胃汤、百合乌药汤、失笑散合香苏散、四逆散加减化裁。药用沙参、丹参、麦冬、百合、乌药、三七粉、莪术、土贝母等。

田师又常根据GERD具体胃镜下黏膜相的改变辨证施治。若镜下食管或/和胃黏膜充血、水肿明显,则加连翘、蒲公英清热解毒;黏膜糜烂,或溃疡,加珍珠粉、三七粉冲服,敛疮生肌、祛瘀生新;黏膜苍白变薄,加百合、玉竹、太子参等益气养阴;若黏膜颗粒状粗糙不平,或病理提示上皮过度增生或有不典型增生,加土贝母、生薏仁、白花蛇舌草解毒散结,既病防变;贲门口松弛持续开放,或伴有裂孔疝,加旋覆花、代赭石增强和胃通降之力;胃内潴留液较多,混浊黏稠,加炒二丑各 2~3g、虎杖 10g 以清热逐饮;胃内潴留液较多,混浊色黄,明显胆汁反流者,予柴芩温胆汤清胆和胃降逆。

田师这一宏观辨证与微观辨证相结合,辨证与辨病相结合的理论,使临床用药更为精当,证效、病效相得益彰。

（五）验案举例

患者刘某,男,39 岁,工人,2002 年 9 月 21 日初诊。主因反酸、烧心、口苦反复发作 1 年,加重 1 个月就诊。1 年前因饮食不节,出现上腹胀满、反酸、烧心、口苦等,曾服用雷尼替丁,病情减轻。近 1 个月无明显诱因上症再发,服用雷尼替丁不效,胃镜示反流性食管炎(轻度)、慢性浅表性胃炎伴糜烂。刻下:反酸,烧心,口苦,胸骨后灼痛,偶有呕吐酸苦水,胸脘胀满,嗳气频作,纳食可,失眠多梦,大便干或不爽,日一行,舌暗红,体略胖,苔黄腻,脉弦细滑。中医诊断:胆瘅(胆热挟持胃气上逆)。西医诊断:反流性食管炎(轻度)、慢性浅表性胃炎。治以泄热降逆、清胆和胃。处方醋柴胡 10g,炒枳实 10g,炒黄芩 10g,清半夏 10g,制香附 10g,苏梗 10g,炒陈皮 10g,旋覆花 10g(包煎),代赭石 30g(先下),莱菔子 10g,虎杖 20g。水煎服,日 1 剂,分 2 次服。服药 14 剂后,上述症状明显减轻,大便通畅,饮食不慎则有反酸,脘腹饱胀,舌质暗,苔薄黄,脉细滑。上方去炒黄芩、清半夏、旋覆花、代赭石、虎杖,加黄连 6g,吴茱萸 3g,继服 14 剂,症状基本消失,改为口服"实痞通"巩固疗效,服药 4 周,后复查胃镜示食管黏膜无明显异常、慢性浅表性胃炎。

（吴 娟 金基成 指导:田德禄）

十一、慢性胃炎脾胃湿热证证治探讨

脾胃湿热证是临床常见的实证,属湿热病证的范畴。随着社会进步、生活水平提高以及全球气候变暖等,脾胃湿热证逐渐增多,脾胃湿热证亦成为慢性胃炎的常见证。因此加强对慢性胃炎脾胃湿热证的病因病机和辨证施治的探讨很有必要。

（一）脾胃湿热证的病因病机

1. **病因** 薛生白云:"太阴内伤,湿饮停聚,客邪再至,内外相引故病湿热。"此段文字概括了慢性胃炎脾胃湿热证的病因病机。

(1) 外感:处于气候湿热、高温多雨的季节和地区,湿热之邪从外感受。近代研究证实幽门螺杆菌(Hp)是慢性胃炎的主要致病因素。Hp 属中医"邪气"范畴,且具有"毒"的性质,可归属六淫湿热之邪,这是多年来中医在该领域研究中达成的共识。因此湿热之邪或 Hp 从外感受,侵及脾胃,致运化失常,升降失调,湿浊内生,蕴而化热而成脾胃湿热之证。

(2) 内伤

1) 饮食不调:肥腻甘滞、生食冷饮、乳酪酒水等进入家庭,较之传统饮食和习惯易生湿滞;饮食过量过饱,宿食停滞胃肠而壅塞不通。长期如此使脾胃损伤、运化失常、水谷不化精微而成湿浊,积久而成脾胃湿热之证。

2) 情志内伤:情志不遂,肝失疏泄,木旺克土或木不疏土,脾胃运化失健,升降失调,内湿由生,蕴久化热。或湿浊困脾,木壅土郁,日久酿成湿热。

3）劳逸失度：用脑过度或长期伏案工作，久坐少动亦可耗伤脾胃之气使脾胃运化迟滞，湿浊内生，日久化热渐成中焦湿热。

4）药物所伤：市面所售胃药多为辛香温燥之品，如不辨其性，长期服用极易生热助火，火热煎熬津液或素体湿浊内蕴，皆可使火热、痰湿交阻于中焦而成脾胃湿热之证。如王纶所云："近世论治脾胃者，不分阴阳气血，而率皆理胃所用之药，又皆辛温燥热助火消阴之剂，遂致胃火益旺，脾阴愈伤，清纯中和之气，变为燥热，胃脘干枯，大肠燥结，脾脏渐绝，而死期迫矣。殊不知脾胃属土属湿，位居长夏，故湿热之病十居八九。"

2. 病机　湿热证以脾胃病变为中心，脾胃功能失调是脾胃湿热证的主要病机。薛雪（薛生白）云："湿热病属阳明太阴者居多。"章虚谷发挥曰："胃为戊土属阳，脾为己土属阴，湿土之气，同类相召，故湿热之邪，始虽外受，终归脾胃也。"因此湿热证以脾胃病变为中心。脾胃为气机升降的枢纽，脾为太阴湿土之脏，主升；胃为阳明燥土之腑，主降。两者升降相因、燥湿互济、相反相成，共同完成饮食物的受纳、运化、传导等功能。脾病则精微不布，蕴而生湿；胃病则通降不行，郁而为热。湿热阻滞使脾胃气机窒塞，升降失常，纳运失职，出现脘腹胀满痞闷、食欲不振、嗳气、呕恶、大便黏滞不爽、苔黄腻等。故脾胃功能失调是脾胃湿热证的主要病机。

胃为多气多血之腑。湿为重浊之邪，湿与热合，蕴结中焦最易阻遏气机，气滞日久，血行不畅或久病入络，或热与血搏、血行迟缓形成瘀血。出现舌质暗红或有青紫瘀斑、瘀点，胃脘疼痛缠绵难愈或夜间痛甚等证。有研究表明胃黏膜瘀血—血液循环障碍可能在胃病发生机制中起决定性作用，"气中血滞"始终贯穿于整个病程演变的过程中。

（二）辨证要点

1. 辨脾胃湿热证与温病湿热证　脾胃湿热证和温病湿热证在病因病机、治法方药上都有很多相似之处，但又确实不同。温病湿热证属急性外感热病范畴，外感湿热邪气是其发病的首要条件，临床表现变化多端，必有发热，起病后多有传变，初在卫气继而邪入营分或内陷厥阴，或"始上焦，终下焦"，治疗多遵循卫气营血辨证和三焦辨证。脾胃湿热证多属内伤杂病范畴，脏腑功能失调是其主要病因，而外感湿热邪气常是诱因之一，临床表现相对平稳，多无发热和传变，治疗以调理脏腑功能为主。

2. 辨湿热的孰轻孰重　湿热的轻重除了与感邪的性质、轻重有关外，还与体质的阴阳差异、脾胃的虚实强弱有关。叶天士云："在阳旺之驱，胃湿恒多；在阴盛之体，脾湿亦不少。"薛生白亦云："中气实则病阳明，中气虚则病太阴。"即：中气虚则病变以太阴脾为主，表现为湿重热轻，多伴精神不振，身重肢倦，多寐，胸闷脘痞，口中黏腻或口淡不渴，大便溏滞不爽，舌淡红或体胖，苔白腻或微黄；中气实病变以阳明胃为主，表现为湿轻热重，多伴精神急躁，心烦失眠，胸脘痞满甚或灼热而痛。湿热并重者，当四诊合参，详细辨证，尤当注重辨神态、胸腹、口味、大便和舌象等变化。正如严鸿志在《感证辑要·湿热证论治》中所云："湿多者，湿重于热也，其病多发于太阴肺脾，其舌苔必白腻，或白滑而厚……神多沉困似睡……胸膈痞满，渴不引饮，或竟不渴，午后寒热，状若阴虚，小便短涩黄热，大便溏而不爽，甚或水泻……热多者，热重于湿也，其病多发于阳明胃肠……其舌苔必黄腻，舌之边尖红紫欠津……证必神烦口渴，渴不引饮……口气秽浊，余则前论诸证或现或不现，但必胸腹热满，按之灼手,甚或按之作痛。"

3. **辨是否累及他脏** 脾胃位居中焦,湿热蕴结中焦,气机壅塞,升降失常,可影响于肝,致肝气郁结,形成"土壅木郁";或湿热郁蒸,累犯胆腑,疏泄失司,胆失通降,均可出现胁胀胁痛、口苦、反酸等症。若中焦湿热上扰心神,又可出现心烦失眠等症。

（三）治则与治法

1. **两分湿热,其病易解** 脾胃湿热证兼具湿热双重性质。湿与热合,热处湿中,湿蕴热外,如油入面,缠绵难解。如薛生白所云:"热为天之气,湿为地之气,热得湿而愈炽,湿得热而愈横。湿热两分,其病轻而缓;湿热两合,其病重而速。"吴瑭亦云:"徒清热则湿不退,徒祛湿则热愈炽。"因此,治疗宜两分湿热。祛湿与清热并举,当尤重祛湿。一方面湿性重着黏滞,胶着不化,使病势缠绵不解;另一方面,湿热交混,遂成蒙蔽,斯时不开,则热无由达。叶氏亦云:"热自湿中而出,当以湿为本治""热从湿中而起,湿不去则热不除也"。祛湿有芳香化湿、苦温燥湿、淡渗利湿之法,应根据证情,或选一法,或选多法,灵活应用。临床常用藿香、佩兰、紫苏叶、鲜荷叶、厚朴、半夏、白豆蔻、苍术、竹叶、通草、茯苓、泽泻、猪苓等。或以五个加减正气散、藿朴夏苓汤、三仁汤、黄芩滑石汤、连朴饮等化裁。清热宜轻,因湿为阴邪,得热则开,遇寒则凝。过用寒凉,则涩而不流,气机更加闭郁,湿郁不开,则热邪愈难外透。湿重热轻者选连翘、蒲公英。热邪偏重者用黄连、黄芩、黄柏、虎杖、大黄等。

2. **健运脾胃,调其升降** 脾胃湿热证的主要病机是脾胃功能失调,已如前述。叶天士云:"脾宜升则健,胃宜降则和。"吴瑭亦云:"中焦病重,故以升降中焦为要。"治疗必健运脾胃,调其升降。常用紫苏梗、紫苏子、香附、陈皮、枳壳、焦三仙等,或以香苏散等化裁。

3. **行气化瘀,缩短病程** 脾胃湿热证多兼有气滞血瘀,气机的调畅有利于湿热的宣泄,如柳宝诒于《柳宝诒医案》内所云:"治湿热两感之病,必先通利气机,俾气水两畅则湿从水化,热从气化,庶几湿热无所凝结"。而慢性胃炎的病理与血瘀有关。活血化瘀药的应用确能改善病变黏膜血液循环,改善病变局部缺血、缺氧和代谢障碍,使病变组织的神经体液调节、胃肠激素分泌、免疫功能和新陈代谢恢复正常从而缩短病程。常用行气化瘀药有川楝子、炒五灵脂、生蒲黄、延胡索、三七粉、莪术、赤芍、丹参等,或选金铃子散、丹参饮化裁。

4. **病证结合,灵活变通** 本病多见急性活动性炎症,临床常加用清热解毒、活血化瘀之品以提高疗效。虎杖既能清热解毒化湿,又能活血化瘀通便,为治本病常用之品。莪术既能破血祛瘀又兼行气止痛,尤善破气中血滞,集祛瘀、行气、消积、止痛于一身,用于慢性胃炎有血瘀者效果明显。若病属萎缩性胃炎者,宜加甘平养胃之品,常用百合乌药汤、太子参、玉竹、香橼皮、佛手等益胃通降。若病证累及肝胆,选加小柴胡汤或四逆散化裁,以疏泄肝胆,调畅气机。若累及于心,选温胆汤化裁,以清心化痰、除烦安神。

总之,本病治疗以清热化湿调理脾胃为要,临床应仔细辨证,随证权衡调理。

（吴　娟　田德禄）

十二、老年人上消化道出血辨证规律初探

老年人上消化道出血起病急,进展快,变化复杂,病死率高,属于内科危重急症之一。本

文对北京中医药大学东直门医院消化科 1981~1989 年收治的 41 例老年上消化道出血患者进行了回顾性分析,旨在探讨其病机及辨证规律,为深入研究本病提供线索。

（一）临床资料

1. 一般资料　本组病例选择参照《中医老年病临床研究原则》（1987 年全国中医老年病福建会议制订）拟定老年期>60 岁的标准。诊断标准参照《中医血证急症诊疗规范》（1988 年 11 月青岛会议修订）。在 41 例老年患者中,男性 33 例,女性 8 例,男女之比为 4.1∶1;60~69 岁 27 例,70~79 岁 9 例,80 岁及以上 5 例。41 例中工人 22 例,干部 8 例,农民 2 例,店员 3 例,其他 6 例。本组病例发病时间在立冬至立春 15 例,立春至立夏 11 例,立夏至立秋 8 例,立秋至立冬 7 例。

2. 发病原因与诱因　41 例中消化性溃疡 21 例,肝硬化合并食管胃底静脉曲张 9 例,慢性胃炎 14 例,十二指肠炎 4 例,消化道肿瘤 6 例,肝癌 1 例,原因不明者 1 例。其中部分病例是两项或多项同时存在。因饮食不节 13 例,情志不遂 12 例,劳逸过度 4 例,饮酒 3 例,药物副作用者 1 例,诱因不明显者 19 例。

3. 出血情况　首次出血 17 例,多次出血 24 例,便血 41 例,合并吐血 25 例。本组出血分为三级:轻度（8 例）:即估计出血量在 500ml/d 以内,黑便成形,偶有头晕、心悸,脉率及血红蛋白无变化。中度（22 例）:即估计出血量为 500~1 000ml/d,大便色黑而稀,可有吐血、眩晕、心悸、口干或晕厥,脉率 100 次 /min,血红蛋白 70~100g/L。重度（11 例）:即估计出血量在 1 000ml/d 以上,吐血、便血频作,烦躁,口干尿少,甚则汗出肢冷,神志恍惚,昏迷,舌淡,脉微欲绝,脉率 120 次 /min 以上,血红蛋白低于 60g/L。

4. 临床表现　便血 41 例,合并呕血 25 例,上腹痛者 29 例,腹胀不适 12 例,气短乏力 37 例,心悸眩晕 32 例,纳呆食少 31 例,恶心呕吐 20 例,口干口渴 21 例,出血后大便数日不解者 20 例,嗳气 15 例,肠鸣 14 例,反酸 9 例,心烦 12 例,尿少 11 例,胸胁痛 9 例,口苦 9 例,失眠 8 例,晕厥 5 例,汗出肢冷 7 例。其中体瘦者 24 例。

5. 舌脉情况　舌质暗紫者 20 例,舌质红 18 例,舌质淡胖 15 例,舌苔黄腻 17 例,舌苔薄黄 10 例,舌苔薄白 9 例,舌苔白腻 4 例,少津 4 例。细脉 31 例,弦脉 29 例,数脉 19 例,滑脉 8 例,弱脉 7 例,濡脉 3 例,结代脉 3 例,芤脉 2 例。临床患者脉象相兼出现者较多,本组病例以弦细脉象相兼出现者较多,本组病例以弦细脉为多见。

（二）辨证分析

1. 病位病性病机　根据《中医血证急症诊疗规范》及《中医证候鉴别诊断学》,本组病例属本虚标实者 38 例,本虚属脾气虚者 36 例,血虚者 22 例、阴虚者 10 例、气虚血脱者 4 例,标实属瘀血者 30 例、胃热者 20 例、湿热者 8 例、肝胃不和者 10 例、湿阻者 3 例、肝火者 2 例。其中病位在脾胃者 41 例,在肝者 16 例,在肾者 8 例,在肺者 7 例,在心者 4 例。

2. 并发症及合并症　胸痹 10 例,眩晕（高血压病）11 例,发热 11 例,肺病（慢支、肺气肿、肺心病）10 例,昏迷 6 例,消渴 2 例,中风后遗症 2 例,水肿 9 例,癥积 11 例。

3. 预后及转归　经中医辨证治疗及西药对症治疗后,据《中医血证急症诊疗规范》的疗效评定标准,结果临床治愈 22 例,好转 8 例,无效 3 例,转院 1 例,手术 3 例,死亡 7 例。

（三）讨论

1. 老年性上消化道出血的发病特点 本病为内科常见急症,属于中医"呕血""便血"范畴。早在《黄帝内经》中就有"阳明厥逆,僵仆呕血""阴络伤则血内溢,血内溢则后血"等观点。《诸病源候论》首先提出吐血的病位在胃,其病因为"皆大虚损及饮酒劳伤所致"。同时认为吐血往往可以由于他脏的影响导致胃络受伤而引起。因胃居中州,横连五脏,中土既溃,岂有不累及他脏者。国外有资料报道老年上消化道出血合并心、肺、肾、脑等重要脏器病变可达26%。因此,该病病情复杂,病死率高。本组资料提示该病病位主要在脾、胃、肝,涉及心、肺、肾等脏。其合并症涉及心肺肾系病证,以胸痹、肺病、眩晕为多。本组病例死亡患者约占17%。

上消化道出血病因较为复杂,只有了解发病原因,才能预测中医药的治疗效果及预后。所以在中医药治疗同时,应从西医学角度诊断清楚,明确是溃疡病、慢性胃炎、食管胃底静脉曲张,还是肿瘤等。临床上纤维胃镜检查对于病因诊断尤为重要。

老年人脏气衰微,代偿功能低下,治疗反应差,出血不易停止,故常出现气随血脱的危象,甚则一脱不复,阴竭阳亡。总之,老年人上消化道出血的特点是突然起病、病程进展较快、病情变化复杂。

2. 老年人上消化道出血的病机是以脾虚为本,胃热瘀血为标 本病的病机虽较为复杂,但总属正虚邪滞。从临床看,脾胃功能失常,中气不足,升降失调,血脉不和,胃络损伤,血溢于外,造成阳络伤血上溢而吐血,阴络伤血下渗而便血。随着疾病的发展演变,不断地发生病理变化,而产生各种证候类型。从本组资料看,脾虚占88%,瘀血占73%,胃中蕴热(包括湿热中阻)占60%。由此说明,脾虚、有热、瘀血伤络是本病的主要病机。脾统血藏营,斡旋营血,若宿疾(胃病、肝病等)日久,脾气渐虚或劳逸过度损伤脾胃,中州无主,血失统摄,血液外溢;若饮酒嗜辛,胃肠蕴积湿热,扰动血络,或郁怒伤肝,郁而化火,肝火犯胃,损伤胃络;或老年人气血不足,脉道不利,血行不畅,瘀血阻络,血不循经而出血。本组见有瘀血兼证者30例,占73%。总之,本病的主要病理变化是火、虚、瘀。在某些情况下,瘀血既是出血的病因,又是出血的后果。在疾病过程中,火、虚和瘀三者既有区别,又有联系,还可以相互转化。正如《景岳全书》所说:"动者多由于火,火盛迫血妄行,损者多由于气,气伤则血无所藏。"失血则正气必虚,血溢脉络,留于体内必成瘀血,瘀血不去更伤正气。因此,临床应掌握吐血及便血的病机转化情况,灵活辨证,随证遣方用药。

3. 益气摄血、化瘀清热是治疗本病的主要治法 本病的治疗应该针对出血的病因和脏腑的损伤,结合证候表现以及病情轻重进行辨证施治。同时还要掌握止血、治因和固本的三大原则。本组资料提示老年上消化道出血的主要病机为脾虚血瘀、胃热络伤,故益气摄血、化瘀清热是治疗该病的有效方法。

（杨晋翔　朱建华　王玉芬　刘晓北　许　松　冯恩波

刘　敏　李晓林　指导:田德禄）

十三、功能性消化不良的临床观察

（一）临床资料

1. 病例来源 105例病例均来自2009年11月11日~2011年8月31日北京中医药大

学附属东直门医院专家门诊病例。

2. 病例选择标准（西医诊断标准） 依据 2006 年 5 月在美国消化疾病周会议上提出的罗马Ⅲ功能性消化不良诊断标准,同时满足以下三项者诊断成立。

（1）下列 1 项或多项:①餐后饱胀不适;②早饱感;③上腹疼痛;④上腹烧灼感。

（2）无可以解释上述症状的结构性疾病的证据(包括胃镜检查)。

（3）在诊断前症状出现至少 6 个月,近 3 个月符合以上诊断标准。

3. 病例纳入标准 符合罗马Ⅲ功能性消化不良(FD)诊断标准者;知情同意,自愿参加调查,并如实回答调查者的问题。

（二）研究方法

1. 病例调查表的制订 以 FD 的罗马Ⅲ标准为诊断标准,参考 FD 中医证候常见症状,制订田德禄教授诊治功能性消化不良的病例调查表,内容包括患者的一般情况、病史、四诊信息及田德禄教授的辨证分型、立法、处方、具体药物等相应情况。

2. 病例的收集 由研究者本人在随师门诊时,运用上述调查表收集田德禄教授在特需门诊诊疗的 FD 病例资料。

3. 数据库的建立及数据录入 将病例调查表中的有关内容进行编码,采用 Excel 软件建立数据库,进行数据录入。

4. 统计分析方法 对患者证型分布特征和主要证型的症状分布特征采用描述性统计方法,用频次、频率对证型、症状排序。分析单一证型、复合证型患者的构成比,报告主要复合证型的类型及频次、频率。证型、症状和药物均设定为二分类变量,主要证型与常用药物关系的分析采用卡方检验,$P<0.05$ 时认为这种关联性有统计学意义;药物随症加减策略的分析也采用卡方检验,$P<0.05$ 时认为这种关联性有统计学意义,并报告 RR 值以反映症状对药物使用影响程度的大小。数据分析均使用统计软件 SPSS 18.0 完成。

（三）研究结果

1. 一般资料

（1）年龄分布:105 例患者中,年龄最小 23 岁,最大 77 岁,平均年龄为 47.77 岁 ±13.95 岁。男性 43 例,占 41%,平均年龄为 44.84 岁 ±14.67 岁;女性 62 例,占 59%,平均年龄为 49.81 岁 ±13.17 岁。

（2）病程分布（表 2-10）

表 2-10 105 例患者的病程分布情况

病程（月）	例数（N）	百分比（%）
6~12	68	64.76
13~24	21	20.00
25~36	5	4.76
37~38	2	1.90
49~60	3	2.86
61~	6	5.71
合计	105	100

（3）证候分布情况（表2-11—表2-13）

表2-11 105例FD患者的中医辨证证型分布情况

中医证型频数	个案百分比（%）
肝胃不和 83	79.00
寒热错杂 4	3.80
脾胃虚弱 6	5.70
湿热阻滞 19	18.10
痰湿内阻 1	1.00
胃气壅滞 83	79.00

从表2-11可以看出，肝胃不和证和胃气壅滞证出现的频次均为83，湿热阻滞证出现频次为19，而脾胃虚弱证、寒热错杂证及痰湿内阻证出现频次分别为6、4、1。显然，肝胃不和证和胃气壅滞证是本组病例中的两个主要证型，其次为湿热阻滞证，而脾胃虚弱证、寒热错杂证及痰湿内阻证均为少见证型。

表2-12 105例FD患者的中医辨证证型组合分布情况

证型组合数	频数	频率（%）
3	8	7.60
2	75	71.40
1	22	21.00
合计	105	100.00

从表2-12可以看出，本组病例中，以3个证型组合出现者频次为8，2个证型组合出现者频次为75，而以1个证型出现者频次为22。提示，本组病例以两个证型组合出现者最为常见。

表2-13 105例FD患者的中医辨证2个证型组合分布情况

	频数（N=105）	频率（%）
胃气壅滞＋肝胃不和	64	61.00
肝胃不和＋湿热阻滞	17	16.20
胃气壅滞＋湿热阻滞	10	9.50
胃气壅滞＋脾胃虚弱	4	3.80
胃气壅滞＋痰湿内阻	1	1.00
胃气壅滞＋寒热错杂	1	1.00
肝胃不和＋寒热错杂	1	1.00
肝胃不和＋脾胃虚弱	1	1.00

从表2-13可以看出，两个证型组合中，肝胃不和证和胃气壅滞证复合出现的频次为64；

此外,肝胃不和证与胃气壅滞证分别与其他 4 个证型均有组合,但均以与湿热阻滞证组合最为常见,频数分别为 17、10。提示,尽管肝胃不和证与胃气壅滞证出现的频次均为 83,但合并出现的频率为 64,说明,此二证型并不总是重叠的。

(4) 证候与症状体征的关系(表 2-14—表 2-16)

表 2-14 105 例 FD 患者的症状、体征分布情况

症状	频数	频率(N=105)
上腹胀气	97	92.38%
餐后饱胀	92	87.62%
早饱感	81	77.14%
嗳气	75	71.43%
纳差	58	55.24%
苔黄腻	52	49.52%
舌暗红	48	45.71%
脉弦细滑	43	40.95%
失眠	40	38.10%
便秘	40	38.10%
上腹痛	37	35.24%
口苦	28	26.67%
大便黏滞	27	25.71%
反酸	27	25.71%
苔薄黄	19	18.10%
口干	14	13.33%
舌暗淡	12	11.43%
大便次数多	12	11.43%
两胁胀痛	12	11.43%

表 2-14 可以看出,所有病例的病程均大于 6 个月;从表 5 可以看出,上腹胀气、餐后饱胀、早饱感、嗳气 4 个症状位居前列。故本次研究所收入的病例符合 FD 罗马Ⅲ诊断标准的要求。

表 2-15 肝胃不和证中症状、体征的分布情况

	频数(n=83)	频率(%)
上腹胀气	76	91.60
餐后饱胀	71	85.50

续表

	频数（n=83）	频率（%）
早饱感	66	79.50
嗳气	60	72.30
纳差	45	54.20
舌暗红	42	50.60
便秘	35	42.20
失眠	34	41.00
口苦	22	26.50
两胁胀痛	12	11.43

表 2-16　胃气壅滞证中症状、体征的分布情况

	频数（n=83）	频率（%）
上腹胀气	76	91.60
餐后饱胀	76	91.60
早饱感	71	85.50
嗳气	59	71.10
苔黄腻	44	53.00
纳差	43	51.80
舌暗红	36	43.40
便秘	33	39.80
失眠	33	39.80
上腹痛	28	33.70

比较表 2-15、表 2-16 可以看出，肝胃不和证、胃气壅滞证中上腹胀气、餐后饱胀、早饱感、嗳气、纳差的出现频率均大于 50%。区别点在于，肝胃不和证有口苦、两胁胀痛，而胃气壅滞证中有苔黄腻。

（5）证候与药物的关系（表 2-17—表 2-19）

表 2-17　105 例 FD 患者治疗中的药物使用分布情况

中药	频次	频率（%）
焦神曲	102	97.00
焦山楂	102	97.00
焦麦芽	101	96.00
紫苏梗	99	94.00

中药	频次	频率（%）
制香附	94	90.00
焦槟榔	91	87.00
陈皮	87	83.00
半夏	84	80.00
紫苏子	84	80.00
薏苡仁	76	72.00
炒枳实	73	70.00
柴胡	64	61.00
茯苓	58	55.00
黄芩	55	52.00
白芍	48	46.00
赤芍	45	43.00
连翘	38	36.00
砂仁	38	36.00
青皮	28	27.00

从表 2-17 可以看出,前 10 味中药,依次为焦神曲、焦山楂、焦麦芽、紫苏梗、制香附、焦槟榔、陈皮、半夏、紫苏子、薏苡仁。后 9 味中药,依次为枳实、柴胡、茯苓、黄芩、赤芍、白芍、连翘、砂仁、青皮。

表 2-18 肝胃不和证中药物的分布情况

	肝胃不和证		无肝胃不和证		χ^2	P
	频数（n=83）	频率（%）	频数（n=22）	频率（%）		
陈皮	72	86.70	14	63.60	6.27	0.012
紫苏子	71	85.50	13	59.10	7.61	0.006
柴胡	64	77.10	0	0.00	43.44	0.00
炒枳实	63	75.90	10	45.50	7.61	0.006
黄芩	50	60.20	5	22.70	9.81	0.002
白芍	46	55.40	2	9.10	15.04	0.00
赤芍	44	53.00	1	4.50	16.68	0.00

从表 2-18 可以看出,柴胡、白芍、赤芍、黄芩、炒枳实、紫苏子、陈皮在 83 例肝胃不和证中出现的频数与频率明显高于在 22 例非肝胃不和证中出现的频数与频率,经统计学处理,有统计学意义（$P<0.05$）。

表 2-19 胃气壅滞证中药物的分布情况

	胃气壅滞证		无胃气壅滞证		χ^2	P
	频数(n=83)	频率(%)	频数(n=22)	频率(%)		
苏梗	83	100.00	16	72.70	24.01	0.00
苏子	81	85.50	13	59.10	7.61	0.006
制香附	77	92.80	17	77.30	4.45	0.035

从表 2-19 中可以看出,紫苏梗、紫苏子、制香附在 83 例胃气壅滞证中出现的频数与频率明显高于在 22 例非胃气壅滞证中出现的频数与频率,经统计学处理,有统计学意义($P<0.05$)。

2. 常见症状与中药的关系(表 2-20—表 2-32)

表 2-20 105 例 FD 患者中上腹胀气与中药的关系

	上腹胀气		无上腹胀气		χ^2	P	RR
	频数	频率(%)	频数	频率(%)			
焦麦芽	94/96	97.90	7/9	77.80	9.11	0.003	1.26
焦山楂	95/96	99.00	7/9	77.80	13.30	0.00	1.27
焦神曲	95/96	99.00	7/9	77.80	13.30	0.00	1.27

表 2-20 显示,焦麦芽、焦山楂、焦神曲在 96 例有上腹胀气症状中出现的频数与频率明显高于在 9 例无上腹胀气者中出现的频数与频率,经统计学处理,有统计学意义($P<0.05$),且 RR 值分别为 1.26、1.27、1.27。其中,焦山楂、焦神曲与上腹胀气之间高度相关,有显著的统计学意义(P 值为 0)。

表 2-21 105 例 FD 患者中餐后饱胀与中药的关系

	餐后饱胀		无餐后饱胀		χ^2	P	RR
	频数	频率(%)	频数	频率(%)			
焦槟榔	83/92	90.20	8/13	61.50	12.19	0.00	1.59
苏子	77/92	83.70	7/13	53.80	5.28	0.022	1.46

表 2-21 显示:焦槟榔、苏子在 92 例有餐后饱胀症状中出现的频数与频率明显高于在 65 例无餐后饱胀者中出现的频数与频率,经统计学处理,有统计学意义($P<0.05$),且 RR 值分别为 1.59,1.46。其中,槟榔有显著的统计学意义(P 值为 0)。

表 2-22 105 例 FD 患者早饱感与中药的关系

	早饱感		无早饱感		χ^2	P	RR
	频数	频率(%)	频数	频率(%)			
柴胡	55/81	67.90	9/24	37.50	7.19	0.007	1.81
紫苏梗	79/81	97.50	20/24	83.30	6.93	0.008	1.17

表 2-22 显示，柴胡、紫苏梗在 81 例有早饱感症状中出现的频数与频率明显高于在 24 例无早饱感者中出现的频数与频率，经统计学处理，有统计学意义（$P<0.05$），且 RR 值分别为 1.81、1.17。

表 2-23 105 例 FD 患者中纳差与中药的关系

	纳差		无纳差		χ^2	P	RR
	频数	频率(%)	频数	频率(%)			
砂仁	26/57	45.60	12/48	25	4.80	0.029	1.82

表 2-23 显示，砂仁在 57 例有纳差症状中出现的频数与频率明显高于在 48 例无纳差者中出现的频数与频率，经统计学处理，有统计学意义（$P<0.05$），且 RR 值为 1.82。

表 2-24 105 例 FD 患者苔黄腻与中药的关系

	苔黄腻		无苔黄腻		χ^2	P	RR
	频数	频率(%)	频数	频率(%)			
黄芩	34/52	65.40	21/53	39.60	6.98	0.008	1.65
半夏	46/52	88.50	38/53	71.70	4.61	0.032	1.23

表 2-24 显示，黄芩、半夏在 52 例有苔黄腻体征中出现的频数与频率明显高于在 53 例无苔黄腻者中出现的频数与频率，经统计学处理，有统计学意义（$P<0.05$），且 RR 值分别为 1.65、1.23。

表 2-25 105 例 FD 患者失眠与中药的关系

	失眠		无失眠		χ^2	P	RR
	频数	频率(%)	频数	频率(%)			
青蒿	13/40	32.50	8/65	12.30	6.31	0.012	2.64
知母	16/40	40.00	6/65	9.20	14.16	0.00	4.33

表 2-25 显示，青蒿、知母在 40 例有失眠症状中出现的频数与频率明显高于在 65 例无早饱感者中出现的频数与频率，经统计学处理，有统计学意义（$P<0.05$），且 RR 值分别为 2.64、4.33。其中，知母与失眠的相关性有显著的统计学意义（P 值为 0）。

表 2-26 105 例 FD 患者中便秘与中药的关系

	便秘		无便秘		χ^2	P	RR
	频数	频率(%)	频数	频率(%)			
虎杖	17/40	42.50	7/65	10.80	14.14	0.00	3.95
牵牛子	7/40	17.50	3/65	4.60	4.77	0.029	3.79

表 2-26 显示,虎杖、牵牛子在 40 例有便秘症状中出现的频数与频率明显高于在 65 例无便秘者中出现的频数与频率,经统计学处理,有统计学意义($P<0.05$),且 RR 值分别为 3.95、3.79。其中,虎杖有显著的统计学意义(P 值为 0)。

表 2-27 105 例 FD 患者中上腹痛与中药的关系

	上腹痛		无上腹痛		χ^2	P	RR
	频数	频率(%)	频数	频率(%)			
炒枳壳	14/37	37.80	7/68	10.30	11.36	0.001	3.68

表 2-27 显示,炒枳壳在 37 例有上腹痛症状中出现的频数与频率明显高于在 68 例无上腹痛者中出现的频数与频率,经统计学处理,有显著的统计学意义($P<0.001$),且 RR 值为 3.68。

表 2-28 105 例 FD 患者中口苦与中药的关系

	口苦		无口苦		χ^2	P	RR
	频数	频率(%)	频数	频率(%)			
半夏	28/28	100.00	56/77	72.70	9.55	0.002	1.38
黄芩	28/28	100.00	56/77	72.70	34.71	0	2.86

表 2-28 显示,黄芩、半夏在 28 例有口苦症状中出现的频数与频率明显高于在 77 例无口苦者中出现的频数与频率,经统计学处理,有统计学意义($P<0.05$),且 RR 值分别为 1.38、2.86。而黄芩与口苦之间高度相关,有显著的统计学意义(P 值为 0)。

表 2-29 105 例 FD 患者中大便黏滞与中药的关系

	大便黏滞		无大便黏滞		χ^2	P	RR
	频数	频率(%)	频数	频率(%)			
青皮	12/27	44.40	16/78	20.50	5.87	0.015	2.16
砂仁	15/27	55.60	23/78	29.50	5.90	0.015	1.88

表 2-29 显示,青皮、砂仁在 27 例有大便黏滞症状中出现的频数与频率明显高于在 78 例无大便黏滞者中出现的频数与频率,经统计学处理,有统计学意义($P<0.05$),且 RR 值分别为 2.16、1.88。

表 2-30 105 例 FD 患者中反酸与中药的关系

	反酸		无反酸		χ^2	P	RR
	频数	频率(%)	频数	频率(%)			
川贝母	11/26	42.30	2/79	2.50	28.53	0.00	1.67
海螵蛸	17/26	65.40	4/79	5.10	44.487	0.00	12.99

表 2-30 显示,川贝母、海螵蛸在 26 例有反酸症状中出现的频数与频率明显高于在 79 例无反酸者中出现的频数与频率,经统计学处理,有显著的统计学意义(P 值为 0),且 RR 值分别为 1.67、12.99。

表 2-31 105 例 FD 患者中两胁胀痛与中药的关系

	两胁胀痛		无两胁胀痛		χ^2	P	RR
	频数	频率(%)	频数	频率(%)			
白芍	10/12	83.30	38/93	40.90	7.73	0.005	2.04
赤芍	10/12	83.30	35/93	37.60	9.06	0.003	2.21
威灵仙	6/12	50.00	18/93	19.40	5.66	0.017	2.58
川贝母	5/12	41.70	8/93	8.60	10.71	0.001	4.85

表 2-31 显示,白芍、赤芍、威灵仙、川贝母在 12 例有两胁胀痛症状中出现的频数与频率明显高于在 93 例无两胁胀痛者中出现的频数与频率,经统计学处理,有统计学意义(P<0.05),且 RR 值分别为 2.04、2.21、2.58、4.85。

表 2-32 105 例 FD 患者中大便次数多与中药的关系

	大便次数多		无大便次数多		χ^2	P	RR
	频数	频率(%)	频数	频率(%)			
白术	6/12	50.00	18/93	19.40	5.66	0.017	2.58

表 2-32 显示,白术在 12 例有大便次数多症状中出现的频数与频率明显高于在 93 例无大便次数多者中出现的频数与频率,经统计学处理,有统计学意义(P<0.05),且 RR 值为 2.58。

(四) 结论

1. **证型分布** 105 例 FD 患者中,常见证型为胃气壅滞证和肝胃不和证,少见证型依次为湿热阻滞证、脾胃虚弱证、寒热错杂证、痰湿阻滞证。

2. **症状、体征分布** 依出现的频次,由大到小依次为上腹胀气、餐后饱胀、早饱感、嗳气、纳差、苔黄腻、舌暗红、脉弦细滑、失眠、便秘、上腹痛、口苦、大便黏滞、反酸、两胁胀痛、大便增多。

3. **药物使用分布** 依出现的频次,由大到小依次为焦神曲、焦山楂、焦麦芽、紫苏梗、制香附、焦槟榔、陈皮、半夏、紫苏子、薏苡仁、炒枳实、柴胡、茯苓、黄芩、白芍、赤芍、连翘、砂仁、青皮。

4. **常见证型与主症** 上腹胀气、餐后饱胀、早饱感、嗳气是胃气壅滞证之主症,兼见口苦、两胁胀痛者则为肝胃不和证。

5. **常见证型与主方** 胃气壅滞证常用方药为紫苏梗、紫苏子、制香附,肝胃不和证常用方药为柴胡、白芍、赤芍、黄芩、陈皮、紫苏子、炒枳实。

6. **药物加减策略** 上腹胀气常用焦麦芽、焦山楂、焦神曲;餐后饱胀常用焦槟榔、紫苏子;早饱感常用柴胡、紫苏梗;苔黄腻常用黄芩、半夏;失眠常用青蒿、知母;便秘常用虎杖、牵牛子;上腹痛常用炒枳壳;口苦常用黄芩、半夏;大便黏滞常用青皮、砂仁;反酸常用川贝母、海螵蛸;两胁胀痛常用白芍、赤芍、威灵仙、川贝母;大便次数多常用白术。

（五）讨论

功能性消化不良（FD），是指起源于胃、十二指肠区域的消化不良症状，同时除外可引起上述症状的器质性、系统性或代谢性疾病的一组临床综合征。且病程超过半年，近三个月来症状持续存在。特异的症状为上腹痛、餐后饱胀、早饱感、上腹胀气、上腹烧灼感、恶心、呕吐、嗳气等八种。按其临床表现，FD 又分为餐后不适综合征和上腹痛综合征两大类。FD 在临床非常常见，发病率高。

西医研究认为，FD 与胃动力异常、内脏高敏感性、幽门螺杆菌感染、胃酸分泌及心理精神等因素相关，具体病因及发病机制未能明确。临床采用排除性诊断，以对症治疗和经验治疗为主，临床效果并不理想。

本病属于中医学"痞满"范畴。中医认为，其病位在胃，以肝郁脾虚为基本病机，疏肝理气健脾益气为基本治法，并有良好的疗效。

1. 田德禄教授对此功能性消化不良的独特认识 根据跟师侍诊、老师讲授及温习老师书稿，将其基本观点概括为以下几点。

（1）FD 的主病在胃，治疗强调从胃论治，尤其重视胃中有形实邪（湿、食、热、瘀、毒）在发病中的地位，以通降胃之实邪为首务。常用自拟"实痞通口服液"治疗，以脘腹闷胀、纳差、嗳气、大便干结、舌质暗红、舌苔黄腻、脉弦滑者为主症。

（2）本病病机木土相关，故又重视从肝论治，务使肝气疏达，血脉和调，更有助于胃之和降。针对肝气郁滞证，常用四逆散、小柴胡汤、柴胡疏肝散、逍遥散、温胆汤及血府逐瘀汤。若有胃气壅滞证，则合用"实痞通口服液"。

（3）脾胃同居中焦，互为表里，胃病日久损及脾，当从脾胃论治。其中，针对脾胃虚弱证，以香砂六君子汤为方;伴有痰湿内阻证，则合入平胃散。针对中气下陷证，治以补中益气汤法。针对湿热阻滞证，多选三仁汤合小陷胸汤为方。针对寒热错杂证则以半夏泻心汤为方。

（4）顽固胃脘胀满，当从"痰饮"论治。饮邪轻者，用小半夏加茯苓汤、苓桂术甘汤加味治之;而饮邪重者，则加牵牛子代替甘遂半夏汤。

（5）借鉴药理研究成果，在辨证基础上常用五药（枳实、白术、秦艽、威灵仙和牵牛子），从不用甘草。

（6）重视生活调理，强调心理疏导。

拟以上述观点为参照，对本次临床研究所得的结果进行分析与讨论，在印证田德禄教授诊疗 FD 临床经验的同时，进一步深入挖掘，希望能有所发现。

2. 田德禄教授辨证结果的分析与讨论

通过对田德禄教授诊疗 105 例 FD 患者证型进行统计分析，得出三个表格。

肝胃不和证和胃气壅滞证出现的频次均为 83，其个案百分比均为 79.0%，湿热阻滞证出现频次为 19，其个案百分比为 18.0%，而脾胃虚弱证、寒热错杂证及痰湿内阻证出现频次分别为 6、4、1。显然，肝胃不和证和胃气壅滞证是本组病例中的两个主要证型，其次为湿热阻滞证,而脾胃虚弱证、寒热错杂证及痰湿内阻证均为少见证型。

本组病例中,以3个证型组合出现者频次为8(频率为7.6%),2个证型组合出现者频次为75(频率为71.4%),而以1个证型出现者频次为22(频率为21.0%)。可以看出,本组病例以两个证型组合出现者最为常见。

两个证型组合中,肝胃不和证和胃气壅滞证复合出现的频次为64(频率为61.0%);此外,肝胃不和证与胃气壅滞证分别与其他4个证型均有组合,但均以与湿热阻滞证组合最为常见,频数分别为17、10,频率分别为16.2%、9.5%。

由此可以看出,田教授诊疗FD的常见证型为肝胃不和证和胃气壅滞证,二者常以复合证型出现,且常兼夹湿热阻滞证,而脾胃虚弱证、寒热错杂证及痰湿内阻证均为少见证型。提示,田教授在辨证中更重视肝胃气滞兼夹湿热证型。

3. 常见证型与症状体征关系的分析与讨论

(1) 分析FD常见症状、体征,推测FD中医病名诊断与证候特点:上腹胀气、餐后饱胀、早饱感3个症状位居前列,且出现频次高达81、92、97。

值得注意的是,在罗马Ⅲ诊断标准中,FD四大主症之一的上腹痛的频次仅为37,明显少于上腹胀气、餐后饱胀不适、早饱感等3个主症出现的频次,甚至明显少于嗳气出现的频次(75);上腹烧灼感则未显现。提示本组病例以FD"餐后不适综合征"亚型为主。

从中医诊断角度分析:出现频次位居前4位的上腹胀气、餐后饱胀、早饱感及嗳气,正是中医"痞满"病的主要症状,而上腹痛出现频次居于第11位,显为次要症状。故从本组病例推测,FD的中医诊断应以"痞满"为宜,而"胃痛"应为兼症,隶属于"痞满"。此结论符合田德禄教授对FD的中医命名。

从中医辨证角度看,位居前4位的4个症状显然病位在胃,且属于田老师认为的胃气壅滞证范畴。

舌质暗红,舌苔黄腻,脉弦细滑,出现的频次分别为52、48、43,分别居于第6、7、8位,远远多于苔薄黄(频次19)、舌暗淡(频次12)。从中医辨证角度看,舌质暗红应为瘀热,舌苔黄腻应为湿热食滞。结合其后的便秘、大便黏滞、苔薄黄、口干,应为胃腑有湿热、食滞、瘀热。而脉弦细滑,结合其后的口苦、反酸则定位在肝,为肝胆有郁热。

舌暗淡,大便次数多,符合脾虚表现,在本组病例中出现频次居后,均为12。

本组病例从症状体征分析,其病位主要在胃,其次为肝,而少见为脾;辨证应以气机壅滞为主,并多兼夹有湿、食、瘀、热;而脾虚证相对少见。

(2) 肝胃不和证与胃气壅滞证症状体征特点的分析与讨论:肝胃不和证、胃气壅滞证均以上腹胀气、餐后饱胀、早饱感、嗳气、纳差为主症,出现频率大于50%。尽管这些症状在这两个证型中排列次序略有不同,但频次差别不大。两个证型的症状分布区别点在于,肝胃不和证有口苦(频数为22,频率为26.5%)、两胁胀痛(频数为12,频率为11.43%),而胃气壅滞证中仅有苔黄腻(频数为44,频率为53.0%),并无特征性表现。可见,田德禄教授认为FD的主要症状主要属于胃气壅滞证,而肝胃不和证可以有胃气壅滞证的表现,但伴有口苦、两胁胀痛等是其证候的特征表现。此结论符合田教授对胃气壅滞证的界定,也符合传统中医理论对肝胃不和证的界定。苔黄腻为湿热、食滞郁热之象,在胃气壅滞证中多见,说明田教授所指的胃气壅滞证除了有气机壅滞,还有湿热、食滞、郁热参与。

4. 常见证型与所用药物关系的分析与讨论

(1) 分析常用药物,推测FD的中医病因病机特点:前10味中药中,消食化滞的焦三仙(焦神曲、焦山楂、焦麦芽)位居前列,出现频次>100;理气和胃通降的紫苏梗、制香附、焦槟榔位居其次,出现频次>90;理气通降化痰湿的陈皮、半夏、紫苏子居第三列,出现频次>80;清热化湿散结的薏苡仁居后,其频次接近80。可以看出,田德禄教授治疗FD,重点仍在胃,用药也以理气和胃通降、消食导滞药物为主,但用药次序有所不同,与田教授治疗胃病的用药常规有所区别。

首先他必用焦三仙,常用焦槟榔,说明食滞在FD病机中最为重要。其次,最常用的药物是紫苏梗、制香附,以及出现频次稍少的陈皮、半夏、紫苏子。其中紫苏梗、半夏、陈皮及紫苏子均以下气除满为特长,并兼有化(痰)湿之用,可见气滞兼有湿(痰)在FD的病机中占有重要地位。结果中还可以看出,薏苡仁出现的频次明显靠前,说明,湿(热)郁结而成毒也是FD的常见病理因素。

综上所述,提示食滞、气滞、湿郁成毒是FD的常见病理因素。

在后9味药中,疏肝理气的枳实、柴胡位居前列,出现频次>60;健脾利湿的茯苓、清热解毒的黄芩,活血柔肝的赤芍、白芍位居其次,出现频次50左右;凉血清热解毒散结的连翘、疏肝理气的砂仁、青皮居后,频次<40。可见,疏肝理气药物在田德禄老师治疗FD中位居治胃其次,凉血清热解毒药物位居其三。由此可以推测,肝气郁滞、瘀热蕴毒在FD的病理因素中略居其次。

(2) 肝胃不和证与所对应方药的分析与讨论:柴胡、白芍、赤芍、黄芩、炒枳实、紫苏子、陈皮、乌药在83例肝胃不和证中出现的频数与频率明显高于在22例非肝气郁滞证中出现的频数与频率,经统计学处理,有统计学意义($P<0.05$)。说明,以上8味中药是田德禄老师治疗肝胃不和证的常用药物。

其中,P值为0者有柴胡、赤芍、白芍;其次为黄芩、紫苏子、炒枳实,P值分别为0.002、0.006、0.006,统计学有显著相关意义。

柴胡、芍药、枳实是张仲景《伤寒论》中四逆散之主要组成;柴胡、黄芩,又是小柴胡汤之主要组成。四逆散,本治"四逆",实为疏肝理脾、透解郁热之方,与小柴胡汤相比,以疏肝理气、升清降浊为长。而小柴胡汤为和解少阳专方,与四逆散相比,清解郁热作用更强。

统计显示,治疗肝胃不和证,田老师最常用柴胡、芍药。由此可以看出,田老师治疗肝胃不和证是以四逆散为主方,即首先以疏理肝气为立足点。

赤芍凉血活血清肝,黄芩清疏肝胆郁热。可见,赤芍、黄芩二药以清肝经之郁热为主要功效。由此可以看出,田老师治疗肝胃不和证,除了以疏理肝气为主外,其次则以清理肝经郁热为重点。

紫苏子、陈皮、乌药,均为疏肝理气药,用以加强柴胡、芍药的疏肝解郁作用。仔细分析,三药药性均为温热,且均可入脾胃,故此三药正以反制柴胡、芍药、枳实及黄芩寒凉之性,寓有健脾和胃"补中"之意。

由此可以推测,田老师治疗肝胃不和证,更注重气机之郁滞,首先予以疏肝理气,最常用柴胡、芍药、枳实(四逆散意)。其次,才考虑肝经郁热,药物常用黄芩(小柴胡汤意)、赤芍清热通达。但往往加用紫苏子、陈皮或乌药等温行脾胃气机之品,其目的可能为既加强疏肝理气作用,又防清解肝经郁热药物伤及脾胃。

(3) 胃气壅滞证与所对应方药的分析与讨论:紫苏梗、紫苏子、制香附在 83 例胃气壅滞证中出现的频数与频率明显高于在 22 例非胃气壅滞证中出现的频数与频率,经统计学处理,有统计学意义($P<0.05$)。说明,以上 3 味中药是田德禄老师治疗胃气壅滞证的常用药物。

其中,P 值为 0 者,为紫苏梗;其次为紫苏子、制香附,P 值分别为 0.006、0.035,统计学有显著相关意义。显示,治疗胃气壅滞证,田老师最常用此 3 药。其中,以顺气开郁、和降胃气,专消胃脘胀满之紫苏梗为必用药;其次,为入肺、功专下气之紫苏子、入肝、功专开郁之制香附。

由此可以推测,田老师治疗胃气壅滞证,虽然强调"清降",但首先注重的仍是通降胃气、开通气之郁结;而其重下气开结,并不单纯从胃论治,而是从调整胃、肺、肝三脏的气机入手。体现了田老治胃病从五脏入手的学术思想。

(4) 13 个症状、体征与对应药物关系的分析与讨论:

1) 上腹胀气与焦麦芽、焦山楂、焦神曲关系的分析与讨论:上腹胀气,从临床症状分析,应属气机郁滞,但从本次研究所得的结果中,消食化滞之焦三仙与上腹胀气的相关性最大,并无理气消胀药物。复习本草书籍,麦芽,味甘,性平,归脾、胃、肝经,《本草纲目》称其"消化一切米面诸果食积",《药性论》言其"破冷气,去心腹胀满"。山楂,味酸、甘,性微温,归脾、胃、肝经,能消食化积,尤其善消油腻肉食积滞,并入肝经,行气消胀、散瘀止痛。神曲,味甘、辛,性温,归脾、胃经,以消食和胃为主,《本草纲目》称其尚可"消食下气,除痰逆霍乱泄痢胀满诸气"。可见,以上三药,除了以消食化滞为主,还有明显的理气消胀作用,兼具消食与理气作用,是理气消胀药物所不具备者。本研究,一方面说明 FD 中的上腹胀气症状,主要由于气滞、食积所致,所以常用焦三仙;另一方面也印证了分析得出的田老师治疗胃气壅滞以理气、消食为主的观点。

2) 餐后饱胀与焦槟榔、紫苏子关系的分析与讨论:本次研究,针对餐后饱胀筛选出焦槟榔、紫苏子两药。其中,槟榔,味苦辛,性温,归胃、大肠经,辛散苦泄,善行胃肠之气,消积导滞,兼能缓泻通便,是通降胃肠以治疗实滞腹胀之要药。紫苏子,味辛,性温,归肺、大肠经,以降气化痰、润肠通便为特长,是降肺与大肠之气以消胀满之主药。两药之中,通降胃肠中气滞积滞之槟榔有显著的统计学意义,提示餐后饱胀由气滞、食积、痰湿阻滞胃肠而致;而从肺、胃、大肠论治,重在消积导滞、化痰降气,是田老师治疗餐后腹胀的主要思路。

3) 早饱感与柴胡、紫苏梗关系的分析与讨论:早饱感是 FD 的主要症状之一,西医研究显示,胃内食物分布异常、近端胃容受性障碍与早饱症状有明显相关性。中医对此尚无认识。从本次研究所得的结果中,柴胡、紫苏梗与早饱感有明显的相关性。查阅有关文献,柴胡,《神农本草经》言其"主心腹肠胃结气,饮食积聚,寒热邪气,推陈致新",显然,通过理气导滞,疏通胃肠道,保持胃肠道的顺畅,是柴胡的主要功用。紫苏,味辛,性温,归肺、脾经,《名医别录》言其"主下气,除寒中",《本草汇言》称其"散寒气,清肺气,宽中气,安胎气,下结气,化痰气,乃治气之神药也",而紫苏梗重在"顺气而宽中",显然,使结滞之气顺畅而宽中是紫苏梗的主要功用。可以看出,柴胡、紫苏梗二药,主要作用于胃肠道,其性一凉一温,通过行气、导滞两个机制达到舒畅胃肠道的功用。由此推测,早饱感的产生缘于胃之实积气滞,治疗当以行气导滞为主,用药之性以平其寒热为宜。

4) 纳差与砂仁关系的分析与讨论:从本次研究所得的结果中,砂仁与纳差的相关性最大,而医家习以为常的焦三仙等消食开胃药物并未出现。复习本草书籍,砂仁,味辛,性温,归脾、胃、肾经,以温中化湿、消食下气为要点。药理研究也表明,本品煎剂可增强胃的功能,促进消化液的分泌,促进肠道运动,排出消化管内的气体,起到帮助消化、消除胃肠道胀气症状的作用。说明,砂仁确有开胃作用。从砂仁本身作用分析,通过温暖脾肾,使湿邪蒸化、气机运行,脾胃正常功能得以恢复,从而恢复食欲,可能是砂仁治疗纳差的主要机制。由此可以推测,纳差是脾胃功能虚弱而有湿阻气滞的表现。故焦三仙等消导药物应该慎用于纳差。从本次研究结果也可以看出,治疗胃病强调"清降",是田老师的学术思想特点,但在用药中并不是一味清降,以辨证论治为依据应是田老师诊治疾病的根本出发点。

5) 苔黄腻与黄芩、半夏关系的分析与讨论:苔黄腻,为三焦湿热郁滞或食滞、化热之象,当用化湿清热消导之品。从本次研究所得的结果中,清热燥湿之黄芩、燥湿消痞之半夏与苔黄腻的相关性最大,且温燥之半夏在苔黄腻中出现的频次反而最多。黄芩,今人多以清热燥湿概括其功能,复习本草文献,《神农本草经》首言其"主诸热",张仲景以其清解少阳经之郁热,李东垣称其为"清理三焦、消痰降火之药",《大同药物学》则径称其"一是皆以诸热病变为本",故黄芩之用重在清理三焦之郁热,郁热清而湿热自去。半夏,今人多以燥湿化痰为其主要作用,陈修园本《神农本草经》之原旨,认为"半夏辛能开诸结,平能降诸逆",之所以能"主伤寒寒热,心下坚,胸胀气逆,头眩,咽喉肿痛,肠鸣下气,止汗"(《神农本草经》),"大得其开结、降逆之旨",故半夏重在散结滞、降逆气。可见,黄芩、半夏,二者一清一降、一寒一温,通过清热、解郁、降逆,恢复三焦气机之顺降,湿热、食滞自无存留之机,应是黄芩、半夏治疗苔黄腻之主要机制,也是田老师"清降"的具体体现。研究结果既符合张仲景选药之旨,也是对田老师"清降"法中选药原则之细化。

6) 失眠与青蒿、知母关系的分析与讨论:失眠属于中医"不寐"范畴。田老师治疗不寐多从肝入手。张秉成在《成方便读》中指出:"夫肝藏魂,有相火内寄。烦自心生,心火动则相火随之,于是内火扰乱,则魂无所归。故凡有夜卧魂梦不安之证,无不皆以治肝为主。"从本次研究所得的结果中,青蒿、知母与失眠有明显的相关性。查阅文献,青蒿,其味苦、辛,性寒,归肝、胆经血分,以清透虚热、凉血除蒸为主要功用,"故独宜于血虚有热之人"(《本草汇言》)。知母,味甘、辛,性寒,为肾经本药,入肺、胃气分,养肾水、泻肾火,"是皆阴虚火动之证,惟此可以治之"(《本草汇言》)。二药合用,补肾水、凉肝热,使肾水足、相火安,魂则归于肝,自可安眠。可见青蒿与知母所治之不寐为阴虚火旺之失眠,符合田老师的学术思想,是对田老师治疗失眠用药的再提炼。

7) 便秘与虎杖、牵牛子关系的分析与讨论:虎杖,味苦,性微寒,归肝、胆、肺经,有清热利湿、化痰通便作用,入血分,能凉血清热解毒。用于便秘,主要通过清利肝胆、疏通肺气,使肠道顺降之机恢复,肠中之湿热结滞得以通泻而起到通便作用。牵牛子味苦,性寒,有毒,归肺、肾、大肠经,有泻下逐水、去积杀虫之功。用于便秘,主要通过通降肺气、通泻肠腑而起作用。

田老师治疗便秘,反对苦寒攻下,以疏肝理气、清降胃腑为主要治法,多以四逆散合实痞通为主方。而本次研究筛选出的虎杖、牵牛子二药,尚主入肺,均有通过苦降肺气以通降肠腑的作用,提示从肺论治法在田老师治疗便秘中占有重要地位;而有显著性统计学意义的虎杖因肝肺兼治,所以更为常用。

8) 上腹痛与炒枳壳关系的分析与讨论:从本次研究所得的结果中,炒枳壳与上腹痛的相关性最大,且有非常显著的统计学意义。复习本草文献。枳壳,味苦、辛、酸,性温,归脾、胃、大肠经,功用与枳实同,但作用较缓,以行气开胸、宽中除胀为特长。然其作用部位偏于中上二焦,《本草汇言》称其"专于平气",为"行滞气,开胸结之药",即通过下气而去有形邪气,故"气平则刺痛安"。可见,FD 患者表现的上腹痛可能多由气滞实积所致。本次研究结果也可以看出,治疗胃病,重视气机郁滞、重视实滞参与,以理气、导滞为主要治法,仍是田老师的主要学术思想,强调"清降"只是其学术特点之一。

9) 口苦与黄芩、半夏关系的分析与讨论:口苦,为胆经郁热横逆于胃、上反于口的特征表现,张仲景将其列为少阳病主症,治以小柴胡汤。而本次研究,针对口苦只筛选出黄芩、半夏,并无柴胡。查《神农本草经》柴胡条中,只言其"主心腹肠胃结气,饮食积聚,寒热邪气,推陈致新",实为理气药,并未言及主"口苦",显见小柴胡汤为口苦主方,而柴胡非为治疗口苦主药。黄芩,味苦性寒,归肺、胆、脾、胃、大肠、小肠经,长于清肺胃胆及大肠之湿热,善清肺火及上焦实热,其性苦寒清降,胆胃兼顾,故应为口苦要药;半夏,味辛,性温,归脾、胃、肺经,以降逆、消痞、散结为特长。二者一清一降,一寒一温,通过清热而降逆,恢复胆胃之顺降,故为治疗口苦之专药。符合张仲景选药之旨,也是对田老师选药原则之细化。

10) 大便黏滞与青皮、砂仁关系的分析与讨论:田老师认为,大便黏滞应为胃肠气滞、湿热、食滞、实积所致,主张清降,常用炒枳实、生薏苡仁、焦四仙等药。而本次研究,针对大便黏滞筛选出的药物为青皮、砂仁。青皮味苦、辛,性温,归肝、胆、胃经,性较峻猛,苦泄下行,破气消积化滞力强;砂仁,味辛,性温,归脾、胃、肾经,以温中消食下气为要点。二药同具消食下气化滞之功,药理研究证实,二者均可促进胃肠运动,故可治疗大便黏滞;其性均偏温,有温暖胃肠作用,可护卫脾胃,使导滞通便而不伤脾胃。提示,大便黏滞应与肝、胃、脾、肾有关,并不仅仅责之于胃肠;田老师在使用清降法时,并不总是一味清降,反而十分注意保护脾胃。

11) 反酸与川贝母、海螵蛸关系的分析与讨论:田老师认为,反酸的基本病机为肝胃郁热,治疗反酸常用左金丸、乌贝散,有胸骨后刺痛、进食疼痛者则用失笑散。而本次研究,针对反酸只筛选出乌贝散一个药对。川贝母,味苦、甘,性微寒,归肺、心经,本为清热化痰、润肺止咳良药,因其有良好的清郁热、散结滞功用,故成为肝经郁热代表方化肝煎之君药,是散肝经郁热之主药。海螵蛸,味咸、涩,性微温,归肝、肾经,善能制酸止痛。二者,一在气,专以散肝经郁热,一入血,专以中和胃酸。均以肝为着眼点,兼顾气血,而药性无大寒大热之弊,兼顾了失笑散、左金丸之特点,故更能体现田老师的用药思想。

12) 两胁胀痛与白芍、赤芍、威灵仙、川贝母关系的分析与讨论:两胁胀痛是肝胃不和证之特征表现,田老师一般都选柴胡剂。但本次研究,针对两胁胀痛,只筛选出白芍、赤芍、威灵仙及川贝母,并无柴胡。考《神农本草经》柴胡条中,只言其"主心腹肠胃结气,饮食积聚,寒热邪气,推陈致新",并未言及主"两胁胀痛",通过理气导滞,疏通胃肠道,保持胃肠道的顺畅,是对柴胡主治的原始描述,故目前针对胁痛必用柴胡的用法缺乏原始依据。本次研究筛选出的四味药中,白芍,味苦、酸,性微寒,归肝、脾经,以养血敛阴、柔肝止痛为特长,治疗两胁胀痛,重在补、敛;赤芍,味苦,性微寒,专归肝经,以清热凉血、散瘀止痛为特长,治疗两胁胀痛,重在清、泻;威灵仙,味辛、咸,性温,归膀胱经,以祛风湿、通络止痛、消骨鲠为特长,治疗两胁胀痛,重在温通经络、消除寒凝以止痛;川贝母,味苦、甘,性微寒,归肺、心经,以清郁热、散结滞为特长,作为化肝煎之君药,治疗两胁胀痛,重在疏散肝经郁热以止痛。以上四药的特点可以概括为:白芍之柔肝、赤芍之化瘀、威灵仙之通络、川贝之散热。由此可以看出,它们均针对瘀滞不通、挛急而设,而瘀滞不通、挛急正是疼痛的基本病机,柴胡单纯理气,显然不能治疗此一病机。可见,两胁胀痛的着重点在"痛",而不在"胀",其病机应是肝经的瘀滞不通或阴血虚而挛急;而本次研究所得的四味药物所针对的"虚、瘀、凝、热",恰是对两胁胀痛病机的最好的概括,是对田老师用药经验的再挖掘,也为今后用药提供了依据。

13) 大便次数多与白术关系的分析与讨论:本次研究针对大便次数多筛选出白术一味药物。白术,味甘、苦,性温,归脾、胃经,以健脾、燥湿为主要作用。提示,田老师将 FD 中兼见的大便次数增多归之于脾虚湿盛,而不考虑肾虚因素。

小结:以上对 13 个症状、体征的相关药物进行了分析和讨论。

从对上腹胀气与焦麦芽、焦山楂、焦神曲关系的分析与讨论中可以看出,FD 中的上腹胀气症状,主要由于气滞、食积所致,也印证了田老师治疗胃气壅滞以理气、消食为主的观点。

从对餐后饱胀与焦槟榔、紫苏子关系的分析与讨论中可以看出,餐后饱胀由气滞、实积、痰湿阻滞胃肠而致;而从肺、胃、大肠论治,重在消积导滞、化痰降气,是田老师治疗餐后腹胀的主要思路。

从对早饱感与柴胡、紫苏梗关系的分析与讨论中可以看出,胃之实积气滞是 FD 的早饱感症状产生的主要原因,治疗当以行气导滞为主,用药之性以平其寒热为宜。

从对纳差与砂仁关系的分析与讨论中可以看出,纳差是脾胃功能虚弱而有湿阻气滞的表现,焦三仙等消导药物应该慎用,更不能一味清降,是对田老师立足于辨证论治、强调"清降"思想的再认识。

从对苔黄腻与黄芩、半夏关系的分析与讨论中可以看出,田老师倡导的"清降"湿热食滞,并非一味清降,而是通过清热、解郁、降逆,恢复三焦气机之顺降,达到"清降"目的。是对田老师"清降"法中选药原则之细化。

从对失眠与青蒿、知母关系的分析与讨论中可以看出,从肝论治、从滋阴降火治疗失眠,是田老师的主要思路。

从对便秘与虎杖、牵牛子关系的分析与讨论中可以看出,田老师治疗便秘,固以疏肝理气、清降胃腑为主要治法,但统计学分析显示,从肺论治法在田老师治疗便秘中占有重要地位。

从对上腹痛与炒枳壳关系的分析与讨论中可以看出,治疗胃病,重视气机郁滞、重视实滞参与,以理气、导滞为主要治法,仍是田老师的主要学术思想,强调"清降"只是其学术特点之一。

从对口苦与黄芩、半夏关系的分析与讨论中可以看出,黄芩、半夏应为治疗口苦之专药口苦,而非柴胡,此观点既符合张仲景选药之旨,也是对田老师选药原则之细化。

从对大便黏滞与青皮、砂仁关系的分析与讨论中可以看出,大便黏滞应与肝、胃、脾、肾有关,并不仅仅责之于胃肠;田老师在使用清降法时,并不总是一味清降,反而十分注意保护脾胃。

从对反酸与川贝母、海螵蛸关系的分析与讨论中可以看出,乌贝散以肝为着眼点,兼顾气血,而药性无大寒大热之弊,兼顾了失笑散、左金丸之特点,故更能体现田老师的用药思想,也是对田老师诊疗反酸用药的精简。

从对两胁胀痛与白芍、赤芍、威灵仙、川贝母关系的分析与讨论中可以看出,两胁胀痛的基本病机应是肝经的瘀滞不通或阴血虚挛急("虚、瘀、凝、热"),白芍、赤芍、威灵仙、川贝母四味药物恰好针对病机而设,而非柴胡,是对田老师用药经验的再挖掘。

从对大便次数多与白术关系的分析与讨论中可以看出,田老师将 FD 中兼见的大便次数增多归之于脾虚湿胜,不考虑肾虚因素。

(李晓林)

十四、功能性消化不良中医诊治思路

1957 年我由北京二中(北京市第二中学)考入北京中医学院(现北京中医药大学),刚入学时脑子里对中医是一张白纸,1958 年开始上临床实习,是赵绍琴老师把我带进了中医的殿堂。因为跟随赵老出诊,看到赵老治疗感冒这个"小病",辨证灵活多变且都有效,于是认识到中医的疗效,所以从此在思想上接受了中医,进入了中医之门。那时候的老师,有中医老师,也有中西医结合的老师,所以所学的知识不可能是纯中医的。毕业时的志向是搞外科,组织上安排我进了内科做临床,当时内科教研室主任是董建华教授,两位主讲是赵绍琴教授和焦树德教授,助教是王永炎和我。

这些经历,一步步把我引入中医内科的门槛,中医老师和西医老师都对我知无不言,使我受益匪浅。后来,廖家祯院长安排我去北京协和医院进修,后来又到日本进修。以后又在瑞士生活工作了 5 年。

我替董建华老带的研究生,现在都成长起来了,成为首都中医消化界的带头人,如唐旭东、杨晋翔、李军祥、刘绍能等,都是董老和我的学生。我们的学术观点是一致的。

功能性消化不良是常见病,占消化科门诊的 30%~50%,慢性胃炎非活动性炎症者都可以按照功能性消化不良(FD)论治。望京医院魏玮教授观点是 FD 和慢性胃炎有症状上的重叠,是符合临床上所见的。

此类患者大部分食欲正常,诊断是在胃镜检查后才能明确,主要问题是动力障碍。西医把抗 Hp 治疗纳入 FD 的治疗中,我个人觉得不一定合适。

西医治疗 FD 有全国一致的方案。我们中医要有自己的思维方法和治疗理念,强调整体辨证,这方面应该加强中医"三基"训练。中医治疗方法比西医丰富得多,一定要辨证论治,强调理、法、方、药的一致性。现在这方面情况堪忧,有的人打着扶阳派、经方派的旗号,开的方子有一大堆药,根本体现不出来理法方药的一致性。

中医强调天人合一,现在情况不是李东垣、张仲景所处的兵荒马乱时代,当时以气血亏虚、脾阳不振多见。国内外患者情况也有不同,国外舌苔干净的多,而国内舌质暗红苔黄厚腻多见,这样的舌苔还开大量的附子、干姜、吴茱萸?我不能理解。患者的身体能接受吗?现在的人摄入热量过多,内火很大,还敢温补?

从胃论治,FD病位上离不开胃,涉及肝、脾,最后及肾。"八五"期间国家项目我们已经做过(慢性萎缩性胃炎癌前病变),有三个方子,甘温、酸甘、甘平四组对照,结果甘平养胃效果最好。焦树德教授在《方剂心得十讲》中论述了百合乌药汤,大家还要看一看《秦伯未文集》《谦斋医学讲稿》和董建华教授的启蒙书《医家四要》。

从胃论治,董建华教授强调脏腑生理病理一定要搞清楚。他认为胃病的主要病机是胃气壅滞,主张从胃论治,生理上强调一个"降"字,病理上强调一个"滞"字,治疗上强调一个"通"字,提出了治疗脾胃病的"通降理论"。"想不想吃是脾的问题,能不能吃是胃的问题",建议大家把《董建华医文集》和医案都看一看。董老的胃苏颗粒是在香苏饮的基础上发展而来的,其中的香附一定是炙香附,河南当地用生香附是治疗"打摆子"的。因为无外感,所以将苏叶换为苏梗,加强理气和胃作用。董老是上海人,当地湿气较重,所以喜欢加半夏、陈皮、茯苓、大腹皮、佛手、香橼皮等。董老的启蒙书是《医家四要》,其中治疗胃病的基本方就有二陈汤,阴伤用佛手、香橼等,不燥。现代人摄入美食过多,已经是吃得太多了。中国人应该是偏重素食,而现在喝酒多,吃肥厚油腻的也多。日本人喝15%Vol的清酒,我们是喝40%Vol~56%Vol的白酒。酒属于湿热有毒之品。

胃气壅滞,下一步就是化热,有两个趋势,一个是热毒,另一个是湿热(由饮食所致)。董老研究温病,尤其强调湿热与脾胃病的关系,提倡薛生白的《湿热病篇》。临床上比较注重五个藿香正气散加减方、三仁汤、黄芩滑石汤、连朴饮、甘露消毒丹、茵陈蒿汤,以及二妙、三妙、四妙等。有关湿热的辨证大家都要认真看一看,掌握好!

根据现在的FD患者症状证候,个人认为单纯通降是不够的,要清降。

我跟随董老学习40年,关系很好。董老是纯中医,而我曾在北京协和医院进修。在这里我见证了我们国家第一例内镜检查(当时是由陈敏章教授做的),并把内镜检查项目引入东直门医院(在当时我院是全国中医系统第一个做内镜检查的医院)。董老当时不理解,我演示给董老看,董老看后很高兴,他明白做胃镜是为中医服务的,可以提高中医对胃病的认识,比如浅表性胃炎的充血属于热,胆汁属于湿热,萎缩的黏膜是苍白的属于虚,萎缩性胃炎黏膜变薄、可透见黏膜下血管网是血瘀。在这些内镜下观察的基础上,经过反复讨论,才提出了"内镜是中医望诊的延伸"这一学术观点。

因为和老师关系好,有时随诊开方时会提一些建议,加一些清热解毒药,如连翘,董老也很高兴地采纳。连翘,保和丸里面有这个药,针对食积日久化热而设。除以胃镜象作为辨证的主要手段,我临证还要看舌质舌苔。我曾经发过一篇《447例纤维胃镜象与舌诊观察》的文章,发现舌质与胃镜下黏膜充血程度有关,舌苔与分泌物量有关。

舌苔腻,胃分泌物多,加清化湿热药如黄连解毒汤;蒲公英在有肝胃郁热时用;虎杖,在安国基地有十六种价格,能有通便作用的品种少(含有蒽醌类)。如在血分,舌质暗,病程长,加活血化瘀之品,常用丹参饮。董老用化瘀煎(刺猬皮、九香虫),都是在有溃疡出血时用。胃镜下糜烂多,提倡"从瘀论治"。刺猬皮是凉药,《医林改错》中治疗遗精,王清任说本品难吃,但效果好。刺猬皮焙干冲服,具有清利湿热之功,对前列腺炎有效。而九香虫偏热,有壮阳功效。

FD与肝关系密切。

肝与胃、肝与脾是天然的一对矛盾。消化系统疾病的患者中,有很多焦虑抑郁的患者。

我简单说一下有关肝胃不和症状和治疗。胃的症状是纵向的,症状在心窝胃脘部,有嗳气排矢气,肝胃不和的症状是横向的,累及两胁肋。方子用四逆散、柴胡疏肝散合香苏饮。

肝胃郁热证,处方小柴胡汤或蒿芩清胆汤合香苏饮(小柴胡汤与蒿芩清胆汤的方义是一个意思)。

其他的还有肝胃瘀血证、胃络瘀阻、胃阴不足等,不一一谈了。

下面介绍三组中药系列胃动力药。

一线药:枳术丸(枳实、生白术),生薏仁等。

二线药:秦艽、威灵仙。

三线药:牵牛子。

牵牛子属于逐水药,有小毒。我在延庆医疗队下乡时,发现当地农民有脘胀嗳气倒饱者,用牵牛子焙干口嚼,效果很好!后受《金匮要略》中甘遂半夏汤启发(甘遂加热60℃以上失效,水煎效差),改以同样有逐水功效之牵牛子作为三线胃动力药使用。

注:本文为田德禄教授在东直门医院建院60周年上的发言。

(田德禄)

第二节　下消化道疾病

一、泄泻辨治

(一) 命名

泄泻以大便次数增多,粪质稀薄,甚至泻下如水或完谷不化而言。泄与泻略有差异。泄指便下徐缓,时作时休;泻指便势急暴,水去如注。然两者实质则一,故统称泄泻。本病证一年四季均可发生,夏秋两季尤为多见。

(二) 病因病机

泄泻是脾胃功能障碍引起的病变。本证虽与胃、大肠、小肠、肝、肾等有关,但以脾为主,故有"泄泻,脾病也"之说。致病之因虽多,而与湿邪关系最为密切,故云:"无湿不成泄"。兹将本证病因病机归纳图示如图2-4。

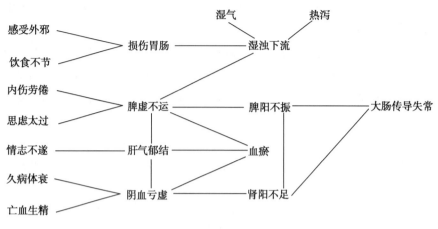

图 2-4　泄泻病因病机归纳图

（三）辨证要点

（1）泄泻与痢疾的鉴别（表 2-33）

表 2-33　泄泻与痢疾的鉴别

	脓血便	排便情况	腹痛	镜检大便 WBC+RBC	病位	病理	危证
泄泻	无	通畅	较轻,与肠鸣并见	<15	脾（中焦）	湿盛与脾虚,大肠传导失调	少见
痢疾	无	滞下不爽,里急后重	较重,与里急后重并见	>15	肠（下焦）	邪客肠道,与气血搏结,化腐成脓	易见

（2）泄泻的寒热鉴别（表 2-34）

表 2-34　泄泻的寒热鉴别

	寒	热
大便性状	便溏稀薄,或泻下如水,甚则完谷不化	来势急迫,粪质黏稠色黄,肛门灼热
腹痛	腹中切痛,肠鸣,遇热或手按之则缓	腹中灼痛,痛一阵则泻一阵
口渴	不渴,饮热汤则痛泻减轻	烦渴,喜冷饮
小便	清白	短赤
舌象	质润苔白	质红苔黄
脉象	沉紧	滑数

（四）治则要点

暴泻以邪实为主,治当祛邪为先,利湿燥脾为法,兼用疏解、消导等;久泻以正虚多见,治宜扶正为先,健脾温阳为法,兼顾肝肾,唯泄泻一证,暴泻失治误治易成久泻,临床表现往往虚实夹杂,寒热参差,治疗时又当标本兼顾,寒热并调。

（五）分型证治

1. **暴泻** 湿盛所致，有寒化、热化之分。

主证：发病急暴，便次频数，粪质稀软而多，腹中阵阵绞痛，泻后痛减，肠鸣辘辘。可兼见寒热身痛，恶心纳呆。舌苔腻，脉象濡滑。

证候简析：外感六淫之邪，内伤难化，不洁之物，伐伤胃肠，升降失调，清浊不分，湿浊下流，大肠传导失司，故大便稀软，便次增多。湿阻胃肠，气机不畅，故腹痛肠鸣，纳呆恶心。邪客肌表，营卫失和，故寒热身痛，脉濡滑，苔腻均系表里同病，湿邪阻闭之象。

治法：祛邪利湿

方药：四苓散加味。茯苓 30g，猪苓 15g，白术 15g，泽泻 15g，车前草 15g（鲜者 30g），生甘草 5g。

加减：

（1）风寒之邪为主，症见恶寒重，体痛如被杖，舌苔薄白腻，脉浮滑而紧，宜加苏叶 10g，防风 10g，生姜 5 片，苍术 10g，淡豆豉 10g。

（2）暑季发病，症见面垢体倦，口黏脘痞，舌苔白腻，脉濡，宜加藿香 10g，佩兰 10g，厚朴花 10g，扁豆花 10g。

（3）伤于生冷馊腐之物，腹痛即泻，泻下如注，宜急服"周氏回生丹"（又名时疫救急丹），成人每次 10 粒，一日 2~3 次，多可获速效。

（4）伤于油腻厚味，或暴饮暴食而致者，症见泻下酸臭，甚则夹有不化之物，厌食不纳，舌苔厚，脉滑。宜加神曲 10g，炒山楂 15g，炒谷芽 10g，炒麦芽 10g，莱菔子 10g，病重时还可加焦槟榔 10g，制大黄 10g，以通因通用之法，中病即止，再以理脾和中收功。

（5）湿从热化，症见腹痛即泻或泻而不爽，粪色黄褐，质地黏稠，气味臭秽，肛门灼热，烦热口渴或口中黏苦，舌红苔黄腻，脉滑数。宜加黄连 6g，黄芩 10g，滑石 10g，生甘草 6g，竹叶 6g；若表证未解，里热已盛时，再加葛根 10g，蒲公英 15g。若盛暑之际，吐泻无度，可先用紫金锭半锭或 1 锭，磨服或捣碎冲服，日 2 次。

2. **久泻** 脾虚为本，兼及肝肾。

主症：大便不实，时溏时泻，每因稍进油腻或劳累之后，则大便次数增多，甚则夹有不化之物。可兼见面色萎黄，肢倦乏力，或形体消瘦。舌淡有齿痕，苔薄白，脉细弱。

证候简析：脾虚不运，清气下陷，水谷不化精微而成湿浊，下降作泻，稍食油腻或小有作劳，脾气更伤，则便次增多，甚则有不化之物。面黄体瘦，肢倦乏力，舌淡有齿痕，脉细弱均为脾胃虚弱之象。

治法：健脾益气。

方药：参苓白术散加减。党参 10g，茯苓 15g，土炒白术 12g，炒薏苡仁 15g，砂仁 3g（后下），莲子肉 10g，煨木香 10g，煨葛根 10g，炙甘草 6g，炒山楂 10g。

加减：

（1）久泻而兼有脱肛，气短，腹坠等。宜加升麻 10g，柴胡 10g，枳实 15g；或补中益气丸一袋包煎。

（2）久泻而致阴伤，症见形瘦，舌嫩红，苔花剥或无苔，脉细数。宜去党参，加沙参 15g，麦冬 10g,白芍 10g,五倍子 5g。

（3）久泻而伤及脾阳,症见畏寒肢冷,舌淡而胖,脉沉细无力。宜加炮姜 10g,灶心土 30g（先煎）或炮附子 6g,肉桂 6g。

（4）病起于恼怒之时而饮食不节所致泄泻,迁延日久,或每因情志不遂而泻者,症见腹痛而泻,泻后痛减,再痛再泻,胁肋及少腹时胀时痛,舌淡红,苔薄白,脉弦细。宜加白芍 10g,防风 10g,陈皮 10g,乌梅 6g,绿萼梅 10g。若病久不愈,气病及血,舌暗或有瘀斑、瘀点,应佐以化瘀为治。根据偏寒偏热之兼症,分别选用少腹逐瘀汤或膈下逐瘀汤与基本方交替服用。

（5）脾病及肾,命门火衰,症见五更作泻,大便溏薄,甚则完谷不化,脐腹隐痛,腰膝冷痛,男子阳痿,阴囊湿冷,女子月经愆期,量少色淡,舌淡而胖,苔白而滑,脉沉细而迟。宜加补骨脂 10g,肉豆蔻 10g,吴茱萸 6g,五味子 6g,炮附子 6g。若久泻无度,大便失禁,可加赤石脂 10g,禹余粮 10g,也可加诃子肉 6g,罂粟壳 6g。

（6）久泻在临床上,纯虚之证有之,但虚实夹杂者并非少见,如脾虚夹湿、夹食,气阴两伤而湿热未尽,肝脾不和阴血已亏,脾肾阳虚而瘀血凝滞等。治疗时往往需要标本兼顾,攻补兼施,二法、三法或数法同用,才能取得满意的效果。否则,专攻专补,易犯虚虚实实之误。

注:本文田德禄教授为北京中医学院学报《中医内科学》学习辅导栏目撰稿。

（田德禄）

二、止泻一号治疗急性泄泻临床观察报告

1990 年 5 月到 8 月我们将止泻一号治疗急性泄泻的临床效果与黄连素(小檗碱)做了对比观察,现将资料健全的 31 例观察结果示下。

（一）一般资料

观察组对照组共 52 例,其中观察组 31 例,对照组 21 例。观察组中,年龄最大的 65 岁,最小的 24 岁;男性 19 例,女性 12 例,发病时间最长者 17 天,最短者 2 小时,一般为 2 天以内;对照组中,年龄最大的 62 岁,最小的 15 岁,男性 11 例,女性 10 例,发病时间最长者 4 天,最短者 2 小时。

患者来源主要是肠道门诊患者,个别为住院患者。

（二）诊断依据

1. 诊断依据参照 1989 年 10 月庐山会议制订的标准,其依据如下。

（1）临床表现:以大便次数增多,粪质清稀或如水样为主症,并可见腹痛肠鸣,食少腹胀等胃肠道症状和发热、口渴、体乏无力等全身症状。

（2）发病季节:一年四季可发病,但以夏秋季多见。

（3）发病特征:起病突然,病程较短,病情较急。

（4）理化检查:大便镜检可见少量红、白细胞。

2. 在上述诊断依据的基础上,我们还对观察对比患者做如下限定。

（1）无慢性腹泻病史。

（2）腹泻每天 3 次以上,连续 2 天以上;或 12 小时内腹泻 3 次以上,6 小时以内腹泻 2 次以上,伴有明显的胃肠道症状,如腹痛、肠鸣。

（3）无肉眼脓血便，大便镜检白细胞少于 15 个 /HP。

（三）治疗方法

1. 方药与剂型　观察用止泻一号系我院制剂室所制合剂，规格为每瓶 100ml，其中含葛根 15g，黄芩 10g，黄连 5g，广木香 10g，车前草 30g，焦山楂 15g。对照组黄连素系沈阳克达制药厂生产的糖衣片，每片 0.1g。

2. 给药方法　止泻一号每次 50ml，每天 2 次，重者 3 次；对照组黄连素每次 0.3g，每天 3 次。对照组和观察组均先让患者服 3 天药，服 3 天后症状不减（主要是大便次数）判为无效，改服他药。二组均予必要的对症处理。

（四）观察结果

1. 疗效评定标准

痊愈：主症与次症消失，大便正常，理化检查恢复正常。

显效：泄泻次数减少 2/3 以上，大便常规检查接近正常。

有效：泄泻次数减少，理化检查有所好转。

无效：临床症状与理化检查无变化。

2. 结果　观察组 31 例，治愈 27 例，无效 4 例，治愈率为 87.1%；对照组 21 例，治愈 12 例，无效 9 例，治愈率为 57.1%。在治疗组中，无一例出现副作用。

（五）讨论

根据我们的初步观察结果，止泻一号的疗效是肯定的，其疗效明显优于黄连素，在我们的观察病例中有的是服黄连素无效，改服止泻一号而获愈。从病情较重的病例来看，大便次数每天 5 次以上者，观察组 20 例，痊愈 17 例，治愈率为 85.0%，对照组 13 例，痊愈 6 例，治愈率为 46.1%；便中有红白细胞者，观察组 9 例，痊愈 8 例，治愈率为 88.9%，对照组 6 例，痊愈 2 例，治愈率为 33.3%，可见止泻一号对于病情较重病例，其优势更为突出。

从我们临床应用来看，也有不足之处：一是价钱偏高，对药费全部或部分自理的患者来说，负担偏重；二是对腹痛的疗效较差，对腹痛明显的患者，尚不能不配用其他药物。

（田德禄　冯恩波）

三、李中梓"治泄九法"运用体会

泄泻以大便次数增多，粪质稀薄，甚至泻下如水或完谷不化而言，常伴有腹痛，且腹痛与肠鸣同在。

中医文献中有关本病的分类和命名纷繁复杂。目前临床上一般以暴泻、久泻为纲，以病理变化为目进行分型论治。

泄泻的病理特点：①本病发生当责之大肠传导功能失调，主要是传导太过；②其病位主要在"脾"，故虽然本病与脾胃、大肠、小肠、肝、肾等有关，但总不离开"脾"，古人说："泄泻，脾病也"，是有道理的；③其病性，致病之因虽多，而与湿邪关系最为密切，故古人说："无湿不成泄"，湿又有外湿、内湿之别。

泄泻的治则要点：暴泻以邪实为主，治当祛邪为先，利湿燥为法，兼用疏解、消导等；久泻以正虚多见，治宜扶正为先，健脾温阳为法，兼顾肝肾。唯泄泻一证，暴泻失治误治易成久泻，临床表现往往虚实夹杂、寒热相兼,治疗时又当标本兼顾,寒热并调。

治疗泄泻,明代李中梓在《医宗必读》中提出治泻九法,对后世影响极大。但是,随着历史的发展、科学的进步,后世医家对泄泻治疗上也有诸多发挥。在这里,结合临床,介绍个人对治泻九法的认识和体会,供大家参考。

(一)关于淡渗法

此法针对"无湿不成泄"而设。淡渗法也称分利法,所谓利小便以实大便,故张景岳明确指出:"治泻不利小水,非其治也。"所以也可以说利湿、利水之法是治疗泻泄的最基本的方法,尤其是实证泄泻,此法必不可少。湿又分为寒湿与湿热,故利湿之法又有温化寒湿与清化湿热之不同。治疗寒湿泄泻当用温化寒湿之法,选方宜用胃苓汤化裁,其中平胃散偏于治本,燥湿理脾,而用五苓散专主通阳利水,两方合用当亦属标本兼顾之意。治疗湿热泄泻当用清化湿热之法,选方可用香连丸合六一散治之,黄连苦寒燥湿,木香行气消胀,六一散清热利湿兼除暑热,若利水力弱还可加用四苓散增加利水之力。北方地区,对暑季水泻、清泻、洞泻者,常用"周氏回生丹",又名"时疫吐泻丹"治之,此药为水丸,每瓶10粒,成人一次服10粒,一日服二次。本药因含有千金子、大戟等逐水药,又含有檀香、木香、沉香、丁香、麝香等芳香止痛药,以及收敛药、消导药、镇静药等,所以收效往往非常迅速而显著,故为暑季必备之品。

(二)关于燥脾法

此法也是针对外湿侵袭,脾土受困而不运的泄泻,在具体使用时,常包括理脾法、芳化法、散寒法、温中法。理脾法适用于一般湿浊困脾的泄泻,即所谓湿泻,大便不成形,周身沉困,怠惰,苔白腻,脉缓者,治疗当使湿邪在中焦散解,脾阳得展,运化之职恢复,则泄泻自止,代表方剂宜用平胃散加减。此法可说是燥脾法的基本方法;芳化法适用于暑湿之邪客于胃肠引起的泄泻,所以除了湿泻之症以外,还兼有暑湿表证,如面垢、身热不扬、恶心脘闷等症,选方宜用藿香正气散化裁以芳香化浊,再根据偏暑热或偏暑湿或用藿香、佩兰,或用荷叶、西瓜翠衣等。散寒法适用于外感湿以外寒偏重者,症见除寒湿泄泻症状外,常兼见明显风寒表证,如恶寒重、发热轻、头身痛等,治疗时当重用散寒药物,选方可以用正气天香散加减,此方即香苏散加乌药、高良姜,方中紫苏散外寒,高良姜散内实,内外合用以增强散寒之力。温中法适用于脾阳不足,内生寒温引起的泄泻,多为慢性久泻者,除大便不成形外,常见畏寒肢冷、神疲乏力、舌胖且淡、脉象沉细等,选方常用理中汤化裁,药物如干姜、灶心土、白蔻仁等。

如果说,淡渗法是使湿邪从下焦而出,则燥脾法是使湿邪从上焦而宣,或从中焦而化,所以都是祛湿的方法。

(三)关于清泄法

清泄法,即用苦寒泄热,祛除肠垢,或称"通因通用"法,多用于饮食所伤,食积于肠,大便泻下如败卵,腥臭难闻,厌食纳呆,脘腹胀满疼痛,舌红苔厚而黄,脉滑而数等,选方常用枳实导滞丸化裁。本方在消食导滞的基础上,用黄连、黄芩、大黄苦寒泄热,枳实下气化滞,以使积滞清除,大肠传导正常,则饮食泄泻方止。

清凉法,也适用于外感风热之邪,或邪毒客肠,症见风热表证,如发热重,汗出口渴,以及大便色黄、黏滞不爽,或结肠镜下可见明显充血、水肿等炎性改变的患者,此时,也可以选用清热解毒药,一方面透热,一方面解毒,药如金银花、连翘、紫花地丁、马齿苋等。

（四）关于疏利法

疏利法包含消法的内容,适用于肝气郁结、食积、痰浊、瘀血停留于胃肠所引起的泄泻。所以,其具体方法可有调肝法、和中法、化痰法、祛瘀法。调肝法多指抑肝扶脾法,适用于肝郁乘胃侮脾所致的泄泻,每多因恼怒伤食引起,时发时止,与情绪有密切关系,常兼见肝脾不和之症,选方可用痛泻要方。方中四味药,其中二味抑肝,二味扶脾,白芍养肝体,防风散肝郁,白术除湿脾,陈皮理气和中,临证时多应根据患者病情,调整在养肝、散肝、健脾、和中方面药物的剂量,或再增加功能相似的药物,才能取得满意的疗效。和中法,即调理脾胃,改善纳化功能的方法,适用于脾胃功能失调,气机不畅,运化失司,腹胀便溏,舌淡苔腻,脉细而滑等症,选方常用枳术丸加味。方中白术健脾化湿,助脾运化,辅以枳实,下气化滞,消痞除满。白术和枳实,应根据患者症状加以调整。原方中白术与枳实之比为 2:1,乃补重于消,寓消于补之中。再以荷叶烧饭为丸,取其升养脾胃之清气,以助白术健脾益胃之功,与枳实相伍,一升清、一降浊,清升浊降,则脾胃调和,纳化如常,泄泻得愈。化痰法,用治痰泻,所谓痰泻,多为泄泻日久,脾失健运,痰浊内生而下流于大肠,故症见大便溏薄,往往夹有白色黏液,状若痰涎,兼见脾虚之症,选方可用苍术二陈汤化裁。方中二陈汤理脾化痰之首,加用苍术、白术以增其化湿燥脾之力,以杜绝生痰之源;若脾虚明显时,也可用补气运脾汤化裁。本方是在二陈汤基础上加用人参、白术、黄芪、砂仁等健脾益气之品,与症情更为合体。祛瘀法,适用于久病入络之泄泻,即久病泄泻,常法治疗无效,故考虑为肠中血络瘀阻。另外也可见到其他瘀血征象,如腹痛固定,拒按,状如针刺,舌暗或有瘀点、瘀斑等,治疗可从祛瘀入手,选方当从王清任诸逐瘀汤中探索。一般血瘀肠络而夹寒的,常用少腹逐瘀汤。本方为四物汤去地黄,合失笑散增强祛瘀通络功效。方中另有干姜、小茴香、官桂等温经散寒之品,故属于温通类方。若血瘀肠络而夹热的,常用膈下逐瘀汤。本方为桃红四物汤去地黄,加牡丹皮、香附、延胡索等调理气血之品,故属于平和偏于凉血活血类方。

久泻之人,属于痰泻或瘀泻者,在临床上常可遇到,所以久泻而常法不效者,可以从痰、从瘀论治,常可收到意想不到的效果。

（五）关于甘缓法

甘缓法即用甘平、甘温之品补脾,故也称健脾法,是治疗慢性久泻的基本大法。常见症状为平时大便不实,稍劳或饮食稍有不慎,则肠鸣腹泻,兼见面黄肌瘦,神疲乏力,舌淡、脉缓等脾虚征象,选方即大家熟悉的参苓白术散,本方不温不燥,不凉不呆,为补方中的平和者。脾虚与湿浊,两者相辅相成,脾虚必生湿,而湿多必困脾,故临证时对两者要仔细推敲,孰轻孰重、孰主孰从,分辨清楚,不宜混淆。本法适用于以脾虚为主的慢性泄泻。补脾不可过温过燥,恐其伤津耗阴,也不可过凉过呆,恐其损阳滞邪。所以像太子参、白术、扁豆、山药、砂仁等均属本类药物,为医家所喜用,临床使用时当与黄芪、党参及温中健脾类药物区别。

（六）关于升提法

升提法即用健脾益气,升阳益胃之品,达到升举下陷之气的方法,故也称补气升阳法。适用于脾气不足,升清无力而反下陷之证,常见泄泻日久,大便稀溏,肛门下坠或脱肛不收,或见脘腹坠痛,气短乏力等症,选方常用补中益气汤化裁,健脾益气即可升清,再加用升麻、柴胡、葛根、桔梗、枳实等药升举之力更雄,临床上,目前常使用大剂量枳实,如 30g 或更多,达到升举的效果,其疗效有待进一步观察。

(七)关于酸收法

酸收法即用酸味敛气保阴之品,达到收敛止泻的功效。本法不同于固涩法,其特点表现在:①本法使用的药物,其性味多酸,酸主收敛,不仅止泻,且可敛气保阴,对于因久泻、暴泻伤气损阴者适用;②本法使用的药物,不专主酸收,还有清化湿热等祛邪的功效,因此,无闭门留寇的弊端,常用药物如石榴皮、五倍子、山楂肉、白芍等。故本法对湿热未净、气阴已伤的久泻、暴泻患者,尤为适用,常与益胃汤等养阴益胃补脾方合用,也属标本兼顾之治。个人认为比驻车丸之类好用,效果亦佳。另外,这些药治疗本病,也可用保留灌肠或敷脐的方法,这对于那些久病泄泻而胃不健,不耐汤药口服的患者,尤为相宜,如五倍子研细面,醋调如蚕豆大,填入脐中,外敷以麝香虎骨膏固定,二三日换一次,止泻效果不错。

(八)关于温肾法

肾司二便,有司开阖的功能。所以,久泻可以伤肾,肾虚可以致泻。另外,脾肾关系密切,久泻脾虚,气血化源不足,则无以补养先天,故肾气亦虚;同时,肾气虚弱,则不能温煦脾土,加重运化转输功能的减弱,故往往泄泻久治不愈,或出现五更作泻的症状,常兼见诸多脾肾阳虚的症状,如畏寒肢冷、腰膝冷痛、阴冷阳缩等症,舌胖且淡,脉沉而迟。治疗泄泻,温肾法常与温中健脾法同用,效果更佳。临床常用的四神丸,虽为本法的首选方,但也寓有脾肾同治之意。如补骨脂主温肾止泻,而肉豆蔻则温肾暖脾;阳虚生内寒,故取吴茱萸辛热散寒;久泻必气耗阴伤,故用五味子酸收气阴,兼以止泻。所以本方虽只四药组成,但四药四种功效特点,为学者必需心中有数,于临床使用时随症化裁。四神丸是治久泻之药,然而,久泻而脾肾不伤或有明显邪实者,本药并不合适,不可滥用。

(九)关于固涩法

本法适用于久泻、暴泻,而见大便滑脱不禁者,以防阳脱阴竭之变。所用药物如诃子肉、罂粟壳、赤石脂、禹余粮等,均为涩肠止泻之品,它们全无祛邪之功。常用方剂如桃花汤、赤石脂禹余粮丸、真人养脏汤等,均偏于温补固涩,故在大便滑脱不禁时,使用本法本方,可取救急防变之功。古今医家常告诫,使用本法当注意避免闭门留寇。在临床上,使用本法不当加重病情者常有发生。过早使用、过量使用应尽量避免,图一时之快而使病情缠绵难愈,值得借鉴。

以上结合临床实际,介绍了个人对李中梓《医家必读》中"治泻九法"的认识和体会,当今临床上治疗泄泻,已不再是九法,我们应该遵照辨证论治法则,不断完善泄泻证治内容,更好地为患者解除病痛。

上述泄泻证治方法,是以病理变化为核心进行归纳分类的,假若按脏腑分类,则可以归纳出从胃论治、从脾论治、从肝论治、从肾论治,或几个脏腑兼治的方法。每个学习中医的人当深入临床后,将选择自己认为合适的简便易行的方法,促进中医水平的不断提高。

(田德禄)

四、中医药治疗肠易激综合征

(一)西医对本病的认识

肠易激综合征(irritable bowel syndrome,IBS)是临床上一种常见的肠功能紊乱性疾患,是一组包括与排便有关的腹痛、腹胀、排便习惯和大便性状异常、黏液便及便后不尽感,持续存在或间歇发作而又缺乏形态学和生化学异常改变可资解释的症候群。有关学者认为其症候群为消化道、精神因素及肠腔因素三者相互作用所致。肠易激综合征的确切病因尚不明了,可能与下列因素密切相关:遗传因素、环境刺激、厌世心理。关于肠易激综合征的本质尚有争议,有人认为其既非精神性,也非器质性疾病,而是一种由多因素决定的症候群,其病因涉及生物学和社会心理学(包括性格和行为)等因素,于本病缠绵日久,反复发作,严重影响患者的生活质量和工作,其发病率高,约占消化专科门诊量的1/3。

(二)IBS 的中医证候学特征

1. 主症 腹痛,多为阵发,时发时止,以情绪变化、饮食不节、气候变迁、劳累等因素为诱因。

2. 兼次症

(1) 腹胀。

(2) 大便不调:①为便秘,或排便不畅,北方多发;②为大便不实或稀便,南方多发。

(3) 饮食:①正常者有之;②因惧怕腹胀、腹痛而不敢进食者有之;③食欲不振者有之。

(4) 舌象:质暗红,苔薄黄腻或薄白腻。

(5) 脉象:弦者多见,也有弦细滑或细滑。

(三)中医对 IBS 病因病机的认识(图 2-5)

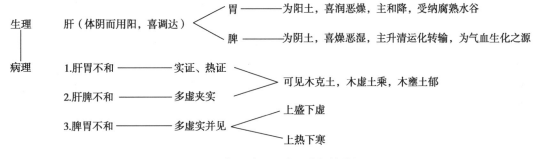

图 2-5　中医对 IBS 病因病机的认识

(四)中医药治疗 IBS 的途径

1. 常用治法 通过随机对辨病论治 120 篇文献中的 80 篇进行总结,属于基本方加减 55 篇、固定方治疗 25 篇。从治法上看,属于疏肝健脾治法 35 篇,寒热并治 11 篇,行气疏肝 10 篇,健脾补中、温补脾肾各 8 篇,行气化瘀 3 篇,行气化痰、补气活血共 5 篇。

IBS 的主要病机是肝脾不和,治疗宜调理肝脾,这种认识也为临床资料所验证。在 80 篇中,直接言明应用调和肝脾治法,如疏肝健脾、扶脾抑肝、理气健脾等 35 篇,而间接应用该法,如健脾行气化湿、健脾行气温中及调理脾肾中用疏肝健脾药物的有 18 篇,可见围绕肝脾不和治疗本病确实是基本治法。而一些临床工作者更侧重强调疏肝理气,以求泻木扶土,由于"泄泻之本,无不由于脾胃",加之过度思虑、劳累及肝木久乘,均可导致脾虚,因此,脾虚也常被认为是 IBS 发病的重要因素与条件,调补脾胃在治疗中也受到重视。

2. **常用方剂**　在 IBS 治疗中,方剂的使用体现了临床工作者对本病病机的认识及指导思想,在 120 篇辨病论治文献中,约 70 篇治疗方剂为传统常用方,其余则为作者拟方,常用方剂中,直接以痛泻要方为固定方、主方加减,或在拟方中用及的有 25 篇;直接或间接用及四逆散的有 11 篇;用及半夏泻心汤的有 7 篇;用及逍遥丸、参苓白术散、四神丸的有 4 篇;用及乌梅丸、补中益气汤、黄芪建中汤的各 3 篇;使用少腹逐瘀汤、理中丸的各 2 篇。

3. **常用中药**　80 篇文献药物使用频率大于 20 次的依次是:白术(67)、甘草(52)、白芍(46)、陈皮(39)、茯苓(32)、柴胡(29)、防风(28)、党参(28)、包含了四君子汤和痛泻要方;使用频率在 20 次以下,9 次以上的药物有枳壳(枳实)、干姜(炮姜)、木香、山药、砂仁、薏苡仁、半夏、延胡索、扁豆、黄芪、补骨脂、当归;使用频率在 9 次以下的药物有乌梅、川楝子、香附、黄连、厚朴、乌药、槟榔、黄芩、吴茱萸等。从药物归经及治疗作用分类来看,以上药物基本上可归为入肝经及入脾经。这些药物的使用,与前面所分析的治法和方剂的使用相一致,同样说明疏肝健脾在治疗本病中占有重要地位。

（五）笔者的治疗体会

1. **从肝胃论治**

（1）偏于从肝论治:常用方药可选①四逆散柴胡及其变通;②柴胡疏肝散;③血府逐瘀汤——桔梗、川芎、枳实、牛膝四药应用。

（2）偏于从胃论治:常用方药可选①香苏散;②正气天香散保和丸;③木香顺气散。

（3）肝胃郁热:常用方药可选化肝煎——草决明、芦荟。

2. **从肝脾论治**　常用方药可选①枳术丸——白术的应用;②痛泻要方——方解,四味药的不同功效;③逍遥散。

3. **从脾胃论治**　常用方药可选①香砂六君子丸;②参苓白术散;③半夏泻心汤;④乌梅丸;⑤温脾汤;⑥连理汤。

4. **心理治疗的重要性。**

（六）今后研究方向

从目前研究来看,社会、环境或躯体既往创伤等应激源均可使中枢神经递质发生改变,从而影响脑 - 肠轴、下丘脑 -垂体 -肾上腺轴等,导致 IBS 等疾病的发生,此外,由于中药是复合组方,其作用点往往不局限于机体某一局部,或其药理机制常不能用线性逻辑关系去推理。因此,在临床和实验研究中,对 IBS 的研究重点不应局限于胃肠道局部,应注重运用系统的研究思路和方法,对脑 - 肠轴和神经内分泌网络等机体不同位相系统进行研究。

（田德禄）

五、溃疡性结肠炎证治探讨

非特异性溃疡性结肠炎是一种病因不明,以结肠的溃疡性炎症为特征的慢性疾病,简称溃疡性结肠炎。主要临床表现有腹泻、黏液或脓血便、里急后重及腹痛等。本病可发生于任何年龄,但在青壮年中更为多见。

本病病程进展缓慢,轻重不一,常反复发作。症情似痢疾,故属中医之休息痢。

（一）临床试验

现将近年来我科门诊及病房使用中药治疗的 69 例患者资料，整理如下。

1. **一般资料** 治疗组 36 例，对照组 33 例。治疗组：男 23 例，女 13 例；年龄 30 岁以下 12 例，30~40 岁 14 例，40~50 岁 2 例；50 岁以上 8 例；病程 1 年以内 7 例，1~2 年 6 例，2~3 年 5 例，3~4 年 4 例，4~5 年 6 例，5 年以上 9 例；病变部位以乙状结肠至降结肠为主。波及至横结肠者仅 5 例，全部结肠者 1 例；病情以中重度为主，轻度 7 例，中度 17 例，重度 12 例。

2. **病例选择标准** 临床表现以反复发作的黏液或脓血便，里急后重，腹痛为主，兼见多种胃肠道症状或全身症状，大便常规异常，大便培养阴性，乙状结肠镜或纤维结肠镜检查可见结肠黏膜充血、水肿，接触时易出血，或糜烂、渗血。发作期结肠黏膜可见浅表溃疡，严重者溃疡深大，表面附有黄色脓性渗出物。我们选收的患者均为慢性复发型。

3. **治疗方法** 采用以保留灌肠为主，配合口服中药的方法。

灌肠方：五倍子 10g，黄柏 10g，苦参 30g。

水煎：每剂煎至 150ml，备用。

另：锡类散 2 支，云南白药 1 支，加入上药，摇匀，每日 1 次保留灌肠。

以 10 次为 1 个疗程，休息 1 周，可进行第 2 个疗程。

休息期间，口服中药。需温阳化瘀者，服用少腹逐瘀汤；需滋阴化瘀者，服用膈下逐瘀汤；需攻补兼施，寒热并用者，用乌梅丸。

4. **疗效标准** 完全缓解：主要症状消失，大便常规阴性，乙状结肠镜或纤维结肠镜所见基本正常。显效：主要症状基本消失；大便常规阴性，乙状结肠镜或纤维结肠镜所见明显好转。有效：主要症状减轻，大便常规基本正常，乙状结肠镜或纤维结肠镜所见有好转。无效：症状，大便常规及乙状结肠镜或纤维结肠镜所见均无变化。

5. **治疗结果** 完全缓解 19 例（52.78%），显效 4 例（11.1%），好转 8 例（22.2%），无效 4 例（11.1%），另 1 例恶性变后手术。总有效率 86.1%。

疗程以 2~3 个疗程者居多，共 23 例，其余 1 个疗程者 9 例，4 个疗程者 4 例。

对照组，采用中医传统辨证论治方法，其总有效率虽和治疗组相差不多，但完全缓解及显效者极少，故未做统计学处理。

（二）讨论

1. **病名** 中医文献中，虽无溃疡性结肠炎的名称，但根据其临床表现，应属"休息痢"范畴。休息痢之名首见于《诸病源候论》，以下痢积年累月，屡止屡发，故名。

2. **病机** 中医认为本病证发生的机制，是由于治疗失宜，或气血虚弱，脾肾不足，以致正虚邪恋，湿热伏于肠胃而成的。发作时多以邪气偏盛为主，缓解期则为邪退正虚。近年来，通过临床分析与理论研究，认为本病证在发生发展过程中，全身及肠中血脉瘀阻也占有重要位置。血瘀的产生，或因湿热蕴结，阻碍气血运行，或因脾肾阳虚，或气阴两虚，推动气血运行无力。

3. **治疗** 由于本病证患者就诊时，多为急性发作期，病理以本虚标实为主，故治疗宜标本兼顾，以祛邪治标为先。但需注意祛邪不能伤正，而扶正时又不宜碍邪。因此，应选用具有酸收作用的清化湿热，或清化湿热而不伤正的中药。通过十余年的临床观察，我们选用了苦参、黄柏、五倍子三味药。其中苦参苦寒入肺、大肠、小肠经,功能清热燥湿、杀虫止痒,故临床用于治疗湿热痢、湿热疮毒、赤白带下等证,既可煎洗又可口服。黄柏也属苦寒之品,入肾、膀胱、大肠经,功能泻火坚阴、燥湿解毒,故临床用于治疗热痢、淋浊、带下等证;研末调敷可治湿疹、口疮、痈疖、烫伤。古人也认为痢疾虽属湿热为患,其病位在下焦,为肾所主,因此,治痢而用黄柏当为正治之品。五倍子酸平、入肺、肾、大肠经,功能敛肺、涩肠、止血、解毒,善治久咳、久痢、久泻、血证等,研末调敷可治湿疮、鹅口疮、疮疖肿毒、外伤出血等。由于五倍子虽系酸收之品,但又具化湿、解毒之功,故标本兼顾,实为久痢之良药。

另外,选用锡类散(牛黄、冰片、珍珠、人指甲、象牙屑、青黛、壁钱炭);乙状结肠镜观察本药可使肠黏膜水肿及充血消失,促进溃疡愈合。云南白药,能止血定痛,祛瘀活血,善治内外出血、血瘀肿痛,取其祛瘀生新之意。

上药同用,具有清热解毒、祛瘀生新、敛疮生肌等功效,从而使湿热邪毒得清。肠黏膜气血调畅,则溃疡、糜烂自愈,脓血便自除。

溃疡性结肠炎之脓血便,反复发作,久治不愈,其病理与瘀血,特别是肠黏膜之络脉不畅有密切关系。上述灌肠方药主要作用于局部,起清化解毒、祛瘀生新、敛疮生肌的作用。若效仍不明显,当口服化瘀之剂,以增强疗效。常用作用于腹部之化瘀剂,或少腹逐瘀汤,或膈下逐瘀汤。少腹逐瘀汤中因用小茴香、官桂、干姜,故温通作用为优,适于血瘀而兼阳虚有寒者;膈下逐瘀汤因用牡丹皮易生地黄,故宜于气滞血瘀而夹有虚热者。口服逐瘀剂,多宜于灌肠后或两个疗程之间,以相辅相成,提高治疗效果。

（三）病案举隅

冯某,男,55岁,职员。患者于1982年七八月间反复发作腹泻、脓血便、每日七八次,先后在北京第一传染病院(现首都医科大学附属北京地坛医院)及北京协和医院(简称:协和医院)诊断治疗,经协和医院纤维结肠镜检查诊断为"非特异性溃疡性结肠炎",经服"柳氮磺胺嘧啶"等药,病情时有缓解。此后,本病发作日趋频繁,药效也减。后北京医院给激素治疗,初有效,但不能停药,停药期发作更甚。遂来我院门诊求救于中药,因口服中药效果不佳而收入病房。当时每日大便仍五六次,少量脓血,伴腹痛及里急后重,每日服强地松半片,舌暗红,苔黄腻,脉细滑。住院后即按观察方案施治,1个疗程后大便脓血即净,余症也减,患者停服强地松,又治疗2个疗程,大便基本恢复正常,胃肠道症状也消失。大便常规转为阴性,纤维结肠镜检查,结肠黏膜基本恢复正常。本病例连续观察3年,未见反复,并能坚持正常工作。

（田德禄）

六、溃疡性结肠炎的发病机制与中医辨治思路

溃疡性结肠炎(UC)又称慢性非特异性溃疡性结肠炎,是一种病因未明的慢性疾病,为结肠癌癌前病变。病变以大肠(直肠和结肠)黏膜与黏膜下炎症为主要特征,以大肠黏膜的慢性炎症和溃疡形成为主要病理特点,临床以腹泻、黏液脓血便、腹痛及里急后重为主要症状。病变部位有全结肠炎(少见)、溃疡性直肠炎、溃疡性直肠乙状结肠炎、左半结肠炎等。

本病病因未明,治愈难度大,复发率高,具有较高的癌变率,被世界卫生组织列为现代难治病之一。

（一）溃疡性结肠炎的病因与发病机制

UC的病因尚不明,迄今未找到满意的动物模型。但已知的有关因素有心理因素、感染因素、遗传因素、免疫因素等。有数方面的情况可以证明,溃疡性结肠炎的发病可能与免疫有关。

1. UC患者常合并结节性红斑、皮疹、关节炎、葡萄膜炎、血管炎等。也有报道在溃疡性结肠炎患者的亲属中患强直性脊柱炎的发生率增高。

2. 皮质类固醇治疗UC可获得较满意疗效,表明激素在治疗中发挥了其免疫抑制与抗炎症的作用。

3. 我国学者在对一组溃疡性结肠炎患者进行抗体检测时发现,48.4%的患者血清中抗结肠抗体阳性,重症UC患者或病程超过5年者,血清中抗结肠抗体检出更为明显。这一研究结果支持溃疡性结肠炎很可能是一种同自身免疫反应有关的疾病学说,可能是抗结肠抗体与结肠上皮细胞抗原,在补体参与下形成免疫复合物所致。

4. 对小肠黏膜水平进行的一些免疫学研究提示,UC患者的肠黏膜可能存在原发性黏膜免疫功能缺陷(小肠单核细胞与外周血单核细胞相比,其自发性抗体分泌功能降低,IgG、IgM、IgA),从而降低了黏膜屏障功能,促进了肠道局部的炎症及全身性免疫反应。

（二）UC的病理学特点

75%的UC主要侵犯直肠、乙状结肠、左半结肠,主要侵犯结肠黏膜,表现为黏膜充血、肿胀、糜烂,形成特征性微脓肿——隐窝脓肿。脓肿向三面溃破形成溃疡,可伴有弥漫性出血。炎症的长期化可导致黏膜肌层增生,再加上炎症后的纤维化,即可导致结肠缩短,结肠袋消失,结肠变成平滑管状(腊管样改变),局部纤维肌性增生可导致结肠缩窄、腺体萎缩变形、假性息肉。严重病例可发展到黏膜下层,甚至达浆膜层,而导致穿孔,结肠中毒性扩张(极严重急性病例)而致自发性穿孔。

（三）UC的临床表现

依UC的临床表现不同有如下分型。

慢性复发型:预后好,病变范围小,症状较轻,往往有缓解期,但易复发。

慢性持续型:病变范围广,持续半年以上。

急性暴发型:国内少见,起病急,全身及局部症状严重,发生大出血,急性结肠扩张肠穿孔等并发症。

（四）中医认识及辨治思路

1. UC中医病名归属 表现腹痛,腹泻,黏液脓血便,里急后重等症状,符合中医"痢疾"的诊断。因患者一般表现有缓解期、发作期的不同,病程长,复发率高,应属于"痢疾"中的"休息痢"(慢性反复型)或"久痢"(慢性持续型)的范畴。如UC患者症状不典型,仅表现为腹泻,大便次数增多,粪质清稀,应属中医"泄泻"范畴。

2. UC中医病理研究

（1）UC标本正邪关系:痢疾形成的病机为湿热、寒湿、疫毒、积滞等邪客于肠道,与肠道气血相搏结,大肠传导失司,气血凝滞,脂膜血络损伤,血败肉腐,壅滞成脓,内溃成疡,而见腹痛,脓血便,里急后形成痢疾。

UC属痢疾之休息痢、久痢。休息痢乃痢疾之特殊类型,其反复发作,时作时止。有发作期、缓解期之分,二者不能混为一谈。发作期类似急性痢疾,以邪实为主。湿热、积滞或寒湿之邪壅滞肠中与气血相搏结,化腐成脓,脂膜血络损伤,而见脓血便。缓解期以正虚为主。由于病程日久,正气耗伤,脾肾亏虚,正气不能抗邪外出,而邪气留恋。故常反复发作。发作期湿热多于寒湿,或有积滞,饮食不节,损伤脾胃,滞于肠中,以标实为主,而本虚为辅。而缓解期脾阳虚、脾肾阳虚或阴血亏虚。以本虚为主,但也有邪气存在。总之,溃疡性结肠炎病位在于肠,病在血分,病机为本虚标实,脾肾亏虚为本,湿、热、瘀、积为标。

(2)瘀血是UC局部与全身的重要病理变化:瘀血内阻在溃疡性结肠炎发病中具有重要的意义和地位。由于UC患者病程长,发病率高,治愈难度大,易癌变,临床反复出现脓血便等特点,为病在血分,其瘀血入脏入络,络脉运行不畅;从结肠镜下观察黏膜充血、肿胀、糜烂、渗血,作为望诊延伸,"离经之血,即为瘀血";由于患者脓血便,西医应用止血药,中医应用苦寒药造成血脉不畅、医源性瘀血。通过活血化瘀可有效改善肠黏膜的血液供应,有利于溃疡的愈合。

(3)寒热错杂是溃结的重要病理特点:大量临床观察发现,UC患者病机复杂,多为寒热错杂、本虚标实之证,或上热下寒,或胃热脾寒,或脾肾阳虚,大肠湿热留恋。不同患者,有寒热多少的不同。

(4)局部病理改变为热毒蕴结成疡:溃疡性结肠炎炎性病学主要侵犯结肠黏膜,表现为黏膜充血、肿胀、糜烂,形成黏膜脓肿——隐窝脓肿。脓肿向三面溃破形成溃疡,可伴有弥漫性出血。其黏膜溃疡,不同于外疡可见红、肿、热、痛,应属"内疡",即内在溃疡,清代蒋宝素"痢之赤白名脓血,即是痈疡之类""论痢疾证治之理正与痈疡机宜暗合"。属于热毒蕴结,气血壅滞因素。

(5)积滞是UC复发的病理基础:溃疡性结肠炎患者往往因为饮食不节而诱发,其机制之一在于加重气机之壅滞。《证治汇补·下窍门》:"饮食不节,起居不时,阴受之则入五脏,闭塞滞下,为飧泄肠澼,滞下者,谓气食滞于下焦;肠澼者,谓湿热积于肠中,即今之痢疾也。故曰:无积不成痢。痢乃湿热食积三者""痢出于积滞,积,物积也;滞,气滞也。物积欲出,而气滞不欲其出,无积不成痢"。对休息痢的病机与治疗,《赤水玄珠》做了很好的总结,《赤水玄珠·休息痢》中指出:"休息痢者,愈后数日又复痢下,时作时止,积年累月不肯断根者是也。此因始得之时,不曾推下,就以调理之剂,因循而致也。又或用兜涩药太早,以致邪不尽去,绵延于肠胃之间而作者。或痢愈之后,而肠胃虚弱,复为饮食所伤而作者。当看轻重调理,或热或寒,或消导,或再推下,然后以异功散等补剂加收涩之药。"

3. UC治疗思路与对策 依据UC的病理特点,其治疗首先要遵守痢疾总的治疗原则,《景岳全书·痢疾》:"凡治痢疾,最当察虚实,辨寒热,此泻痢中最大关系",刘河间指出:"调气则后重自除,行血则便脓自愈"。治疗思路不外乎以下几点:首先区分发作期、缓解期。发作期标实为主,兼有本虚,治疗以祛邪为主。缓解期本虚为主,余邪未净,往往兼有瘀血,治疗以扶正为主。或标本兼治,通补兼施。

(1) 发作期治疗:应针对 UC 的不同环节,选用不同的治疗途径,以及相应的治法与药物。

1) 口服用药辨证是关键:症见脓血便较多,赤白相兼,甚至赤多白少,或便见血色鲜红,湿热明显者,清热化湿,调气行血,以芍药汤、葛根芩连汤、白头翁汤、香连丸辨证加减为用;症见黏液血便,白多赤少,或纯为黏液,或为白胨,寒湿明显者,温化寒湿,调气和血,消积导滞,以温脾汤、胃苓汤辨证加减为用;若慢性持续型,症见久痢不止,下痢稀薄,带有白胨,甚则滑脱不禁,脾肾亏虚,关门不固,虚寒明显者,温补脾肾,涩肠固脱,以真人养脏汤加减为用;若寒热错杂,腹痛绵绵,下痢稀薄,夹有黏胨,胃脘灼热,烦渴,四肢不温,温中补虚,清热化湿,以乌梅丸、连理汤辨证加减为用,辨证基础上,同时应注意应用消导法,消积导滞,予以山楂、鸡内金、枳实、枳壳、大黄、莱菔子、槟榔等;活血化瘀法,予以五灵脂、生蒲黄、丹参、桃仁、红花、三七粉、川芎、赤芍等;对于下痢频频,次数较多者,应用酸收法,既可收敛,又可祛邪,此法不同于固涩法,无留邪之弊,可用山楂、石榴皮、五倍子、五味子、乌梅等;若脓血便较多,可酌情应用清热解毒之品,如马齿苋、连翘、蒲公英、金银花等。

2) 灌肠给药以解决局部病理改变为原则:湿热、积滞等邪壅滞肠中,与肠道气血相搏结,气血凝滞,血败肉腐,壅滞成脓,内溃成疡。结肠黏膜表现为充血、肿胀、糜烂,形成特征性微脓肿 - 隐窝脓肿,进一步形成溃疡。针对局部病理改变应给予清热化湿、解毒凉血、敛疮生肌、活血止血等药,常用药物有:清热化湿解毒类,如黄柏、黄连、苦参、大黄、黄芩等;清热解毒、敛疮生肌类,如锡类散、养阴生肌散、血竭、白及粉、青黛、大黄粉、枯矾、马齿苋、珍珠粉等;活血化瘀止血类,如云南白药、三七粉、白及粉、五灵脂、生蒲黄等;酸收类,如五味子、五倍子、乌梅等。

3) 溃疡性直肠、乙状结肠炎者应用栓剂:针对溃疡性直肠炎,溃疡性直肠乙状结肠炎,位置偏下,脓血便、里急后重明显者,可给予栓剂治疗。药物选择与灌肠药类似,市售成药有野菊花栓,上海中医药大学龙华医院研制的清肠栓(青黛、参三七、马齿苋等)也取得了较好疗效。

(2) 缓解期治疗:缓解期本虚为主,余邪未净。治疗以口服药物为主。缓解期注意辨别正气亏虚所在,气虚、阳虚、阴虚,在脾、在肾。辨证采用益气健脾、温阳补肾、滋阴清热、活血化瘀等治法,注意兼顾余邪留恋。健脾益气常用方剂参苓白术散、补中益气汤、四君子汤、香砂六君子汤等;温补脾肾可用炮姜、肉桂粉、附子,或选用附子理中丸、真人养脏汤、桃花汤;滋阴清热选用驻车丸(黄连、阿胶、当归、炮姜)等。活血化瘀辨证选用血府逐瘀汤、少腹逐瘀汤、膈下逐瘀汤等。

(田德禄)

第三节　酒精性疾病

一、中医对酒精性肝病的认识

酒精性肝病(alcoholic liver disease,ALD)常有连续性肝损害发生,即酒精性脂肪肝、酒精性肝炎、肝纤维化及肝硬化。在本病的发生过程中,这几种病变可单独发病,或同时存在,或以任何形式混合存在。中医学虽无酒精性肝病的确切病名,但在历代中医文献中,对长期大量饮酒的危害性,及其所造成的肝损害,早已有较全面的认识。

（一）病名探讨

酒精性肝病是酒精性脂肪肝、酒精性肝炎、酒精性肝硬化的统称。根据其病因、病理及临床特征,可归于"伤酒""胁痛""酒癖(属积聚)""酒疸""酒臌(属臌胀)"等病中。

《诸病源候论》中有:"夫酒癖者,因大饮酒后,渴而引饮无度,酒与饮俱不散,停滞于胁肋下,结聚成癖,时时而痛,因即呼为酒癖,其状胁下弦急而痛。"这里巢元方首先提出"酒癖"的病名,并指出了其候是胁下弦急而痛。又在卷十九中指出:"人有性嗜酒,饮酒既多,而食谷常少,积之渐瘦,其病遂常思酒,不得酒即吐,多睡不复能食,云是胃中有虫使之然,名为酒癖也。"这里进一步提示了酒癖患者的谷减、体瘦、善吐等证候特征。后世医家相继沿用这个病名。如王焘在《外台秘要》中就引用了"酒癖"病名,并收集"深师消饮丸""倍术丸"等方治疗。明·朱橚等在《普济方》中强调了"胃弱之人"患"酒癖"的过程。对于"癖"的解释,清代沈金鳌在《杂病源流犀烛》中做了具体分析,他指出,"癖者,匿也。潜匿两肋之间,寻摸不见,有时而痛,始觉有物,其原皆由荣卫失调,经络闷隔,而又起居饮食无度,伤脾伤胃,有所劳力,强忍作劳,以致精伤血轶,邪冷之气搏结不散,藏于隐僻之所,故名曰癖"。实际上"癖"是积聚的一种。

关于长期饮酒后出现臌胀,巢元方在《诸病源候论》中已有预示:"夫酒性宣通而不停聚,故醉而复醒,随血脉流散故也。今人有荣卫否涩,痰水停积者,因复饮酒,不至大醉大吐,故酒与痰相搏,不能消散,故令腹满不消。"至于"酒臌"病名的提出,首推张景岳,其在《景岳全书》中指出"诸鼓之中,则尤以酒臌为最危难治之证",其原因是纵酒日久难止,至血气天真败极。

酒疸主要是饮酒后湿邪阻滞,郁而发黄而得名,它是本病发病过程中一种兼夹症,对其描述首见《金匮要略·黄疸病脉证并治第十五》:"夫病酒黄疸,必小便不利,其候心中热,足下热,是其证也""酒疸心中热,欲吐者,吐之愈"等条文。

一般来讲,酒精性脂肪肝、酒精性肝炎多属于"伤酒""胁痛""酒癖"中论治,而酒精性肝硬化则主要属于"酒癖""酒臌"范畴。

（二）病因病机的认识

1. **病因特点** 中医学认为少量饮酒有益,过量则为害,《本草纲目》中记载:"少饮则和气血,多饮则杀人倾刻。"过量的酒是一种湿热有毒之邪,如苏敬在《新修本草》中认为"酒,味苦,大热有毒"。李时珍也同样认为其味苦、甘辛、大热有毒。明·万全《万氏家传点点经》论曰:"酒毒湿热非常,肆意痛饮,脏腑受害,病发不一。"清代黄宫绣《本草求真》一书也认为:"酒,性种类极多,然总由水谷之精,熟谷之液,酝酿而成。故其味有甘有辛,有苦有淡,而性皆热……若恣饮不节,则损胃烁精,动火生痰,发怒助欲,湿热生病,殆不堪言。"由此纵酒成为一个独立的致病因子。

2. **基本病机及演变** 依本病的发病特点,其病机及演变分三个过程。

早期:过量饮酒之时,酒毒湿热之邪,蕴结中焦,伤及脾胃,运化失职,湿浊内生,蕴而化热,湿热蕴结,或停于脘腹,或阻于胁下,而出现胃痞、胁痛等伤酒之证。此时伤及肝、胃。

中期:纵酒日久致痰湿蕴结,阻于中焦,气机不畅,血行亦不畅,渐则气滞血瘀,气、血、痰互结阻于腹中,结成积块,停于胁下则为痞块,此时肝脾俱伤。

晚期:依然纵酒,气、血、痰日久不化,肝脾不调,久则及肾,此时肝、脾、肾俱损,而成本虚标实之证。肝伤则气滞血瘀。脾伤则痰湿蕴结,肾伤则水湿内停,气、血、水凝聚腹中而成酒臌。

关于正虚,有几种情况:一是肾阳不足无以温煦脾土,而成脾肾阳虚;另一种是肾阴亏损,肝木失去滋荣,而成肝肾阴虚之证;再一种是脾、胃、肝、肾俱伤而以气阴两虚为著。在整个发病过程中,若湿浊内阻,郁而发黄,则为黄疸,即"酒疸"。

3. 素体禀赋不足,脾胃虚弱为发病之本 古代医家认识到,本病的发病与体质因素有一定的联系,正如《世医得效方·卷第三》中说:"大抵五疸惟酒疸变证最多,盖酒之为物,随人性量不同,有盈石而不醉者,有濡唇而辄乱者。"《诸病源候论·卷二十》中有:"夫虚劳之人,若饮酒多进谷少者,则胃内生热,因大醉当风入水,则身目发黄……"由此推论,禀赋强弱在本病中占有一定地位。

素体脾胃虚弱之人易于发病,《圣济总录·卷第七十三》中记载:"论曰胃弱之人,因饮酒过多,酒性辛热,善渴而引饮,遇气道否塞,酒与饮俱不化,停在胁肋,结聚成癖,其状按之有形,或按之有声,胁下弦急胀满,或致痛闷,肌瘦不能食,但因酒得之,故谓之酒癖。"在《圣济总录·卷六十》中又有:"论曰胃虚谷少,醉以入房,冒犯风邪,胃中热毒,随虚入里,小便黄赤,热毒内聚,心下懊痛,熏发肌肉,则身目发黄……"

综上所述,ALD由酒毒直接引起,禀赋不足、脾胃虚弱为发病之基础,病在肝、脾,后期及肾,其发病过程可如图2-6所示。

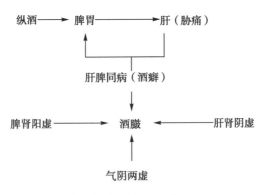

图 2-6 ALD发病示意图

(三)古代文献治疗"酒癖"立法处方分析

从古典医籍的系统查阅中我们发现"酒癖"的论述丰富,且专列有众多方剂。而饮酒引起"胁痛"及"酒臌"的论述较少,我们较为系统地检索了古典医籍,找出了治疗"酒癖"的专方53首。

1. 主治证候统计分析 对53首处方主治证候进行统计,所涉及证候共37个,属肝胆脾胃系统的27个,占71.1%,分布较为集中,对其中频次出现10个以上(包括10个)的证候归列如下(表2-35)。

表 2-35 "酒癖"症状出现频次分布

症状	疝癖	胁痛	腹胀(包括胁胀)	纳少	干呕
频次	26	21	21	12	10

2. **治法统计分析** 53 首方剂中所涉及治法统括在下、和、温、清、消、补等大法之中,其具体相互配伍的治法 30 余种,对其中频次出现 10 以上的治法进行统计,归纳如下表(表 2-36)。

表 2-36 "酒癖"治法出现频次分布

治法	化痰祛湿	调理气机	导滞通便	益气健脾	温中通阳	活血化瘀	降逆和胃	消食和胃
频次	39	34	28	26	25	20	17	15

(田德禄)

二、对内蒙古根河林区 236 例酒精性肝病调查分析

对酒精性肝病(alcoholic liver disease,ALD)的发病与饮酒持续年数的相关性、酒精性肝病临床特征等问题国外研究较多,国内尚未见大宗报道。1991 年 7 月我们对内蒙古根河林区进行了 1 021 人次的调查,初步探讨如下。

(一)资料与方法

1. **样本选择及实施方法** 根据当地医院提供的线索,在不同的企业单位中进行整体抽样,被抽查的单位,到位的全体人员均接受调查,符合诊断的病例由专业人员填写调查表格。

2. **诊断标准** 依据日本 1988 年颁发的酒精性肝损害诊断标准,并参考孙宏训有关观点,经修正,拟订诊断标准如下:①持续饮酒达 5 年以上(不包括 5 年);②饮用酒度数在 55%vol 以上;③日饮酒量在 250g 以上(包括 250g);④既往无其他肝病及消化道疾病病史;⑤无消化道相关疾病史。

(二)调查结果

1. **一般资料** 共调查 1 021 人次,阳性者 236 例,检出率为 23.1%,均为男性,已婚。年龄 21~76 岁不等,其中 31~40 岁居多,占 45.3%;最少的为 70 岁以上,占 8.5%。

2. **调查结果**(表 2-37)

表 2-37 日饮酒量、饮酒年数与人数分布

日饮酒量	饮酒年数							
(g)	6~	11~	16~	21~	26~	31~	36	合计(人)
250	21	39	22	13	9	7	14	118
300	24	25	31	14	10	5	1	110
550	0	1	3	0	1	0	0	5
800 以上	1	0	0	0	0	1	1	3
合计(人)	46	65	56	27	20	13	16	236

（1）饮酒年数：年数 6~49 年不等，其中 11~15 年最多，占 27.5%；其次为 16~20 年，占 23.7%。

（2）饮酒量：每日饮酒量多少不等，少则 250g/d，多则 1 000g/d 以上。

（3）饮酒种类及度数：全部饮用白酒，度数在 55%Vol~67%Vol 之间，少数人兼饮有色酒或 / 和啤酒。以当地所产酒为主。

（4）症状及体征统计结果与分析：

1）症状统计结果与分析：236 例中，我们统计了消化、呼吸、循环、泌尿生殖、神经等系统出现的症状，其中以消化系统出现率最高，占 95.6%（表 2-38）。从消化系统来看，所涉及的症状共 13 个，其中排列在前 7 位的症状（表 2-39），这 7 个症状与我们平时临床观察相对照，基本上属酒精性肝病的主症。

若将这 7 个症状按饮酒年数划分，其在各组中的构成比与饮酒年数进行等级相关分析，可发现"胁痛""腹胀""纳呆""便溏"等症状与饮酒年数呈一定的正相关，而"胃痛""恶心""吐酸"与饮酒年数呈负相关，从临床看，酒精性肝病患者亦主要表现为胁肋不适或疼痛、腹胀、纳少、便溏、乏力等（表 2-40）。

2）体征统计结果与分析：236 例中，有阳性体征者 174 例，占 73.7%；消化系统阳性体征出现者为 168 例，占 71.2%。消化系统 5 个体征出现率（表 2-41）。

5 个体征在各饮酒年数分组中，按其构成比排列（表 2-41），与饮酒年数进行等级相关分析可看到"肝掌""蜘蛛痣""肝大"与饮酒年数呈正相关，而"肝区叩痛及右上腹压痛""上腹正中压痛"呈负相关。这与临床观察基本一致。

表 2-38 ALD 各系统症状发生百分比

系统	百分比 /%
消化系统	96.6
神经系统	89.0
循环系统	52.5
泌尿生殖系统	43.2
呼吸系统	41.9

表 2-39 ALD 消化系统症状发生百分比

症状	百分比 /%
胃痛	58.3
恶心	46.5
吐酸	43.0
纳呆	41.7
胁痛	33.3
腹胀	24.1
便溏	15.1

表 2-40 饮酒年数与 ALD 消化系统症状发生百分比分布

症状	饮酒年数							rs	P
	6	11	16	21	26	31	≥36		
胃痛	68.2	60.3	63.6	50.0	21.1	61.5	62.5	−0.32	0.50
恶心	52.3	49.2	54.5	42.3	31.6	38.5	−	−0.77	0.1<P<0.2
吐酸	45.5	46.0	47.3	46.2	21.1	38.5	37.5	−0.571	0.20
纳呆	59.1	31.7	45.5	42.3	36.8	38.5	66.7	0.143	0.50
胁痛	31.8	25.4	36.4	46.2	42.1	38.5	37.5	0.607	0.1<P<0.2
腹胀	18.2	23.8	23.6	42.3	47.4	46.2	33.3	0.857	0.02<P<0.05
便溏	11.4	14.3	21.8	23.1	−	23.1	−	0.464	0.50

表 2-41 ALD 消化系统体征发生百分比

体征	百分比 /%
肝掌	44.5
蜘蛛痣	30
肝区叩痛及右上腹压痛	25
肝大	10.6
上腹正中压痛	5.5

酒精性肝病的流行病学调查国外报道较多,从现有的资料看,有人估计,世界上有 1 500万 ~2 000 万人喝酒,其中 10%~20% 有不同程度的酒精性肝病。本调查检出率 23.1% 与其基本一致。有人检查证实,一次饮酒接近醉量,12 小时后即可出现肝脂肪变。另据记载,酒精性肝炎患者通常每天饮酒约含酒精 80g 以上,80% 的患者有 5 年或 5 年以上的饮酒史。有的学者还系统地观察酗酒者 5~10 年,发现有五种连续性肝损伤发生,即:亚临床改变、酒精性脂肪肝、酒精性肝炎、肝纤维化以至于肝硬化,甚至发生危险性大的肝癌。基于这些观点,我们在调查中以每日饮酒 250g,度数在 55%Vol 以上(约含酒精量 118g),持续 5 年以上为标准,其检出率是有一定可靠性的。

酒精进入人体首先经胃肠道吸收(70% 在小肠上部,30% 在胃)后,先进入门静脉,通过毛细血管迅速弥散到全身细胞内、外液,进入体内的酒精 90%~98% 在肝脏内代谢,所以消化系统的损害比其他系统较为突出。本调查证实了这一观点。

调查中提示,胃痛、恶心、吐酸、纳呆、胁痛、腹胀、便溏等症状,以及肝掌、蜘蛛痣、肝区叩击痛、右上腹压痛、肝大、上腹正中压痛等体征,构成了酒精性肝病之主要临床表现。且随着饮酒年数的增长,胁痛、腹胀、纳呆、便溏以及肝掌、蜘蛛痣、肝大与之呈正相关;胃痛、吐酸、恶心以及肝区叩痛、上腹压痛与之呈负相关。说明饮酒日久,形成了以肝脏为中心的损害日渐突出,而肝脏某些邻近器官的损害逐渐居于次要地位,这可能与大部分酒精及其代谢产物在肝内代谢、蓄积有关。

饮酒年数的增长与腹胀、纳呆、便溏等脾气虚表现呈正相关,这正符合《金匮要略》所提出的"见肝之病,知肝传脾,当先实脾"以及《临证指南医案》所强调的"肝病既久,脾胃必虚"的观点。故在本病的治疗中,重视调理脾胃功能为一重要的治则。

（田德禄　叶永安　杨惠民　朱　红　苏锦文　王尊吉）

三、中药慢肝消治疗酒精性肝病的临床研究

酒精性肝病常有连续性肝损伤,包括酒精性脂肪肝、酒精性肝炎、酒精性肝纤维化及肝硬化。自1990年以来我们应用中药复方慢肝消治疗酒精性肝病92例,其中治疗组取得了较满意的疗效。报告如下。

（一）对象和方法

1. 对象　本研究观察酒精性肝病92例,全部为男性,设治疗组64例,对照组28例,分布情况（见表2-42）。治疗组年龄29~65岁,平均41.8岁 ±2.4岁,对照组年龄31~67岁,平均42.8岁 ±2.1岁。

表2-42　酒精性肝病分组表（n,%）

诊断	治疗组	对照组	合计
脂肪肝	13(20.3)	9(32.1)	22(23.9)
肝炎	19(29.7)	6(21.4)	25(27.2)
肝硬化	22(34.4)	9(32.1)	31(33.7)
混合型	10(15.6)	4(14.3)	14(15.2)
总计	64(100.0)	28(100.0)	92(100.0)

2. 方法

（1）诊断标准:西医诊断标准参考日本1988年临床杂志刊登的酒精性肝损害的诊断标准,以及欧美国家对酒精性肝病的诊断标准,经修改分为三类:酒精性脂肪肝、酒精性肝炎、酒精性肝硬化,三类中若 AST/ALT>2,对诊断酒精性肝病有一定的特异性。凡酒精性脂肪肝、酒精性肝炎及酒精性肝硬化出现一类即可诊为酒精性肝病。中医诊断标准:每日酒精摄取量≥80g,至少持续5a以上,或累积饮酒量相当于该量的大量饮酒者。证候学诊断,主症:胁痛、胁下积块;兼证:腹胀、纳呆、血痣、朱砂掌。具有病史、主症一项,兼症3项者即可确诊。

（2）治疗方法:治疗组选用慢肝消,对照组用加味逍遥散,两组均予中药汤剂,每日1剂,水煎至300ml早晚各一次温服,3个月为1个疗程。

（二）结果

1. 疗效标准

临床治愈:主要症状与体征(肝区叩痛、上腹压痛)消失,肝脾肿大回缩至正常范围,有关血清生化指标恢复正常,影像学检查正常。

显效:主要症状与体征消失,肝脾肿大较前回缩1/2以上,有关血清生化指标检查接近

正常,影像学检查明显改善。

有效:主要症状与体征减轻,肝脾肿大有回缩,有关血清生化指标较前下降,影像学检查有改善。

无效:临床症状、体征无明显变化,肝脾无回缩,有关血液生化指标和影像学检查无改善。

2. **治疗效果** 经治疗后两组主要症状和体征较治疗前皆有改善,以治疗组改善明显(表2-43,表2-44)。对部分病例进行了有关肝脏生化指标、免疫球蛋白IgA、血小板聚集率、黏附率、P Ⅲ P等项检查,通过1个疗程的治疗观察。患者的肝功能检查,ALT、AST、GGT、TTT、AKP多有明显好转,部分患者可恢复到正常,提示慢肝消有改善肝功能的疗效,除TTT一项与对照组比无显著性差异外,其余各项均有显著差异($P<0.05$,表1-45)。经慢肝消治疗后,血清胆红素下降,治疗组疗前为2.52 ± 0.47,疗后为1.91 ± 0.21,疗前疗后相比有显著差异($P<0.01$),对照组疗前为2.50 ± 0.40,疗后1.62 ± 0.43,疗前疗后比有显著差异($P<0.01$),两组比较,治疗组优于对照组($P<0.05$),说明慢肝消有调肝利胆作用,使黄疸减轻。

表2-43 慢肝消治疗酒精性肝病症状改善情况(n)

临床症状	治疗组						对照组					
	疗前	消失	显效	好转	无效	有效率(%)	疗前	消失	显效	好转	无效	有效率(%)
食欲不振	64	52	8	2	2	96.9	28	9	7	6	6	78.6
脘腹胀满	64	46	11	4	3	95.3	28	2	14	7	5	82.1
胁肋胀痛	54	34	12	8	0	100.0	22	7	4	5	6	72.7
恶心呕吐	29	21	5	1	2	93.1	13	2	4	3	4	69.2
便溏	40	40	0	0	0	100.0	16	7	3	3	3	81.3
乏力	52	27	18	4	3	94.2	21	5	7	4	5	76.2

表2-44 慢肝消治疗酒精性肝病体征改善情况(n)

临床体征	治疗组					对照组					
	疗前	消失	显效	无效	有效率/%	疗前	消失	显效	好转	无效	有效率/%
肝脾肿大	51	21	16	2	96.1	22	5	11	2	4	81.9
面色萎黄	22	2	11	3	86.4	15	2	3	5	5	66.7
面色晦暗	24	1	9	4	83.3	7	0	1	3	3	57.1
肝区叩痛	56	35	8	1	98.2	19	8	3	3	5	73.7
肝掌	25	1	7	11	56.0	10	0	0	4	6	40.0
蜘蛛痣	27	0	5	13	51.9	11	0	1	5	5	54.5
腹水	19	6	7	2	89.5	7	1	2	1	3	57.1
黄疸	20	5	12	1	95.0	8	3	3	1	1	87.5

表 2-45 慢肝消治疗酒精性肝病生化指标改善情况($\bar{x} \pm s$)

生化指标	治疗组		对照组	
	疗前	疗后	疗前	疗后
TTT	16 ± 3	10 ± 3^b	17 ± 3	10.1 ± 2.3^b
ALT	77 ± 8	37 ± 4^b	68 ± 8	52.3 ± 4.6^a
AST	80 ± 6	40 ± 9^b	70 ± 6	52.1 ± 4.9^a
γ-GT	394 ± 91	102 ± 33^b	374 ± 88	256 ± 73
AKP	132 ± 36	62 ± 12^b	142 ± 18	103 ± 16^a

注:$^aP<0.05$,$^bP<0.01$,vs 疗前

免疫反应在酒精性肝病发生发展过程中起着一定的作用,在本病的几种病理类型中均发现 IgA 有不同程度的升高治疗组疗前 IgA(mg/L)为 3.56 ± 0.21,疗后 2.11 ± 0.10,疗前疗后比较差异显著($P<0.01$),对照组疗前为 3.20 ± 0.30,疗后为 2.20 ± 0.15,治疗前后比较有显著差异($P<0.01$),两组间比较无显著差异,说明两方均有免疫调节作用。慢肝消治疗后血小板聚集率、黏附率均有下降,治疗前后自身对照,经统计处理有显著差异,表明慢肝消在一定程度上对血液状态有所改善,起到了活血化瘀之作用(表 2-46)。慢肝消治疗后血清 P Ⅲ P(ng/L)含量较治疗前明显下降(1.42 ± 0.30vs0.88 ± 0.21),经统计学处理有显著差异($P<0.01$),说明慢肝消具有抗肝纤维化,防止病变发展的作用。对两组患者症状、体征、实验室检查各项指标的综合分析,可以看出,治疗组总有效率为 93.8%,对照组总有效率为 71.4%,两组间经检验有显著性差异($P<0.05$),治疗组优于对照组(表 2-47)。

表 2-46 慢肝消治疗前后血小板聚集、黏附率的变化($\bar{x} \pm s$,%)

血小板	n	疗前	疗后
聚集率	46	54.3 ± 7.7	41.3 ± 1.9^a
黏附率	48	39.4 ± 6.5	32.4 ± 1.3^a

注:$P^a<0.05$,vs 疗前。

表 2-47 慢肝消治疗酒精性肝病的疗效比较(n,%)

分组 n	临床治愈	显效	好转	无效	有效率
治疗组 64	5(7.8)	36(56.3)	19(29.7)	4(6.3)	93.8
对照组 28	0(0.0)	12(42.9)	8(28.6)	8(28.6)	71.4

注:$\chi^2=4.36$,$n=1$,$P<0.05$。

(三)讨论

慢肝消以理气调肝、益气健脾、清热化湿、活血化瘀为治疗法则,通过临床观察,慢肝消用于治疗本病,无论是症状、体征的变化,还是实验室指标的改善皆优于对照组,综合疗效分析,两组病例经统计学处理有显性差异,具体有以下几个方面的作用。

1. 慢肝消改善肝功能,保护肝细胞的作用 AST 与 ALT 主要分布于线粒体内,酒精引

起的肝损伤破坏了细胞膜的结构,使 AST、ALT 释放入血,久而产生病理性升高,以往的报道中提出酒精性肝病患者 ALT 值的上升不如其他肝损伤明显,甚至 AST/ALT>2,本研究观察到的结果证实了这一点,其可能的解释是酒精所引起的磷酸吡哆醛缺乏有关。经治疗后 ALT、AST 及有关肝损害的指标,治疗组自身对照有极显著的差异($P<0.01$),与对照组比较有显著性差异($P<0.05$),体现了慢肝消改善肝功能,保护肝细胞的作用。本方通过理气调肝、益气健脾、活血化瘀、清热化湿纠正了气滞、血瘀、湿阻、正虚的病理改变,使气血通达,脾健湿化,积块得散,酒毒得解。其作用机制可能与改善肝内血液循环,减轻肝细胞变性,坏死及炎症反应有关。从其抑制血小板聚集和黏附这个侧面上看,其有利于肝内血液循环,减轻病变部位缺血,改善肝脏营养及氧的供养,防止肝细胞继续坏死,加速病灶的吸收与修复。

2. 慢肝消对免疫功能的调节作用 酒精性肝病的发病与免疫反应有一定的相关性。有人做肝脏活体组织检查,发现肝窦内有 IgA 连续沉积,认为是酒精性肝病的特殊病理表现,在观察中发现酒精性肝病患者血 IgA 有不同程度的增高,经治疗两组患者 IgA 均下降,两组自身前后对照,有极显著差异($P<0.01$),说明慢肝消对酒精性肝病的治疗与调节免疫功能有一定的联系。

3. 慢肝消抗肝纤维化的作用 血清Ⅲ型前胶原肽(PⅢP)能较好地反映肝纤维化的活动性及胶原代谢情况,与肝细胞坏死也有一定的关系,酒为湿热之邪,酗酒日久可以导致酒精性肝炎,肝纤维化的产生,特别是病变的中后期,酒毒湿热之邪留恋不去,肝脾肾相继受损,气滞、血瘀、痰湿相互搏结于胁下而形成肝脾肿大而致肝纤维化、肝硬化的产生。本研究通过测定血 PⅢP 含量,疗后 PⅢP 明显降低,与疗前相比,经统计学处理有极显著差异($P<0.01$),表明慢肝消有抗肝纤维化的作用。

(田德禄 叶永安 杨惠民 朱建华 杨晋翔 姚素珍 李新民)

四、"慢肝消"对酒精性肝损伤大鼠肝脏病理学及组织化学变化的影响

酒精性肝病包括酒精性脂肪肝、酒精性肝炎及酒精性肝硬化等连续性肝损伤。我们在临床上应用中药复方"慢肝消"治疗酒精性肝病 30 例,同时设对照组 10 例已取得了良好疗效。为了进一步了解慢肝消的作用机制,本实验复制出大鼠酒精性肝损伤动物模型,以观察慢肝消对酒精性肝损伤的防治作用。

(一)材料和方法

1. 材料

(1) 药物与试剂:60%Vol 二锅头白酒,北京酿酒总厂生产;慢肝消,购于北辰中药批发部,水煎,每升含生药 2.68kg。

(2) 饲料:造模饲料有面粉、次粉、草粉、豆粉,按 2:1:1:1 比例配方,另加少量豆油及食盐。

(3) 动物纯系 Wistar 雄性大白鼠,体重 100~150g,由北京医科大学(现北京大学医学部)动物中心提供。

2. 方法

(1) 造模方法及分组:40 只动物随机分为四组。①正常组;②病理组:每天上午灌饮白

酒,每日量按 24g/kg 体重计算,喂造模饲料;③预防组:每天上午灌饮白酒造模,下午灌服中药煎剂 20ml/kg 体重;④对照组:每天上午灌饮白酒造模,下午灌饮生理盐水 20ml/kg 体重。各组大鼠连续灌胃 9 周,于末次灌药后 24h 取材,石蜡包埋,切片,HE 染色,供组织形态学观察。

(2) 组织化学标本制备及检测:肝组织冰冻切片,进行 SDH、MAO、G-6-P、ATP 等酶组织化学染色,用英国产 QUANTLMET970 图像分析仪进行定量分析。

(二) 结果

1. 光镜观察结果 正常组肝组织结构完整,肝细胞以中央静脉为中心向四周呈放射状整齐排列,肝小叶轮廓清晰,肝细胞分界清,核圆而清晰,核位于细胞中央,胞质丰富。病理组肝细胞水肿呈气球样变,胞质内广泛出现大小不等的圆形脂肪滴,并可见嗜酸性不规则小体(酒精性小体)形成,有灶性及点状坏死伴中性粒细胞浸润,汇管区炎细胞浸润明显,以中性粒细胞及淋巴细胞为主,肝窦内皮细胞肿胀。预防组肝小叶结构完整,细胞水肿消失,胞质内可见少量脂肪滴较病理组明显减轻,偶见点状坏死,炎细胞浸润明显减轻。对照组损伤与病理组一致。

2. 肝脏酶组织化学染色及定量分析

1) 镁激活-三磷酸腺苷酶(Mg_2+ATPase):正常组肝脏毛细胆管壁呈 ATP 酶强阳性反应,光镜下显示为深棕色沉淀;病理组及对照组酶活性明显降低,颜色较淡,预防组酶活性渐恢复(表 2-48)。

2) 琥珀酸脱氢酶(SDH):正常组可见肝细胞浆内酶活性呈紫蓝色颗粒,弥漫分布,核不着色;病理组及对照组肝细胞酶反应明显降低,预防组酶活性有一定的恢复(表 2-49)。

表 2-48 大鼠肝脏 ATPase 图像分析结果($\bar{x} \pm s$)

组别	平均光密度	积分光密度
正常组	$0.63 \pm 0.03^*$	$42\,613.6 \pm 9\,450.5^*$
病理组	0.47 ± 0.04	$13\,552.4 \pm 2\,863.2$
预防组	$0.60 \pm 0.07^*$	$31\,445.5 \pm 7\,025.78$
对照组	0.40 ± 0.05	$12\,775.7 \pm 2\,712.4$

注:* 正常组与病理组、预防组与对照组比较 $P<0.01$。

表 2-49 大鼠肝脏 SDH 图像分析结果($\bar{x} \pm s$)

组别	平均光密度	积分光密度
正常组	$0.73 \pm 0.04^*$	$276\,133.6 \pm 23\,489.0^*$
病理组	0.49 ± 0.06	$95\,203.8 \pm 35\,062.6$
预防组	$0.60 \pm 0.08^*$	$219\,043.2 \pm 29\,901.1^*$
对照组	0.50 ± 0.08	$165\,295.0 \pm 67\,721.6$

注:* 正常组与病理组、预防组与对照组比较 $P<0.01$。

3）单胺氧化酶（MAO）：正常组 MAO 呈紫蓝色微细颗粒均匀分布于胞浆中，核不着色，酶反应较强；病理组与对照组酶活性下降，呈淡灰色颗粒；预防组酶活性有恢复（表 2-50）。

表 2-50 大鼠肝脏 MAO 图像分析结果（$\bar{x} \pm s$）

组别	平均光密度	积分光密度
正常组	$0.51 \pm 0.04^*$	$192\ 055.0 \pm 14\ 362.7^*$
病理组	0.36 ± 0.02	$25\ 416.6 \pm 32\ 171.0$
预防组	$0.48 \pm 0.09^*$	$146\ 243.8 \pm 44\ 750.4^*$
对照组	0.42 ± 0.02	$57\ 738.8 \pm 24\ 817.6$

注：*正常组与病理组、预防组与对照组比较 $P<0.01$。

4）葡萄糖 -6- 磷酸酶（G-6-P）：正常组可见 G-6-P 均匀分布于肝细胞浆内，酶呈棕黄色颗粒沉淀，以中央静脉周围肝细胞酶活性最强；病理组及对照组酶活性减弱，呈浅棕色，以周边部明显；预防组酶活性增强（表 2-51）。

表 2-51 大鼠肝脏 G-6-P 图像分析结果（$\bar{x} \pm s$）

组别	平均光密度	积分光密度
正常组	$1.01 \pm 0.03^*$	$474\ 945.0 \pm 24\ 501.1^*$
病理组	0.68 ± 0.14	$286\ 540.8 \pm 54\ 840.5$
预防组	$0.96 \pm 0.05^*$	$442\ 528.6 \pm 41\ 417.1^*$
对照组	0.83 ± 0.07	$356\ 119.4 \pm 25\ 550.0$

注：*正常组与病理组、预防组与对照组比较 $P<0.01$。

（三）讨论

肝细胞浊肿、脂肪变、坏死、炎细胞浸润，这些病理表现在病理组及对照组动物肝脏中皆可见到，酒精小体的出现则代表了酒精性肝病的病理特征。有人认为酒精性肝病中，肝细胞体积膨胀和气球样变，可能与渗透压活性的分子堆积在肝细胞器内有关。

一般认为，酒精引起的肝细胞脂肪变的机制是，当乙醇进入肝细胞后，先在线粒体内转变成乙醛，乙醛进一步转变成乙酰辅酶 A 时，使辅酶 I（NAD）转变成还原型辅酶 I（NADH），由于还原型辅酶 I 的增加，改变了 NADH 与 NAD 的比率，抑制了线粒体内三羧酸循环的进行，从而影响脂肪酸的氧化，造成了肝脂肪变。用药后，预防组肝细胞脂肪变明显减轻，提示慢肝消具有调节脂质代谢，抑制肝脂肪变的作用。G-6-P 主要位于内质网，是其标志酶，MAO、SDH 存在于线粒体内，ATP（Mg^{2+}-ATP）主要显示于质膜上，这些都是反映肝细胞膜结构和功能的酶，且 ATP 酶为肝细胞早期受损的敏感指标。这四种酶经图像分析处理，预防组与对照组相比有较显著差异（$P<0.01$），这一方面说明在酒精的刺激下，肝细胞膜系统受到了一定的损伤，必然导致细胞的变性、坏死，另一方面说明中药复方慢肝消能够保护肝细胞的膜系统。

中药复方慢肝消，以调肝健脾、活血化湿解毒为治法。本实验结果证明，慢肝消具有调节肝脏脂质代谢、抗炎及保护肝细胞之作用。

（叶永安　田德禄　赵凤志　戴　欣　鲁香凤　杨惠民　朱建华　杨晋翔）

五、酒精中毒性肝病证治初探

酒精中毒性肝病常有连续性肝损害的发生，即酒精性脂肪肝、酒精性肝炎、肝纤维化及肝硬化。在疾病的发生发展过程中，这几个方面又可同时存在。中医学虽无酒精中毒性肝病之称，但在历代中医文献中对长期大量饮酒的危害性及其所造成的肝损害，早已有较全面的认识，并根据其病因特点及本病发生发展过程中，由轻到重的临床证候，将其概括在"伤酒""酒癖""酒臌"及"酒疸"等病证之中。诚如《证治准绳》所言："多饮人结成酒癖，肚腹积块，胀急疼痛，或全身肿满，肌黄食少。"

（一）病因特点

中医把过量饮酒作为一种致病因素，早在两千多年前的《黄帝内经》中已经认识到"以酒为浆"可导致疾病的发生，并指出"酒性苦热"。《圣济总录》亦言"酒性辛热"。酒性辛苦而热有两重性，适量饮之，有益健康，可祛寒活血通脉，过量则可导致多种病变。《本草纲目》谓："少饮则和血行气……多饮则杀人倾刻。"《医意商》则云："盖酒之伤人，湿而且热，永久不变。"此说明酒乃湿热之邪。巢元方在《诸病源候论》中进一步提出："酒性有毒，而复大热，故毒热气，渗溢经络，浸渍脏腑，而生诸病。"又曰："酒者，水谷之精气也，其气慓悍而有大毒，入胃则酒胀气逆，上逆于胸，内熏于肝胆，故令肝浮胆横。"由此可知，中医把过量饮酒视为一种特殊的湿热有毒之邪，以损伤肝胆脾胃为主，说明了酒之致病的特点。

（二）病机演变及证候特点

酒精中毒性肝病的病因为酒毒湿热之邪。过量饮酒之后，湿热毒邪内蕴，肝脾损伤，气血不和，痰浊内生，气血痰湿相互搏结，停于胁下，形成积块，迁延日久，肝脾肾三脏功能障碍，水湿停聚于腹而成臌胀。根据其病史长短、病机演化、证候特点，大体可归纳为初、中、后三个阶段。

1. **初期**　为伤酒阶段，过量饮酒之时，往往兼食以膏粱厚味，酒毒湿热之邪蕴结中焦，伤胃及脾，脾胃受损，脾土壅滞，连及于肝木，土壅木郁，肝失条达，肝脾同病，则清阳不升，浊阴不降，清浊相混，气机升降失调，血行不畅，脉络失和，每致气滞、血瘀、湿热蕴结，或阻于腹部，或积于胁下，而见脘胁胀满或胀痛，纳食不馨，或胁下积块，质地柔软。为此，张景岳在《景岳全书·饮食》中认为："凡饮酒致伤者……以酒湿伤脾，致生痰逆呕吐，胸膈痞满，饮食减少。"巢元方在《诸病源候论》中亦言："此由饮酒多食鱼脍之类，腹内否满，因而成渴，渴又饮水，水气与食结聚……所以成癖。癖气停积，乘于脾胃，胃得癖气不能消化，故令宿食不消，腹内胀满，噫气酸臭，吞酸气急。"故而病初多属实属热，以气滞、血瘀、湿阻为主。

2. **中期**　病延日久，或初期治不得法，病势日渐加重，酒湿浊毒，蕴而不化，聚而为痰，酒毒痰浊阻滞之后，又会进一步阻滞气血运行，则气机郁滞，血脉瘀阻更甚，气血、痰浊、酒毒湿热，相互搏结，凝结成块，停滞于胁腹之下，则为酒癖。巢元方在《诸病源候论》中对酒癖的形成和病症做了较精辟的论述，指出："夫酒癖者，大饮酒后，渴而引饮无度，酒与饮俱不散,停滞在胁肋下,结而成癖,时时而痛,因即呼为酒癖,其状胁下弦急而痛"。此时,邪气渐盛,正气稍衰。症见胁下结块,明显增大,质地中等,胁胀而痛,饮食减少,面色萎黄,形体逐渐消瘦等。

3. 后期 邪势未衰,正气已伤,正虚邪恋。正如张景岳在《景岳全书》中所言:"少年纵酒无度,多成水臌……第当少年,则所生不经所耗,而且积伤并重,病斯见矣……其有积渐日久,而成水臌者,则尤多也。"《不居集·酒臌》亦言:"少年纵酒无节,多成酒臌。"因此,酒病后期,脾胃运化日衰,气血生化乏源,气、血、痰浊、酒毒湿热蕴结,病及于肾,肝脾肾功能失调,三焦气化不利,津液疏布失常,湿聚水生,水液潴留,终至腹部日渐胀大,遂成酒臌之病证。临床可见腹大胀满,入囊裹水,胁下积块,按之坚硬,青筋暴露,甚则脐心突起,面色萎黄或黧黑,四肢明显消瘦等。

此期常因瘀血阻于肝脾脉络之中,瘀热不去,病邪日深,则可见红痣血缕,手掌赤痕;或由于酒毒湿热之邪,蕴而化火,灼伤血络,或肝不藏血,或脾不统血,血不循常道,溢于脉外,可出现皮肤瘀点、瘀斑、鼻衄、齿衄,甚至大量吐血、便血而危及生命。

在酒臌的形成中,气、血、水三者息息相关,而此三者在体内运行正常与否,又关键在于肝脾肾功能是否正常。由于嗜酒无度,土壅木郁,肝气郁结,气滞血瘀,气血运行不畅,遂致脉络阻塞,水气内聚,日积月累,聚于腹中,这是形成酒臌的一个基本因素。再者是脾脏功能受损,运化失常,水谷不化精微,反生湿浊,水湿不能转输排出体外,而致水湿停聚。病之日久,累及于肾,肾脏功能受损,不能蒸化水液而使水湿停滞,也是酒臌形成的一个重要因素。正因为气机郁滞、血脉瘀阻、水湿停滞是构成酒臌的三个重要因素,因此喻嘉言在《医门法律》中概括说:"胀病亦不外水裹、气结、血瘀"。此外,肾阳不足,无以温煦脾土,使脾阳愈虚,而成脾肾阳虚;肾阴亏损,或素体阴虚,肝木失于滋养,而致肝肾阴虚。如此,肾之阴阳不足,又可影响到肝脾二脏的功能,使肝脾益惫。这样先病脾胃,渐及于肝,肝脾同病,日久及肾,如此反复,使实者愈实,虚者愈虚,气滞、血瘀、水停、正虚交织错杂,从而构成了酒臌的病理变化实质。

在本病的三个阶段中,又可因酒毒湿热之邪,蕴积脾胃,熏蒸肝胆,胆汁不循常道,浸淫肌肤,而发为酒疸。此即《证治要诀》中所云:"黄疸,因酒食过度,脏腑极热,复为风湿所搏,结滞不散,湿热郁蒸,故通身眼目俱黄,或发寒热,亦宜煎药。酒疸,因酒过伤而黄,俗名酒黄。"

综上所述,酒精中毒性肝病的病因为酒毒湿热之邪,主要侵及肝胆脾胃,后期波及于肾。病机演变与气滞、血瘀、痰浊、水停、正虚密切相关。发病之初以邪实为主;病久则虚中夹实,虚实交错;后期则以正虚邪恋为主。

(三) 证治要点

酒精中毒性肝病的病机演变复杂,临床症状变化多端,证型重叠交错,因而在辨治时须谨守病机,审时度势,辨明虚实。依其病程发展的不同阶段和临床证候特点的主次不同,治疗时于清热解毒、理气活血、扶正培本、逐水利湿诸法中有所侧重。一般而言,初期以理气活血,解毒化湿为主;中期当以理气化瘀,消癖化痰为要;后期当以扶正祛邪,攻补兼施为法。做到补虚不忘邪,泄实不忘虚。

(杨惠民 田德禄)

六、若干酒精性疾病中医证治初探

酒精性疾病属于中医学的"伤酒""酒病""饮酒中毒"等范畴,李东垣对长期饮酒中毒所引起的疾患,进行了"论酒客病"的专题讨论。《诸病源候论》也认为:"酒性有毒,而复大热,饮之过多,故毒热气渗溢经络,浸溢脏腑,而生诸病也。"本文对一些常见酒病的病机、临床表现、治法、方药进行初步的探讨,以期将该问题的研究引向深入。

(一)酒毒蕴积肝胆

1. **酒疸** 嗜酒过度,温热郁蒸,胆热液溢,浸淫肌肤而发黄疸。《圣济总录·黄疸门》谓:"大率多因酒食过度,水谷相并,积于脾胃,复为风湿所搏,热气郁蒸,所以发黄为疸。"酒疸临床多见身目俱黄,而发赤斑,心中懊侬热痛,腹满不欲食,时时欲吐,小便不利,鼻燥等。治宜清热利湿以解酒毒。若脉浮滑,欲吐甚者,当先探吐;脉沉滑而腹满便秘者,当先下之,用栀子大黄汤治疗;若酒食不节,损伤脾胃,湿浊内生,郁而化热,熏蒸肝胆者,用葛花解醒汤消酒利湿,健脾和胃。

2. **酒癖** 由于酒食所伤,滋生痰浊,影响气血运行,导致气机郁滞,血脉瘀阻,气血痰互相搏结胁肋而引起癖病。《诸病源候论》谓:"夫酒癖者,因大饮酒后,渴而引饮无度,酒与饮俱不散,停滞在于胁肋下,结聚成癖,时时而痛,因即呼为酒癖,其状胁下气急而痛。"本病症见胁肋疼痛,胁腹有积块,腹胀,纳差,气短而渴,舌暗,脉弦等。治宜化瘀消癖、理气化痰,方用膈下逐瘀汤加减。

3. **酒臌** 酒食不节,湿热蕴积肝胆,损伤脾胃。在青壮之年,脾胃健壮,尚能随食而化,若积之既久,又因体气渐衰,酒积蕴滞不化,清浊相混,壅塞中焦,气血郁滞,瘀阻不行,水湿滞留,气血交阻而成臌胀。《不居集·酒臌》曰:"少年纵酒无节,多成酒臌。"本病症见腹大坚满,脘腹胀满,青筋怒张,烦热口苦,小便色黄,大便不畅。治宜利湿消胀,化痰理气,兼顾正气。方用中满分消丸加减,并根据酒臌发展的各个阶段的气结、血瘀、水裹主次不同,而恰当用药。

(二)酒毒蕴结胃肠

1. **酒噎** 过饮酒浆,助湿生热,湿热蕴积,阻碍气机升降;酒热耗津,食管干涩,则进食不畅,渐致噎嗝。《医门法律》说:"过饮滚酒,多成膈证。"本证多见中年以上男性,平素嗜酒,恣食肥甘。初起咽部有异物感,进食时有食物停滞感,进而食时痛甚,胃脘灼痛;继则吞咽时胸膈疼痛,食入发噎,食后即吐,大便艰涩,舌红少苔,脉弦细等。故用启膈散加减以开郁行气、化痰散结,兼以滋阴润燥。

2. **酒泄** 又称伤酒泄泻、纵酒泄泻、酒湿泄、酒积泄。因饮酒过度,损伤脾胃,脾虚湿盛而致本病。《不居集·泄泻》说:"酒积泄,饮酒太多,清晨作泄,或五更腹痛,泄下黄赤,此酒湿入脏所致,非肾虚者比也。"本病症见大便溏稀,泻下黄沫,肠鸣腹痛,饮食减少,形体渐瘦,脉多弦细。治宜清利湿热,健脾助运,用胃苓汤、葛花解醒汤之类。

3. **酒积便血** 嗜酒辛辣,助湿生热,湿热内蕴,下注肠道,损伤肠络则便血。《医学入门·便血》说:"酒面积热,以致荣血失道,渗入大肠。"临床多见便血紫暗或鲜红,伴有脘腹胀痛,胸膈堵闷,口干而苦,舌苔黄腻,脉弦数或濡数。治宜清热化湿,凉血止血。常用地榆散合赤小豆当归散加减。

4. 酒积腹痛 由于嗜酒过度，湿热伤脾，气机不畅，传导失职所致之腹痛。《症因脉治·卷四》谓："酒积腹痛之症，痛而欲利，利下黄沫，天明即发，饮酒痛甚，小便赤涩。"临床多见腹部痞满疼痛，按之硬满，口渴欲饮，口苦心烦，大便不畅，舌苔黄，脉滑数。治宜清热除湿，理气止痛。常用清胃散合金铃子散加减。若湿热蕴滞，肠胃积热，可用大柴胡汤治疗。

5. 酒痔 指嗜酒过度，湿热内生，下注大肠，形成痔核所致大便带血、肛门胀痛为主的病证。《仁斋直指方》说："凡痔皆因酒面炙煿，蓄热伤血，恶血结聚于下焦，不得疏通，于是下坠而为痔。"治宜活血解毒，行气止痛。内服黄连解毒汤，外敷金黄膏、九华膏。亦可采用清痔灵局部注射治疗。

（三）酒伤肺系

1. 酒嗽 若饮酒过度，损脾伤肺，化火生痰，肺气失于肃降而致咳嗽。《杂病源流犀烛》谓："酒嗽，伤酒而成也。盖酒大热有毒，或冷热兼饮，日久渐伤胃脘，其气结聚不流，致成湿痰作嗽。"临床多见咳嗽痰色黄稠，甚或痰中带血，口干口苦，烦热胸闷，舌苔黄腻，脉滑数。治宜清热肃肺，化痰止咳。《丹溪心法·咳嗽》"以竹沥煎紫苏，入韭汁，就吞瓜蒌杏连丸。"《古今医鉴》应用二母宁嗽汤治疗伤于酒食所致的痰嗽不愈。

2. 酒喘 嗜酒伤中，脾失健运，痰浊内生，上蕴于肺，壅阻肺气，升降失司，气逆而喘。《医部全录·哮喘门》应用泻肺散"治酒客劳倦……咳嗽喘气。"临床所见酒喘，多为痰热阻肺，气机逆乱。治疗宜清化痰热、理气平喘，可用桑白皮汤加减。

（四）酒伤气血津液

1. 酒厥 指酒后四肢厥冷、不省人事的病证。《证治汇补》谓："大醉之后，忽然战栗，手足厥冷，不省人事，名曰酒厥。"临床多见纵饮不节，饮后昏倒，轻者犹能知人，重者神昏或烦躁，或痰涎如涌，脉滑数。治宜解酒清热，豁痰开窍。常用凉膈散合导痰汤加减治疗。

2. 饮酒发热 指因饮酒而致的发热，亦可因误服药酒所致。嗜酒损伤中州，湿邪内生，郁久化热，湿热蕴结而发本病。《诸病源候论·饮酒发热候》谓："服散而积饮酒，石因酒势而盛，敷散经络，故烦而发热也。"临床可用龙胆泻肝汤加减治疗。《丹溪心法》"用青黛瓜蒌仁，入姜汁"治疗。

3. 酒渴 由于饮酒过多所引起的消渴病。长期醇酒厚味，损伤脾胃，脾胃运化失司，积于胃中酿成内热，消谷耗液，津液不足，脏腑经络皆因失濡养而发为消渴。《丹溪心法·消渴》云："酒面无节，酷嗜炙煿，……于是炎火上熏，脏腑生热，燥炽盛津液干，焦渴饮水浆而不能自禁。"治宜清热生津而止消渴。常用三神汤、枳椇子丸、朱砂黄连丸等治疗。

综上所述，酒毒伤人主要侵犯肝胆脾胃及心肺等脏腑，其病机以湿热、痰、火、瘀、虚为主，而且多夹杂互见，以致病情复杂。对于酒精性疾病的治疗，既要发挥中医辨证论治的特色，又要重视在不同病证治疗中，突出解酒毒的运用，才能更好地达到治疗目的。

（杨晋翔 指导：田德禄）

七、解酒口服液对酒精性肝损伤肝细胞保护作用的激光共聚焦显微镜分析

大量酒精摄入后可引起机体多系统损害。肝脏是酒精代谢的主要脏器。以往研究多重视酒精性肝损伤肝脏病理形态学改变,而对肝细胞形态结合功能改变的研究尚未见报道。本实验运用激光共聚焦扫描显微分析技术,进行酒精中毒大鼠肝细胞形态及DNA、RNA含量变化分析,揭示酒精中毒大鼠肝细胞形态与功能损伤的特征。并探讨中药复方制剂——解酒口服液(葛花、枳椇子、黄连、砂仁等)对酒精性肝损伤的防护作用机制。

(一)材料与方法

1. 动物分组与处理 纯系 Wistar 雌性大白鼠(中国中医研究院医学实验动物中心提供)15 只,体重 170~190g。随机分为正常组、模型组和治疗组,每组 5 只。各组动物于实验环境普通饲料喂养 1 周后进行实验观察。治疗组灌胃解酒口服液(北京中医药大学附属东直门医院制剂室生产)16.25g/kg 体重,正常组和模型组灌胃等体积生理盐水。1h 后,治疗组和模型组以 56%Vol 二锅头白酒 14ml/kg 体重灌胃,正常组灌胃等体积 10% 的葡萄糖溶液,各组动物连续灌胃 10d,于末次给酒后空腹 24h 灌流取肝组织。

2. 实验方法 将大鼠以 1% 戊巴比妥钠腹腔注射(40mg/kg 体重)麻醉后,打开胸腔暴露心脏,剪开心包膜,迅速剪破右心耳,将灌流针头插入主动脉中灌入 37℃生理盐水 200ml,60s 灌完,冲净体内血液。立即取肝门、肝右叶肋缘处肝组织,置于 0.1M 磷酸缓冲盐溶液(PBSpH7.2)中,以组织剪剪碎肝组织。于离心管中以吸管反复吹打组织约 50 次。继以 800 转/min 离心 1min,取第 2 次离心之沉淀物涂于洁净载玻片上,置 95% 预冷(4℃),乙醇中固 10min,吖啶橙(AO,Serva 产品)染色(随时在 Olympus 荧光显微镜下观察至鉴别 DNA 和 RNA 清楚为止)。然后,以 ACAS 激光共聚焦扫描显微镜(美国 Meridian 公司)观察分析。双染样本检测分析软件,蓝光激发(B,波长 488nm),阻挡滤片为 530/30Bp 和 630/30Bp。功率 100mW,扫描强度 20%,Pihhole 800μm,PMT1 为 39.2%,PMT2 为 39.4%,SamplePoint 为 3%。

每组动物肝细胞涂片随机选取 20 个视野在以上参数下观察、存储、分析,计算肝细胞平均周长、面积和 DNA、RNA 荧光强度。

(二)结果

1. 肝细胞代谢的异常变化 将肝细胞的形态表现大致分为 A 类,染为黄绿色的 DNA 集中分布于细胞核中,染为橘黄、橘红色的 RNA 均匀分布于胞质中,核仁中的 RNA 染色常被 DNA 染色遮盖而不清晰。另一类为严重受损的肝细胞(B 类),染为黄绿色的 DNA 呈数个团块散布于胞质接近胞膜处,已看不到 DNA 密集的细胞核,橘黄或橘红色的 RNA 稀疏,呈现为死亡的征象。还有一类是介于前两类之间的肝细胞(C 类),表现为 DNA 相对集中存在于胞核中,但有轻度偏位和松散征象。RNA 较浓密,但与正常肝细胞比较略显分布不均,且胞质增厚,呈轻度肿胀征象,是一种受损但仍保持生理功能的细胞。

正常组以 A 类细胞为主,偶可见 C 类细胞,几乎无 B 类细胞;模型组以 B 类和 C 类细胞主;治疗组则依 A、C、B 类依次减少(表 2-52)。比较三组各类细胞平均百分率的差别,模型组 A 类细胞显著少于正常组,解酒口服液治疗组与正常组比较虽有一定差别,但 A 类细胞百分率极显著地高于模型组,该结果表明,灌胃白酒可导致严重的肝细胞代谢及形态异常,甚至肝细胞死亡。解酒口服液能够有效地保护肝细胞,抑制酒精所致的肝细胞代谢损害,减少肝细胞死亡。

表 2-52　三组各类肝细胞分类平均百分率($\bar{x} \pm s$,%)

组别	动物 / 只	A 类细胞	B 类细胞	C 类细胞
正常组	5	$92.2 \pm 8.23^{\#\#}$	$1.8 \pm 0.91^{\#\#}$	$5.4 \pm 2.16^{\#\#}$
模型组	5	$18.7 \pm 4.62^{**}$	$23.5 \pm 5.46^{**}$	$60.2 \pm 6.06^{**}$
治疗组	5	$77.87 \pm 6.28^{\#\#*}$	$3.5 \pm 2.11^{\#\#}$	$18.2 \pm 4.36^{\#\#**}$

注:与模型组比较,$^{\#}P<0.05$,$^{\#\#}P<0.01$;与正常组比较,$^{*}P<0.05$,$^{**}P<0.01$。

2. 肝细胞 DNA 和 RNA 的相对含量变化　DNA 和 RNA 综合平均荧光强度值间接反映其相对含量。比较三组该参数的差别,模型组显著低于正常组和解酒口服液治疗组($P<0.01$),如表 2-53 所示。结合前述肝细胞形态分析,酒精可导致肝细胞 DNA 和 RNA 代谢损害,使之在肝细胞内的含量减少,而解酒口服液不仅可阻止酒精的这种损害作用,并且还能提高肝细胞 DNA 和 RNA 的含量。

表 2-53　三组肝细胞平均荧光强度、周长、面积比较($\bar{x} \pm s$)

组别	细胞数	荧光强度	周长(μm)	面积(μm^2)
正常组	253	$2\ 210.2 \pm 502.5^{\#\#}$	$43.5 \pm 12.1^{\#\#}$	$115.5 \pm 42.8^{\#\#}$
模型组	189	$1\ 727.2 \pm 362.2^{**}$	$60.1 \pm 19.0^{**}$	$19.3 \pm 105.7^{**}$
治疗组	248	$2\ 354.1 \pm 599.4^{\#\#}$	$50.7 \pm 16.1^{\#\#}$	$139.9 \pm 67.8^{\#\#**}$

注:**与正常组比较,$P<0.01$;$^{\#\#}$与模型组比较,$P<0.01$。

3. 肝细胞形态参数的变化　肝细胞平均周长和平均面积反映肝细胞的平均大小,模型组肝细胞平均周长、面积均显著大于正常组($P<0.01$),解酒口服液治疗组虽也大于正常组,但显著小于模型组($P<0.01$)。提示解酒口服液可显著减轻酒精损害所致的细胞肿胀。

(三)讨论

激光共聚焦显微分析技术是近年来进行细胞形态与功能学一体化分析的最先进的实验分析技术。它不仅能反映细胞的形态结构参数,而且能表示细胞内物质代谢如线粒体摄取钙离子、DNA 和 RNA 代谢状态、离子强度和胞间通信等功能的变化。

本实验首次运用该技术进行了肝细胞形态及 DNA、RNA 含量变化分析,客观反映了酒精对肝细胞形态及功能的损害特征。实验结果显示,灌胃酒精可导致严重的肝细胞损害,形态上表现为肝细胞胞浆增多而肿胀,RNA 分布不均;肝细胞核内 DNA 聚集、松散或核崩解死亡。功能上则显示 DNA 和 RNA 含量显著减少,提示其代谢能力严重受损而下降。当然,本实验正常组也偶可见到肿胀细胞,可以认为这是正常动物肝细胞自身老化死亡的表现。

RNA 参与主要的蛋白质合成途径,DNA 则指导 RNA 合成和细胞分裂。解酒口服液对上述酒精所致的肝细胞形态与功能改变有显著影响。它不仅能减轻肝细胞的肿胀,减少肝细胞死亡,还能够提高肝细胞内 DNA 和 RNA 的生物合成能力,对酒精引起的肝细胞 DNA 损伤有修复作用。从而,在分子水平分析了解酒口服液对酒精性肝损伤的防护作用。可见,解酒口服液对于受损肝脏维持其功能活动具有非常重要的临床意义,并提示其能够促进肝细胞再生。该结果与本课题系列研究中解酒口服液抗酒精引起的肝脏脂质过氧化损伤,稳定肝细胞膜结构,维持线粒体结构与功能的完整性,以及肝脏病理形态学结果具有同步性。有关内容另有专篇报道。

(王新月 田德禄 蔡 虹 叶永安)

八、天狼猩红偏振光法在酒精性肝纤维化研究中的应用

近年来,随着光学和医学生物技术的不断发展,有人在硅肺研究中应用天狼猩红染色结合偏振光显微镜观察,明确地观察到不同阶段肺内胶原形成的特殊病理变化和转化规律。根据这一特点,我们在中医药抗实验性酒精性肝纤维化的研究中应用了天狼猩红偏振光法。肝脏是典型的实质性器官,细胞外间质成分只占肝脏的 1/10,正常人类的肝脏,每 1g 肝组织中胶原成分约为 5.5mg。当肝脏发生纤维化时,增生的细胞外间质成分主要是胶原纤维。正常肝组织的纤维成分主要分布在门脉区及中央静脉周围,其含量也不多。正常肝脏中 I/Ⅲ型胶原之比约为 1,但当肝脏发生纤维化时,肝内 I、Ⅲ型胶原的含量明显增加,成为肝内细胞外基质的主要成分,并导致肝内纤维间隔的形成。大部分的研究证实,纤维化早期以Ⅲ型胶原增生为主,后期则以 I 型胶原增生为主。此时 I/Ⅲ型胶原比例可增至 3 左右。因此,根据 I、Ⅲ型胶原增生的程度可以判断酒精性肝纤维化的程度,以及根据 I、Ⅲ型胶原的变化来探索药物的作用机制。苦味酸天狼猩红对组织切片染色后,在偏振光显微镜下可以观察到不同类型的胶原具有不同的颜色和形态。我们利用此技术观察了调肝理脾方对实验性酒精性肝纤维化大鼠 I、Ⅲ型胶原的影响。

(一)材料

1. **动物** 选用纯系 Wistar 雄性大鼠,体重 180~200g,来源于中国医学科学院医学实验动物研究所。将大鼠饲养在 23~25℃室内,自由进食、进水。

2. **药物** 二锅头白酒选用北京酿酒总厂出品的 56 度红星二锅头酒;玉米油为美国产品;吡唑为 Sigma 公司产品,由北京中山生物技术有限公司购得。调肝理脾方由黄芪、丹参、鳖甲、葛花等药物组成,购自北京同仁堂药店。水煎至浓度为每毫升含生药 2.68g。

3. **方法** 将大鼠随机分为正常组、造模组、预防组、自然恢复组和治疗组五组。正常组大鼠普通喂养,自由进食和进水;造模组大鼠每天清早给予二锅头白酒 - 吡唑 - 玉米油混悬液,另外给予高脂饲料喂养,造模方法同前所述;预防组大鼠每天灌胃白酒混悬液之后 2h,再灌胃调肝理脾方煎剂,用量为 1ml/100gW。在造模第 12 周结束时将以上三组动物取材固

定。自然恢复组在造模结束后改为普通喂养;治疗组在造模12周结束后再灌胃调肝理脾方进行治疗,用药量与预防组相同,治疗及自然恢复时间均为4周。

各组大鼠肝组织取材后常规用Bouin氏液固定,石蜡包埋,切片厚5μm。

苦味酸天狼猩红染液的配制及染色方法:0.1g天狼猩红溶于100ml苦味酸饱和液中,切片脱蜡至水后用苦味酸天狼猩红液浸染1h,自来水洗,苏木素复染核,封片。

(二) 结果

经苦味酸天狼猩红染色后,在偏振光显微镜下Ⅰ型胶原纤维呈强双折射为红色或黄色的粗纤维,Ⅲ型胶原呈弱双折射为绿色的细纤维。随着胶原的多少及纤维化的程序,颜色可有所改变。以下为各组大鼠肝脏Ⅰ、Ⅲ型胶原的分布情况。

正常组大鼠肝脏Ⅰ型胶原多分布在汇管区及各级静脉周围,为橘黄色;Ⅲ型胶原沿着肝窦呈纤细的网格状分布,汇管区周围也有少量的Ⅲ型胶原,为黄绿色。

造模组大鼠肝脏中央静脉周围、汇管区及肝窦周Ⅰ型胶原明显增多、变粗,为火红色或亮红色,在中央静脉周围可见到有大量红黄色胶原纤维穿插于肝小叶内,破坏了小叶的正常结构。此时绿色纤细的Ⅲ型胶原纤维减少,代之以变粗、变直的红黄色或黄绿色的胶原纤维。

预防组大鼠肝脏中央静脉及汇管区周围Ⅰ型胶原纤维呈红黄色,未见大量增生的Ⅰ型胶原纤维,肝窦周的Ⅲ型胶原纤维较正常组略有增多,但未见明显的颜色及形态的变化。

自然恢复组大鼠肝脏中央静脉及汇管区周围Ⅰ型胶原纤维呈亮红色,中间夹杂少量的绿色Ⅲ型胶原纤维,与造模组相比Ⅰ型胶原纤维未见减少,肝窦周为红黄色或黄绿色的粗而直的Ⅰ或Ⅲ型胶原纤维。

治疗组大鼠肝脏中央静脉及汇管区周围Ⅰ型胶原纤维较造模组明显减少,特别是中央静脉周围Ⅰ型胶原颜色变淡,窦周为少量的黄绿色Ⅲ型胶原纤维。

各组大鼠肝组织Ⅰ、Ⅲ型胶原含量图像分析结果显示,造模组大鼠肝组织Ⅰ、Ⅲ型胶原含量明显多于正常组($P<0.01$);预防组大鼠肝组织Ⅰ、Ⅲ型胶原含量与正常组相比无显著性差异($P>0.05$);与造模组相比,治疗组胶原含量明显减少($P<0.01$),与自然恢复组相比亦有显著性差异($P<0.01$)。说明调肝理脾方有抑制胶原纤维增生和促进胶原纤维降解的作用。各组大鼠肝组织Ⅰ、Ⅲ型胶原含量对比情况见表2-54。

表2-54 各组大鼠肝组织Ⅰ、Ⅲ型胶原含量对比($\bar{x} \pm s$)

组别	Ⅰ、Ⅲ型胶原含量
正常组	30.866±0.874 6
造模组	15.808 4±1.666 6[**]
预防组	3.853 6±0.709 9
自然恢复组	12.135 8±1.230 8[**]
治疗组	4.368 6±0.769 4[△]

注:与正常组比较,[**]$P<0.01$;与自然恢复组比较,[△]$P<0.01$。

（三）讨论

胶原分子富含碱性氨基酸,可以与酸性染料起强烈的反应。天狼猩红是一种很强的酸性染料,每个分子内含有 6 个磺酸基,它可以与胶原反应并大大地增强胶原的双折光现象,可以提高分辨率。因而,它是目前对胶原染色最好的染料。我们利用此法观察了实验性酒精性肝纤维化发生过程中,Ⅰ、Ⅲ型胶原的变化规律,对于探讨肝纤维化分级和调肝理脾方抗酒精性肝纤维化的作用机制起了很好的作用。

在正常肝组织中 ECM 各成分的合成与降解处于动态平衡。肝纤维化及肝硬化时,ECM 的合成大于降解,并在肝内大量沉积,其中Ⅰ型胶原增加 8~10 倍,Ⅲ型胶原增加 3~4 倍,其他 ECM 成分也有不同程度的增加。结合免疫组化结果及 Masson 三色染色和 Gorden-Sweet 染色结果可以证明,显示胶原纤维分布的部位Ⅰ型胶原纤维,网状纤维分布的部位基本上与Ⅲ型胶原纤维相符。Ⅰ型胶原纤维多分布在汇管区及中央静脉周围,Ⅲ型胶原纤维多分布在肝窦周。

根据上述实际结果可以看出,正常组大鼠肝脏Ⅰ、Ⅲ型胶原纤维的含量并不多,在中央静脉和汇管区周围可见到少量红黄色Ⅰ型胶原,也有少量绿色的Ⅲ型胶原夹杂在其中。纤细而弯曲的Ⅲ型胶原主要分布在肝窦周,构成了肝窦壁的主要成分。

造模组大鼠肝脏胶原成分明显增多,病变以粗大的红色Ⅰ型胶原纤维为主,而绿色的Ⅲ型胶原纤维相对减少,在松散、肿胀变形的Ⅰ型胶原纤维束中可见到多种颜色,但以火红色为主。Ⅲ型胶原纤维由绿色变为橘黄色或红黄色,纤维增粗变直,由典型的Ⅲ型胶原转变成Ⅰ型胶原。说明酒精性肝脏纤维化形成时,以Ⅰ型胶原的增多为主要变化;另外在纤维化过程中,除了纤维的增多变粗外,颜色也由黄色向橘黄色、红色发展,最终成为火红色,说明胶原纤维有一个不断成熟和发展的过程。由此可以判断,造模组大鼠肝脏发生了明显的纤维化,且以大量增生的Ⅰ型胶原纤维为主,另外Ⅲ型胶原纤维也正在向Ⅰ型转变,说明纤维化正处于进展阶段,若不阻止,将向肝硬化方向发展。

预防组大鼠肝脏中央静脉及汇管区周围的Ⅰ型胶原纤维没有明显增多,颜色与正常组相比也没有明显变化。Ⅲ型胶原略有增多的趋势,但仍为纤细而弯曲的绿色Ⅲ型胶原,并没有向Ⅰ型胶原转化的趋势。由此可见,调肝理脾方可以抑制胶原纤维的增生,阻断胶原纤维成熟、发展的过程,从而起到预防肝纤维化发生的作用。通过酒精性肝纤维化发生机制的研究证实,酒精及其代谢产物乙醛造成了肝实质细胞的损伤,作为肝脏修复的过程,使得胶原纤维明显增多而发生肝脏纤维化。调肝理脾方可以抑制胶原纤维的增生,从其最根本的作用机制来看,调肝理脾方是通过保护肝细胞,促进乙醛在肝脏的代谢,阻断乙醛对肝细胞的损伤而起到抗肝纤维化的作用。

自然恢复组大鼠肝脏Ⅰ、Ⅲ型胶原没有明显的减少,肝脏增生的胶原纤维仍以红色的Ⅰ型胶原纤维为主,因此可以说明,单纯戒酒并不能逆转已增生的胶原纤维,也说明酒精性肝纤维化除了戒酒外,进行积极有效的治疗也是必须的。

治疗组大鼠肝脏Ⅰ、Ⅲ型胶原纤维明显减少,肝窦周增粗变直的新形成的Ⅰ型胶原纤维消失,汇管区周围的胶原纤维也明显减少。由此可见,调肝理脾方有降解胶原纤维的作用,通过降解已形成的胶原纤维而达到逆转肝纤维化的目的。

　　由于Ⅰ、Ⅲ型胶原纤维的增生是形成肝纤维化的重要因素,因此抑制其增生和促进其降解是防治肝纤维化的重要途径。天狼猩红偏振光法可以在一张切片上同时显示Ⅰ型和Ⅲ型两种胶原纤维,而且根据颜色的不同可以进行明确的区分。纤维化的程度不同,胶原纤维的数量、颜色、形态也不同,因此根据这些特点可以分析肝纤维化的阶段、程度,把握治疗的良好时机。此外利用天狼猩红偏振光法可以直观判断疾病的程度并验证药物的疗效及明确药物的作用机制。由此天狼猩红偏振光法是研究酒精性肝纤维化的良好方法值得推广。

（丁　霞　蒙一纯　田德禄　贲长恩　王继峰　赵丽云）

第 三 章 | 方 药 应 用

一、实痞通口服液治疗慢性浅表性胃炎

(一) 临床观察

1. 观察对象

(1) 病例来源:观察病例来源于 1999 年 8 月至 2000 年 3 月,在北京中医药大学附属东直门医院消化科及煤炭医院(现应急总医院)中医科门诊及病房住院患者。

(2) 病例选择

1) 中医诊断标准:参考中国中西医结合学会消化系统疾病专业委员会制订的《慢性浅表性胃炎中西医结合诊断、辨证和疗效标准(试行方案)》及《中药新药治疗痞满证的临床研究指导原则》中医诊断标准。发病特点:有反复发作病史。主症:自觉上腹胃脘部痞满胀闷。次症:胃脘胀痛不适,食少纳呆,嗳气腹胀,便溏或排便不爽。

2) 西医诊断标准:按 1990 年悉尼世界胃肠病学大会(WCG)制订的胃炎分类及胃内镜诊断标准。病程迁延,有不同程度的消化不良厌食,恶心及进食有关的上腹部疼痛等症状,可有左上腹部轻度压痛。

符合慢性浅表性胃炎(CSG)纤维胃镜诊断标准及组织检查诊断标准即可确诊。

慢性浅表性胃炎胃镜诊断标准:①黏液增多,附着黏膜上不易脱落,用水冲掉后,黏膜表面发红或糜烂剥脱。②小斑片状或线状发红,发红的境界不很明显,色调鲜红,线性充血常见于皱襞隆起处。③红白相间或花斑,为散在均匀的小红点,红点与红点之间的黏膜略显苍白。④水肿,黏膜反光强,稍苍白,肿胀感,胃小窝明显。⑤糜烂皱襞面黏膜剥落,常有白苔。可分为三型:隆起型、平坦型、凹陷型。

活体组织检查诊断标准:①胃黏膜固有层间质内炎性细胞>100 个/HP 和/或病理性淋巴滤泡形成。②被覆上皮和/或腺上皮变性坏死,严重者可伴有糜烂形成和/或腺体崩解。活体组织检查具备①项可确立诊断,炎性细胞在 50~100 个/HP 者,必须具备②项方可诊断。③胃黏膜炎症分级:轻度:炎性细胞浸润位于胃小凹底部以上;中度:炎性细胞浸润深达腺体固有层;重度:炎性细胞浸润深达黏膜肌层。

3) 纳入病例标准:①符合上述中西医诊断标准,且不属于排除病例者;②无其他内科心、肺、肾、肝胆疾病患者;③能够坚持治疗,中途不间断者;④辨证明确。

4）排除病例标准：①治疗中途服用其他药物者；②停止治疗的患者；③观察资料不全者；④辨证不明确；⑤患其他内科疾病，如心血管、肾、肺、肝胆等疾病；⑥儿童（18岁以下）及妊娠、哺乳期妇女。

（3）病情轻重分度标准（自拟）：重度表示 +++，中度表示 ++，轻度表示 +

+：饮食后，时有胃脘部不舒服，饮食常可，大便正常，舌苔正常或微黄，上腹部无压痛。

++：饮食后胃脘部胀满，纳呆，大便微干结或排便不爽，舌苔黄，上腹部轻度压痛。

+++：无论饮食与否均胃脘部胀满，甚至胀痛，大便秘结，排便困难，舌苔黄腻，上腹部压痛明显。

2. 观察方法

（1）治疗方法：将入选的患者40例，随机分为治疗组20例，对照组20例，分组治疗。治疗组：口服实痞通，每次1/3瓶，每日2次；对照组：口服胃苏冲剂，每次1袋，每日2次。30天为1个疗程，经1个疗程后复查。

（2）观察内容：治疗前后对比观察主症、次症及两组患者胃镜象和胃黏膜活检改变情况。每个患者一个疗程前后均做病情分级记录，并且观察本药的不良反应。

1）症状分级：痞满：0级，无痞满；2级，轻度痞满，仅在餐后轻度出现，持续1小时左右；4级，中度痞满，进食后加重，持续3小时左右；6级，重度痞满，与饮食无关，持续性痞满。嗳气：0级，无嗳气；2级，轻度嗳气，每日嗳气<5次；4级，中度嗳气，每日嗳气6~15次；6级，重度嗳气，嗳气频发。大便干结或不爽：0级，大便正常；2级，大便时溏时干，每日1次；4级，大便干结或不爽，每2~3日1次；6级，大便干结，排便困难，3天以上1次，常用胃动力药缓解。舌苔：0级，正常舌苔，舌质淡红苔薄白；2级，舌偏红苔微黄；4级，舌红苔黄；6级，舌暗红苔黄腻。

2）胃镜象及胃黏膜病理改变

（3）疗效判定标准

1）临床治愈：痞满，嗳气，大便干结或不爽等症状消失，治疗后症状积分和为零。胃黏膜急性炎症消失，慢性炎症达轻度。

2）显效：治疗后症状积分和较前下降≥2，或急性炎症基本消失，慢性炎症程度好转Ⅰ度。

3）有效：治疗后症状积分和较前下降≥1/3且<2/3，胃黏膜炎症缩小1/2以上。

4）无效：治疗后症状积分和较前下降<1/3。

（4）统计学处理：采用Excel软件对所得资料进行统计学处理，分别采用t检验、χ^2检验和$Ridit$检验。

3. 临床资料分析及疗效观察结果

（1）临床资料：观察病例来源于1999年8月至2000年5月，在北京中医药大学附属东直门医院消化科、煤炭医院中医科门诊及病房患者。按病例选择标准，合格病例40例，随机分为治疗组（20例）和对照组（20例）。

1）性别、年龄及病程、病情分布情况：两组之间性别、年龄、病程、病情无显著差异，具有可比性。40 例患者中,男性 22 例,女性 18 例,最大年龄 65 岁,最小年龄 22 岁,具体情况见表 3-1 ;其患者中,病程最短者 2 个月,最长者 11 年。病情按轻、中、重度分级,具体情况见表 3-2。两组之间治疗前症状、胃镜象及活组织检比较无显著差异,具有可比性,具体见表 3-3、表 3-4、表 3-5。

表 3-1　性别、年龄分布比较($\bar{x} \pm s$)

组别	例数	性别		平均年龄(岁)	P
		男	女		
治疗组	20 例	12	8	46.3 ± 14.8	P>0.05
对照组	20 例	10	10	47.95 ± 10.57	

表 3-2　病情、病程分布比较($\bar{x} \pm s$)

组别	例数	病情			病程				P
		轻	中	重	<5 年	5 年 ~	10 年 ~	平均病程	
治疗组	20 例	7	8	5	10	7	3	6.5 ± 3.58	P>0.05
对照组	20 例	7	10	3	11	7	2	6.15 ± 4.2	

表 3-3　两组胃痞病例治疗前症状比较

症状	例数		合计	P
	治疗组	对照组		
痞满	17	16	33	
嗳气	10	11	21	
纳呆	13	11	24	
大便干结或不爽	12	12	24	
胃脘痛	9	7	16	
烧心	5	7	16	P>0.05
反酸	9	8	17	
恶心	8	8	16	
舌质暗红	5	6	11	
舌苔黄腻	9	9	18	
脉弦滑	10	9	19	

表 3-4　两组胃痞病例治疗前胃镜象比较

组别	例数	黏膜充血	黏膜水肿	黏液增多	黏膜糜烂	出血点	胆汁反流
治疗组	20	20	20	8	4	4	8
对照组	20	20	20	7	5	3	9

两组病例各项胃镜象比较,经统计学处理,$P>0.05$,均无显著性差异。

表 3-5 两组胃痞病例治疗前活组织检查比较

组别	例数	Hp 感染	胃镜下胃黏膜情况		
			轻	中	重
治疗组	20 例	12	3	12	5
对照组	20 例	14	4	11	5

两组病例各项活检指标比较,经统计学处理,$P>0.05$,均无显著性差异。

2) 患者职业:40 名患者中,工人 18 例,退休或下岗者 6 例,干部或高级设计师 6 例,农民 5 例,学生 1 例,其他 4 例本组病例中工人发病率明显高于其他职业。

3) 患者生活水平:35 名患者中,患者的经济水平分上层者 6 例、中层 20 例、下层者 11 例。初步看出,生活水平低者发病率高于生活水平高者。但因样本不多,无法说明发病率与生活水平的关系。

4) 患者文化水平:36 例患者中,初中以下 18 例,高中至专科 13 例,本科以上 5 例。文化水平低者明显多于文化水平高者,但因样本不多,不能确定。

5) 发病前或发病时的致病因素:40 例患者中,与精神因素有关者 22 例(55%),与饮食不节有关者 20 例(50%),吸烟者 15 例(37.5%),饮酒者 15 例(37.5%),劳累或受寒者 5 例(12.5%)。本统计看出,本病与情志因素及饮食不调关系最为密切。

(2) 治疗结果

1) 中医证候疗效:主要症状前后比较,观察两组药物对患者治疗前后的疗效,分别统计各症状的疗效。见表 3-6、表 3-7、表 3-8、表 3-9。

表 3-6 治疗组和对照组治疗胃痞观察和 *Ridit* 分析结果(痞满)

病情分级	例数			
	治疗前(n)		治疗后(n)	
	治疗组	对照组	治疗组	对照组
0	1	2	11	9
2	1	1	9	10
4	8	7	0	1
6	10	10	0	0
Ridit U 值		−5.185 2	3.875 7	2.463 5

从上表可以看出,进行 1 个月疗程后,两组对痞满的治疗有不同程度的好转,经 *Ridit* U 值分析 $P<0.05$,治疗组与对照组有显著性差异。

表 3-7 治疗组和对照组治疗胃痞观察和 *Ridit* 分析结果（嗳气）

病情分级	例数			
	治疗前（n）		治疗后（n）	
	治疗组	对照组	治疗组	对照组
0	9	8	15	12
2	3	4	5	7
4	8	7	0	1
6	0	1	0	0
Ridit U 值		−2.310 8	2.087 7	1.280 2

从上表可以看出，进行 1 个月疗程后，两组对嗳气治疗有不同程度的好转，经 *Ridit* 值分析 $P > 0.05$，治疗组与对照组无显著性差异。

表 3-8 治疗组和对照组治疗胃观察和 *Ridit* 分析结果（纳呆）

病情分级	例数				
	治疗前（n）		治疗后（n）		
	治疗组	对照组	治疗组	对照组	合计
0	6	5	12	12	35
2	5	6	8	8	27
4	8	7	0	0	15
6	1	2	0	0	3
Ridit U 值		−2.944 9	2.082 3	2.082 3	

从上表可以看出，进行 1 个月疗程后，两组对纳呆的治疗均有效，经 *Ridit*U 值分析，$P > 0.05$，治疗组与对照组无显著性差异。

表 3-9 治疗组和对照组治疗胃病观察和 *Ridit* 分析结果（大便干结成不爽）

病情分级	例数			
	治疗前（n）		治疗后（n）	
	治疗组	对照组	治疗组	对照组
0	5	6	13	9
2	10	9	6	5
4	4	4	1	4
6	1	1	0	2
Ridit U 值		−2.734 1	2.118 7	1.117 9

从上表可以看出，进行 1 个月疗程后，两组对大便不正常的治疗有不同程度的好转，经 *Ridit*U 值分析，$P < 0.05$，治疗组与对照组有显著性差异。

治疗前后舌象的变化：两组患者中，舌质红色多见（55%），舌苔多为黄腻（45%）。见表3-10。

表3-10 治疗前后舌象变化

组别		舌质			舌苔			
		淡红	红	暗红	薄白	薄黄	白腻	黄腻
治疗组	疗前（例）	3	11	6	2	6	3	9
	疗后（例）	5	10	5	11	7	2	0
	改善率（%）		11.8%			50%		
对照组	疗前（例）	3	10	7	2	6	3	9
	疗后（例）	4	11	5	10	6	4	0
	改善率（%）		9.4%			44%		

正常舌质淡红，舌苔薄白。从上表可以看出，经治疗1个疗程后舌质的改变不理想，舌苔的好转比较明显，但两组之间无明显差异。

治疗前后脉象的变化，见3-11。

表3-11 治疗前后脉象的变化

组别		弦	滑	细	沉	缓	数	弦滑	弦细	沉细
治疗组	疗前（例）	3	1	1	0	0	0	9	4	2
	疗后（例）	4	1	1	0	0	0	7	5	2
对照组	疗前（例）	2	1	1	1	0	0	10	3	2
	疗后（例）	5	0	1	1	0	0	8	4	1

两组对脉象的变化不明显。

治疗前后治疗组和对照组的次症比较。见表3-12。

表3-12 治疗前后治疗组和对照组的次症比较

症状	治疗组			对照组		
	治疗前（例）	治疗后（例）	消失率（%）	治疗前（例）	治疗后（例）	消失率（%）
恶心	8	1	87.5%	8	1	87.5%
胃痛	9	1	88.8%	7	1	85.7%
呕吐	3	0	100%	4	0	100%
反酸	9	2	77.8%	8	2	75%
烧心	5	1	80%	7	2	71.4%

由上表可以看出，治疗组各症状有效率为恶心87.5%，胃痛88.8%，呕吐100%，反酸77.8%，烧心80%；对照组对各症状有效率为恶心87.5%，胃痛85.7%呕吐100%，反酸

75.5%,烧心 71.4%,两组治疗效果无明显差异。

2)胃镜象观察及胃黏膜病理变化疗效:治疗后两组胃癌患者的胃镜象变化见表 3-13。

表 3-13 两组胃癌病例治疗后胃镜象比较

| 组别 | 例数 | 黏膜充血 | | 黏膜水肿 | | 黏液增多 | | 黏膜糜烂 | | 出血点 | |
		例数	显效	例数	显效	例数	显效	例数	显效	例数	显效
治疗组	20	20	13	20	14	8	5	4	2	4	3
对照组	20	20	7	20	7	7	4	5	2	3	1

两组胃黏膜充血病例显效率比较,经 χ^2 检验 $P<0.05$,有显著性差异;胃黏膜水肿病例显效率比较,经 χ^2 检验 $P<0.05$,有显著性差异;其余指标因例数较少未做统计学处理。

胃癌病例治疗后胃黏膜活检分级疗效。见表 3-14。

表 3-14 两组病例胃黏膜活检疗效比较

| 组别 | 治疗前分级 | 例数 | 治疗后胃黏膜炎症 | | | |
			基本消失	减轻Ⅱ度	减轻Ⅰ度	未减轻
治疗组	轻度	3	2	0	0	1
	中度	12	3	0	7	2
	重度	5	0	2	3	0
	合计	20	5	2	10	3
对照组	轻度	4	1	0	1	2
	中度	11	2	0	4	5
	重度	5	0	1	2	2
	合计	20	3	1	7	9

两组病例胃黏膜炎症活检疗效比较经 *Ridit* 分析 $P<0.05$,有显著性差异。

3)总疗效比较:比较治疗组与对照组治疗 1 个疗程后的疗效。见表 3-15。

表 3-15 治疗组和对照组临床观察总疗效比较

组别	例数(例)	基本治愈例(%)	显效例(%)	有效例(%)	无效例(%)	总有效率(%)
治疗组	20	5(25%)	9(45%)	3(15%)	3(15%)	85%
对照组	20	3(15%)	7(35%)	5(25%)	5(25%)	75%

从上表可以看出,治疗 1 个疗程后,实癌通总有效率为 85%,胃苏冲剂总有效率为 75%。并且治疗过程中两组药物均未使患者出现血、尿、便常规及肝、肾功能异常等情况。

（二）讨论

1. 慢性浅表性胃炎的发病特点

（1）病因病机学分析

1）情志因素：入选的40例患者中，因情志因素致病者22例(55%)，患者平素性情急躁，忧思恼怒，精神压力大。中医认为肝主疏泄，调畅气机，如郁怒伤肝，肝木失于疏泄，横逆犯胃，致气机阻滞而发胃病；思虑过则伤脾，脾伤则运血能力减弱。通常认为在正常生理情况下，大脑皮质作为最高调节中枢，经常分析和综合外部感受器和内部感受器传来的刺激，从而通过皮质下各级中枢调节各器官的生理功能。神经细胞长期处于兴奋状态，因而引起自主神经的功能失调，导致胃出现各种病理改变，如胃壁血管产生痉挛性收缩，形成缺血区，使胃黏膜营养不良，胃腺分泌异常等。长期的失调可产生器质性病变，成为慢性胃炎。

2）饮食失调：本组病例中，因饮食失调发病者20例(50%)。饮食失调可分为二种：一为饮食不节，即经常无规律进食，暴饮暴食，进食过冷过热，以及过多食用刺激的食品，导致脾胃损伤，气机升降失调而致痞满，或饮酒过度，脾胃湿热，运化失常，致痞满。现代医学认为，大量饮酒可引起胃黏膜充血，甚则糜烂。长期饮用高度酒(15例，占37.5%)直接损伤胃黏膜，并反射性地引起唾液分泌，呼吸兴奋，心率加快，同时反射性促使胃壁分泌黏液。二为饮食不洁，食用不洁的食品或有毒的饮食物，均可损伤脾胃，使脾胃升降及运化失常而成痞满。现代医学认为慢性浅表性胃炎与Hp感染密切相关。本组病例中Hp感染者26例(65%)。Hp通过污染水或食物经口感染。实验已证明，人口服Hp后先发生急性胃炎，第二天出现腹痛等急性胃炎的症状，第五六天达到高峰；胃黏膜出现多型核细胞浸润，2周后症状完全消失，胃黏膜多型核细胞浸润也随之消失。3~4周后出现慢性胃炎。

3）过量吸烟因素：本组病例中吸烟者15例(37.5%)。烟碱对中枢神经系统有先兴奋后抑制的作用，它可以刺激脑的呼吸，血管运动及呕吐中枢，对消化系统可以引起中枢性恶心呕吐和周围性肠蠕动，增加尼古丁可增加壁细胞数和高酸排量，减少胃腔中PGE含量，降低胃屏障功能，并可以增加毛细血管渗透性，导致胃及十二指肠黏膜损伤还可以松弛幽门括约肌，使胆汁反流到胃，可引起胃黏膜损伤，导致胃炎。

综上所述，痞满的病机特点为肝胃不和，脾胃湿热，气机升降失常。罗伟生等胃镜检查诊断为慢性浅表性胃炎的患者，从病程、黏膜病变的程度与中医辨证分型研究，他认为气滞型最多见，次为胃热型，次为脾虚型，阴虚型及胃寒型不多见。本临床观察与他的观点基本符合。当今社会与古代相比，社会环境、自然环境均有极大的差异。近十几年经济发展迅速，生活节奏快，工作压力大，使人们精神经常处于紧张状态，进而自主神经功能失调，导致胃的运动及胃液分泌功能紊乱而发生慢性浅表性胃炎。

（2）慢性浅表性胃炎相关因素分析：病例40例中有17例胆汁反流的患者(42.5%)，因吸烟导致幽门括约肌松弛或十二指肠球部变形，使幽门功能不全，造成胆汁反流。反流物中主要有胆酸、胆盐及溶血卵磷脂。胆酸可能通过与细胞膜和细胞器结合，干扰细胞代谢，提高黏膜通透性造成胃黏膜损伤，胆盐及溶血卵磷脂通过溶解细胞膜磷脂破坏胃黏膜屏障。国外学者研究表明，胆汁酸可使胃黏膜释放胃泌素及组胺，进而刺激胃酸和胃蛋白酶的分泌，可造成黏膜水肿,血管扩张,血浆蛋白丢失和急性糜烂等炎症反应。胃黏膜的损伤是引起慢性浅表性胃炎的主要因素。胃黏膜损伤,氢离子(H^+)逆向弥散,刺激壁内神经丛,促进胃蛋白酶原分泌,并刺激组胺释放,引起黏膜炎症反应。有实验证明,胆酸对胃黏膜的损伤与内环境的 H^+ 浓度密切相关。

(3) 慢性浅表性胃炎的证候学特点:临床资料表明,慢性浅表性胃炎的主要症状以痞满33 例(82.5%),嗳气 21 例(55%),纳呆 24 例(60%),大便干结或不爽 24 例(60%)为主。次症中胃脘部痛 16 例(40%),烧心 12 例(30%),反酸 17 例(42%),恶心 16 例(40%)。舌质多为暗红 13 例(32.5%),舌苔黄腻 18 例(45%),脉弦滑 19 例(47.5%)。从上述看,慢性浅表性胃炎的证候表现为痞满、嗳气、纳呆、大便干结、胃脘部痛,恶心、烧心反酸,舌质暗红,舌苔黄腻脉弦滑。若兼有寒邪者疼痛加重,大便偏稀,舌质淡白,舌苔薄白;若兼有血瘀者,痛处固定不移,夜间疼痛加重,舌有瘀斑。通过上述证候分析,本病主要证候类型为肝胃不和、脾胃湿热,舌苔黄腻为湿热内阻之象,脉象弦滑为气滞湿阻之征。上述症状符合中医脾胃湿热,肝胃不和的症状。经观察本组患者可以看出与慢性萎缩性胃炎(CAG)及胆汁反流性胃炎(BRG)症状基本相同,但在胃镜表现上不一,CAG 病程较长,且其病有胃脘部隐痛,BRG 主要症状表现以烧心及胃脘部疼痛为主。本组患者的主要表现以痞满为主。本组胃脘部疼痛的患者可能与胆汁反流有关。无合并的慢性浅表性胃炎患者痞满症状明显。

2. "实痞通"治则治法、组方原则及用药特点

(1) 治则治法探讨:本病发病原理以"不通则痛"为主,本病初期疼痛不太明显,但发展到一定程度时出现疼痛。胃是六腑之一,《素问·五脏别论》曰"六腑者,传化物而不藏"。饮食物入胃,经腐熟后,必须下行,故为胃主通降,以降为和,胃气和降,才能腑气通畅,发挥胃的正常生理功能。本病病位在胃,胃以降为顺,以通为用,故以理气和胃降逆为法,且胃失和降则胃肠的传导功能差,导致积滞内停,内阻肠胃,故配以消导化积药。本病与情志因素密切相关,肝主疏泄,调畅气机,怒则伤肝,肝气郁结,肝气犯胃,导致肝胃不和或肝脾不调,故同用疏肝理气之品。脾胃同居中焦,归于中土,经脉上表里相连,病理上胃病及脾,脾失健运,水湿内停,故佐以健脾化湿之品。近年来生活水平不断提高,人们经常嗜食肥甘厚味及吸烟人数增多,积湿生热,故实热证型颇为多见;或病变易气滞热,热盛于内,腑气不通,热毒壅盛,所以配清热解毒之品。现代医学认为,本病与幽门螺杆菌密切相关,清热解毒药有抑制幽门螺杆菌之效。

综上所述,本病的治法以和胃降逆、疏肝理气、消食导滞、清热解毒为主。

(2) 组方及用药特点

1) 主要药物组成:紫苏梗、荷梗、制香附、枳壳、炒陈皮、佛手、焦神曲、焦麦芽、焦槟榔、蒲公英、虎杖、清半夏、黄连等。

2) 方解:本方由香苏散加减而成。香苏散出自《太平惠民和剂局方》,由香附、紫苏叶、陈皮、甘草组成,此方治疗外感风寒,兼内有气滞之证,且能治疗胃痛。本方将紫苏叶换成紫苏梗,去甘草。紫苏梗能行气宽胸、和胃止呕,适用于胸腹气滞、痞闷作胀;荷梗可通气宽胸、和胃止呕、升举清阳之气,两药有和胃降逆之效,为君药;香附味辛微苦,性平,前人称它能"主一切气",主要有疏肝解郁、行气定痛的作用,是肝气郁滞引起胃胀胃痛的专长药物;陈皮味苦,性温,归于脾、肺,可消胀止呕、理气开胃;枳壳味辛苦,性微寒,归于脾、胃、大肠经,功效为破气除痞、化痰消积,适用于食积证、胃肠热结、痰滞胸脘痞满;佛手性味辛、苦,性温,归于肝、脾、胃、肺,功效为疏肝解郁、理气和中、燥湿化痰,适用于肝气犯胃、脾胃气滞引起的痞满、胃脘痛,四药有疏肝理气消胀之功,为臣药。本病常伴有饮食积滞,故佐以消导之品,如焦神曲、焦麦芽、焦槟榔,气为血帅,血随气行,气滞日久,则导致血瘀内结,并且本病胃镜下显示胃黏膜明显红肿,表明胃黏膜有炎性改变,故本方配虎杖、黄连,因虎杖味苦性寒,归于肝、胆、肺经,主要有清泻肝胆湿热、清热解毒、活血化瘀止痛的作用;黄连味苦性寒,主要有清泻心胃火热、清肝泻胆、清热解毒的作用,主治热邪结滞于胃脘或肝胃不和导致的胃痞,两药据近代研究报道均有广泛的抗菌作用,对抑制幽门螺杆菌有效。

3) 用药特点:本方的药物组成遵循中医理论同时结合了现代医学理论。中医认为本病与情志失调、饮食等因素有关,古代多用疏肝理气健脾和胃之品,即理气与补益之品。近代本病各种病因容易发生胃热,大便干结,舌苔黄腻,脉象弦滑,并且胃镜检查发现胃黏膜的病理改变,胃黏膜充血、糜烂、水肿。同时本病胃动力差,胃肠的蠕动运动不规律,故发生痞满、嗳气、恶心、纳呆等症状。田德禄教授在几十年临床工作中发现近代慢性浅表性胃炎单用理气健脾药物效果不明显,故本方在古方基础上加清热解毒与消导饮食之品。两种药物有加强胃动力及消炎的作用,而且清热解毒之品有良好的抑制幽门螺杆菌作用。

4) 实痞通的疗效机制探讨:实痞通能明显改善临床症状,其总有效率为85%,具有良好的和胃降逆、理气消食、清热解毒的作用,故可以治愈或改善痞满、恶心、纳呆、大便干结等症状。实痞通对痞满、恶心、纳呆、大便干结等症状的治疗均优于胃苏冲剂。实痞通的药物组成是在胃苏冲剂基础上加消导饮食及清热解毒之品。慢性浅表性胃炎胃动力差,故出现痞满、恶心、纳呆、大便干结等症状,实痞通配以消导饮食及理气健脾药,可增加胃的动力。胃腑气滞日久化热,热毒壅盛,灼热伤津,导致肠道燥热、少津,故大便干结,排便困难;同时大便干结加重纳呆、痞满等症状,故本方适当加用清热解毒之品,其整体疗效均优于对照组。通过胃镜及活检观察,实痞通确有治愈或减轻由慢性浅表性胃炎所引起的黏膜充血、水肿、糜烂和黏液增多等。

(3) 临床体会:通过临床研究,发现服用实痞通1个月后,患者的面容明显滋润而光泽。如因肝气横逆,脾胃不和而致纳呆者,治疗前面部有痤疮或有黄褐斑,面色不荣,色枯不泽,经治疗后上述表现消失或减轻。治疗组病例中有几例胆汁反流性胃炎(BRG),服用实痞通1个月后口苦及烧心的症状减轻。

许多关于BRG的报道中,其治法不外疏肝理气、和胃降逆、清胃疏胆等,实痞通具有上述功效。有些患者经胃镜检查确诊CSG与十二指肠球部肠溃疡(DU)同时存在,其病症状特点以空腹疼痛为主,而且存在CSG的症状,经实痞通治疗后空腹疼痛及其他症状明显好转,实痞通方中有理气止痛之效的药物及清热解毒的药物,如香附、枳壳、陈皮、虎杖。但病例不多,有待进一步证实。

3. **结论** 本研究表明,慢性浅表性胃炎,其病因多与情志因素、饮食不调、吸烟、幽门螺杆菌感染密切相关;其临床主要证候类型为肝胃不和,脾胃湿热证型;对于慢性浅表性胃炎的治疗,整体疗效实痞通优于胃苏冲剂。经十余年临床研究,并结合本病的发病因素及相应病理改变,实痞通又加用了清热解毒、消导饮食之品,从根本上对该病进行治疗,其治疗效果,除治愈或减轻痞满等症状外,同时还具有促进胃动力,排除体内毒素,治愈或减轻胃黏膜炎性改变的作用。

二、和降冲剂治疗胆汁反流性胃炎

(一)田德禄教授治疗胆汁反流性胃炎的学术思想

胆汁反流性胃炎(BRG)是以胃脘痞满、疼痛、口苦、烧心等为主要表现,同时伴有反酸、嗳气、纳呆、便秘等症状,属于中医脾胃病证范畴。田德禄教授耕耘杏林三十余载,博采众家之长,承古扬今,在继承前人治疗脾胃病经验的基础上结合现代医学,融会贯通,而有创新,根据 BRG 的表现提出从"和降"论治的观点。笔者随师侍诊,蒙师授业解惑,复习文献、整理分析病案,略有所得,谨将导师和降证治 BRG 的学术思想撷取絮语点滴,以窥先生临证观点之一斑。

1. **立论依据** 中医学认为,脏腑气机升降是有其一定规律的,凡是脏气升者,与其相表里的腑气则降,凡是脏气降者,与其相表里的气则升,故有脾气升而胃气降,肝气升而胆气降、四维轮转,其机在土,脾胃居中,其气以和为贵,为一身气机升降斡旋之枢轴,诚如《景岳全书》所言"脾胃属土……凡五脏生成,惟此是赖者,在赖其发生之气运而上行";《临证指南医案》所谓"脾宜升则健,胃宜降则和";《四圣心源》所云:"木生于水而长于土,土气冲和,则肝随脾升,胆随胃降。"田德禄教授正是在深入研究,继承前贤思想基础上注意斡旋升降之机,从而准确地指导临床施治,每获良效。

2. **病机特点** 胃失和降是多种胃病的病机特点,胆瘅亦然,其发病规律以胃为中心,由胃及胆,由胆胃联系其他脏腑,具有以下病机特点。

(1)湿热蕴结是发病的损害因素:湿热蕴结是导致 BRG 的损害因素,胃为阳明燥土,易化热化燥,故诸损害因胃中以热邪为多,但多数情况下是诸因素相兼为害,过食辛热肥甘,肝郁日久化火,六淫邪气内侵化热,或脾胃运化失常,湿浊内生,食积停滞,蕴久化热,如此湿热毒邪蕴结胃腑,导致胃气失降,中焦壅塞,必碍甲木顺降之路径,致使胆气不降,胆失疏泄,湿热之邪挟胆气上逆,相火上炎,胆汁妄行,同气相求,逆犯胃腑,出现胆汁反流入胃的证候,这一认识与西医认为 BRG 的发生在于攻击因子与保护因子失衡是一致的,在此攻击因子是湿热之邪,保护因子就是脾胃的御邪功能。湿热蕴结作为 BRG 的损害因素其临床依据有三:一是舌象变化,BRG 患者多见舌红、暗,同时又见黄苔或黄腻苔,提示有湿热存在,《医学入门》言"热深入胃则苔黄",二是胃镜表现,胃镜下见到黏液池黄色胆汁滞留或胃窦部黄染,其三是主症表现与湿热之征象相一致。

(2)胆邪上逆犯胃贯穿于本病始终:胆热,胆汁不降,妄行入胃,随胃气上逆,存在于BRG 整个病理过程之中,胆汁上逆与 BRG 形成密切相关,而且当 BRG 形成后也可因各种因素加重胆汁反流戕伐之势,可见"邪在胆,逆在胃"胆邪上逆犯胃集中体现了 BRG 的病机特点,"甲木之升缘于胃气之逆,胃气之逆缘于中气之虚"确中本病之的,本病初起主要为胆热犯胃,早期表现为 CSG,多实证,晚期表现为 CAG,多本虚标实,出现临床所谓"木克土"之失调状况,肝木乘侮土,则肝脾之气不升而郁陷,胆木乘侮胃土,则胆胃之气不降而横逆,肝失疏泄,则郁而生风,胆失降泄则相火上炎,如此木气横逆胆汁妄行,不降逆流入胃进一步戕伐胃气,克伤中土,继则病气与血,最后可导致脾胃气阴两虚。临床上 BRG 患者胃痛、口苦、呕苦、烧心等症状均是胆液泄、胃气逆的有力证据,胃镜、核素等检查手段也为胆邪犯胃提供了佐证和依据。田德禄教授衷中参西,既发扬了前人有益的经验,又运用现代化医学成果发展了中医学,可谓继承于创新之中。

3. 治疗方法　针对 BRG 胆邪犯胃、胃失和降的病机特点,以调肝和胃、清热降逆法治疗切中病机,主要因为古代中医文献认为胆瘅是一种涉及胆胃两腑,气机逆乱虚实夹杂的疾患,现代中医脾胃病专家学者亦对本病胆胃失和、脾胃虚弱基础上夹有邪实达成共识。自1982 年我院开始中医药治疗 BRG 临床研究工作,将本病分为五个证型,临床病案分析以胆热逆胃居多;国家中医药管理局课题《和降冲剂治疗胆汁反流性胃炎的临床与实验研究》实施以来的实践表明,调肝和胃、清热降逆立法组方的和降冲剂在临床、实验两方面均取得了满意成果。

(1) 和降概括了胆胃的主要生理特性:古人认为六腑以通为用,胃主受纳,传化物而不藏,胆为"中精之府"具有精汁于肠中,"行津液""化水谷"协作脾胃消化吸收,升清降浊的功能,在其降泄精汁于肠中同时,也通过肠排出糟粕。因此,胆亦以降为顺、以通为用、以和为贵,不通、不降、不和则邪滞逆而为病。故和降二字集中体现了胆胃主要生理特性。

(2) 和降为治法纲要:胆瘅病因病机较为复杂,然不论寒热虚实及其表现为何证候,均以胆胃失和为共同特征,因此通降胆胃,使胆汁、胆热承胃腑下降之性以下泄,保持胆腑清净;和胃降逆,使逆行之胃气保持冲和顺降是贯穿始终的基本治则和治疗目的。

脾胃居中,秉中和之性,若一有所偏则中焦失衡,胃不和,则肝胆随之失调,故治疗无非逆者降之和之,滞者通之行之,寒热、燥湿、虚实过偏,则调和之使归于平秘,犹如吴氏所言"治中焦如衡,非平不安",胆瘅病的治疗正是通过和降,纠其所偏,以恢复胆胃通降和顺功能,而据证所取的清、温、调等不同配合运用,也无不是为了这一目的,无不体现《黄帝内经》关于本病"下胃气,闭胆逆,调其虚实"的治法原则。所以恢复胆胃和降是治疗各种证型BRG 的着眼点和目的,为诸治法之纲要。

(二) 临床研究

近年胆汁反流入胃部疾病的影响,已为临床和实验研究所证实,并成为主要的临床课题,目前西医治疗 BRG 多在重建膜屏障方面,也有针对胆汁反流入胃的临床过程,采用胃动力药治疗,其中吗丁啉应用最广泛,而西沙必利为全胃肠动力促进剂,效果最好,但由于没有从根本上阻止反流的病理过程,所以疗效不甚理想,且有较高的复发率,自 20 世纪 80 年代初,我院即开始中医药治疗 BRG 的临床研究工作,取得了阶段性成果。笔者在导师的指导下,结合临床实际和现代研究,在学习和采纳我院消化科经验和长处基础上,以调肝和胃、清热降逆为治疗法则及组方指导思想,制订了和降冲剂治疗 BRG 的临床观察方案,在临床上收治了 30 例 BRG 患者,对其胃镜、病理体表胃电图,症状疗效以及有关实验室检查等相关性指标进行观察,均取得了满意疗效,现总结如下。

1. **材料与方法**

(1) 病例选择:本课题研究对象按 1990 年悉尼世界胃肠病学大会(WCG)制订的胃炎分类及胃镜诊断标准选择胆汁反流性胃炎患者。

(2) 病例来源:1996 年 4 月—1998 年 4 月在北京中医药大学附属东直门医院内四科门诊及病房观察治疗的 BRG 患者。

(3) 诊断标准

1) 胃镜诊断标准:在胃镜检查中,连续观察幽门 3 分钟,见有 3 次以上十二指肠液反流入胃者方可纳入观察对象。

2) 胃炎胃镜诊断标准:①胃黏膜黏液增多,黏膜反光强,胃小窝明显。②黏膜呈小片状或线状发红,充血呈斑状或网状改变。③黏膜剥脱或皱襞糜烂,呈隆起型、丘疹状或顶部有凹陷;平坦型不高出周围黏膜;凹陷型比周围黏膜低,糜烂的周围黏膜有炎症表现。④黏膜白,血管透见,或见局限苍白区,黏膜变薄等。

3) 病理检查诊断标准:①胃黏膜固有层可见炎性细胞浸润(进展期),病理性淋巴滤泡形成;②被覆上皮和 / 或腺上皮变性坏死,腺体崩解;③胃黏膜腺体非典型增生或肠上皮化生。

4) 胃液胆汁酸测定诊断:抽取空腹胃液或可在胃镜下抽取胃液 5~10ml。检测其胃液胆汁酸。胆汁酸浓度超过 50μmol/L 以上者。

5) 胃液 pH 测定诊断:用精密试纸测定胃液,pH≥2.5。

6) γ- 闪烁照相诊断:由北大医院核放射科协助完成部分病例的检查,证实有反流者。

7) 临床症状诊断:①临床具有上腹部疼痛、口苦、痞满、烧心、吞酸、嗳气、口中异味、纳呆、大便不调等症状;②反复发作病史或首次发作时间超过两周;③发作前多有明显诱因,如情志刺激、劳累、饮食不节、吸烟等。

(4) 治疗方法:采用随机分组,单盲对照试验的方法按随机数字进行随机分组治疗。

1) 治疗组:和降冲剂,每次 1 袋,每日 3 次,4 周为 1 个疗程,单盲对照组药物用维生素 C 0.1g,每日 3 次。

2) 对照组:西沙必利 5mg,每日 3 次,4 周为 1 个疗程。单盲对照药物和降Ⅱ号,每次 1 袋,每日 3 次。

(5) 观察指标

1) 安全性指标:①血、尿、便常规;②肝功能、肾功能;③一般体格检查及可能出现的不良反应。

2) 疗效观察:①患者症状的改变;②胃镜检查、胃液胆汁酸测定、胃电图、不透光标志物、血清胃泌素、血浆胃动素、幽门螺杆菌(酶学法)、幽门螺杆菌 PCR、胃镜活组织检查。

(6) 疗效评定

1) 症状学评定方法:临床证候学观察包括对主症、次症、舌象、脉象进行治疗前后观察对比。主症包括:胃痛、口苦、痞满、烧心;次症包括反酸、嗳气、纳呆、便秘、便溏、口中异味、黑便。评定方法按正常、轻、中、重(0、+、++、+++)进行分组判断。

①胃痛:0 级、无疼痛或疼痛治愈;+ 级,疼痛轻微,不影响工作及休息;++ 级,疼痛难忍,影响作息及休息;+++ 级,疼痛持续不解,常需服止痛药缓解。

②口苦:0级,无苦或口苦治愈;+级,口苦间断发生;++级,持续口苦一周;+++级,持续口苦,伴呕苦。

③痞满:0级,无痞满或痞满治愈;+级,轻度痞满;++级,痞满明显,进食后痞满加重;+++级,痞满持续发作,常需服理气消导药物缓解。

④烧心:0级,无烧心或烧心治愈;+级,烧心间断发作;++级,烧心持续发作;+++级,烧灼难忍,需服药缓解。

⑤反酸:0级,无反酸或反酸治愈;+级,反酸间断发作;++级,反酸持续发作;+++级,反酸持续发作伴吐酸水。

⑥嗳气:0级,无嗳气或嗳气治愈;+级,嗳气间断发作;++级,嗳气频繁,以餐后为重;+++级,嗳气频繁,连续不断。

⑦纳呆:0级,无纳呆或纳呆治愈;+级,食量减少原1/5定量;++级,食量减少原2/5定量;+++级,食量减少原3/5定量。

⑧便秘:0级,无便秘或便秘治愈;+级,2日一次,排便困难;++级,3日一次,排便困难;+++级,3日以上排便一次。

⑨便溏:0级,无便溏或便溏治愈;+级,便溏初发;++级,便溏超过一个月;+++级,便溏超过半年。

⑩口中异味:0级,无口中异味或治愈;+级,间断口中异味,无自我感觉;++级,经常口中异味,自己可以感觉;+++级,口气臭秽。

⑪黑便:0级,粪便隐血阴性;+级,便隐血弱阳性;++级,便隐血阳性;+++级,便隐血强阳性。

2) 胆汁反流性胃炎的胃镜下评定方法:①胃镜下胆汁反流程度:0级,无十二指肠液反流或治愈;+级,十二指肠液间断反流入胃;++级,十二指肠液呈泡沫状反流入胃;+++级,十二指肠液呈水状反流入胃。②病理:0级,胃黏膜炎症进展期消失或治愈;+级,胃黏膜轻度炎症进展期未愈;++级,中度浅表性胃炎;+++级,重度浅表伴萎缩性胃炎。

3) 疗效诊断标准:共分四级。①基本痊愈:主症消失、全身状况明显改善。胃镜下中大量反流均消失;病理活检,胃黏膜炎症治愈或进展期消失或见空腹胃液胆酸显著下降。②显效:主症消除,其他症状显著改善,全身状况转好,少量胆汁反流者,胃镜下消失或大量反流复查时转为少量,胃黏膜病理改善二个等级或见空腹胃液胆酸显著下降。③有效:自觉症状改善或显著改善,但遇诱因仍有反复,胃镜复查反流由中量减至少量、由大量减至中量,胃黏膜病理改善一个等级或见胃液胆酸下降。④无效:自觉症状无改善或虽改善但有反复,胃镜复查时胆汁反流无变化,胃黏膜病理无变化或空腹胆酸无下降。

(7) 统计学处理:对计数或计量资料,采用 t 检验,χ^2 检验,$Ridit$ 检验方法进行统计学处理。

(8) 一般资料:统计本组患者共30例,其中门诊患者9例,住院患者21例。①性别:男21例,女性9例,男女之比为3:1;②年龄20~78岁,平均44.78岁,其中21~30岁3人,31~40岁11人,41~50岁7人,51~60岁2人,61~70岁3人,70岁以上3人,以30~40岁发病最多;③职业:工人24例,商人2例,其他4例;④就诊时病程,最短者为1周,最长者18年,其中半年以下 8 人,0.5~1 年 3 人,1~5 年 5 人,5~10 年 2 人,10~15 年 8 人,15 年以上 3 人,综合分析本病病程长短不一;⑤合并症:30 例全部合并慢性胃炎,6 例并见胆囊炎,2 例胆石症(包括肝胆管结石),1 例胆囊切除术后,2 例脂肪肝;⑥胃镜下胆汁反流分度Ⅰ度 19 人,Ⅱ度 10 人,Ⅲ度 11 人,病理活检:胃黏膜症进展期 30 例,轻度浅表性胃炎 5 例,中度浅表性胃炎 13 例,重度浅表性胃炎 12 例。

2. 治疗结果

(1) 综合疗效统计:治疗组和对照组在治疗 1 个疗程的疗效比较,见表 3-16。

表 3-16　治疗组和对照组临床疗效比较

组别	基本痊愈	显效	有效	无效	合计	总有效率(%)
治疗组(%)	4(20.0)	7(35.0)	6(30.0)	3(15.0)	20	85
对照组(%)	2(20.0)	3(30.0)	3(30.0)	2(20.0)	10	80

结果表明,治疗组总有效率为 85%,对照组总有效率为 80%,经 *Ridit* 检验,组间 $P>0.05$,说明两组疗效无显著性差异。

(2) 治疗前后主症疗效统计:对胃痛、口苦、痞满、烧心四大主症进行治疗,前后观察,如表 3-17 所示。

表 3-17　治疗前后主症疗效统计[*]

主症	程度	治疗组			对照组			组间
		疗前	疗后	起效时间(天)	疗前	疗后	起效时间(天)	
胃痛	0	1	10		0	4		
	-	2	8		3	3		
	--	8	1	$\mu=4.29$ $P<0.01$	3	2	$\mu=2.21$ $P<0.05$	$\mu=0.83$ $P>0.05$
	---	9	1		4	1		
				6.55 ± 4.34			7.6 ± 8.27	
口苦	0	2	14		1	2		
	-	5	5		2	2		
	--	7	1	$\mu=4.19$ $P<0.01$	3	4	$\mu=0.85$ $P>0.05$	$\mu=2.91$ $P<0.01$
	---	6	0		4	2		
				5.6 ± 2.72			9.2 ± 3.64	
痞满	0	4	12		3	4		
	-	3	7		4	4		
	--	7	1	$\mu=3.48$ $P<0.01$	2	2	$\mu=-0.62$ $P>0.05$	$\mu=1.12$ $P>0.05$
	---	6	0		1	0		
				6.2 ± 3.28			6.6 ± 6.05	

续表

主症	程度	治疗组				对照组			组间
		疗前	疗后	起效时间（天）		疗前	疗后	起效时间（天）	
烧心	0	7	17			2	5		
	-	7	2	μ=2.82		3	2	μ=1.55	μ=1.65
	--	5	1	P<0.01		2	3	P>0.05	P>0.05
	---	1	0			3	0		
				6.35±4.49				9.9±3.70	

注：* 说明改善一个等级以上即判为有效。

从表 3-17 可以看出，治疗组 BRG 患者经治疗后胃痛、口苦、痞满、烧心四大主症均有明显的改善，经统计学处理治疗前后均有极显著性差异（P<0.01），而对照组烧心症状改善明显，统计学处理有显著性差异（P<0.05）。组间比较在改善胃痛症状时，和降冲剂明显优于西沙必利。平均起效时间两组分别为 7.2 天、8.4 天，无显著差异。

（3）治疗前后次证变化情况：对临床常见一组次症进行治疗前后观察，见表 3-18。

表 3-18　治疗前后次症疗效统计

	次症		反酸	嗳气	纳呆	便秘	便溏	口中异味	黑便	合计
治疗组	疗前	例数	14	12	8	8	6	4	1	53
		百分比 /%	70	60	40	40	30	20	5	
	疗后	例数	2	4	3	3	2	0	0	14
		百分比 /%	10	20	15	15	10	0	0	
对照组	疗前	例数	8	6	5	4	1	1	1	26
		百分比 /%	80	60	50	40	10	10	10	
	疗后	例数	4	2	1	1	1	1	0	10
		百分比 /%	40	20	10	10	10	10	0	
治疗组	疗效	例数	12	8	5	5	4	4	1	39
		百分比 /%	85.7	66.67	62.5	62.5	66.67	100	100	73.58
对照组	疗效	例数	4	4	4	3	0	0	1	16
		百分比 /%	50	66.67	80	75	0	0	100	57.69

从表 3-18 中可见，治疗组患者治疗后 7 个次症均有明显改善，各次症有效率均在 60% 以上，总有效率达 73.58%。两组治疗反酸、纳呆、便溏、口中异味等方面分别有显著性（P<0.05）和极显著差异（P<0.01）。中药治疗组优于西沙必利对照组。

（4）治疗前后，舌象变化比较：30 例 BRG 患者中的舌质分布以色红、暗为多，而舌苔则薄黄或腻（各占 60%~80%），反映了 BRG 患者以夹有郁热、湿浊的实热证为多见，这与 BRG

胆胃湿热内蕴的病机相一致,详见表 3-19。

表 3-19 30 例 BRG 患者舌象治疗前后对照表

舌象		异常舌苔			正常		异常舌质			异常质体			异常者合计
		薄黄	黄	黄腻	薄白	淡红	淡暗	红	暗红	胖	瘦	齿痕	
治疗组	治疗前 例数	6	3	10	1	2	1	9	7	3	3	2	44
	%	20	10	33.33	3.33	6.67	3.33	30	23.33	10	10	6.61	
	治疗后 例数	2	1	5	12	13	0	4	3	1	2	1	19
	%	6.67	3.33	16.67	40	43.33	0	13.33	10	3.33	6.67	3.33	
	疗效 例数	4	2	5	11	11	1	5	4	2	1	1	25
	%	66.67	66.67	50			100	55.56	57.14	66.67	33.33	50	
对照组	治疗前 例数	5	2	1	2	1	5	2	1	2	1	1	20
	%	16.67	6.67	3.33	6.67	3.33	16.67	6.67	3.33	6.67	3.33	3.33	
	治疗后 例数	3	1	0	6	5	3	1	1	1	1	1	12
	%	10	3.33	0	20	16.67	10	3.33	3.33	3.33	3.33	3.33	
	疗效 例数	2	1	10	4	4	2	1	0	1	0	0	8
	%	40	50	100			40	50	0	50	0	0	40

从表 3-19 中可以看出,治疗组、对照组治疗后病理舌质、舌体、舌苔改善率分别为 56.82%、40%,治疗组优于对照组($P<0.05$),两组间有显著性差异。

(5) 治疗前后胃镜下反流情况及胃黏膜病理活检结果:对 30 例 BRG 患者行胃镜检查及通过内镜下取材、病理切片,观察治疗前后胆汁反流情况及胃黏膜组织细胞炎症改善变化如表 3-20。

表 3-20 30 例 BRG 治疗前后胃镜下反流情况及胃黏膜病理结果

项目	程度	治疗组			对照组		组间
		疗前	疗后		疗前	疗后	
反流程度	0	0	14		0	2	
	-	7	5	$P<0.01$	2	2	$P<0.01$ $P>0.05$
	--	7	1		3	4	
	---	6	0		5	2	

续表

项目	程度	治疗组			对照组			组间
		疗前	疗后		疗前	疗后		
病理诊断	0	0	2	$P<0.01$	0	2	$P<0.01$	$P>0.05$
	-	1	4		4	6		
	--	11	11		2	0		
	---	8	3		4	2		

结果表明,治疗组和对照组治疗前后胆汁反流程度、胃黏膜病理变化均有极显著差异,但两组间比较无显著性差异。

(6) 治疗前后胃排空功能比较:为了探讨 BRG 与胃动力学的相关性,笔者对 30 例患者应用已建立的不透 X 线标志物方法检查胃排空功能。检查前 1 天晚 6 点前进完晚餐,检查当日早 6 点进食试餐(总热量 1 866.89J,内含蛋白 20.3g,碳水化合物 52.3g,脂肪 7.3g,总容量为 400ml)及钡条(由国防科工委航天医学工程研究所提供每支钡条长 10cm,直径 1mm,重 20mg)20 支,5 分钟内进完,此后禁饮食及药物卧床静养。上午 10 点在放射科吞服发泡剂 3g 身体翻转 2 周,拍立位腹平片 1 张,计算胃内剩余钡条数,本法与胃电图分两日进行,其结果见表 3-21,比较组间差异 Fisher 检验。

表 3-21　治疗前后胃排空功能比较

组别		例数(人)	胃内剩余钡条数和(枚)	组间
治疗组	疗前	20	101	
	疗后		44	$Chi=8.30$
对照组	疗前	10	88	$P=0.003\,536<0.01$
	疗后		14	

从表 3-21 结果表明,30 例患者经治疗后胃排空功能均有改善,经统计学处理,和降冲剂促胃运动作用明显优于西沙必利对照组($P<0.01$),两者之间存在着极显著差异。

(7) 治疗前后体表胃电活动变化比较:胃电图对胃疾病检查是一种无创伤、方便易引、患者乐于接受的检测分析技术,为了探讨 BRG 与胃电活动的相关性,笔者对 30 例患者(经胃镜、病理或 X 线不透光标志物及核素检查确定为 BRG)采用国产 WCDF 胃肠电分析仪(带有 4 个银 - 氯化银单电极)记录体表胃电活动,并进行傅立叶频谱分析,其结果见表 3-22。

表 3-22　30 例 BRG 患者疗前疗后的胃电图参数

组别		例数	胃窦		胃体	
			频率(cpm)	幅值(pv)	频率(cpm)	幅值(pv)
治疗组	疗前	20	2.09 ± 0.98	137.3 ± 56.85	2.04 ± 0.98	125.75 ± 76.37
	疗后		2.34 ± 0.76	159.65 ± 60.32	$2.61\pm0.68^*$	190.65 ± 140.93

续表

组别		例数	胃窦		胃体	
			频率（cpm）	幅值（pv）	频率（cpm）	幅值（pv）
对照组	疗前	10	1.77±0.75	111.3±55.79	2.07±0.87	120.1±47.78
	疗后		2.79±0.44	146.4±70.15	2.87±0.57*	164.5±94.88

注：*$P<0.05$。

从表3-22胃电观察结果表明：① 30例患者，治疗前胃电活动不活跃，其主频均低于正常（<2cpm），提示本组患者胃运动减弱；②经治疗后，两组患者胃电波幅，胃电频谱指标回升，以胃体部主频恢复最佳（$P<0.05$）；③和降冲剂、西沙必利对BRG患者胃电图特征发生率作用，经统计学处理无显著性差异。

（二）讨论

1. 胆瘅（BRG）的病因学证候学分析

（1）病因病机：现代医学认为，BRG（胆瘅）的发病因素甚多，一般认为可能与多因素综合作用有关，这些因素主要有不良的饮食和生活习惯，包括暴饮暴食或恣食膏粱厚味，辛辣煎炒，高盐食物，长期嗜好烟酒、浓茶、咖啡、药物等以及过度劳倦；胃肠动力障碍，幽门功能紊乱；中枢神经功能失调；胃幽门螺杆菌感染；免疫因素以及胃病家族遗传史等。中医学在对胆瘅（BRG）病因病机的认识上，与现代医学是一致的，它特别强调饮食失宜、情志内伤、劳役过度在胆瘅（BRG）发病和发展中的重要性。长期的饮食不节、外感六淫、忧思恼怒势必影响和损害肝胆脾胃的正常生理功能。本病初起主要为胆热犯胃、胃气上逆，病在气分；日久土壅木郁，肝郁气滞，病及于血，气滞血瘀；若久病不愈，致使脾胃气虚或气阴两虚，或余热未净，脾胃之气已虚，气虚及阳，阳虚则生内寒而表现为寒热错杂。胆胃之热蕴久耗伤胃阴，邪热又可伤气，以及胃气受损，最终形成气阴两虚；若恣食生冷或过用苦寒之品，热象虽除，而脾阳受损，则又可转为脾胃虚寒承上所述，胆邪上逆犯胃是胆瘅病最基本病机，早期实热证居多，中、晚期时每多兼夹之症，或为寒热错杂，或为气阴两虚，或为气滞血瘀或出血动血等。

（2）证候：本组病例四大主症，胃痛占96.7%，口苦占90%，痞满占76.7%，烧心占70%，且胃脘疼痛以轻度居多，证型分布规律，符合篇首对胆瘅（BRG）病名的讨论。兼证以反酸、嗳气、大便不调、纳呆较多见。舌质多红、暗红、淡红；舌苔多薄黄、黄厚或黄腻。综合分析，本病虽有胃痛、痞满之表现，但它既有异于胃痛又别于胃痞；胃痛、胃痞病位在胃，而非胆胃同病，口苦一症可有可无，且实验检查均无胆汁反流现象，胆瘅病机为胆邪犯胃，胃气上逆，湿热、痰热或邪火侵犯胆腑横逆犯胃，以胃气上逆，胆火、胆汁不降存在于本病的始终，病机十九条曰："诸逆冲上，皆属于火"。本症许多症状多与少阳相火上炎有关。诚如黄元御所说"相火本自下行，其不下行而逆升者，由于戊土之不降……甲木上侵则贼戊土"，升降反作，失畅不通，"不通则痛"，故痛在胃脘，火性炎上作苦则口苦，木性曲直作酸故反酸，胆火上逆，循经犯胃致胃失和降可见呕苦、嗳气，胆壅郁迫，克犯胃土，或痰浊、湿热内生，以致胃气不畅或痰食气血互结，胆之通降受阻，进一步郁迫胃气上逆，可见痞满纳呆，胃属阳明燥土，传化之腑，"上自胃脘，下至小肠，大肠皆属于胃"，燥土阳明性喜柔润也，得阴自安，逢禀木火之性，胆汁逆流克伐胃土,津伤阴亏,则见口干、烧心、便结等症。如若热烁胃腑,灼腐肌肉,久病入络则可见胃黏膜充血水肿发红,甚则糜烂、出血等症,或久热耗阴,致脾无所奉,脾气渐衰,如此可见胃黏膜由红变白,萎缩变薄,消化功能减弱,甚至出现肠化生或不典型增生,表现出"阴损及阳",脾胃形气俱损之虚证。

2. 和降冲剂立法组方及用药的特点 针对胆瘅(BRG)"邪在胆,逆在胃"为主的病机特点,决定了本病治疗的主要法则以通降胆胃、和胃降逆为贯穿始终的最基本大法和治疗目的。

和降冲剂以和降为治疗要旨,是著名中医专家田德禄教授学术思想和临床经验的总结,所用药物经过反复筛选,在临床和实验两个方面都取得了满意成果。以本方治疗胆瘅中病机,效若桴鼓,其组方特点体现脏腑生理病理特性,立足于恢复胆胃和降功能,胆瘅病理改变主要在胆、胃,胃主通降,宣降则和,胆汁胆火皆以沉降为顺,胆胃通降之生理特性受到破坏是 BRG 根本环节。因此,复其通降是治疗的中心,"胃随胆升""胆随胃降",胆胃升降与肝脾等脏腑的升降是密切联系的,且以脾胃升降为其枢纽,正如黄元御所言"肝气宜升,胆火宜降、然非脾气之上行则肝气不升,非胃之下降胆火不降"。故其组方配伍注意斡旋升降之机,枢转出入之能,而达胃气通顺,脾气健运,肝气疏泄,胆气沉降,体现了田老遣药组方的独到之处。和降冲剂是小柴胡汤合实瘀通化裁而成的,君以柴胡、枳实理气降逆,调和胆胃,柴胡为少阳专药,轻清升散,疏畅气机;枳实宽中通便下气以降胆气。黄芩苦寒,善清少阳相火,为臣药,配合柴胡清解肝胆之热,更配虎杖清热化湿以祛蕴结之湿热,复入紫苏梗、陈皮助主药通降胃气,紫苏梗入胃顺气开郁和胃,陈皮理气和胃化湿,为脾胃宣通疏利之要药,半夏、茯苓健脾化湿,和降逆,共成扶土抑本之功,佐以芦荟清热泄胆,通导气,辅助柴胡、枳实、紫苏梗、半夏等疏畅气机以防逆滞,又调肝降逆、和胃泄胆,如此土木调和,气机升降有序,自然胃炎减轻,胆汁反流可止,诸症自解。总之,胆瘅是胆邪犯胃,胃气上逆,土木失调之故,和降之治,所谓升降浮沉,则顺之也。

(王红漫)

三、愈疡灵治疗十二指肠溃疡临床疗效观察

(一)从疮疡论治十二指肠溃疡的理论与方法

十二指肠溃疡(duodenal ulcer,DU)以胃脘痛为主要表现,同时伴有反酸、嘈杂、嗳气等症状,故中医将其归于"胃痛"范畴。临床常按"胃痛"而分为肝胃不和、脾胃虚弱、胃阴不足、气滞血瘀等证型治疗,固然有效,但对愈合溃疡的速度、质量及远期疗效不甚满意。田德禄教授积累 30 余年治疗该病的丰富经验,把胃镜检查作为中医望诊方法的延伸加以应用,根据溃疡的表现特征提出从疮疡论治的观点。笔者从师所学,指导临床施治,多获良效。谨将 DU 从疮疡论治的思路和方法总结如下。

1. 立论依据 从疮疡论治是建立在中医理论对 DU 内镜征象认识基础上的,故胃镜检查结果为 DU 从疮疡论治提供了可靠依据。胃镜下见活动期溃疡深达黏膜肌层,表面敷有黄白厚苔,周围黏膜红肿、糜烂、出血,这种状态与外科疮疡相似。疮疡是一切体表浅显溃烂疾患的总称,如《外科启玄》说:"夫疮疡者,乃疮之总名也。疮者,伤也,肌肉腐坏,苦楚伤烂

而成,故名曰疮也"。可见,DU 与外科疮疡的形态相类。结合临床,DU 患者胃痛明显,同时伴见口干口苦、舌苔黄或黄腻,也具有疮疡"红、肿、热、痛"之特征。DU 愈合时,先是腐尽然后开始肌生,初为红色瘢痕,继而为白色瘢痕,临床经过渗出、糜烂、溃破的急性活动期,腐尽肌生的愈合期及瘢痕期,这一过程及结局与外科疮疡的机制相一致。可见,内外之疡,病类相同,故可按外科疮疡的发病规律认识 DU 的发生与发展,治疗疮疡的思路与方法也同样适合于 DU。

2. 病机特点 按疮疡认识 DU 的发病规律,具有以下病机特点。

(1) 脾气虚弱是发病之本:DU 的形成是邪气对胃之膜络的破坏损伤。正常情况下,胃之膜络对损害邪气有抵抗作用,这种抵抗作用是脾气防卫抗邪力量的体现,脾气旺盛,抵抗力强,则不易形成溃疡,正如张仲景所言:"四季脾旺不受邪。"当饮食、情志、劳倦、六淫、病后体弱等因素导致脾气虚弱或脾胃素体亏虚时,抵抗力相对减弱,邪气才能损害胃膜,形成溃疡,如《素问·评热病论》言:"邪之所凑,其气必虚。"临床上,DU 多因饮食不慎和劳倦而诱发,又以胃脘隐痛、饥时作痛、进食后缓解、纳食减少、舌质淡、脉细弱为主要表现,且起病缓慢,反复发作,病程长,可持续数年乃至数十年,正反映了脾气虚的发病特点,如《类证治裁》言:"溃疡……口不敛,肌不生者,脾气虚也。"急性期过后,在溃疡的愈合期或瘢痕期,患者胃痛消失,但反映脾虚的舌象、脉象并不消失,且长期存在,说明患者的脾虚体质并未纠正,成为溃疡复发的潜在原因。此外,实验研究发现,DU 患者常伴有机体免疫功能低下,而脾气虚与免疫功能低下密切相关,通过健脾益气药物治疗后,脾虚症状得到改善,同时免疫功能也有所提高,从而反证了脾气虚在本病发病中的作用。

(2) 邪毒蕴结是发病的损害因素:邪毒蕴结是导致疮疡的损害因素,内疡的发生也离不开邪毒的损害。导致 DU 的邪毒主要有热毒、湿毒、食毒和瘀毒,因胃为阳明燥土,易化热化燥,故诸损害因素中以热毒为多,但相当多的情况下是诸因素相兼为害。过食辛热肥甘,肝郁日久化火,六淫邪气内侵化热或脾胃运化失常,痰湿内生,食积停滞,蕴久化热,热毒蕴结胃膜,酿脓化腐则形成溃疡。所不同的是,DU 的形成是以脾气虚为基础的,即当脾气虚弱,胃膜抵抗力不足时,热毒才能破坏胃膜,加上 DU 具有长期性、缓慢性及反复性的特点,故 DU 实属疮疡之本虚标实证。这一认识与西医认为 PU 的发生在于损害与抗损害失去平衡是一致的,在此,损害因素就是邪毒,抗损害因素就是脾气的御邪功能。热毒作为 DU 的损害因素,其临床依据有二:一是舌象变化,DU 患者多见脾气虚之舌质淡或舌有齿印,同时又见黄苔或黄腻苔,提示有胃热的存在,《医学入门》言:"热深入胃,则苔黄。"二是胃镜下表现,胃镜下见到溃疡面覆有黄苔,周边红肿,黏膜糜烂,分泌物多而黏稠,与外疡之"红、肿、热、痛"相一致,属热。

(3) 络阻血瘀贯穿始终:疮疡形成的共同基础是局部经络阻塞,气血凝滞。《类证治裁》言,疮疡"总因气血凝结,经络阻滞而成"。DU 具有疮疡之特征,因此,胃之局部血脉瘀滞是形成溃疡不可缺少的条件,即在脾气虚的情况下,热毒又蕴结胃膜,引起局部气血凝滞,然后才能肉腐成疡。络阻血瘀不但与溃疡的形成密切相关,而且当溃疡形成后也可因各种因素加重或导致新的瘀血。DU 病位在胃,而与肝、脾相关,胃为多气多血之腑,病久则入血致瘀,如叶天士言:"胃痛久而屡发,必有凝聚瘀"。脾胃居中焦而为气机升降之枢,肝主疏泄而调畅气机,因此,DU形成后也可因气虚、气滞、热毒壅滞等原因导致瘀血形成。气虚,一则胃膜抵抗力减退,邪毒可乘虚侵袭;二则运血无力,致血行不畅,脉络瘀阻。如《血证论》言:"载气者血也而运血者气也。"气虚不运则瘀不通。气滞主要因于情志不遂,致肝郁气滞则可形成血瘀,如《直指方》:

"气有一息之不通,则血有一息之不行。"瘀毒、热毒蕴结阻碍气血运行,亦可形成或加重瘀血。可见,络阻血瘀存在于DU整个病理过程中,并使其病机更为复杂,治疗更为棘手,成为溃疡顽固难愈原因之一。临床上,DU患者胃痛固定不移,入夜更甚或发作,局部压痛,舌质暗或有瘀斑、瘀点,均是内有瘀血的有力证据。此外,胃镜下见溃疡伴黏膜糜烂、渗血,也提示内有瘀血,因此为离经之血,而《血证论》曾言:"既是离经之血,虽清血鲜血亦是瘀血。"实验研究也证实,DU患者血液流变学明显异常,且十二指肠局部存在微循环障碍,经活血化瘀方药治疗后不但能改善血液循环,且能明显提高临床疗效。尤其是难治性溃疡,活血化瘀方法的应用更为重要。

3. **治疗方法** DU是内科疾病,而又具有外科疮疡之特征,因此,治疗DU时既要对患者进行审因论治,又要融入外科疮疡的治疗思想与方法,才能切中病机,提高疗效。

(1) 健脾益气:脾气亏虚,防御功能下降是DU发生的内在原因,而且与其复发有关。因此,健脾益气是治疗DU的根本方法。《医学入门》有言:"疮口不敛,由于肌肉不生,肌肉不生由于腐肉不去,腐肉不去,由于脾胃不壮,气血不旺,必以补托为主。"单纯表现为脾气虚者,患者见胃脘隐痛、纳少减少、少气懒言、面色无华、舌质淡、脉细弱,方用四君子汤类,药物可选党参、白术、茯苓、甘草、黄芪、鸡内金等。若气虚下陷,清阳不举,则患者兼见久泻、脱肛、腹中重坠等症状,此时宜用补中益气汤或升阳益胃汤。若气虚不摄而见黑便、吐血者,宜归脾汤,可酌加三七、阿胶、白及、炮姜炭以增强止血效果。若气虚于中而致气机不展之虚滞证,患者除了见脾虚表现外,尚有中焦气滞的症状,如脘腹胀闷、嗳气、善太息等,此时宜用逍遥散治疗,或用四君子汤加舒展气机之药,紫苏梗、枳壳、香附、郁金等均可酌情选用。气虚损及阳而成虚寒之证,患者脘腹冷痛、喜得温按、四肢不温、大便溏、舌质淡、脉迟,可随病情选用理中、附子理中、黄芪建中汤、大建中汤。在临床应用上,健脾益气治疗DU我们有三点体会:①用药以脾胃能运化为原则,不宜碍于已虚弱之脾胃功能,故过于滋腻之如熟地黄、龟板、鹿胶等慎用,或与理脾胃之气药如枳壳、陈皮等合用,以达补而不滞、脾胃能化之目的。②健脾扶正应贯穿于DU治疗的全过程,DU活动期有时脾虚征象不明显,但其本质还是脾虚,且经治疗后,随着病邪的清除其脾虚症状就会显现,因此,即使在初期,也要护脾胃,只是用药稍轻,这样既可扶脾胃之正,又可防攻邪损脾胃之气。③补脾胃之气首选生黄芪、生甘草,因其可益气健脾,又可解毒托疮,具有双重功能。

(2) 解毒祛邪:邪毒是导致DU的损害因素,故必去之以绝后患。因导致DU的邪毒有热毒、湿毒、食毒、瘀毒之别,故治疗时应区别施药方可奏效。属热毒者,胃镜下见黏膜红肿、糜烂,患者有口干口苦、口臭、胃脘灼热、舌苔黄腻、脉数等症,热毒在气分为主者,以蒲公英配黄连为佳;入血分者,常以蒲公合连翘使用,热毒深重则投虎杖、赤芍才能奏效;属湿毒者,胃镜下见黏膜分泌物多,且患者舌苔必腻,治脾胃之湿必须配健运脾胃之药才能效宏力彰,故多投以薏苡仁、茯苓、土茯苓、白术等药物。单纯食毒为患少见,食毒必为诱因而发为 DU,方中酌加焦三仙即可消食毒之患。若饮食积滞内停,生湿蕴热,胃肠气机不畅而出现脘腹痞满胀痛、大便秘结时,需用导滞于下之法才能奏效,可与小承气汤或枳实导滞丸。脾胃主运化饮食水谷,故调运脾胃功能有助于清除食毒。瘀毒可参考下述"活血化瘀"方法治疗。此外,解毒祛邪还须注意以下几种特殊情况。

1)胃酸损害:西医认为胃酸是导致 DU 的直接损害因素,故有"无酸则无溃疡"之说,治疗上也多主张抑制胃酸分泌以创造溃疡愈合的条件。中医药治疗 DU 时若能注意消除胃酸的损害,则能收到更好的疗效。针对胃酸药可于方中直接选加对胃酸有中和作用的药物,常用的有海螵蛸、煅瓦楞、煅牡蛎、螺蛳壳、珍珠粉等。高鼓峰在《医家心法·吞酸》中言:"凡是吞酸,尽属肝木曲直作酸也。"因此,消除胃酸损害也可从肝论治,即通过疏肝和胃的方法以达到治酸的目的,我们常合用左金丸治疗,收效甚佳。

2)Hp 感染:Hp 作为外源性致病因素侵袭机体导致 DU 的发生,与邪气壅盛,尤其是热毒炽盛的病理变化有关,因此,清除 Hp 也能达到消除 DU 损害因素之目的。许多中药,如黄连、黄芩、大黄、木香、乌梅、蒲公英、党参、三七、玄胡等,对 Hp 具有明显的抑杀作用。当证实有 Hp 存在时,在辨证的基础上选用上述对 Hp 有杀灭作用的药物,常能明显提高疗效。也可随汤药服用小檗碱或锡类散,同样起抑杀 Hp 的作用。

3)通降法的使用:热毒易致胃肠燥结,有形之邪又可使肠滞塞不通,故消除 DU 邪毒须根据"阳明以通为用"的原则,注意通降法的使用。具体应用在于辨别腑气不通之原因。据我们体会,气机不舒致腑气不通者,酌加莱菔子、紫苏子、槟榔等理气促降之药即可;热炽于中,腑气不通者,酌配蒲公英、生地黄则效;若瘀热内结,腑气不通者,可与虎杖治之,不效则须用大黄才能除胃肠积热。

(3)活血化瘀:活血化瘀药既可通过吸收发挥药效,改善血液循环,也可直接作用于病灶,渗入组织脉络,起化瘀疏浚的作用,达到溃疡愈合的目的,并能减少后遗症,防止溃疡复发。DU 应用活血化瘀药是贯彻始终的,但必须立足于辨证,并综合考虑瘀血的原因及病理影响来选定药物。因此,在用药主次上要恰到好处,注意药物之间相互协调、相互制约的配伍机制,使用药不悖于证,才能取得最好的疗效。因于热壅血瘀者,宜选清热祛瘀药,如大黄、虎杖、丹参、蒲黄等,亦可用三黄泻心汤治疗;气滞血瘀者,当选气分之血药或血分之气药,玄胡、郁金、香附、川芎等皆可用之;血瘀兼气虚者,应化瘀与补气兼施才能收功,若只顾祛其瘀而不思益其气,正气日亏而瘀血亦难尽除,可用四君子汤、补中益气汤加丹参、当归、玄胡、红花等药以益气活血化瘀;血瘀兼血虚者,宜选用具有养血补血作用的祛瘀药如当归、白芍、三七、丹参等;血瘀兼寒者,宜选用具有温通之性的祛淤药如玄胡、香附、川楝子等。血瘀发于出血之后者,选用具有荡涤胃肠瘀血,化瘀又能止血的药物。大黄既可通腑排出积,又不动胃肠之气血,且有止血之作用,出血之初血积在胃肠用之最宜;病渐而瘀积在经络,则以三七为佳,该药既可化瘀通络,又可养血补血,一药而收双功。据我们体会,痛甚者配伍失笑散效果较好,瘀重者合活络效灵丹而效著,若胃黏膜上皮增生变形者,则须配伍三棱、莪术、生薏仁、土贝母等药才能渐起缓效。使用活血化瘀药时,还应注意以下几点:①适当配伍行气药以加强活血化瘀效果,如唐容川所言:"凡治血者,必调气";②谨遵李时珍"少则活血,多用则破血"之训,化瘀药不宜用之过量,瘀血去尽则以和血通络为目的;③兼脾胃虚者还须与健运脾胃药同用,以免更伤脾胃正气。

(4) 托疮生肌:《医宗金鉴·外科心法》言:"腐肉不去则新肉不生,盖以腐肉能浸淫好肉也,当速去之。"腐去肌生是一切溃疡愈合的规律,内疡病的愈合也不例外。据我们临床体会,托疮生肌疗法能缩短 DU 的愈合时间,对 DU 愈合质量也大有裨益。以下三种方法为临床常用。

1) 方中配伍祛腐敛疮药,即在辨证用药的基础上,考虑到 DU 具有外科疮疡的特征,适当配伍几味化瘀敛疮药以达祛腐生肌之目的,常用的有三七、蒲黄、血竭、珍珠粉、凤凰衣、玉蝴蝶等。

2) 应用成药,外科用于祛腐生肌的成药中,有许多可供内服用药,随汤药或单独服用这些药,同样能起祛腐生肌、散瘀止痛的效果,常用的有锡类散、云南白药、生肌散等。值得注意的是,腐蚀性强或毒性大的外用药不宜服用。

3) 在胃镜直视下清除溃疡表面坏死物,达到清洁疮面的目的。清疮后,如在溃疡表面喷上述祛腐生肌药,则效果更好。

(二) 愈疡灵治疗十二指肠溃疡临床研究

根据溃疡在胃镜下的表现特征,我们提出了从疮疡论治 DU 的观点。在这一思想指导下,结合导师临床用药经验,拟"愈疡灵"方用于治疗 DU,取得了很好的临床疗效,现总结如下。

1. 资料与方法

(1) 病例选择

1) 诊断标准:① DU 诊断标准:参考中华人民共和国卫生部(现国家卫生健康委员会)制订发布的标准,即纤维胃镜检查见到十二指肠活动期溃疡。活动期溃疡特征:溃疡表面覆盖黄白苔,周边肿胀、发红或糜烂;②主症、次症标准在 DU 表现的临床症状中,以中医作为病名诊断之症状为主症,除主症以外的由 DU 引起的伴随症状为次症;③胃痛分级:0 级:无疼痛。Ⅰ级:胃痛轻微,不影响工作及休息。Ⅱ级:胃痛难忍,影响工作及休息。Ⅲ级:胃痛持续不解,常需服止痛剂缓解。

2) 排除标准:凡有以下一项者排除。①特殊原因的 DU 如胃泌素瘤;②孕妇或在服药期间可能怀孕者;③有溃疡严重并发症,如出血、穿孔、幽门梗阻等而近期需手术治疗者;④伴有其他系统或脏器严重疾病,可能影响疗效观察者;⑤继续酗酒或对试验药不宜者。

3) 纳入标准:凡符合诊断标准而又不具有排除标准中任何一项者纳入。

2. 临床资料 本研究从 1993 年 9 月开始,至 1996 年 1 月结束,所选择的病例均来自北京中医药大学附属东直门医院消化内科门诊、专科门诊及住院病例,根据纳入标准共选择合格病例 100 例,其中 2 例中途退出,原因不明,完成疗程者共 98 例(门诊病例 25 例,住院病例 73 例)。其中治疗组 68 例,曾并发溃疡出血者 10 例,伴肝内胆管结石者 1 例;由劳累诱发者 32 例,情志不遂诱发者 7 例,饮食不慎诱发者 14 例,无明显原因者 15 例。对照组 30 例曾并发溃疡出血者 4 例,1 例合并 HBsAg 阳性;由劳累诱发者 13 例,情志不遂诱发者 3 例,饮食不慎诱发者 6 例,原因不明者 8 例。两组患者均有反复的周期性、节律性上腹疼痛,并伴有反酸、嗳气、纳少、脘腹胀满等症状,在性别、年龄及病情上的差别见表3-23。经统计学处理,差别均无显著性(均 $P>0.05$),说明两组病例具有可比性。

表 3-23　治疗组与对照组一般情况比较

组别	病例数	性别		年龄/岁 $\bar{\chi}\pm s$	抽烟人数	饮酒人数	病程/年 $\bar{\chi}\pm s$	溃疡面积/cm² $\bar{\chi}\pm s$	HP 阳性	胃窦炎	合并胃溃疡
		男	女								
治疗组	68	49	19	48.36±15.92	32	37	8.76±5.22	1.56±1.00	54	68	3
对照组	30	22	8	49.36±14.83	12	17	7.92±4.38	1.61±1.07	25	30	1

3. 研究方法

(1) 分组及治疗方法:按 2∶1 的比例对符合研究条件的病例随机分为治疗组和对照组。治疗组:服愈疡灵冲剂,每次服24g,每日服 2 次,半空腹温开水冲服。愈疡灵冲剂由东直门医院制剂室提供。对照组:服雷尼替丁,每次服 150mg,每日服 2 次,半空腹温开水冲服。雷尼替丁由英国葛兰素公司生产。两组病例服药期间均停服其他对胃有影响的药物,均 6 周为 1 个疗程。

(2) 观察方法:本研究主要观察临床症状的改善情况及胃镜下溃疡的愈合效果,采用单盲观察法,并按随机分配的方式而确定各自的治疗措施,患者一旦被列为受试对象,则填写观察表,记录临床症状的变化情况。所有病例在治疗前后 1 周内进行血常规,大便常规及隐血试验、尿常规、肝功能、肾功能、心电图等检查,以除外其他严重脏器疾病及观察药物的可能不良反应,疗程结束后 1 周内行胃镜复查。疗程结束时溃疡未愈者,可继续治疗,但做无效处理。

(3) 疗效评定标准

1) 胃镜疗效:临床治愈:溃疡完全消失,局部轻度充血但无明显水肿;显效:溃疡基本消失,但仍有明显炎症;有效:溃疡面积缩小 50% 以上;无效:溃疡面积缩小不及 50%。

2) 症状疗效:临床治愈:主症与次症全部消失;显效:主症与次症均有明显改善,或个别主症轻度改善,但其他症状全部消失;有效:主症、次症均有改善,或主症无改善,但次症全部消失;无效:主症、次症均无改善。

3) 疼痛消失、缓解标准:消失:疼痛在观察期内消失并无复发者;缓解:疼痛在观察期内减轻一个级度且无反复者,或减轻两个级度而偶见反复者。

4) 溃疡复发标准:以胃镜检查发现活动期十二指肠溃疡作为复发标准。

(4) 统计学分析:临床疗效用 χ^2 检验,两组均数间的比较用成组比较的 t 检验,次症改善及资料用 $Ridit$ 分析。

4. 结果与分析

(1) 胃镜疗效:治疗 6 周后,两组胃镜下溃疡愈合情况见表3-24。经统计学分析,两组疗效无显著性差别($P>0.05$)。

表 3-24 治疗组与对照组疗效比较

组别	例数	临床治愈例 (百分比 /%)	显效例 (百分比 /%)	有效例 (百分比 /%)	无效例 (百分比 /%)
治疗组	68	60(88.24)	2(2.94)	3(4.41)	3(4.41)
对照组	30	26(86.67)	1(3.33)	1(3.33)	2(6.67)

(2)临床症状疗效:据主症、次症改善情况判断,两组症状疗效见表 3-25。经统计学分析,总有效率无显著性差别($P>0.05$),但治疗组临床治愈效果优于对照组($P<0.01$)。

表 3-25 治疗组与对照组临床症状疗效比较

组别	例数	临床治愈例 (百分比 /%)	显效例 (百分比 /%)	有效例 (百分比 /%)	无效例 (百分比 /%)	总有效率 /%
治疗组	68	61(89.71)	3(4.41)	3(4.41)	1(1.47)	98.53
对照组	30	18(60.07)	6(20.00)	5(16.67)	1(3.33)	96.67

注:与对照组比较,$^*P<0.01$。

(3)缓解疼痛效果:十二指肠溃疡以胃痛为主要表现,而对疼痛的缓解亦是治疗有效的客观表现之一。本研究统计了第 1 周及疗程结束时两组疼痛缓解与消失情况结果第 1 周两组疼痛缓解无差别($P>0.05$),但疼痛消失以治疗组为优($P<0.05$),随着疗程的结束,两组的疼痛消失率又接近。见表 3-26。

表 3-26 治疗组与对照组缓解疼痛比较

组别	例数	第一周疼痛缓解 例(百分比 /%)	第一周疼痛消失 例(百分比 /%)	疗程结束时疼痛消失 例(百分比 /%)
治疗组	68	62(91.18)	57(83.82)*	67(98.53)
对照组	30	27(90.00)	18(60.00)	29(96.67)

注:与对照组比较,$^*P<0.05$。

(4)缓解疼痛起效时间:愈疡灵治疗组疼痛多在 3~7 天消失,而雷尼替丁对照组给药后可见疼痛缓解或消失,但易于反复,一般 5~7 天后反跳开始减少,7~10 天可见疼痛消失。两组疼痛开始缓解及消失时间见表 3-27。经统计学处理,两组开始缓解疼痛时无显著性差别($P>0.05$),但治疗组疼痛消失时间快($P<0.01$)。

表 3-27 治疗组与对照组缓解疼痛起效时间比较

组别	例数	疼痛开始缓解时间(d)$\bar{x}\pm s$	疼痛消失时间(d)$\bar{x}\pm s$
治疗组	68	2.74±1.82	4.24±2.57*
对照组	30	3.06±2.23	6.43±3.25

注:与对照组比较,$^*P<0.01$。

(5)次要症状改善情况:本组 98 例患者均以胃脘痛为主症,伴随的次症主要有纳少、嗳气、吞酸、嘈杂、体倦乏力、口干口苦、恶心呕吐或吐清涎、大便溏或秘结、面色欠华、胁肋胀痛、急躁易怒等。两组各次要症状改善情况见表 3-28。经统计学分析,其中纳少、脘痞、嗳气、口干苦的改善治疗组优于对照组($P<0.05$ 及 $P<0.01$)。

表 3-28 治疗组与对照组治疗前后次症改善比较

症状	治疗组			对照组		
	治疗前	治疗后	消失率/%	治疗前	治疗后	消失率/%
吞酸	36	4	88.89	17	3	82.35
纳少	45	2	95.55[**]	14	7	50.00
脘痞	54	7	87.04[**]	20	9	55.00
嗳气	47	7	85.11[*]	21	8	61.90
体倦	26	3	88.46	10	2	80.00
口干苦	24	0	100[**]	12	7	41.67
呕恶	13	0	100	5	0	100
吐清涎	2	0	100	1	0	100
胁胀痛	3	0	100	2	0	100
急躁	8	4	50.00	3	2	33.33
面无华	8	2	75.00	1	1	0
大便溏	8	1	87.50	2	0	100
大便结	15	0	100	2	0	100
小便黄	3	0	100	3	1	66.67

注:与对照组比较,[*]$P<0.05$,[**]$P<0.01$。

(6)舌象变化:从表 3-29 统计可以看出,DU 患者以舌质淡为多见,占 47.96%,其次是舌质红,占 28.57%,而有 32.65% 患者伴见舌质暗或有瘀斑;舌苔以黄苔为多,占 40.82%,其次是黄腻苔,占 26.53%,这与 DU 属本虚标实夹瘀的病机相一致,疗程结束后各组舌质淡红、苔薄白例数均增多,这是向愈的标志。异常舌象的转变情况见表 3-30,将有统计意义的项目进行统计分析,其中舌质红、苔黄及苔黄腻的改善有显著意义。

表 3-29 治疗组与对照组治疗前后舌象变化比较(例)

组别	例数	治疗前								治疗后							
		舌质				舌苔				舌质				舌苔			
		淡红	淡	红	瘀舌	薄白	白腻	黄	黄腻	淡红	淡	红	瘀舌	薄白	白腻	黄	黄腻
治疗组	68	13	33	22	25	17	4	28	18	40	17	8	9	52	1	9	4
对照组	30	10	14	6	7	7	1	12	8	12	11	5	4	14	0	10	5
合计	98	23	47	28	32	24	5	40	26	52	28	13	13	66	1	19	9

表 3-30 治疗组与对照组病变舌象消失率比较(%)

组别	舌质淡	舌质红	兼瘀	舌苔白腻	舌苔黄	舌苔黄腻	少苔
治疗组	48.48	63.64*	64.00	75.00	67.86**	77.78**	100
对照组	21.43	16.67	42.86	100	16.67	37.50	50.00

注:与对照组比较,*$P<0.05$,**$P<0.01$。

(7)脉象变化:表 3-31 可以看出,DU 患者以弦细脉和细弱脉为多见,分别占 39.80% 和 57%。经统计学分析,治疗前后两组脉象变化均无显著性差别($P>0.05$)。

表 3-31 治疗组与对照组治疗前后脉象变化比较(例)

组别	例数	治疗前						治疗后					
		弦	细弦	弦滑	细弱	沉细	滑	弦	细弦	弦滑	细弱	沉细	滑
治疗组	68	11	28	10	20	3	6	12	21	14	15	2	4
对照组	30	5	11	3	8	2	1	4	10	5	7	1	3
合计	98	16	39	13	28	5	7	16	31	19	22	3	7

(8)Hp 清除效果:两组患者 Hp 感染情况及治疗后 Hp 清除率见表 3-32,经比较,以治疗组清除 Hp 的效果好($P<0.01$)。

表 3-32 治疗组与对照组 Hp 清除效果比较(例)

组别	例数	治疗前				治疗后				清除率(%)	P 值
		+++	++	+	−	+++	++	+	−		
治疗组	68	8	26	20	14	0	8	10	50	66.67	<0.01
对照组	30	3	12	10	5	2	10	10	8	12	

(9)伴随炎症改善:下见黏膜红肿、充血为炎症+,伴糜烂为炎症++,则两组患者伴有十二指肠炎及胃窦炎,且严重程度基本一致($P>0.05$)。经治疗,愈疡灵对伴随的炎症有明显改善作用,而雷尼替丁的作用不明显。结果见表 3-33 和表 3-34。

表 3-33 治疗组与对照组改善胃窦炎症比较(例)

组别	例数	治疗前			治疗后		
		++	+	−	++	+	−
治疗组	68	17	51	0	3	46	20*△
对照组	30	7	23	0	6	20	4

注:与对照组比较,*$P<0.01$;与治疗前比较,△$P<0.01$

表 3-34 治疗组与对照组改善十二指肠炎症比较(例)

组别	治疗前			治疗后		
	++	+	-	++	+	-
治疗组	18	50	0	2	28	38[*△△]
对照组	11	19	0	9	15	6[△]

注:与对照组比较,[*]P<0.01;与治疗前比较,[△]P<0.05,[△△]P<0.01。

(10)溃疡复发情况:两组部分病例于治愈后 1 年内做随访,随访例数及复发情况见表 3-35。经过统计学分析,6 个月及 12 个月的复发率治疗组均明显低于对照组(P<0.01)。

表 3-35 治疗组与对照组溃疡复发比较

组别	6 个月			12 个月		
	随访例数	复发例数	复发率(%)	随访例数	复发例数	复发率(%)
治疗组	37	4	10.81[*]	28	4	14.29[*]
对照组	19	8	42.11	14	9	63.64

注:与对照组比较,[*]P<0.01。

(11)不良反应观察:服药期间治疗组有 1 例从不反酸的患者服愈疡灵冲剂后 1~2 小时有反酸现象,一周后反酸未出现。对照组 2 例出现胃胀不适加重,1 例出现头晕头痛,2 例疗程中有一过性转氨酶升高,但疗程结束时复查则为正常。相对来讲,治疗组不良反应比对照组少,但均不影响继续治疗。

(三)讨论

1. 愈疡灵立法组方依据 根据胃镜所见,我们认为 DU 与外科疮疡相似疮疡形成的关键是热毒蕴结,气血凝滞,肉腐成疡。因此,局部血脉瘀滞,热毒损害是导致 DU 不可缺少的条件。所不同的是,DU 以脾气虚为基础,加上有长期性、缓慢性、反复性的特点,临床表现也多具有脾虚症状。故 DU 实属疮疡之虚证,即在脾气虚条件下,热毒蕴于局部,气血壅滞不通,才能化腐成疡。这一病理过程的临床事实在本组资料中也得到证实,脾虚症状如纳少、体倦乏力、舌质淡、脉细弱等,相当多见,分别占 60.20%、36.73% 和 47.9%;而在治疗后,反映脾虚的舌脉变化不大,舌质淡好转率仅为 40.43%,远不如其他舌象变化明显,说明脾虚的本质仍然存在。苔厚、苔多主湿热。湿热越重,胃黏膜炎症越重,红舌黄苔也随之严重。本组 98 例中,胃镜下均见溃疡表面覆有黄白厚苔,周围黏膜红肿、糜烂,并伴有不同程度的胃窦及十二指肠炎,反映于临床,舌质红占 28.57%,黄苔占 40.82%,黄腻苔占 26.53%。《伤寒舌鉴》言:"苔黄者,里症也,胃中火盛,火乘土位,故有此苔。"均说明 DU 有热毒的存在。仅从"瘀舌"来看,98 例中有此舌象者 32 例,占 32.65%,为数不少。王清任"治瘀血最长",但《医林改错》一书中只列举了许多瘀血症状而独不言舌脉;唐宗海论瘀血亦详,但在《血证论》中尚无瘀舌瘀脉之辨。DU 的瘀血表现具有多变性,既有典型的瘀血症状和体征也有不典型的个体差异,单凭"瘀舌"诊断有一定的局限性。由于 DU 是局部病变而又与整体相关,故把胃镜作为中医望诊的延伸加以利用,常能提供更多的诊断依据。本组病例均见溃疡面及周围黏膜红肿、充血、糜烂,这是局部瘀血的有力证据。

综上所述,DU发病之本在于脾气虚弱,发病之标在于热毒蕴结,而络阻血瘀又贯穿始终,整个病理过程为脾气虚弱,气血凝滞,胃络瘀阻,热盛肉腐。由此可见,DU病在血分,故治疗DU的基本方法应是健脾益气,活血化瘀,解毒托疮。这即愈疡灵立法组方的依据所在。

2. 愈疡灵用药特点　愈疡灵由生黄芪、生甘草、生蒲黄、炒五灵脂、蒲公英、赤芍、三七、黄连、吴茱萸组成,在用药上具有以下特点。

(1) 益气健脾固根本:方中黄芪味甘,性微温,入脾、肺经,有益气补虚之功,甘平,入十二经,有补脾益气之效,两者合用益气健脾,强固中州,为治本之法。黄芪生用又能托疮生机,如《本草备要》言:黄芪能"温三焦,壮脾胃,生血生肌,排脓内托。"甘草生用又可解毒和药,两者配伍既可补脾胃之虚又可托疮,实为一箭双雕之法。

(2) 活血化瘀通血脉:方中用蒲黄、五灵脂三七、赤芍,活血化瘀、通利血脉,蒲黄甘平,入肝、心包经,《本草纲目》谓其有"凉血、活血,止心腹诸痛"之用,其性滑,更长于行血消瘀以治瘀血停滞之证。五灵脂味咸,性温,专入心肝血分,通利血脉而活血散瘀,且有良好的止痛效果,《本草纲目》在述及蒲黄的作用时云:"与五灵脂同用,能治一切心腹诸痛"。赤芍味苦,性微寒,入肝经,《本草备要》谓其有:"通顺血脉,散恶血,消痈肿"之功,该药能清血分实热,善散血分瘀滞,DU用之,既可清解血分热毒又可祛瘀止痛。三七味甘,性微苦,温,入肝、心、胃经,《本草纲目》言其有"止血,散血,定痛"之作用,该药既能止血又能散瘀,具有止血而不留瘀,化瘀而不动血之特点,DU用之最宜。

(3) 清热解毒除病邪:清热解毒有赖于蒲公英、黄连、赤芍之力。黄连味苦,性寒,入心、胃、大肠经,有清热燥湿、清心除烦、泻火解毒之功效,为清热泻火解毒之要药。《本草纲目》认为"五脏六腑皆有火,平则治,动作病……黄连为治火之主药"。《珍珠囊》在述及黄连的作用时云:"其用有六:泻心脏火,一也;去中焦热,二也;诸疮必用,三也……"蒲公英味苦、甘,性寒,入肝胃经,有清热解毒消痈肿之功,多用于外科各种热毒痈肿诸证。据我们体会,该药为治胃、十二指肠炎之妙品。三药合用,热毒可清,病邪可除,共奏清热解毒之功。

(4) 托疮生肌愈溃疡:DU具有外科疮疡之特征,而腐尽肌生是一切疮疡愈合的基本规律,因此,愈疡灵组方选药还充分考虑了托疮生肌的治疗方中生黄芪、三七、生蒲黄、五灵脂、赤芍等药,除了益气健脾、活血化瘀、清热解毒的功效外,均兼有托疮生肌、祛腐生新之作用。

(5) 相反相成解郁热:热毒蕴结是DU发生的主要损害因素,而吞酸、嘈杂是其主要临床表现,高鼓峰在《医家心法·吞酸》中指出:"凡是吞酸,尽属肝木曲直作酸也"。而《素问·至真要大论》言:"诸逆冲上,皆属于火;诸呕吐酸,皆属于热",可见是肝胃郁热不解作祟也。方中苦寒之黄连与辛热之吴茱萸组成左金丸,汪昂在《医方集解》中曰:"左金者,谓使金令得行于左而平肝也。"黄连清心火,心火得降则不刑金,金旺则能制木,故有"左金"之名。黄连尽管能清心肝胃火而有一举三得之功,但肝胃郁热纯用苦寒又恐郁结不开,故又以少量辛热疏利之吴茱萸为反佐。辛能制酸,热可胜寒,少投辛热疏利之品于大剂寒凉药中,非但不会助热,还可制黄连之性寒,使其泻火而无凉遏之弊。如此则肝气条达,郁结得开,郁开则火能速降,相反相成之功也。

6) 攻补兼施显奇功:攻补兼施是愈疡灵总的组方原则。补有黄芪、甘草之补气健脾,攻有蒲公英、黄连、赤芍之清热解毒,三七、蒲黄、五灵脂、赤芍之活血化瘀,更兼黄连、吴茱萸疏解郁热。得补则脾胃正气可复,得攻则损害因素可除,其病乃愈。

3. 愈疡灵临床疗效分析 从临床观察结果来看,愈疡灵能达到与雷尼替丁相当的镜下治愈效果,但愈疡灵在改善患者症状方面优于雷尼替丁。根据主症、次症评价疗效愈疡灵临床治愈率优于雷尼替丁($P<0.01$)。止痛方面,服用愈疡灵 1 周内有 83.33% 的患者止痛,而雷尼替丁 1 周内止痛仅达 60.00%。随着治疗的继续,两者止痛效果趋于一致。据我们观察,服用雷尼替丁后可见疼痛缓解或消失,但易反复,尤其是第 1 周更为明显,一周后疼痛平稳地消失,这可能与溃疡已经愈合有关。愈疡灵止痛很少出现反跳,提示两者治愈溃疡及止痛机制不同。改善伴随症状方面,愈疡灵对 DU 主要伴随症状如嗳气、纳少、痞满、口苦的改善优于雷尼替丁,这可能与愈疡灵治疗局部溃疡的同时,又改善整体功能失调的作用有关。改善异常舌质、舌苔方面,从本组资料看,舌质淡、舌黄或黄腻是 DU 的主要舌象,而舌质淡红、苔薄白是向愈的标志。经治疗后,病变舌象,如舌质红、苔黄或苔黄腻的改善,愈疡灵明显优于雷尼替丁($P<0.05$ 及 $P<0.01$),但两者对舌质淡的改善均不明显,原因不太清楚,可能与脾虚体质未能纠正有关。高复发率的存在是抑酸剂治疗 DU 的严重缺陷之一。据报道,1 年内复发率高达 68.43%,本组雷尼替丁为 63.64%,两者相近。愈疡灵治愈的溃疡 1 年的复发率仅 14.29%,可见,愈疡灵在减少复发率方面优于雷尼替丁,提示两者治愈溃疡的质量不同。溃疡复发与诸多因素有关,但 Hp 的存在至关重要,清除 Hp 能显著降低溃疡复发率。此外,局部炎症未能消除在溃疡复发中也非常重要的作用,Fullman 等研究发现,近期愈合的十二指肠溃疡瘢痕邻近部位存在着中至重度十二指肠黏膜炎症,并推断此炎症的存在将成为溃疡复发的病理基础。愈疡灵对 Hp 有清除作用,并能减轻十二指肠炎症程度,这可能是其降低溃疡复发率的重要原因。

愈疡灵治疗 DU 愈合率高,复发率少,且能显著改善全身症状,无不良反应,值得临床推广应用。

(刘绍能)

四、中药复方慢肝消治疗酒精性肝纤维化的临床观察

(一)导师对酒精性肝病的学术见解与临床经验

田德禄教授系北京中医药大学附属东直门医院消化科主任,中医内科教研室主任,积累了三十余年丰富的临床经验,是海内外知名的中医专家,在日本研修期间,受到日本医生用汉方治疗酒精性肝病的启发,回国后查阅了大量古今医籍,并结合长期的临床实践,对酒精性肝病有独特的见解和辨治经验。兹介绍如下。

1. 病名认识 中医学虽没有酒精性肝病之称,但根据其发病过程和证候特点可概括在"伤酒""胁痛""酒癖""酒臌""酒疸"等病证之中。

"伤酒"指酗酒后对神经系统及胃肠损害所引起的一系列症状而言。"胁痛"是以一侧或两侧胁肋部疼痛为主要表现的病症,是肝胆疾病(包括酒精性肝病)中常见的症状,对于

饮酒引起的胁痛,明代万全在《万氏家传养生四要》中提出:"酒客病酒,酒停不散,清者为饮,浊者为痰……入于肝则为胁痛……"。"酒癖"是积聚的一种,由过量饮酒所致,隋代巢元方在《诸病源候论·癖病诸候》中首先提出"酒癖"病名,曰:"夫酒癖者,因大饮酒后,渴而引饮无度,酒与饮俱不散,停滞在于胁下,结聚成癖,时时而痛,因即呼为酒癖,其状胁下弦急而痛"。又《诸病源候论》曰:"人性有嗜,饮酒既多,而谷食常少,积之渐瘦,其病常思酒,不得酒即吐,多睡不复能食,云是胃中有虫使然,名为酒瘕也"。描述了酒癖患者出现的症状,如胁下弦急而痛,谷减,体瘦以及常思酒,不得酒即吐的酒精依赖症。后世医家亦沿用这一病名。"酒臌"是由于纵酒日久不止而导致的一种臌胀,出现在酒精性肝病晚期的严重病症。明代张景岳在《景岳全书》中首先提出此病名,曰:"诸臌之中,则尤以酒臌为最危难之证""少年纵酒无度,多成水臌……第年当少壮……则所生不偿所耗,而且积伤并至,病斯见矣……其有积渐日久而成水臌者,则尤多也。",又清代吴澄《不居集·酒伤》中曰:"少年纵酒无节,多成酒臌"。"酒疸"是饮酒后湿邪阻滞郁而发黄得名,汉代张仲景《金匮要略·黄疸病脉证并治第十五》中首先提出病名、症状以及辨治方法,曰:"夫病酒黄疸,必小便不利,其候心中热,足下热,是其证也""酒疸心中热,欲吐者,吐之愈""酒黄疸,心中懊恼,或热痛,栀子大黄汤主之"。《景岳全书·黄疸》中曰:"因酒后伤湿而得者,曰酒疸。"黄疸是酒精性肝病发病过程中所出现的一种兼夹证。一般来讲,酒精性脂肪肝、酒精性肝炎、酒精性肝纤维化及酒精性肝硬化代偿期属于"胁痛""酒癖"范畴;酒精性肝硬化失代偿期属于"酒臌"范畴。

2. **病因病机的认识** 酒是一种水谷之液,味甘、苦、辛,性温,有毒,入心、肝、肺、胃经,少量酒可通血脉,对身体有益,过量则危害健康。《诸病源候论》中曰:"酒性有毒,复大热,故毒热气,渗溢经络,浸渍脏腑",《医意商》则云:"盖酒之伤人,湿而且热,永久不变"。《本草纲目》记载:"少饮则和气血,多饮则杀人顷刻"。《新修本草》中认为"酒,味苦大热有毒"。《万氏家传点点经》论"酒毒湿热非常,嗜意痛饮,脏腑受害,病态不一"。总之,酒作为一种致病因素,属于湿热有毒之邪。酒精性肝病的病因是过度饮酒,同时又以脾胃虚弱为基础,《万氏家传点点经》曰:"若问酒病实难言,贪酒无厌病之源。量无大小皆为害,一时触发受煎熬。"《圣济总录》曰:"论曰胃弱之人,因饮酒过多,酒性辛热,善渴而引饮,遇气道否塞,酒与饮俱不化,停在胁肋,结聚成癖,其状按之有形,或按之有声,胁下弦急胀满,或致痛闷,肌瘦不能食,但因酒得之,谓之酒癖。"

根据古代文献记载与临床实践,把酒精性肝病的病机演变与转归分为以下三个阶段。

早期:过量饮酒,酒毒湿热之邪,蕴结中焦,伤及脾胃,运化失职,湿浊内生,蕴而化热,湿热蕴结,或停于脘腹或停于胁下而出现"胃痞""胁痛"以及"伤酒"之证。《诸病源候论》中认为:"此由饮酒多食鱼脍之类,腹内痞满,因而成渴,渴又饮水,水气与食结聚……所以成癖。癖气停积,乘于脾胃,脾胃得癖气不能消化,故令宿食不消,腹内胀满,噫气酸臭,吞酸气急";又《景岳全书·饮食》中言:"凡饮酒致伤者……以酒湿伤脾,致生痰逆呕吐,胸膈痞满,饮食减少"。此期多属实、属热,以气滞、血瘀、湿阻为主。症见脘腹胀满或胀痛,纳食不馨,或胁下积块,质地柔软。

中期:纵酒日久,酒湿浊毒蕴而不化,聚而生痰,酒毒痰浊阻于中焦,气机不畅,渐则气滞血瘀,肝脾俱伤,气、血、痰浊酒毒互结,阻于脘中,结成积块,停于胁下则为"酒癖"。此时,邪气渐盛,正气稍衰。症见胁下积块,明显增大,质地中等,胀满而痛,饮食减少,面色萎黄,形体逐渐消瘦等。

晚期:长期纵酒日久,气、血、痰浊、酒毒蕴结不化,肝脾日益不调,久及肾,致肝、脾、肾俱损而成本虚标实之证。肝伤则气滞血瘀,脾伤则痰湿蕴结,肾伤则水湿内停,气、血、水凝聚腹中而成"酒臌"。临床可见腹大胀满,如囊裹水,胁下积块,按之坚硬,青筋暴露甚则脐心突起,面色萎黄或黧黑,四肢明显消瘦等。在整个发病过程中,若酒毒湿浊内阻,熏蒸肝胆,胆液外溢,郁而发黄则为"酒疸"。

总之,酒精性肝病的外因是酒毒湿热之邪,内因是脾胃虚弱,病机关键是肝脾不调,其演变与气滞、血瘀、水停、正虚有关,病位在肝、脾、胃,后期又涉及肾,发病之初以邪实为主,病久则虚中夹实、虚实错杂,后期以正虚邪恋为主。

3. 证治要点 辨治酒精性肝病必须谨守病机、明辨虚实、审时度势,依病情发展的不同阶段和临床证候特点,采用相应的治法,一般早期以理气活血、解毒化湿为主,用柴胡、虎杖、益母草、丹参、半夏、茯苓、泽泻、苍术、砂仁、木香、陈皮等;中期以理气化痰消瘀为主,根据气、血、痰、湿、热的偏重,采用金铃子散合失笑散、平胃散合二陈汤、龙胆泻肝汤加减,药用柴胡、益母草、土茯苓、莪术、虎杖、郁金、生山楂等;后期当扶正祛邪攻补兼施,用炙黄芪、黄精、枸杞子、益母草、大腹皮、木香、水红花子、抽葫芦、茯苓皮、黄柏、白术、炙鳖甲等;若已形成酒臌者,用醋柴胡、炙鳖甲、益母草、生黄芪、大腹皮、木香、黄精、猪茯苓、泽泻、赤小豆、虎杖等。另外,治疗酒精性肝病时强调戒酒并加用葛花、枳椇子等解酒之品。田教授系统研究酒精性肝病的病因病机、辨治规律,并结合多年临床经验的基础上,根据酒精性肝病中期的肝脾不调、气滞血瘀、脾虚湿盛的病机特点而拟定了治疗酒精性肝病的经验方"慢肝消"。本方具有调肝理气、活血化瘀、健脾除湿、清热化痰之功效,方中柴胡、益母草、炙鳖甲理气活血、化痰消瘕;土茯苓、虎杖,清热解毒化湿;生黄芪、生山楂,健脾和胃,正合酒精性肝病的病理实质。临床研究表明,慢肝消具有显著改善患者的症状、体征以及肝功能,保护肝细胞、抗肝纤维化等作用。实验研究表明,慢肝消具有增强免疫功能,调整肝脏代谢紊乱,促进蛋白质合成及分泌,保护生物膜,维持细胞完整性以及预防肝纤维化等作用。

(二)复方慢肝消治疗酒精性肝纤维化的临床研究

1. 前言 在西方国家中,酒精性肝病占中青年死亡的主要原因,在我国随着生活条件的改善,酒精性肝病的发病率也逐渐上升。因此,正确认识酒精引起的肝损伤,及时诊断和防治具有重要的意义。酒精性肝纤维化是酒精性肝硬化的前期阶段,具有可逆性,所以是酒精性肝病的研究热点。目前西医对酒精性肝病除了戒酒和对症治疗以外无特殊疗法。中医药防治酒精性肝病方面有丰富的论述和独特的疗效。慢肝消是田德禄教授多年临床经验中总结出来的经验方,具有疏肝理气、活血化瘀、清热化痰、健脾除湿之功效,是针对酒精性肝纤维化的肝脾同病,气滞、血瘀、湿阻、痰凝、正虚而设的。经90多例酒精性肝病患者的临床研究表明,慢肝消可明显改善肝功能,保护肝细胞,调整免疫功能和"脾虚"症状等。为了进一步探讨慢肝消治疗酒精性肝纤维化的作用,我们观察了慢肝消对酒精性肝纤维化患者肝功能及血清纤维化指标的影响。

2. 对象和方法

(1) 对象

1) 病例选择:全部患者 30 例,均为男性,年龄 31~60 岁;其中 10 例经活检确诊为酒精性肝纤维化。

2) 诊断标准:①西医诊断标准:参照日本高田班 1993 年修订的"酒精性肝损害的诊断标准"和 1995 年南京会议上制订的"酒精性肝病诊断标准",主要依据饮酒史、临床表现、实验室检查和病理学检查等综合判断。具体方法如下:a. 饮酒史(酒量、频度、时程):每日酒精摄取量 100g(相当于 50 度白酒 250ml),连续 10 年以上,或平均累积饮酒量相当于该量的大量饮酒者;b. 既往史:既往无其他肝病史或其他疾病导致的肝病史;c. 出现酒精引起的肝损害症状或体征(其中 GGT 增高、GGT/ALT>1.5,AST/ALT>2,戒酒后迅速好转,再饮酒复升高);d. 对诊断困难病例做肝活检。②中医诊断标准:a. 饮酒史、既往史同西医诊断;b. 证候诊断:主症包括胁痛和胁下积块,兼症包括腹胀、纳呆、血痣、朱砂掌;c. 证候诊断:肝郁脾虚证和血瘀证参照 1991 年中华中医药学会肝胆病分会制订的关于慢性迁延性肝炎及慢性活动性肝炎中肝郁脾虚型和瘀血阻络型的辨证标准。

3) 疗效判定标准根据:1991 年中华中医药学会肝胆病分会制订的病毒性肝炎中医疗效判定标准和本病的特殊症状进行评分。

临床基本治愈:①主、次症消失;②肝脏恢复正常或回缩,肝区无压痛及叩痛;③肝功能检查和肝纤维化血清学指标恢复正常。

显效:①主、次症消失占半数以上,或好转占三分之一以上;②肝脏恢复正常或明显回缩,肝区无压痛或叩痛;③肝功能检查和肝纤维化血清学指标恢复正常或轻微异常。

好转:①主、次症消失占三分之一以上,或好转占半数以上;②肝大稳定无变动或回缩,无明显压痛及叩痛;③肝功能检查和肝纤维化血清学指标较原检测值下降一半以上。

无效:未达到上述标准者。

说明:主、次症均按"消失""好转""无变化"三级判定。

4) 酒精量换算法及累积酒精量计算法:①酒精(g) = 含酒精饮料(ml)× 酒精含量（%）× 0.8(酒精比重);②累积饮酒量 = 每日平均饮酒量(g)× 365 × 饮酒期间(年)。

(2) 方法

1) 治疗方法:采用自身前后对照方法,患者均戒酒。服用慢肝消煎剂,每日 1 剂,煎两次,混合后早晚各 150ml,温服,连续治疗 3 个月(1 个疗程)。

2) 观察方法:分症状、体征治疗前后密切观察。①症状:纳少、胁痛、腹胀、便溏;②肝大、肝掌、蜘蛛痣、舌苔、脉象。

3) 检测方法:患者治疗前后各检测一次肝功能和血清纤维化指标(PⅢP、LN、HA);①肝功能检测:清晨空腹静脉采血,当日用全自动生化分析仪测定;②PⅢP、LN、HA 测定:取静脉血 5ml,内加入 Aprotinin5 500KIU,40℃离心,3 500rpm,15min 分离血清,−70℃保存待测。PⅢP、LN、HA 均用放免法,PⅠP 试剂盒是重庆市肿瘤研究所产品;LN、HA 试剂盒是上海海军医学研究所生物技术中心产品,严格按程序专人操作。

4) 统计方法:计量资料用 $\bar{x} \pm S$ 来表示,采用 x^2 检验和 t 检验。

3. 结果

（1）一般情况：年龄 31~60 岁，其中 37~50 岁最多。饮酒年数 10~30 年不等，其中 25~30 年最多，占 30%，其次为 20~30 年，占 26.7%。饮酒量亦不等，少则 100g/d，多则 300g/d。饮酒种类全部饮用白酒，度数在 50 度左右，少数人兼饮啤酒。结果见表 3-36。

表 3-36　日饮酒量、饮酒年数与人数分布

日饮酒量 (g)	饮酒年数（年）				
	10~15	15~20	20~25	25~30	合计
100	0	1	1	3	5
150	3	1	1	1	6
200	1	3	4	1	9
250	2	0	2	2	6
300	1	1	0	2	4
合计	7	6	8	9	30

（2）治疗后总疗效：慢肝消治疗酒精性肝纤维化的总有效率为 93.3%，临床基本治愈为 50%，显效为 33.3%，好转为 10%，无效为 6.7%，见表 3-37。

表 3-37　治疗前后总疗效分析

例数	总有效率	临床基本治愈	显效	好转	无效
30	28(93.3%)	15(50%)	10(33.3%)	3(10%)	2(6.7%)

（3）治疗前后症状及体征的变化（表 3-38）

表 3-38　治疗前后症状、体征的变化

症状	治疗前	消失	好转	无变化	有效率(%)
胁痛	27	18	7	2	92.59
腹胀	22	18	3	1	95.45
纳呆	28	23	3	2	92.86
乏力	26	21	4	1	96.15
便溏	9	6	3	0	100
恶心呕吐	10	8	1	0	90
肝大	19	13	3	3	84.21
肝区叩痛	29	26	1	2	93.10
肝掌	15	0	2	10	13.33
蜘蛛痣	13	1	2	11	23.08

表 3-38 说明，经慢肝消治疗后，酒精性肝纤维化患者临床症状和体征均有不同程度的改善，其中症状改善较好；体征改善以肝区叩痛为最好。

（4）慢肝消对酒精性肝纤维化患者肝功能的影响：结果见表 3-39，可见患者治疗前后 AST、ALT、总蛋白、白蛋白均有显著差异。

表 3-39 治疗前、治疗后肝功能的变化（$\bar{x} \pm s$）

组别（n=30）	总蛋白（g/L）	白蛋白（g/L）	AST（IU/L）	ATL（IU/L）
治疗前	29.14±6.34	33.28±6.20	98.78±33.57	58.63±16.52
治疗后	38.11±3.30[*]	24.48±4.02[*]	34.84±10.41[*]	33.12±7.47[*]

注：与治疗前相比，[*]$P<0.01$。

（5）慢肝消对酒精性肝纤维化患者血清肝纤维化指标的影响：结果见表 3-40，由此可见治疗后 PⅢP、LN、HA 较治疗前明显降低。

表 3-40 治疗前、治疗后血清肝纤维化指标的改变（$\bar{x} \pm s$）

组别（n=30）	PⅢP（ng/ml）	LN（ng/ml）	HA（ng/ml）
治疗前	163.27±78.33	153.5±32.52	214.21±83.18
治疗后	121.73±65.41[*]	128.46±20[*]	121.91±31.11[*]

注：与治疗前相比，[*]$P<0.05$。

（三）讨论

1. **肝纤维化血清学诊断指标** 肝纤维化是由多种原因引起肝损伤后，肝内细胞外基质成分异常沉积，进而导致肝功能受损的一个综合征，肝纤维化通过不同途径发展为肝硬化，所以肝纤维化的发病机制、诊断及治疗正是目前肝病界研究的热点。临床上需要有一个方便、准确地反映肝纤维化进程、程度的指标以诊断、治疗、判断预后。

（1）血清Ⅲ型胶原氨基末端肽（PⅢP）：血清 PP 来源于型胶原，由前胶原被分泌到细胞外间质前从氨基酸末端剪切下来经层析分析，表明 PP 含有 4 个部分：50KD 的氨基前肽，10KD 的 Coll，系前者的降解产物；另一部分为高分子量的前肽的二聚体。在胶原合成旺盛时，血清 PⅢP 含量升高。1979 年 Rohde 首次报告应用放免技术测定血清中 PⅢP 并应用于肝纤维化诊断中。很多研究表明，PⅢP 与肝纤维化有关，血清 PⅢP 很好地反映肝纤维组织生成的活动性，它反映的是胶原合成的活力，是动态观察抗纤维化药物疗效的较好指标。

（2）层粘连蛋白（LN）：层粘连蛋白是基底膜成分中的主要蛋白，它富含酸性氨基酸和胱氨酸，主要由肝星状细胞和内皮细胞所合成分泌，与胶原一起构成基底膜成分，其生物学功能是黏附于基质的介质，并与多种基底膜成分结合，调节细胞生长和分化。在肝内与型胶原共同分布，大量沉积则引起肝窦毛细血管化，所以其血清值被认为是反映基底膜更新率的指标，可反映毛细血管化与汇管区纤维化。血清 LN 对判断肝纤维化的敏感性、特异性和正确率分别为 63%、98%、92%。另外有报道 LN 与门静脉高压呈正相关，与食管静脉曲张程度亦相关。

（3）透明质酸（HA）：透明质酸是由间质细胞合成的，参与形成蛋白聚糖多聚体，是结缔组织基质的主要成分。血清中透明质酸的清除系通过受体介导被肝细胞所摄取，在内皮细胞内降解。血中升高由于受体介导减少、内皮细胞功能障碍而降解减少,也有分流的因素。研究发现,它反映内皮细胞功能和肝硬化的新指标,升高幅度与肝纤维化呈正相关,肝纤维化时其血清水平升高。又与门脉高压呈正相关。

以上肝纤维化血清学指标能解决肝功能和肝活检所难以解决的问题,为药物疗效的判断,提供客观指标。但在这些指标进行解释时,须考虑以下几个问题:①这些分子的肝内成分仅是体内含量的一小部分,不能将来自肝脏的基质与来自其他脏器的基质区别;②原肽只是存留在沉积的原纤维胶原分子上,血清中原胶原肽可能反映其细胞外的裂解,而不是从沉积中释放;③原肽主要由胆道排泄,肝脏疾病伴有胆道排泄障碍时,血清原肽水平增高;④血窦内皮细胞摄取基质分子,可能是重要的清除方式,因而内皮细胞功能损害时,血清原肽水平也升高;⑤在稳定的肝硬化如无活动性基质沉积,即使有广泛的纤维化,可无血清指标异常。因此选择病例是必须排除其他疾病和影响肝纤维化血清指标的因素,以免影响药物疗效的判断。

2. **酒精性肝纤维化诊断与肝纤维化血清学指标** 酒精性肝纤维化时血清肝纤维化指标有改变,如在酒精性肝病患者中血清 PⅢP 能较好地反映肝纤维化,连续检测对判断肝纤维化的转归和观察抗纤维化的治疗效果有一定的价值。在肝硬化患者中检测 LN 的研究表明,其升高与饮酒有密切的关系。在酒精性肝病中血清 LN 升高明显,其在 Disse 腔可形成基底膜样物质。有一些研究表明 PⅢP 增高见于 33% 伴有纤维隔,60% 肝硬化,LN 增高见于 10% 肝小静脉周围纤维化,20% 纤维隔,58% 的肝硬化。又有国内一项研究表明,HA 在酒精性肝病患者血清中,随着肝纤维化加重而增高,酒精性肝硬化显著高于酒精性肝炎和酒精性脂肪肝,认为 HA 对酒精性肝硬化的诊断有重要意义。

总之,上述指标从不同角度反映酒精性肝纤维化的程度和进展,且特异性、敏感度不一样,所以综合几种指标的结果进行判断,并排除影响指标的疾病和因素。

3. **慢肝消治疗酒精性肝纤维化的机制** 本研究结果显示,中药复方慢肝消能明显改善酒精性肝纤维化患者的症状与体征,保护肝功能,具有抗肝纤维化的作用。此结果与本研究第二部分的动物实验研究结果基本一致。其机制可能是通过:①改善临床症状和体征;②改善肝功能,降低 AST、ALT,改善蛋白代谢,提高白蛋白合成能力;③降低酒精性肝纤维化患者血清纤维化指标,说明慢肝消能够抑制胶原合成,减少肝脏细胞外基质的生成和沉积,从而改变肝脏病理损伤,使肝纤维化程度减轻或逆转。这表明慢肝消具有较好的防治酒精性肝纤维化的作用,为进一步临床应用提供了科学依据。

(四)小结

通过本临床研究可知,中药复方能明显改善酒精性肝纤维化患者症状、体征及肝功能,降低血清肝纤维化指标,进而直接或间接地防治酒精性肝纤维化。

(黄 哲)

五、调肝理脾方改善酒精性肝纤维化的临床试验

(一)对酒精性肝纤维化的学术见解与临床经验

田德禄教授在中医的科教研耕耘 40 余年,有丰富的临床经验,尤其在消化系统疾病的

中医研究方面有很高的造诣,在酒精性肝病,特别是酒精性肝纤维化的临床与理论研究方面有独特的见解。

1. 对病因的认识　导师认为,酒为大热有毒之品,味甘、苦辛,性湿,有毒,入心、肝、肺、胃经。酒邪伤人,多现湿热实证,也可以直接损伤人体正气,导致脏腑亏虚。过饮必伤及脾胃肝胆而引发疾病。《黄帝内经》指出"酒性苦热",并认为"以酒为浆"可致病。《诸病源候论》也认为:"酒性有毒,而复大热,饮之过多,故毒热气渗溢经络,浸溢腑脏,而生诸病也。"金元时期的李东垣在《脾胃论》中认为:"酒者,大热有毒,气味俱阳,乃无形之物也",并著有"论饮酒过伤"专篇。《圣济总录》提出"酒性辛热"。《本草纲目》中曰:"少饮则和气血,多饮则杀人顷刻。"《古今图书集成·医部全录》说:"酒性喜升,气必随之,痰郁于上,溺涩于下。"酒癖发病,除与嗜酒成性、酒食不节有关外,尚与禀赋(体质)密不可分。如酒性湿且热,素体脾(气、阳)虚之人邪从寒化,湿易滞脾而出现脾虚湿盛的表现;禀赋阴虚,邪从热化,更易为酒热所耗,损伤肝体,皆可导致肝脾失调,气血不和,而发生酒癖。中医认为酒精性肝纤维化属于"酒癖"范畴,与胁痛、酒疸有关,实际上,"癖"是积聚的一种。所述"酒癖"与现代医学中酒精性肝纤维化的临床症状基本吻合。

2. 对病机的认识　导师田德禄教授通过长期对本病的研究,认为大量的酒精摄入人体是一种湿热有毒之邪,过饮之后,湿热毒邪内蕴,伤肝损脾,导致肝之疏泄与脾之运化失职,气血不和,痰浊内生,气血痰湿相互搏结,停于胁下,形成积块。酒精引发的肝脏疾病是一个由实而虚、由表及里、由聚至积、由气及血的动态变化过程,可分为早期、中期和晚期三个连续阶段。

初期:为"伤酒"阶段,醇酒膏粱等酒毒湿热之邪蕴结其中,损伤脾胃。脾土壅滞,连及肝木,土壅木郁,肝脾同病,则清阳不升,浊阴不降,清浊相混,气机升降失常,血行不畅,脉络失和,常致气滞、血瘀、湿热蕴结,或停于脘腹,或阻于胁下,而出现脘痞胁胀或痛、纳呆等伤酒之证,以气滞、血瘀、湿阻为主,病及肝、脾、胃。

中期:疾病迁延日久,或初期失治误治,病情日渐加重,酒湿浊毒蕴而不化聚而为痰,痰阻气滞,血脉瘀阻,气、血、痰湿相互搏结,结为积块,滞于胁下,则渐成"酒癖"。此时邪气日盛,正气渐衰,肝脾同病。

晚期:因纵酒不止,或失治误治,气、血、痰湿日久不化,肝脾不调,病久及肾,则终成肝脾肾同病。肝伤则气滞血瘀,脾伤则痰湿蕴结,肾伤则水湿内停,气、血、水互结,聚于胁腹而成"酒臌"。在本病的三个阶段中,又可因酒毒湿热内蕴脾胃,熏蒸肝胆,胆汁不循常道,浸淫肌肤,而发为"酒疸"。

早期相当于西医的酒精性脂肪肝阶段。由于过量饮酒兼进食膏粱厚味,酒毒湿热之邪蕴结中焦,伤及脾胃,连及肝木。肝脾同病则导致气机升降失调,血行不畅,络脉失和,导致气滞、血瘀、湿热蕴结。

中期相当于西医的酒精性肝纤维化起始阶段。因为长期纵酒及治疗不得法,湿热浊毒之邪留滞中焦,蕴而不化,聚而为痰,进而气机郁滞,络脉瘀阻。气滞、血瘀、痰浊、酒毒、湿热相互搏结,凝聚成块,停滞于胁腹之下。

晚期相当于西医的中、重度肝纤维化或肝硬化阶段。病延日久,正气已伤,正虚邪恋,肝、胆、脾、肾同病,气滞、血瘀、痰阻水停,正虚交织错杂于胁腹,积聚成"酒臌"。

总之,酒精性肝病的发生,主要是纵酒日久,湿热为患,痰湿蕴结,禀赋不足是内因。从脏腑来看,为肝脾同病,发生气、血、痰(湿)胶结的伤酒,酒癖,酒疸等证后期正气不足日甚,病及于肾,出现肝脾肾同病,气、血、水互结,阻于中下焦,气机不畅,脉络受阻,血行不畅,气滞血瘀,气、血、痰互结于腹中而成的酒臌证。

3. 治疗的特点

(1) 导师田德禄教授认为 ALD 的辨治当谨守病机、审时度势、辨明虚实,根据病程发展的不同阶段和临床证候特点,治疗时可于清热解毒、理气活血、扶正培本、逐水利湿诸法中有所侧重。从之前认识可以得出结论:酒精引发的肝脏疾病是一个由实而虚、由表及里、由聚至积、由气及血的动态变化过程,可分为早期、中期和晚期三个连续阶段。参考西医诊断进行分期治疗:早期酒精性脂肪肝属肝气郁结、痰湿内阻,应调和肝脾、理气活血、清热解毒化湿为主,方用四逆散、解酒灵等;中期酒精性肝炎属气、血、痰浊搏结,肝胆湿热者应以调肝理气、活血化痰消积为主,方用木香顺气散等;末期酒精性肝硬化病及肝肾,气滞血瘀,水湿内停,故益气活血、扶正固本、逐水利湿,在辨证的基础上,酌加补气、温阳、滋阴之品,方用中满分消丸、滋水清肝饮等。并提出理气活血应贯穿始终,攻补兼施,照顾兼证。对于急性酒精中毒者,辨治当求病因,排毒为第一要务,查病机、辨病位,尚需辨证、和中护胃为先。导师在临床中,调理肝气多用柴胡、香附、青皮、陈皮、枳壳等,活血化瘀多用桃仁、红花、三棱、莪术、当归、王不留行、丹参、益母草、虎杖、鳖甲等,化痰湿多用茯苓、薏仁、陈皮、半夏等,解酒毒多用枳椇子、葛花、黄芩、黄连等,补虚多用黄芪、白术、冬虫夏草、茯苓、仙茅、西洋参、党参、沙参等。

(2) 专方研究方面,导师根据多年的临床经验,辨证与辨病相结合,重视酒邪致病有其独特的病理特性,创立了"解酒口服液""慢肝消口服液"和"调肝理脾方",并带领课题组对上述方药从临床和实验方面观察了其对急性酒精性肝中毒和慢性酒精肝损伤、肝纤维化的防护作用。证实了"解酒口服液"可迅速解除醉酒症状,减少痛苦,减轻乙醇对肝脏的损害,加速乙醇代谢,降低机体对乙醇的生物利用度,并对胃黏膜及中枢神经系统也有保护作用。而"慢肝消"和"调肝理脾方"有改善 ALD 患者体质,免疫调节,促进蛋白质合成及分泌作用,维持细胞完整,抗脂质过氧,防治肝纤维化等作用。所创立的"慢肝消""调肝理脾方"不但具有很好的疗效,在实验室机制研究方面也获得了重大进展。

1998 年田德禄教授针对酒精性肝病"肝郁脾虚,气、血、痰(湿)互结"的病机,采用具有理气调肝,益气健脾,清热化湿,活血化瘀作用的复方慢肝消治疗酒精性肝病 92 例,分为治疗组 64 例,对照组 28 例。治疗组用慢肝消,对照组用加味逍遥散。总体疗效治疗组临床治愈 5 例,显效 36 例,好转 19 例,无效 4 例,总有效率为 93.8%;对照组临床治愈 0 例,显效 12 例,好转 8 例,无效 8 例,总有效率为 71.4%。治疗组明显优于对照组。因此,我们认为慢肝消在改善肝功能,抗肝纤维化,调解免疫功能等方面,明显优于对照组。

(3) 对调肝理脾方研究:酒精性肝纤维化发病的主要原因是酒食不节、嗜酒成性。其病理的关键是肝郁气滞,脾虚生痰,血瘀成积。本病的病变部位在肝,但其病变过程与肝脾两脏关系最为密切。治疗以调肝理脾为原则,治以疏肝理气、健脾化痰、活血消积之法。导师田德禄教授自拟调肝理脾方治疗酒精性肝纤维化,方中柴胡入肝经,有疏肝解郁理气之功,可行气解郁止痛;莪术入肝、脾经,可破血祛瘀,消积止痛;炙鳖甲入肝、脾经,散结化积;枳椇子具有解除酒毒,醒胃健脾之作用。在治疗酒精性肝纤维化时,应注意本病还有正虚不足的一面。调肝理脾方中的黄芪入脾经,有补脾益气、扶正祛邪的作用。田老曾对30例酒精性肝纤维化患者应用调肝理脾方治疗1个疗程,观察治疗前后临床症状、体征、纤维化血清指标、生化检查、B超检查的变化情况,根据疗效判定标准进行疗效评价。结果显示:临床症状、体征获得了明显的改善,治疗前后总体症状积分有显著性差异($P<0.01$),中医症状、体征总有效率为89.03%;血清学检测、肝功能检查治疗前后有显著性差异($P<0.01$);影像学检查也获得了明显的改善。这些说明调肝理脾方有明显的改善酒精性肝纤维化患者症状、体征,改善肝功能及逆转肝纤维化的作用。2002年孙劲晖系统探讨了调肝理脾方治疗酒精性肝纤维化的中医机制,研究结果显示:乙醛可引起HSC增殖,相关基因产物含量增高,调肝理脾方可使其回降,该方还有抑制HSC的增殖,促进其凋亡的作用。

(二)调肝理脾方改善酒精性肝纤维化的临床试验

1. 引言 酒精性肝病(alcoholic liver disease,ALD)在世界各个国家已十分常见,据世界卫生组织在一份报告中指出:"酒精问题是世界范围内的第一公害,其毒性可累及全身主要脏器,其中对肝脏的影响最严重。"另外,酒精性肝病患者对肝炎病毒易感程度显著增高,常和乙型或丙型肝炎合并存在,叠加致病,更易并发肝纤维化和肝硬化。因此,关于酒精性肝病的研究受到广泛关注,大力开展酒精性肝病的基础和临床研究显得越来越重要。

酒精性肝病初期,表现为轻型酒精性肝病、酒精性脂肪肝,进而发展为酒精性肝炎、酒精性肝纤维化(ALF)、酒精性肝硬化。AF是酒精性肝病向肝硬化发展的重要的病理过程,由于其尚可逆行,因此有效治疗AL既是治疗ALD的良好契机,又是阻断或延缓慢性酒精性肝病向肝硬化发展的关键。目前临床上西医对ALF还没有理想药物,中医依靠整体治疗理论与辨证论治原则在这方面有确定的临床疗效与优势。因此,根据不同的病理特点及不同的作用靶点,采用科学的相关分析等研究方法,探讨中医药治疗ALF的机制显得很有必要性。

导师田德禄教授通过长期对本病的研究,认为酒精引发的肝脏疾病是一个由实而虚、由表及里、由聚至积、由气及血的动态变化过程。过量的酒精是一种湿热有毒之邪,过饮之后,湿热毒邪内蕴,伤肝损脾,导致肝之疏泄与脾之运化失职,气血不和,痰浊内生,气血痰湿相互搏结,停于胁下形成积块滞于胁下,则渐成"酒癖"。"酒癖"就相当于酒精性肝纤维化阶段。

导师根据多年的临床经验,辨证与辨病相结合,重视酒邪致病有其独特的特性,其病机实质为肝郁脾虚、痰瘀互阻,创立了"调肝理脾方",带领课题组此前对其从临床和实验两方面进行了研究。观察了"调肝理脾方"对ALF的防治作用,证实了该方有改善ALF患者体质,促进免疫调节、蛋白合成及分泌作用,维持细胞完整,抗脂质过氧化,防治肝纤维化,抑制肝星状细胞的增殖,促进肝星状细胞凋亡等作用。

本课题就是在以往研究的基础上,采用随机平行多中心,以调肝理脾方为试验组,以常用抗纤维化中成药复方鳖甲软肝片做中药阳性对照组,对73例酒精性肝纤维化患者,治疗1个月。试图观察治疗前后临床症状、体征、纤维化血清指标、生化检查、B超检查的变化情况,根据疗效判定标准对调肝理脾方进行比较深化的临床研究。

2. 研究方案

(1) 病例来源:本项临床研究,病例分别来源于北京中医药大学附属东直门医院、黑龙江中医药大学附属医院、贵州省安顺市人民医院及广州中医药大学第一附属医院等4家三级甲等医院。

(2) 病例纳入标准

1) 入选标准:①年龄25~70岁;②西医酒精性肝纤维化诊断;③符合中医酒癖肝郁脾虚、血瘀痰阻证候。

2) 西医诊断标准:参照2002年中华医学会肝脏病学分会脂肪肝和酒精性肝病学组南京的诊断标准和日本的诊断标准制订。①每日饮白酒,其酒精含量在140g以上,持续5年以上,或累积饮酒量相当于该量的大量饮酒者;②有肝脾肿大,伴有蜘蛛痣、肝掌、肝病面容或 AST/ALT>2、GGT升高或影像为酒精性肝纤维化者;③肝组织活检符合酒精性肝纤维化组织学改变者。

3) 中医辨证(诊断)标准:根据现行公认的权威证型标准2002年出版的《中药新药临床研究指导原则(试行)》中"中医临床诊疗术语证候部分"。①有10年以上的酒史;②中医证候:肝郁脾虚、血瘀痰阻证;③中医辨证标准:主要症状及体征:胁肋胀痛;腹胀便溏;胁下痞块;舌淡暗,有齿痕或有瘀斑,苔黄腻;脉沉涩无力或沉滑,或脉弦细滑。次要症状及体征:身疲乏力;纳呆;肢麻;健忘。辨证要求:具备主要症状及体征①③或②③者;具备主要症状及体征1项、次要症状及体征2项者;具备主要症状及体征③及次要症状、体征1项者。

(3) 排除病例标准:①年龄在25岁以下或70岁以上者;②妊娠或准备妊娠妇女,哺乳期妇女;③ HBV-DNA 阳性者;④血清学检测证实有 HCV 感染、自身免疫性肝炎、淤胆型肝炎或隐源性肝炎者;⑤合并肝癌、肝性脑病、水电解质及酸碱平衡紊乱、消化道出血、感染等严重并发症者;⑥肝功能失代偿期患者;⑦原发性和/或继发性心脑血管、肺、肾、内分泌、神经和血液系统疾病者;⑧精神异常不能表达自身感受者。

(4) 病例剔除、脱落标准:①剔除病例标准;②未按规定用药,无法判断疗效者;③资料不全,影响疗效或安全性判断者:纳入后发现不符合纳入标准者。

(5) 中止和撤除病例标准:①不能长期合作者;②临床研究过程中出现严重不良反应或严重并发症者;③病情加重,需要采取积极措施治疗者。

(6) 治疗方法:

1) 试验组和对照组处理措施:①试验组:调肝理脾方常规煎服,每日1剂,共4周为1个疗程。调肝理脾方药物组成:柴胡10g,黄芪15g,鳖甲10g,枳椇子10g,莪术5g;②对照组:复方鳖甲软肝片,每次4片,每日3次,共4周为1个疗程。

2) 在药物治疗的同时,两组患者均采用以下非特异性的基础治疗措施:①禁酒及辛辣食物;②调节情志,适当体育锻炼。

3) 提高临床依从性的措施:对患者进行健康教育,告知患者 ALF 为慢性病但并非不能治愈,要坚持治疗,所采用的药物为目前较好的药物,4周内不能自行改变药物。

(7) 记录内容与方法:使用统一制定的《调肝理脾方对酒精性肝纤维化的临床疗效观察

病例报告表》,所有患者于治疗前后均按照临床观察表中所列的项目进行检查,并如实详细地记录所有检查结果,于疗程结束后进行观察,并进行统计学处理。

(8) 观察指标

1) 安全性指标:治疗前及治疗结束时各查 1 次血尿便常规、肾功能、心电图。

2) 其他指标测定:①肝功能指标:丙氨酸血清谷丙转氨酶(ALT);血清谷草转氨酶(AST);γ-谷氨酰转肽酶(γ-GGT);②血生化指标:总蛋白、白球比、总胆红素;③肝纤维化血清 4 项测定:Ⅳ型胶原(CGIV)、透明质酸(HA)、血清Ⅲ型前胶原肽 PⅢNP)、层粘连蛋白(LN)。④ B 超检查。

3) 中医症状及体征观察:对症状、舌象、脉象进行治疗前后对比观察,采用计分法对疗效进行评定。疗效评定中医症状疗效的判定采用计分法如下。

①主症:按重、中、轻、无分别记分为 6、4、2、0 分。

胁痛:重度:呈刺痛性质,每于情绪波动时即发生;中度:某一部位发生疼痛,时间少于 2 小时偶尔发生疼痛;轻度:某一部位发生疼痛时间少于 0.5 小时,偶尔发生疼痛。

腹胀:重度:整日胀满或腹痛拒按;中度:食后腹胀不足 2 小时缓解;轻度:食后腹胀,0.5 小时内可自行缓解。

腹泻:重度:大便呈糊状,每日多于 2 次;中度:大便不成形,每日 1~2 次;轻度:大便初条状后稍溏。

舌象:重度:舌淡暗有瘀斑或有齿痕,苔黄厚腻;中度:舌质暗红或边有齿痕,苔黄腻;轻度:舌质暗红,苔微黄腻。

脉象:重度:脉沉涩无力或沉滑;中度:脉弦细滑;轻度:脉弦滑。

②次症:按重、中、轻、无分别记分为 3、2、1、0 计分。

乏力:重度:身体疲倦,不耐重工作;中度:四肢乏力,不耐持久工作;轻度:容易疲劳,但可胜任工作。

纳呆:重度:食量减少 1/2 以上;中度:食量减少不足 1/2;轻度:食量不减,但觉乏味。

健忘:重度:能记住过去非常熟悉的事情,新发生的事情则很快遗忘;中度:对事情部分回忆,近记忆力减退,影响日常生活;轻度:近记忆力稍有减退,不影响日常生活。

肢麻:重度:明显麻木不仁,犹如针刺,经常发作或持续 2~12 小时;中度:感觉麻木如蚁行皮肤,偶尔发作或持续数分钟到 2 小时;轻度:轻微麻木,偶尔发作,数分钟即缓解。

(9) 症状疗效评定:参考《中药新药临床研究指导原则》第二辑中有关胁痛、痞满的评分方法。中医症状疗效评定:显效:治疗后症状计分值较治疗前下降 66.7% 以上者;有效:治疗后症状计分值较治疗前下降 33.4%~66.6% 者;无效:治疗后症状计分值较治疗前下降不足 33.3% 者。

(10) 统计学方法:采用 SPSS11.5 统计软件,所有统计结果由计算机输出。对生物学指标、疾病特征指标和安全性指标进行检验,计量资料如近似正态分布采用 t 检验秩和,如非正态分布采用非参数统计;计数资料采用双向无序或单向有序 χ^2 检验。

3. 结果

(1) 临床资料

1) 病例分布:依据临床研究方案中制订的病例纳入标准,4 家医院共收集病例 73 例,全部为 2004 年 1 月至 2006 年 12 月间所观察住院或门诊病例,分布情况见表 3-41。

表 3-41　病例分布情况

医院名称	病例数	所占比例(%)
北京中医药大学附属东直门医院	11	15.07
黑龙江中医药大学附属医院	29	39.73
贵州省安顺市人民医院	15	20.55
广州中医药大学第一附属医院	18	24.65
合计	73	100

2) 人口学资料:

①年龄:两组患者年龄比较见表 3-42。

表 3-42　两组患者年龄情况比较($\bar{x} \pm SD$,岁)

	治疗组	对照组	t	p
$Mean \pm SD$	43.41 ± 11.09	44.06 ± 10.67	1.635	0.102
$Min\sim Mix$	26~63	28~68		

从表 3-42 可以看出,治疗组平均年龄 43.41 岁,最大年龄 63 岁,最小年龄 26 岁;对照组平均年龄 44.06 岁,最大年龄 68 岁,最小年龄 28 岁。两组患者年龄资料方差不齐,经 t 检验,无统计学意义($P>0.05$),具有可比性。

②性别:两组患者性别比较见表 3-43。

表 3-43　两组患者性别情况比较

组别	例数	男性	女性	男:女	t	P
治疗组	37	29(78.4%)	8(21.6%)	3.625:1	0.053	0.818
对照组	36	29(80.6%)	7(19.4%)	4.143:1		

从表 3-43 可以看出,治疗组男性占 78.4%,女性占 1.6%,男:女 =3.625:1;对照组男性占 80.6%,女性占 19.4%,男:女 =4.143:1。两组患者性别情况比较,经 χ^2 检验,无统计学意义($P>0.05$),具有可比性。

3) 病程基线资料:

①饮酒时间:两组患者饮酒时间情况比较见表 3-44。

表 3-44　两组患者饮酒时间情况比较(年)

	治疗组	对照组	t	p
$Mean \pm SD$	18.92 ± 9.20	18.47 ± 8.08	0.220	0.826
$Min\sim Mix$	7~41	7~40		

从表 3-44 可以看出,治疗组平均饮酒时间 18.92 年,最长饮酒时间 41 年,最短饮酒时间

7年;对照组平均饮酒时间18.47年,最长饮酒时间40年,最短饮酒时间7年。两组患者饮酒时间方差不齐,经 t' 检验,无统计学意义($P>0.05$),具有可比性。

②均饮酒量:两组患者日均饮酒量情况比较见表3-45。

表3-45　两组患者日均饮酒量情况比较

	治疗组	对照组	t	p
Mean ± SD	245.95 ± 85.29	237.50 ± 70.08	0.462	0.646
Min~Mix	150~600	150~500		

从表3-45可以看出,治疗组日均饮酒量245.95ml,每日最大量600ml,最小量150ml;对照组日均饮酒量237.50ml,每日最大量500ml,最小量150ml。两组患者日均饮酒量方差不齐,经 t' 检验,无统计学意义($P>0.05$),具有可比性。

③病情资料:临床主要症状:两组患者治疗前临床主要症状情况见表3-46。

表3-46　治疗前临床主要症状分值分布

分值/症状	治疗组				对照组			
症情(分值)	无(0)	轻(2)	中(4)	重(6)	无(0)	轻(2)	中(4)	重(6)
胁痛	2	7	13	15	1	3	17	15
腹胀	2	16	18	1	3	14	16	3
腹泻	5	19	11	1	5	16	11	4
舌象	0	4	17	16	0	3	20	13
脉象	0	4	16	17	0	6	12	18

表3-46显示,两组患者治疗前临床主要症状情况比较,经秩和检验,其中胁痛 $P>0.05$、腹胀 $P>0.05$、腹泻 $P>0.05$、舌象 $P>0.05$、脉象 $P>0.05$,均无统计学意义,具有可比性。

临床次要症状:两组患者治疗前临床次要症状情况见表3-47。

表3-47　两组患者治疗前次要症状情况比较

分值/症状	治疗组				对照组			
症情(分值)	无(0)	轻(2)	中(4)	重(6)	无(0)	轻(2)	中(4)	重(6)
乏力	2	13	18	4	1	18	14	3
纳呆	2	22	13	0	0	19	16	1
肢麻	25	10	2	0	25	10	1	0
健忘	15	18	3	1	16	18	2	0

表3-47显示,两组患者治疗前临床次要症状情况比较,经秩和检验,其中乏力 $P>0.05$、纳呆 $P>0.05$、肢麻 $P>0.05$、健忘 $P>0.05$,均无统计学意义,均衡可比。

血肝功能情况:两组患者治疗前肝功能情况比较见表3-48。

表 3-48 治疗前肝功能比较

肝功能指标	组别	例数	均数±标准差(IU/L)
ALT	治疗组	37	43.70±25.94
	对照组	36	45.87±21.17
AST	治疗组	37	100.77±47.11
	对照组	36	101.99±75.36
GGT	治疗组	37	134.00±71.31
	对照组	36	134.94±88.97

从表 3-48 可以看出,两组患者治疗前肝功能情况比较,经 t 检验,两组 ALT、AST、GGT 值均无统计学意义($P>0.05$),具有可比性。

血生化功能情况:两组患者治疗前血生化功能情况比较见表 3-49。

表 3-49 治疗前血生化比较

生化指标	组别	例数	均数±标准差
总蛋白	治疗组	37	67.89±4.91(g/L)
	对照组	36	68.98±5.60(g/L)
白球比	治疗组	37	1.19±0.25
	对照组	36	1.20±0.18
总胆红素	治疗组	37	17.50±6.24(μmol/L)
	对照组	36	18.42±4.95(μmol/L)

从表 3-49 可以看出,两组患者治疗前血生化功能情况比较,经 t 检验,两组总蛋白、白球比、总胆红素值均无统计学意义($P>0.05$),具有可比性。

血肝纤维化情况:两组患者治疗前肝纤维化情况比较见表 3-50。

表 3-50 治疗前肝纤维化比较

肝纤指标	组别	例数	均数±标准差
PⅢNP	治疗组	30	23.72±10.79
	对照组	26	24.94±11.40
CGIV	治疗组	30	178.93±88.79
	对照组	26	171.93±79.87
LN	治疗组	30	206.14±130.10
	对照组	26	196.09±130.53
HA	治疗组	30	205.69±132.93
	对照组	26	219.74±147.20

从表 3-50 可以看出,两组患者治疗前血肝纤维化情况比较,经 T 检验,两组 PⅢNP、

CGIV、LN、HA 值均无统计学意义($P>0.05$),具有可比性。

(2)治疗结果

1)治疗后临床症状情况

①临床主要症状情况见表 3-51。

表 3-51 治疗后临床主要症状情况比较

分值／症状	治疗组				对照组			
症情(分值)	无(0)	轻(2)	中(4)	重(6)	无(0)	轻(2)	中(4)	重(6)
胁痛	15	15	7	0	7	18	7	4
腹胀	18	16	3	0	17	18	1	0
腹泻	10	22	4	1	11	21	3	1
舌象	13	16	8	1	9	14	11	2
脉象	8	21	8	1	3	21	9	3

②临床主要症状情况见表 3-52。

表 3-52 治疗后临床次要症状情况比较

分值／症状	治疗组				对照组			
症情(分值)	无(0)	轻(2)	中(4)	重(6)	无(0)	轻(2)	中(4)	重(6)
乏力	26	8	3	0	8	18	9	1
纳呆	26	11	0	0	15	17	4	0
肢麻	27	9	1	0	26	9	1	0
健忘	17	17	3	0	18	16	2	0

2)临床疗效比较

①疗效指数评定:疗效指数(n)=[(治疗前总记分－治疗后总记分)÷治疗前总记分]×100%

显效:肝郁脾虚、血瘀痰阻证的临床症状体征明显改善,证候记分减少≥66.7%。

有效:肝郁脾虚、血瘀痰阻证的临床症状、体征均有好转,证候记分减少≥33.4%且<66.7%。

无效:肝郁脾虚、血瘀痰阻的临床症状体征均无明显改善,甚或加重,证候记分减少<33.4%。

②总疗效比较:两组病例总疗效比较见表 3-53。

表 3-53 治疗组与对照组病例总疗效比较

组别	例数	显效	有效	无效	Z	P
治疗组	37	15(40.5%)	17(46.0%)	5(13.5%)	−2.138	0.033
对照组	36	7(19.4%)	19(52.8%)	10(27.8%)		

表 3-53 结果显示,两组中显效病例分别为 15 例占 40.5%(治疗组)与 7 例占 19.4%(对照组);有效病例分别为 17 例占 46.0%(治疗组)与 19 例占 52.8%(对照组);无效病例分别为 5 例占 13.5%(治疗组)与 10 例占 27.8%(对照组)。两组病例疗效整体比较,经秩和检验,有统计学意义($P<0.05$),治疗组优于对照组。

③总有效性比较:两组病例总有效性比较见表 3-54。

表 3-54　治疗组与对照组病例总有效性比较

组别	例数	有效	无效	χ^2	P
治疗组	37	32(86.5%)	5(13.5%)	2.274	0.132
对照组	36	26(72.2%)	10(27.8%)		

注:总有效 = 显效 + 有效。

表 3-54 结果显示,治疗组有效 32 例,占 86.5%,无效 5 例,占 13.5%;对照组有效 26 例,占 72.2%,无效 10 例,占 27.8%。两组病例总有效性比较,经 χ^2 检验,具有统计学意义($P<0.05$),治疗组总有效率高于对照组(86.5%>72.2%)。

④两组中医证候中各主症的疗效比较:

胁痛的疗效比较见表 3-55。

表 3-55　治疗组与对照组胁痛的疗效比较

组别	时间	重(6)	中(4)	轻(2)	无(0)	显效率	有效率
治疗组	治疗前	15	13	7	2	21(60.00%)	32(91.43%)[**#]
(N=37)	治疗后	0	7	15	15		
对照组	治疗前	15	17	3	1	10(28.57%)	25(71.43%)[**]
(N=36)	治疗后	4	7	18	7		

注:与疗前比较,[**]$P<0.01$;与对照组比较,[#]$P<0.05$。

从表 3-55 可以看出,胁痛治疗两组中显效病例分别为 21 例占 60.00%(治疗组)与 10 例占 28.57%(对照组);总有效病例分别为 32 例占 91.43%(治疗组)与 25 例占 71.43%(对照组);无效病例分别为 3 例占 8.57%(疗组)与 10 例占 28.57%(对照组)。治疗后与治疗前比较,两组病例经秩和检验,均有非常显著性差异($P<0.01$),治疗后明显较治疗前胁痛症状减轻;治疗后治疗组胁痛症状的改善更明显,与对照组比较有显著性差异($P<0.05$)。

腹胀的疗效比较见表 3-56。

表 3-56　治疗组与对照组腹胀的疗效比较

组别	时间	重(6)	中(4)	轻(2)	无(0)	显效率	有效率
治疗组	治疗前	1	18	16	2	17(48.57%)	28(80.00%)[**]
(N=37)	治疗后	0	3	16	18		

续表

组别	时间	重(6)	中(4)	轻(2)	无(0)	显效率	有效率
对照组 （N=36）	治疗前	3	16	14	3	17（51.52%）	28（84.85%）**
	治疗后	0	1	18	17		

注：与治疗前比较，**$P<0.01$。

从表 3-56 可以看出，腹胀治疗两组中显效病例分别为 17 例占 48.57%（治疗组）与 17 例占 51.52%（对照组）；总有效病例分别为 2 例占 80.00%（治疗组）与 28 例占 84.85%（对照组）。治疗后与治疗前比较，两组病例经秩和检验，均有非常显著性差异（$P<0.01$），治疗后明显较治疗前腹胀症状减轻；治疗后两组间腹胀症状的改善情况相近，经比较无显著性差异（$P>0.05$）。

腹泻的疗效比较见表 3-57。

表 3-57　治疗组与对照组腹泻疗效比较

组别	时间	重(6)	中(4)	轻(2)	无(0)	显效率	有效率
治疗组 （N=37）	治疗前	2	11	19	5	8（23.53%）	16（47.06%）*
	治疗后	1	4	22	10		
对照组 （N=36）	治疗前	4	11	16	5	7（22.58%）	19（61.29%）**
	治疗后	1	3	21	11		

注：与治疗前比较，*$P<0.05$，**$P<0.01$。

从表 3-57 可以看出，腹泻治疗两组中显效病例分别为 8 例占 23.53%（治疗组）与 7 例占 22.58%（对照组）；总有效病例分别为 6 例占 47.06%（治疗组）与 19 例占 61.29%（对照组）。治疗后与治疗前比较，经秩和检验，治疗组有显著性差异（$P<0.05$），治疗后较治疗前腹泻症状减轻；对照组有非常显著性差异（$P<0.01$），治疗后较治疗前腹泻症状明显减轻；治疗后两组间腹泻症状的改善情况比较，经秩和检验无显著性差异（$P>0.05$），但对照组相对略优。

舌象的疗效比较见表 3-58。

表 3-58　治疗组与对照组舌象疗效比较

组别	时间	重(6)	中(4)	轻(2)	无(0)	显效率	有效率
治疗组 （N=37）	治疗前	16	17	4	0	21（56.76%）	32（86.49%）**
	治疗后	1	7	16	13		
对照组 （N=36）	治疗前	13	20	3	0	15（41.67%）	28（77.78%）**
	治疗后	2	11	14	9		

注：与治疗前比较，**$P<0.01$。

从表 3-58 可以看出，舌象治疗两组中显效病例分别为 21 例占 56.76%（治疗组）与 15

例占 41.67%（对照组）；总有效病例分别为 32 例占 86.49%（治疗组）与 28 例占 77.78%（对照组）。治疗后与治疗前比较，经秩和检验，两均有非常显著性差异（$P<0.01$），治疗后较治疗前舌象症状明显减轻，治疗后两组间舌象症状的改善情况比较，经秩和检验无显著性差异（$P>0.05$），但治疗组相对略优。

脉象的疗效比较见表 3-59。

表 3-59 治疗组与对照组脉象疗效比较

组别	时间	重（6）	中（4）	轻（2）	无（0）	显效率	有效率
治疗组	治疗前	17	16	4	0	17（45.95%）	34（91.90%）**
（N=37）	治疗后	1	7	21	8		
对照组	治疗前	18	12	6	0	11（30.56%）	28（75.00%）**
（N=36）	治疗后	3	9	21	3		

注：与治疗前比较，**$P<0.01$。

从表 3-59 可以看出，脉象治疗两组中显效病例分别为 17 例占 45.95%（治疗组）与 11 例占 30.56%（对照组）；总有效病例分别为 34 例占 91.90%（治疗组）与 27 例占 75.00%（对照组）。治疗后与治疗前比较，经秩和检验，两组均有非常显著性差异（$P<0.01$），治疗后较治疗前脉象症状明显减轻；治疗后两组间脉象症状的改善情况比较，经秩和检验无显著性差异（$P>0.05$），但治疗组相对略优。

⑤两组中医证候中各次症的疗效比较：

乏力的疗效比较见表 3-60。

表 3-60 治疗组与对照组乏力疗效比较

组别	时间	重（6）	中（4）	轻（2）	无（0）	显效率	有效率
治疗组	治疗前	4	18	13	2	25（71.43%）	33（94.29%）**##
（N=37）	治疗后	0	3	8	26		
对照组	治疗前	3	14	18	1	7（20.00%）	16（45.71%）*
（N=36）	治疗后	1	9	18	8		

注：与治疗前比较，*$P<0.05$，**$P<0.01$；与对照组比较，##$P<0.01$。

从表 3-60 可以看出，乏力治疗两组中显效病例分别为 25 例占 71.43%（治疗组）与 7 例占 20.00%（对照组）；总有效病例分别为 33 例占 94.29%（治疗组）与 16 例占 45.71%（对照组）。治疗后与治疗前比较，经秩和检验，治疗组有非常显著性差异（$P<0.01$），治疗后较治疗前乏力症状均明显减轻；而对照组则有显著性差异（$P<0.05$），治疗后较治疗前乏力症状减轻；治疗后两组间乏力症状的改善情况比较，经秩和检验有非常显著性差异（$P<0.01$），治疗组明显优于对照组。

纳呆的疗效比较见表 3-61。

表 3-61 治疗组与对照组纳呆疗效比较

组别	时间	重(6)	中(4)	轻(2)	无(0)	显效率	有效率
治疗组 (N=37)	治疗前	0	13	22	2	24(68.57%)	32(91.43%)**###
	治疗后	0	0	11	26		
对照组 (N=36)	治疗前	1	16	19	0	15(41.67%)	25(69.45%)**
	治疗后	0	4	17	15		

注:与治疗前比较,**$P<0.01$;与对照组比较,##$P<0.01$。

从表 3-61 可以看出,纳呆治疗两组中显效病例分别为 24 例占 68.57%(治疗组)与 15 例占 41.67%(对照组);总有效病例分别为 32 例占 91.43%(治疗组)与 25 例占 69.45%(对照组)。治疗后与治疗前比较,经秩和检验,两组均有非常显著性差异($P<0.01$),治疗后较治疗前纳呆症状均明显减轻;治疗后两组间纳呆症状的改善情况比较,经秩和检验有非常显著性差异($P<0.01$),治疗组明显优于对照组。

肢麻的疗效比较见表 3-62。

表 3-62 治疗组与对照组肢麻疗效比较

组别	时间	重(6)	中(4)	轻(2)	无(0)	显效率	有效率
治疗组 (N=37)	治疗前	0	2	10	25	3(25.00%)	5(41.67%)
	治疗后	0	1	9	27		
对照组 (N=36)	治疗前	0	1	10	25	1(09.09%)	2(18.72%)
	治疗后	0	1	9	26		

从表 3-62 可以看出,肢麻治疗两组中显效病例分别为 3 例占 25.00%(治疗组)与 1 例占 09.09%(对照组);总有效病例分别为 5 例占 41.67%(治疗组)与 2 例占 18.72%(对照组)。治疗后与治疗前比较,经秩和检验,两组均无显著性差异($P>0.05$),治疗后较治疗前肢麻症状改善不明显;治疗后两组间肢麻症状的改善情况比较,经秩和检验无显著性差异($P>0.05$)。

健忘的疗效比较见表 3-63。

表 3-63 治疗组与对照组健忘疗效比较

组别	时间	重(6)	中(4)	轻(2)	无(0)	显效率	有效率
治疗组 (N=37)	治疗前	1	3	18	15	3(13.04%)	7(30.43%)
	治疗后	0	3	17	17		
对照组 (N=36)	治疗前	0	2	18	16	3(15.00%)	5(25.00%)
	治疗后	0	2	16	18		

从表 3-63 可以看出,健忘治疗两组中显效病例分别为 3 例占 13.04%(治疗组)与 3 例占 15.00%(对照组);总有效病例分别为 7 例占 30.43%(治疗组)与 5 例占 25.00%(对照

组）。治疗后与治疗前比较,经秩和检验,两组均无显著性差异(*P*>0.05),治疗后较治疗前健忘症状改善不明显;治疗后两组间健忘症状的改善情况比较,经秩和检验无显著性差异(*P*>0.05)。

3)疗效性理化检查指标情况:

①肝功能情况见表 3-64—表 3-66。

表 3-64 治疗组与对照组 ALT 比较

组别	时间	例数	均数±标准差(IU/L)
治疗组	治疗前	37	43.70±25.94
	治疗后	35	42.43±24.90
对照组	治疗前	36	45.87±21.17
	治疗后	35	44.73±20.30

注:与治疗前比较,*P<0.05,**P<0.01;与对照组比较,#P<0.05,##P<0.01。下同。

从表 3-64 可以看出,治疗组 ALT 疗前及疗后均数及标准差是 43.70±25.94(IU/L)、12.43±24.90(IU/L),对照组 ALT 疗前及疗后均数及标准差是 45.87±21.17(IU/L)、4.73±20.30(IU/L)。经 *t* 检验,治疗前后两组 ALT 值均无显著性差异(*P*>0.05),提示治疗前后 ALT 值无明显改变;两组间治疗后 ALT 比较亦无显著性差异(*P*>0.05)。

表 3-65 治疗组与对照组 AST 比较

组别	时间	例数	均数±标准差(IU/L)
治疗组	治疗前	37	100.77±47.11
	治疗后	35	68.42±36.24**
对照组	治疗前	36	101.99±75.36
	治疗后	35	65.30±24.65**

从表 3-65 可以看出,治疗组 AST 疗前及疗后均数及标准差是 100.77±47.11(IU/L)、68.42±36.24(IU/L),对照组 AST 疗前及疗后均数及标准差是 101.99±75.36(IU/L)、65.30±24.65(IU/L)。经 *t* 检验,治疗前后两组 AT 值均有非常显著性差异(*P*<0.01)。提示治疗后两治疗组 AST 值较治疗前均明显下降;两组间治疗后 AST 值比较,则无显著性差异(*P*>0.05),提示两治疗组对 AST 的影响大致相近。

表 3-66 治疗组与对照组 GGT 比较

组别	时间	例数	均数±标准差(IU/L)
治疗组	治疗前	37	134.00±71.31
	治疗后	35	78.27±43.46**
对照组	治疗前	36	134.94±88.97
	治疗后	35	89.79±80.91**

从表 3-66 可以看出,治疗组 GGT 疗前及疗后均数及标准差是 134.00±71.31(IU/L)、78.27±43.46(IU/L),对照组 GGT 疗前及疗后均数及标准差是 134.94±88.7(IU/L)、89.79±80.91(IU/L)。经 t 检验,治疗前后两组 GG 值均有非常显著性差异($P<0.01$),提示治疗后两治疗组 GGT 值较治疗前均明显下降;两组间治疗后 GGT 值比较,则无显著性差异($P>0.05$),提示两治疗组对 GGT 的影响大致相近。

②生化功能情况见表 3-67—表 3-69。

表 3-67 治疗组与对照组 TP 比较表

组别	时间	例数	均数±标准差(g/L)
治疗组	治疗前	37	67.89±4.91
	治疗后	35	68.72±4.39
对照组	治疗前	36	68.98±5.60
	治疗后	35	69.17±4.11

从表 3-67 可以看出,治疗组总蛋白疗前及疗后均数及标准差是 67.89±4.91(g/L)、68.72±4.39(g/L),对照组总蛋白疗前及疗后均数及标准差是 68.98±5.60(g/L)、69.17±4.11(g/L)。经 t 检验,治疗前后两组总蛋白值均无显著性差异($P>0.05$),提示两治疗组治疗前后总蛋白值无明显改变;两组间治疗后总蛋白比较亦无显著性差异($P>0.05$)。

表 3-68 治疗组与对照组 A/G 比较表

组别	时间	例数	均数±标准差
治疗组	治疗前	37	1.19±0.25
	治疗后	35	1.53±0.28[**#]
对照组	治疗前	36	1.20±0.18
	治疗后	35	1.42±0.26[**]

从表 3-68 可以看出,治疗组白球比疗前及疗后均数及标准差是 1.19±0.25、1.53±0.28,对照组白球比疗前及疗后均数及标准差是 1.20±0.18、1.42±0.26。经 t 检验,治疗前后两组白球比值均有非常显著性差异($P<0.01$),提示治疗后两治疗组白球比值较治疗前均明显上升;两组间治疗后白球比值比较,则有显著性差异($P<0.05$),提示治疗组对升白球比的作用优于对照组。

表 3-69 治疗组与对照组 TBIL 比较表

组别	时间	例数	均数±标准差(mol/L)
治疗组	治疗前	37	17.50±6.24
	治疗后	35	16.98±6.10
对照组	治疗前	36	18.42±4.95
	治疗后	35	18.01±5.28

从表 3-69 可以看出,治疗组总胆红素疗前及疗后均数及标准差是 17.50±6.24(μmol/L)、16.98±6.10(μmol/L),对照组总胆红素疗前及疗后均数及标准差是 18.42±4.95(μmol/L)、18.01±5.28(μmol/L)。经 t 检验,治疗前后两组总胆红素值均无显著性差异($P>0.05$),提示两治疗组治疗前后总胆红素值无明显改变,但有下降的趋势;两组间治疗后总胆红素比较亦无显著性差异($P>0.05$)。

③肝纤维化功能情况见表 3-70—表 3-72。

表 3-70 治疗组与对照组 PⅢNP 比较表

组别	时间	例数	均数±标准差(ng/L)
治疗组	治疗前	30	23.72±10.79
	治疗后	27	17.49±6.88[**]
对照组	治疗前	26	24.94±11.40
	治疗后	23	18.90±8.98[**]

从表 3-70 可以看出,治疗组 PⅢNP 疗前及疗后均数及标准差是 23.72±10.79(ng/L)、17.49±6.88(ng/L),对照组 PⅢNP 疗前及疗后均数及标准差是 24.94±11.40(ng/L)、18.90±8.98(ng/L),具有显著性差异($P<0.01$),提示治疗后两组 PⅢNP 值较治疗前均明显下降;两组间治疗后 PⅢNP 值比较,则无显著性差异($P>0.05$),提示两治疗组对 PⅢNP 的影响大致相近。

表 3-71 治疗组与对照组 CGIV 比较

	时间	例数	均数±标准差(ng/L)
治疗组	治疗前	30	178.93±88.79
	治疗后	27	138.68±68.80[**]
对照组	治疗前	26	171.93±79.87
	治疗后	23	130.17±68.17[**]

从表 3-71 可以看出,治疗组 CGIV 疗前及疗后均数及标准差是 178.93±88.79(ng/L)、138.68±68.80(ng/L),对照组 CGIV 疗前及疗后均数及标准差是 171.93±79.87(ng/L)、130.17±68.17(ng/L)。经 t 检验,治疗前后两组 CGIV 值均有非常显著性差异($P<0.01$),提示治疗后两治疗组 CGIV 值较治疗前均明显下降;两组间治疗后 CGIV 值比较,则无显著性差异($P>0.05$),提示两治疗组对 CGIV 的影响大致相近。

表 3-72 治疗组与对照组 LN 比较

组别	时间	例数	均数±标准差(ng/L)
治疗组	治疗前	30	206.14±130.10
	治疗后	27	130.61±76.20[**]
对照组	治疗前	26	196.09±130.53
	治疗后	23	143.30±85.80[**]

从表 3-72 可以看出，治疗组 LN 疗前及疗后均数及标准差是 206.14±130.10（ng/L）、130.61±76.20（ng/L），对照组 LN 疗前及疗后均数及标准差是 196.09±130.53（ng/L）、143.30±85.80（ng/L）。经 t 检验，治疗前后两组 LN 值均有非常显著性差异（$P<0.01$），提示治疗后两治疗组 LN 值较治疗前均明显下降；两组间治疗后 LN 值比较，则有显著性差异（$P<0.05$），提示治疗组对降低 LN 的作用优于对照组。

表 3-73 治疗组与对照组 HA 比较

组别	时间	例数	均数±标准差（ng/L）
治疗组	治疗前	30	205.69±132.93
	治疗后	27	126.14±70.01[**]
对照组	治疗前	26	219.74±147.20
	治疗后	23	154.14±106.24[**]

从表 3-73 可以看出，治疗组 HA 疗前及疗后均数及标准差是 205.69±132.93（ng/L）、126.14±70.01（ng/L），对照组 HA 疗前及疗后均数及标准差是 219.74±147.20（ng/L）、154.14±106.24（ng/L）。经 t 检验，治疗前后两组 HA 值均有非常显著性差异（$P<0.01$），提示治疗后两治疗组 HA 值较治疗前均明显下降；两组间治疗后 HA 改善值比较，无显著差异（$P>0.05$），提示两治疗组对 HA 的影响大致相近，但治疗组略优。

④B 超：治疗前后两组患者 B 超声像图比较无明显差异，估计与疗程较短有关。

4）安全性指标：治疗前后两组血、尿、大便常规及肾功能均在正常值范围，且无明显变化。

5）不良事件：治疗组 1 例患者服药后出现轻度恶心症状，未能坚持服药，退出治疗；对照均未出现明显相关不良事件，无患者因不良事件退出治疗。

6）剔除、脱落病例：治疗组剔除、脱落病例 13 例，1 例服药后出现恶心症状，退出治疗；3 例失访；7 例依从性差，未坚持服药。对照组剔除、脱落病例 16 例，5 例失访；11 例依从性差，未坚持服药，退出治疗。

（三）讨论

1. 调肝理脾方的立法组方依据 酒精性肝纤维化属于中医学"酒癖"的范畴，纵观其病机演变过程及症状特点，酒癖亦应作为积聚的一种。酒癖病变总由气滞、血瘀、湿阻、痰凝和正虚等证组成。黄元御《四圣心源》曰："酒醴之性，湿热之媒。其濡润之质，入于脏腑则生下湿。辛烈之气，腾于经络则生上热。"酒其形为水，酒的代谢同样依赖脾的运化、转输，肺的宣发、肃降、通调水道，肝的疏泄，肾的气化等脏腑的协同作用。因此，酒含湿热二性，既能伤阴，又能阻遏阳气。酒为清冽之物，不随秽浊下行，唯喜渗入，入于胃，渗于脾，浮于肺，逆于肝，沉于肾。少饮能行气活血，舒筋活络，并有药用价值。恣饮或酗酒无度，酒则成为"酒毒"或"酒邪"。饮酒过多则使其湿质热性蕴蓄体内，损害人体五脏六腑，逆乱气血，使阴阳失调，诸证丛生。

酒癖发病，尚与禀赋（体质）有关。《世医得效方》曰："大抵五疸以酒疸变症最多，盖酒之为物,随人性量不同,有盈石而不醉,有濡唇而辄乱者。"说明酒邪伤人,因人禀赋不同而异。同受湿热酒毒,有盈石而不醉者,有濡唇而辄乱者,皆因禀赋使然。如酒性湿而且热,素体脾(气、阳)虚之人,邪从寒化,湿易滞脾而出现脾虚湿盛的表现;禀赋阴虚,邪从热化,更易为酒热所耗,损伤肝体,皆可导致肝脾失调,气血不和,而发生酒癖。

过量的酒精摄入人体后,湿热毒邪内蕴,伤肝损脾,导致肝之疏泄与脾之运化失职,气血不和,痰浊内生,气血痰湿相互搏结,结为痞块,停于胁下,而为酒癖。《诸病源候论》曰:"夫酒癖者,大饮酒后,渴而引饮无度,酒与饮俱不散,停滞在胁肋下,结而成癖,时时而痛,因即呼为酒癖,其状胁下弦急而痛。"此时,邪气渐盛,正气稍衰,病位肝脾。症见胁下积块明显增大,质地中等,胁胀而痛,饮食减少,面色萎黄,形体逐渐消瘦等。

酒精性肝纤维化属于中医学酒癖的范畴,治当谨守病机、审时度势、辨明虚实,辨病与辨证相结合。纵观其病机演变过程及症状特点,酒癖亦应作为积聚的一种。虽然酒癖病变总由气滞、血瘀、湿阻、痰凝和正虚等证组成,但往往有轻重、主次之分。根据以往的临床观察,酒癖患者多表现为胁痛、腹胀、乏力、纳呆、便溏、舌质暗淡、苔黄或黄腻、脉沉涩或弦滑等。因此,应辨证为肝郁脾虚、血瘀痰阻证。正确掌握酒癖的病机演变规律及辨别其证候,是治疗的关键。根据酒癖的病机演变规律及病变的证候特点,我们提出了调肝理脾加解酒为治疗本病的法则。所谓"调肝",调者,调理、条达之意,既针对肝体取其养血柔肝,又针对肝用取其疏肝理气活血之功。肝脏在生理上体阴而用阳,肝阴易不足,肝阳易上亢,故治疗上应补肝体之不足,泻肝用之有余。此调肝之意,则有既照顾肝阴又照顾肝阳的目的,也就是补泻兼施的法则。所谓"理脾",则兼顾脾胃的收纳运化功能,即针对脾运化之失常,用化痰除湿健脾依法治之;同时又针对胃受纳之失常,用和中化滞、通降胃气依法治之。理脾之意,也有补和泻两方面的意思在内。补者,指补脾气之不足;泻者,实为化也,有运化水湿之意,是指对脾虚不运而产生的病理产物痰浊、水湿的运化作用。另外还取《金匮要略》中对肝病的治疗原则:"见肝之病,知肝传脾,当先实脾",对肝、脾两脏同时兼顾而治。调肝理脾包括疏肝理气、健脾化痰、活血化瘀等法则。结合辨病,即在解酒祛毒的前提下,达到肝脾调和效果,依法立方为调肝理脾方。

2. 调肝理脾方的用药特点　调肝理脾方由柴胡、黄芪、鳖甲、莪术、枳椇子组成。方中君药为柴胡,入肝经,具有疏肝理气、解郁散结之功效。肝气条达,则脾胃功能得健,肝脾同调,则气滞行,血瘀化,痰湿除;黄芪入脾经,益气健脾,利水消肿二药相伍,肝脾同治,一则肝病不能传脾,二则水湿、痰饮得化,使"土壅"散,"木郁"随之而解;鳖甲入肝、脾经,活血化瘀、软坚散结,善治积聚之类疾病,通过软坚,达到散结的目的,而不耗损正气;莪术入肝、脾经,可破血化瘀、消积止痛;枳椇子有解除酒毒、健脾化痰、利尿之功效;《世医得效方》记载:"枳椇子丸,治饮酒多发积,为酷热蒸熏,五脏津液枯燥,血泣小便并多,肌肉消烁,专嗜冷物寒浆。"鳖甲、莪术共用,加强活血化瘀消积之功效;黄芪可减弱莪术峻烈之性以防伤正;枳椇子与柴胡相伍,可使酒毒由汗而解;枳椇子与黄芪合用,可使酒毒由小便而解。纵观全方,切中病机,标本兼治,共奏调肝理脾之功,有阴阳兼顾,辨证论治与辨病论治相结合的特点,配伍严谨。

3. 现代药理研究　现代药理研究也从不同角度证实了各药的作用。如柴胡主要成分为柴胡皂苷,其可以抑制胆碱酯酶,发挥拟胆碱样作用,进而对消化系统和神经系统发挥调节作用。有实验证明:柴胡可以直接抑制肝星状细胞(HC)分泌胶原蛋白,抑制小鼠肝细胞的凋亡。其有效成分柴胡皂苷还可以抑制 HSC 激活,进而直接或间接抑制 HSC 合成细胞外基质(ECM)的能力,有效地稳定肝细胞膜系统,中和可溶性细胞因子对肝细胞增殖的抑制效应,防止肝细胞损伤和坏死。另外柴胡皂苷对小鼠慢性肝损伤有显著的修复保护作用,其有效成分是柴胡皂苷单体Ⅱ、Ⅰ、Ⅸ及ⅩⅢ。

黄芪的有效成分是黄芪多糖(APS)和黄芪总苷(AST)。实验证实,低浓度 APS 对肝星状细胞(HSC-T6)的增殖和胶原合成的活性有抑制作用,且 APS 对 HSC-T6 细胞增殖有双向调节作用。AST 则对肝星状细胞增殖和合成胶原有影响。实验结果表明,AST 对体外激活肝星状细胞的增殖和产生胶原有明显抑制作用。

对枳椇子的化学成分进行研究,根据其理化性质和波谱数据鉴定了 8 个化合物,分别是 3- 甲氧基 -4- 羟基 - 苯甲酸,山奈酚,洋芹素,4,5,7- 三羟基,3,5- 二甲氧基黄酮,杨梅黄素,槲皮素,双氢杨梅黄素和大黄素。有文献报道,枳椇子对急、慢性酒精中毒有预防和治疗作用,对 CCL4 和 D- 氨基半乳糖诱导的实验性肝损伤及体外培养的肝细胞损伤均具有保护作用,对原代培养大鼠肝细胞有促生长作用。此外,枳椇子还具有缩短小鼠醒酒时间,加快乙醇代谢,对血中谷胱甘肽过氧化物酶活力的影响,对肝脏过氧化脂质含量的影响,抑制乙醇诱导的肌松作用及对乙醇所致肝损伤的预防作用。

莪术含有挥发油、B- 蒎烯、芳樟醇、莪术醇、莪术二酮等成分。实验证明,莪术具有抑菌抗炎,调节免疫功能,保肝、护肝,增加动脉血流量等作用。

鳖甲含骨胶原、碳酸钙、磷酸钙、中华鳖多糖以及天冬氨酸、丝氨酸、甘氨酸等 17 种氨基酸,还含有铁、铜、锌、镁、磷等 10 多种微量元素,具有滋阴潜阳、软坚散结、退热除蒸等功能,能促进早期或者晚期肝硬化大鼠肝细胞恢复及纤维组织重吸收,临床疗效显著,在临床与实验室研究方面均得到证实。

4. 病例特点分析

(1) 年龄结构:研究结果显示,治疗组中位年龄 43.41 岁,对照组中位年龄 44.06 岁,相差不足 1 岁;治疗组最小年龄 26 岁,最大年龄 63 岁,对照组最小年龄 28 岁,最大年龄 68 岁。经统计学检验,无显著性差异($P>0.05$),两组年龄资料均衡可比。两组均以青、中年组患者居多,与流行病学资料相符。

(2) 性别比例:流行病学资料显示,绝大多数地区发病率是男多于女,男女之比约为 1.2~1.6:1。本项研究结果,治疗组男性 29 例,占 78.4%;女性 8 例,占 21.6%。男:女 =3.625:1。对照组男性 29 例,占 8.6%;女性 7 例,占 19.4%。男:女 =4.143:1。经统计学检验,无显著性差异($P>0.05$),两组年龄资料均衡可比,与流行病学资料相符。

(3) 饮酒时间:研究结果显示,治疗组平均饮酒时间 18.92 年,最长饮酒时间 41 年,最短饮酒时间 7 年;对照组平均饮酒时间 18.47 年,最长饮酒时间 40 年,最短饮酒时间 7 年。经统计学检验,无显著性差异($P>0.05$),两组平均饮酒时间均衡可比。

(4) 日均饮酒量:研究结果显示,治疗组日均饮酒量 245.95ml,每日最大量 600ml,最小量 150ml;对照组日均饮酒量 237.5ml,每日最大量 500ml,最小量 150ml。经统计学检验,无显著性差异($P>0.05$),两组日均饮酒量具有可比性。

(5) 治疗前肝功能指标资料:治疗组 ALT 均数及标准差是 43.70(IU/L)、25.94(IU/L),对照组 ALT 均数及标准差是 45.87(IU/)、21.17(IU/L);AST 均数及标准差是 100.77(IU/L)、47.11(IU/L),对照组 AST 均数及标准差是 101.99(IU/L)、75.36(IU/L)。GGT 均数及标准差是 134.00(IU/L)、71.31(IU/L),对照组 GGT 均数及标准差是 134.94(IU/L)、88.97(IU/L)。经统计学检验,两组肝功能 ALT、AST、GGT 比较均无显著性差异($P>0.05$),具有可比性。

(6) 治疗前其他生化指标资料:治疗组白球比均数及标准差是 1.19、0.25;对照组白球比均数及标准差是 1.20、0.18。总胆红素均数及标准差是 17.50、6.2;对照组总胆红素均数及标准差是 18.42、4.95。经统计学检验,两组其他生化指标白球比、总胆红素比较均无显著性差异($P>0.05$),具有可比性。

(7) 治疗前肝纤维化指标资料:治疗组 PⅢNP 均数及标准差是 23.72、10.79,对照组 PⅢNP 均数及标准差是 24.94、11.40。CGV 均数及标准差是 208.93、128.79,对照组 CGIV 均数及标准差是 171.93、79.87。LN 均数及标准差是 206.14、130.10,对照组 LN 均数及标准差是 196.09、130.53。HA 均数及标准差是 205.69、132.93,对照组 HA 均数及标准差是 219.74、147.20。经统计学检验,两组肝纤维化指标 PⅢNP、CGIV、LN、HA 等比较均无显著性差异($P>0.05$),均衡可比。

5. 调肝理脾方治疗酒精性肝纤维化肝郁脾虚、血瘀痰阻证的疗效分析

(1) 调肝理脾方治疗酒精性肝纤维化肝郁脾虚、血瘀痰阻证的中医证候疗效分析:对两组治疗前后各主症、次症逐个分析比较结果,显示治疗组和对照组治疗后与治疗前比较,各主症及次症中的乏力与纳呆轻重程度均有显著性差异($P<0.05$ 或 $P<0.01$),治疗后症状均明显改善,而次症中的肢麻与健忘无明显差异($P>0.05$),说明两种药物对肢麻与健忘症状改善不明显。

其中:治疗组和对照组胁痛的显效率和有效率分别为 60.00%、91.43% 和 28.57%、71.43%,两组症状疗效比较,经秩和检验有统计学意义($P<0.05$),治疗组优于对照组;腹胀的显效率和有效率分别为 48.57%、80.00% 和 51.52%、84.85%,两组证候疗效比较,经秩和检验,无统计学意义($P>0.05$);腹泻的显效率和有效率分别为 23.53%、47.06% 和 22.58%、61.29%,两组症状疗效比较,经秩和检验,无统计学意义($P>0.05$);舌象的显效率和有效率分别为 56.76%、86.4% 和 41.67%、77.78%,两组证候疗效比较,经秩和检验,无统计学意义($P>0.05$);脉象的显效率和有效率分别为 45.95%、91.90% 和 30.56%、75.00%,两组症状疗效比较,经秩和检验,无统计学意义($P>0.05$);乏力的显效率和有效率分别为 71.43%、94.29% 和 20.00%、45.71%,两组证候疗效比较,经秩和检验,有显著统计学意义($P<0.01$),治疗组明显优于对照组;纳呆的显效率和有效率分别为 68.57%、91.43% 和 41.67%、69.45%,经秩和检验,有显著统计学意义($P<0.01$),治疗组明显优于对照组;肢麻的显效率和有效率分别为 25.00%、41.67% 和 09.09%、18.72%,两组证候疗效比较,经秩和检验,无统计学意义($P>0.05$);健忘的显效率和有效率分别为 13.04%、30.43% 和 15.00%、25.00%,两组证候疗效比较,经秩和检验,无统计学意义($P>0.05$)。上述显示两组在改善胁痛、乏力、纳呆等方面有显著性差异,调肝理脾方优于复方鳖甲软肝片。调肝理脾方用药虽少,却配伍严谨,对酒精性肝纤维化有良好的改善作用。

（2）调肝理脾方治疗酒精性肝纤维化肝郁脾虚、血瘀痰阻证的综合疗效分析：本研究结果显示，两组中显效病例分别为 15 例占 40.5%（治疗组）与 7 例占 19.4%（对照组）；有效病例分别为 17 例占 46.0%（治疗组）与 19 例占 52.8%（对照组）；无效病例分别为 5 例占 13.5%（治疗组）与 10 例占 27.8%（对照组）两组病例疗效整体比较，经秩和检验，有统计学意义（$P<0.05$），治疗组优于对照组。

两组疗后与疗前比较，中医证候平均总积分明显下降，经统计学处理均有显著性差异（$P<0.01$）。治疗后治疗组中医证候分级及平均总积分和对照组无明显差异（$P>0.05$）。说明调肝理脾方和复方鳖甲软肝片治疗酒精性肝纤维化肝郁脾虚、血瘀痰阻证有很好的作用。调肝理脾方对症状的改善略优于复方鳖甲软肝片。说明用计分的方法来定量表示症状的轻重，能更精确地反映药物的疗效，也说明中医辨证治疗的重要性。复方鳖甲软肝片是目前临床上常用于治疗慢性肝炎酒精性肝炎、脂肪肝等慢性肝病及其所致的肝纤维化的中药复方制剂，其组成为：鳖甲、三七、赤芍、冬虫夏草、紫河车等，具软坚散结、化瘀解毒、益气养血功能。调肝理脾方用药较轻灵，由柴胡、黄芪、炙鳖甲、莪术、枳椇子组成，功效侧重于疏肝理气、健脾化痰、活血化瘀。调肝理脾方具有用药少，配伍精当的特点，加上枳椇子，增强了解酒的作用，显示了辨病与辨证结合的优势。

本次临床观察进一步证实，调肝理脾方对改善酒精性肝纤维化的症状、肝功能、肝纤维化指标、影像学方面有良好疗效，且未见明显不良反应，是一种安全有效的复方制剂。调肝理脾方在 1 个月的疗程中总体疗效肯定，然而因患者的反应差异，远期疗效尚不确定。本次研究上尚存在的问题有：患者依从性较差，符合病例较少，因剂型不同，尚无法做到双盲水平。另外，因人们的固有观念，肝穿刺病理检查尚不能开展。辨病与辨证施治，是中医理、法、方、药在临床上的具体运用，它既有中医临床工作的理论原则，又有解决诊断、治疗等实际问题的具体方法。"汤者荡也"，作为汤剂运用，《伤寒论》云："观其脉证，知犯何逆，随证治之。"也明确了中医治疗应随病情的变化而调整的灵活性问题。今后可继续扩大病例数，增加疗程观察时间，进一步观察其疗效及安全性，并开展相关药物加减运用的研究。

（邹芷均）

六、新药开发：鳖甲软肝丸的处方论述

（一）处方组成

鳖甲（制），赤芍，当归，三七，党参，黄芪，紫河车，冬虫夏草，板蓝根，连翘，莪术。

制成 1 000 片，每片含生药 0.85g。

（二）功能

软坚散结，化瘀解毒，益气养阴。

（三）主治

胁肋隐痛或肋下癥块，面色晦暗，脘腹胀满，纳呆便溏，神疲乏力，口干且苦，赤缕红痣，朱砂掌，舌质暗或有瘀斑，舌苔薄黄腻，脉弦细。慢性乙型肝炎肝纤维化患者见上述瘀血阻

络、气阴亏虚、热毒未尽证候者均可使用。

（四）用中医理论阐述适应证、病机、治则及处方组成

慢性乙型肝炎肝纤维化是近年来肝病专业研究的热门课题，根据其临床表现当属中医的积聚病证范畴。

积聚之为病，缘于肝病之初起，湿热邪毒伤及肝脾，失治误治，肝脾功能失调，正气渐伤，日久及肾，余邪留恋不净，气结血瘀阻于肝络。

肝者主藏血，喜疏泄条达，故为体阴用阳之脏。肝伤，即气失条达，肝气郁结，气为血帅，气行则血行，气滞则血瘀，瘀血聚于肋下，则生痞块。肝郁日久化热，耗伤阴血，不能柔养肝络，故胁肋隐痛。肝热羁留，故口干且苦。乙癸同源，肝阴亏虚，子盗母气，暗耗肾阴，足少阴经也经过胁肋，故更加重胁肋隐痛之势，并可见面色晦暗，甚则黧黑。脾者与胃同居中州，互为表里，为后天之本。脾主升清，胃主降浊，胃主受纳熟，脾主运化转输，为气血化生之源。脾伤则纳化失司，气机升降不利，故可脘腹胀满，纳呆便溏，神疲乏力。脾病延久，后天不能补养先天，肾气也虚，故更加重神疲乏力，精力渐衰。赤缕红痣，朱砂掌，舌质暗或有瘀斑，皆为瘀血之象。舌苔薄黄腻为湿热邪毒未净之征；脉弦细为肝病迁延，本虚标实之象。

综上所述，慢性乙型肝炎肝纤维化的中医病理特点，为湿热邪毒不清，肝脾已伤。故既有热毒、瘀血之邪实一面，又有脾肾气虚及肝肾阴虚在同，因此，是一种本虚标实之证。

治疗大法，当然需考虑到瘀血阻于肝络，法宜化瘀通络为要，同时也要兼顾热毒余邪未清，法以清热解毒，同时正视肝脾肾三脏之虚，故宜养血柔肝，健脾益气，补肾填精，从而达到攻补兼施、标本兼顾的目的。

复方鳖甲软肝片由 11 味中药组成。

本方以鳖甲为君。鳖甲，味咸，性平，入肝、肾经，其既可软坚散结，又可滋阴潜阳，故于本病之瘀血凝结、肝肾阴血已伤之证尤为贴切。《神农本草经》谓："主心腹癥瘕坚积、寒热，去痞、息肉、阴蚀、痔、恶肉。"《本草从新》谓："治厥阴血分之病"。

本方以当归、赤芍、三七三味为臣，以增强养血活血、化瘀散结之力。当归味甘、辛，性温，功专补血活血，从而养血柔肝，活血祛瘀。赤芍味苦，微寒，具有清热凉血、化瘀通络之功，专入肝经，《神农本草经》谓："主邪气腹痛，除血痹破坚积、寒热疝瘕，止痛，利小便，益气"。三七味甘、微苦，味温，为散瘀消肿、止血定痛之药，以上三药共助鳖甲消癥、去积聚、化痞块的作用，祛邪而不伤正。

本方党参、黄芪健脾血气，冬虫夏草、紫河车益肾填精，板蓝根、连翘清热解毒，从三个不同方面协助治疗次要证候，是为佐药。党参味甘，性平，补中益气，《本草从新》谓："主补中益气和脾胃，除烦渴……中气微弱，用以调补，甚为平妥"。黄芪味甘，性微温，补气升阳，固表托毒，《名医别录》谓："补丈夫虚损，五劳羸瘦，止渴，腹痛，泻痢，益气，利阴气"。参芪同用，温补脾胃，升提中气，化生气血，即所谓"见肝之病，知肝传脾，当先实脾"之要义。冬虫夏草，味甘，性平，为补益肺肾之品，《纲目拾遗》谓："性温暖，补精益髓"。紫河车，味甘、咸，性温，有补气、养血、益精功效，为血肉有情之品，故凡气血不足、肾精亏损之症皆可服用，此二味对于肝脾俱伤、日久及肾、气血阴精亏虚之体，均可起到益肾柔肝、补肾扶脾的作用。板蓝根，

味苦,性寒,为清热凉血解毒之品,近年治疗肝病,无论新久,多宜选用以解其毒。连翘,味苦,性微寒,有泻火解毒、消肿散结之功,故为疮家圣药,《神农本草经》谓:"治寒热,鼠瘘、瘰疬,痈肿,恶疮,瘿瘤,结热,蛊毒"。三味清热解毒之品,针对热毒未清之象而设。本方之莪术,其性苦辛性温,本品辛散苦泄温通,专入肝经血分,虽能行气祛瘀、散结消癥之功,然方中本药用量较小,也起到引经报使之能,故为使药。

总之,本方11味组成,攻补兼施、标本兼顾,使热毒余邪得以清除,肝脾肾三脏功能得以恢复,现于肝络之瘀血得以消散,达到扶正消癥的功效。

第四章 ┃ 教 学 心 法

第一节　教学法探讨

一、如何学习《中医内科学》

（一）中医内科学的地位

1. 中医内科学的内涵

（1）用中医理论阐述内科病证病因病机和证治规律，以及临床诊治思维和方法的一门临床学科。

（2）桥梁作用。

2. 范围　外感病和内伤病两大类。两者既有区别又有联系。

（二）中医内科学的教学内容和学习方法

1. 总论

（1）中医内科发展简史：了解源远流长的内科发展过程中重要的发展亮点，特别是对临床具有指导意义的学术见解和观点，能提高我们对中医理论的科学性的认识。

（2）内科学的基础知识：包括病因学、病机学、分类学、治疗学，均是学好内科必不可少的基础。尤其重点是脏腑辨证。中药、方剂必备知识的掌握。

（3）临床诊治方法与病历书写：是临床医生必须掌握的知识和技能。

2. 各论

（1）以上海科学技术出版社出版的第 5 版《中医内科学》为准，约 49 个病证。可以分为三个级别处理。

了解：肺痿、噎膈、疟疾、霍乱、虫证、瘿病、耳鸣、耳聋、遗精（阳痿）。

熟悉：感冒、自汗、盗汗、癫狂、痫证、肺痨、呃逆、积聚、臌胀、痉证、厥证、癃闭、腰痛。

掌握：咳嗽、肺痈、肺胀、痰饮、喘证、哮证、血证、郁证、心悸、不寐、胸痹、胃痛、呕吐、泄泻、痢疾、便秘、腹痛、黄疸、胁痛、头痛、眩晕、中风、水肿、淋证、消渴、痹证、痿证、内伤发热、虚劳。

（2）重中之重是每个病证的病机要点和证治规律。各篇中，其内容前边的提要和后边的小结是最关键的内容。

3. 病证及其证候的学习和掌握方法

如胃痛：抓主症的特异性，兼次症的共性（中基、中诊），参考舌象、脉象，全面亦有主次地掌握临床资料、进展。综合分析，得出的结论才是准确的。

4. 加强病证之间，横向与纵向之间联系的学习。

（三）正确认识教材内容和临床关系

教材是为了编写需要，将病情演变过程按病机特点，划分为几个证候，而临床上的患者病情发展是动态的，简单的可以是一个证候，这是少数。多数为二个或三个证候，应该学会灵活运用教材知识的能力。

（四）临床方法

我们教研室经过长期摸索，总结出一套临床见习三段教学法：即见诊、助诊、试诊。三者内容是一样的，要求是一样的。

分4次：

第一次：采集病史：全面、系统（主次）、重点（主诉）确切。

第二次：查体：规范、准确。望闻切。望触叩听。

第三次：辨证分析：辨证诊断及处方要求"言之有理，理必有据，据理立法，以法遵方，以方遣药""理法方药贯穿一致"脏腑辨证，从生理到病理。

第四次：病历书写。

二、中医内科临证方法

（一）中医内科临证方法

中医内科学是临床各学科的基础。在内科学教学过程中，除了教授内科病证辨证论治的理论知识、临床运用之外，非常重要的一个环节就是教授临证方法。

临证方法，就是运用中医药学理论知识，对疾病进行诊断和治疗的方法。在中医临床上，一般概括为诊察、辨证、论治三个方面，它贯穿于诊治患者的全过程，既包含医生的诊治过程和全部思维活动中，也包括医生按规定书写完整病历的每一项内容，是医生理论知识与临床技能基本功的真实反映。

临证的要求，是诊治迅速而正确，理法方药丝丝入扣，而且应使患者经治后获得疗效。因此，临证方法的训练、掌握、熟练，对每一位学生都是必不可缺的。

进入21世纪，中医学面对着巨大的机遇与挑战，中医教育也必然如此。在"中医现代化"的进程中，首先还应该立足于中医学自身，中医学者必须把中医学基础理论知识打牢，才能取得长足的进步。在中医内科教学中需要强调的几个问题，有必要再提出来，以期取得共识。

1. 重视辨证论治

（1）锤炼过硬的诊察能力：诊察的内容，主要是四诊，即望、闻、问、切。医生通过四诊，获得辨证所需的全部资料。资料内容应该包括患者的一般情况，如姓名、性别、年龄、籍贯、职业、工作单位、婚姻等。作为辨证需要，还应该了解患者性格、爱好、信仰、居住条件等。对于疾病，要深入了解发病情况、最痛苦症状、诊治过程及疗效，以及患者就诊时的全部病症。中医的诊断与主诉有着非常密切的关系，通过询问病史可确定主诉内容，即患者最痛苦的症状,最急需解除的病痛及其发生延续的时间。同时,也应了解既往病史、家庭成员疾病或死亡情况,个人史、妇女的经带胎产史、药物过敏史等。然后通过望、闻、切诊进行查体以发现阳性体征。随着科学的进步,中医的望、闻、切的方法和内容,也逐步丰富和发展,如将纤维胃镜所看到的胃黏膜病变,作为望诊的延伸,即胃镜检查结果也在辨证时加以参考,其他像X线、B超、化验结果等也被中医认识和利用,丰富了中医四诊内容,提高了中医的诊治水平。

采集病史,要求全面、系统、确切、简明。所谓全面,就是耐心细致地了解疾病发生、发展的全过程,如起病原因、最初症状、诊断与治疗内容,效果如何,刻下最突出的症状是什么,以及既往患病情况等。所谓系统,就是将患者未加整理的病情,边问边思索,使之条理化,判断出该患者所得疾病是外感还是内伤,若是内伤杂病,还应判断其以心系为主,或心、肝两系为主,或心、肝、三系为主等,必要时再追问病史,以最后弄清病变所属部位。所谓确切,就是要真实,要求患者一五一十地介绍病情,同时医生也要防止主观臆测,或按书本知识引导患者叙述病情。所谓重点,就是把患者没有条理的症状,经过医生头脑的思索、整理,有重点地书写在病历上。

查体,要求操作正规、轻柔、熟练。要反复训练,以中医望、闻、切诊为主,西医的望、触、叩、听为辅,西医为中医诊断服务。

诊察要求全面占有临床资料,四诊中应以规范、客观的指征替代医生或患者的主观直觉。工作在现代医学环境下的当代中医,X线、超声技术、CT、内镜及其他现代化检查是难以回避的,应将相关资料充实于四诊内容中,并逐渐对资料的多项指标量化。

(2) 规范地掌握证方法:中医的辨证与论治是前后关联的两部分,辨证论治是中医学的核心,无论是中医理论的阐述,还是临床诊治过程与方法,都要围绕辨证论治来展开。因此,辨证论治被称为中医学的精髓,也是医学领域中独具特色之处。

辨证论治,包括辨证与论治两层内容。同时两者又有因果关系,形成一个疾病诊疗中不可分割的整体。辨证在前,论治在后,前者为后者提供依据,后者则可验证前者准确与否。这就是中医诊治疾病过程中,理、法、方、药的基本内涵。时至今日,我们仍然十分强调中医理、法、方、药贯穿一致的重要性。

辨证,是以中医理论为基础,将通过中医望、闻、问、切四诊所得的信息,结合相关的现代检查结果,进行去粗取精、去伪存真的临床资料分析与归纳过程。辨证从整体出发,全面考察患者体质的强弱,邪气的盛衰,并联系地理环境、精神因素的相互影响,进行分析、归纳、综合,从而将就诊时病情的病位、病性、病理转化关系整合清楚,形成所谓的"证"或"证候"。辨证,要做到"言之有理,理必有据"。中医理论诞生在2000多年前的古代哲学思想下,经过反复梳理,在历代医家不断地实践中充实、完善起来,是行之有效的理论体系。尽管由于历史条件所限,它并非完美无缺,如有待客观化、规范化上的提高,但仍拥有强大的生命力、说服力,具有不可置疑的科学性。

中医辨证与论治都是针对"得病的人",一个生活在特定自然、社会环境下的人,故而,此人的病情既有一定的规律性,又有一定的特殊性。也就是说即使一群人在同一个地方,得同一种病,在中医看来,他们的病位、病性、转化规律在共性中也有区别。这种认识方法正是中医辨证论治的独到之处,应该认真掌握。

内科疾病包括外感病与内伤病两大类。中医在长期的发展过程中,形成了非常丰富的辨证方法,一般外感病常用六经证、卫气营血辨证或三焦辨证,内伤病常用八纲辨证、脏腑辨证、经络辨证、气血辨证、风火痰湿辨证,但两者也是互相渗透的,并以脏腑的生理病理作基础,而且都以八纲作为总纲。

临证时分析病情,方法是多种多样的,在内科临证时,一般多采用综合分析的方法,即对四诊所得到的资料,注意其主症的特异性,结合兼症,参考舌、脉等查体资料,用中医基础理论知识,从生理功能分析出病理变化,从而推断出病的病位、病性、病机转化等,最后确定诊断。

辨证的要求,应做到言之有理,理必有据,陈述简明,表达准确。在书写病历时,可以使用中医传统的四六句,也可以逐点分析,最后得出结论。

诊断是辨证的结果,包括二级诊断,一是病名或证名的诊断,其与主诉有非常密切的关系;二是证候的诊断,其内容既有病性又有病理转化,如病名、证名诊断为胃痛,证候诊断为脾胃不和、上热下寒等。

(3)由浅入深地训练论治水平:论治,是根据诊断,研讨、确定治疗方案、治法、主方或基础方、药味组成、剂量,煎法、服法、调养宜忌等的过程。

论治有两点值得重视。

第一,中医强调,治疗"得病的人",而不是简单对其"病"。既要照顾"祛邪",又要注意患者的耐受性。前人甚至提出"体内自有大药"。必要时将其充分调动,亦能拒邪于外,达到人体的平衡。因此,治病时要充分重视得病的人,而不能仅仅看到所得之病。

中医有许多治疗原则,如急则治标,缓则治本,正治、反治,因人、因地、因时制宜等都具有很高的科学性、实用性和有效性。

第二,具体论治中,应该认真贯彻"以理立法,以法选方,以方遣药"的原则。努力做到理法方药贯穿一致,丝丝入扣。这就要求在每一个环节上下功夫。

应该说,中医治病是针对"病理"的,如何用中医理论,将患者的病情从生理到病理分析清楚,病位、病性、转化关系搞明白是至关重要的。这一点对整个中医界都是需要加强的一个环节。只有病理抓准了,才能有针对性地确定治疗方案。

治疗方案是论治的总体设计,如采用单一的中药,或中药配合针灸、按摩或食疗综合治疗;或用单一的攻法或补法,或先攻后补,或先补后攻,或攻补兼施,还可以有时间的初步安排等。治则即治疗原则,包括正治反治、标本缓急、脏腑补泻、三因制宜等。治法是针对病情的具体治疗方法,如清热解毒、理气和中等。在治法的原则指导下,选取一张最合适的古方或自拟方作为主方,对初学者尤为必要,否则就会胡乱凑药、无章无法,影响疗效。有了主方后,根据患者的具体情况,加减用药以使之更适合本患者的病情,临床经验越多加减也就越灵活,组成的方子也就贴切而有效。剂量也根据古今经验而调整,针对性才更强。煎法、服法以及调养宜忌对治疗效果也至关重要,所以也是论治的组成部分,不可遗漏或疏忽。

论治的要求,要做到据证立法,以法选方,按方遣药,灵活变通,达到理法方药贯穿一致。

至于方剂,就内科而言,所需掌握方剂应约在150首。并且掌握同类方剂的变化规律,即所谓类方。如二陈、四君、四物、理中、六味地黄等的变方,将方剂有机地串联起来。既容易掌握又熟悉了变化规律,有利于临床应用。

中医临床上常用复方治病。中药复方的最大特点是多种药物的有机配伍,形成优化组合的药物整体,发挥复方治疗的整体调节作用,因此,复方配伍理论是中药组方法则的核心。中医学是在中医理论指导下复方用药的整体性治疗,多为"多成分、多靶点"的药物作用模式,这是中医临床治疗的重要特色,具有明显的优越性。

配伍理论主要有药物的君、臣、佐、使,相反、相畏、相杀、七情,药对配伍,药量配伍等。应根据辨证结果,在传统方剂理论指导下,结合现代药物研究结果,合理组方。尽量避免处方时堆砌药物,因为堆砌药物不但会降低中医理论水平,也难以取得良好的疗效。

中医治病是因人、因地、因时、因具体兼症,在固定的效验方剂基础上,加减使用更有针对性的药物,在临床治疗中,才能做到"守中有变",更贴近病情变化,提高临床疗效。

中药应掌握150味左右,并且注意同类药物之间的差异。如止咳时何时用白前,何时用前胡,化痰时何时用贝母,何时用橘红等等用药特点。

临证方法是临床医生必须掌握的临床技能,只有反复训练才能熟能生巧,达到提高疗效的目的。

2. 强调整体观点　中医整体观,表现在人与自然,人体的生理、病理诊断以及治疗的各个方面,这主要是由中医理论所依据的哲学基础所决定的。因为在中国文化的传统价值观中,重道轻器、尚无薄有、重神轻形是以一贯之的,这是由对世界本身的根本看法所决定的。有什么样的世界观,就有什么样的方法论。气一元化本体论决定着化生性整体观,在对"化生"的把握中的得神忘形、重神轻形,对人体及其疾病的诊疗过程中不重定量分析和结构观察是逻辑的必然。因为中医学强调"上守神,粗守形""上守理,粗守关",中医基础理论对人的生命的论述是"天覆地载,万物悉备,莫贵于人,人以天地之气生,四时之法成"。这些天地人相应观的文字很好地概括了人与自然界之间的相互作用、相互影响。

中医学将人体视为自然界的一部分,认为人体生理病理的变化顺从着阴阳变化和气理氤氲升降的规律。其理论基础就是阴阳五行学说。阴阳五行学说认为自然并不是外在于人的对象,也不是作为人的对立面而存在,而是与人息息相通的。人并不站在自然的对立面与之抗衡,而是与自然融合为一的。人类本身是自然界和谐的一个组成部分,顺着自然规律,从根本上与自然相合,这就是"天人合一"。

在内科理论认识和临床实践中,注意把握人与自然环境之间的关系是非常必要的,与生理或病理,天、地、人的关系密不可分。如某年或湿气当令,或燥气当令对发病的影响;某种疾病好发季节,不同地域的发病病机特点等,都是医者必然掌握的基本知识。这对提高我们对疾病本质的认识和提高治疗效果都是极为重要的。

同样,中医学认为人体本身也是一个有机的整体,其特点是以五脏为中心的整体观。人体这个整体是以经络为联系、沟通、调节的通路,以心、肝、脾、肺、肾五脏为主,联系胆、胃、大肠、小肠、三焦、膀胱六腑,形体,五官及四肢百骸等全身组织器官,以精、气、血、津液为物质基础,并通过其作用,来完成整体性生命活动。五脏之间虽有不同的生理功能,但它们并不是各不相关的,而是相互依存、相互制约、相互影响的,是一个既对立又统一的整体。只有熟悉生理状态下的正常功能,互相联系,才能认识病理状态的变化,通过四诊获得临床资料,进行辨证论治,中医的治疗,才能显示多途径的特色。如主张治病不仅治本脏,还可以从他脏来治,如补土生金、扶土抑木等。

中医学理论对疾病的认识侧重于整体、宏观,司外揣内,通过疾病表现在外的征象,根据自身的理论体系,探测、演绎疾病的病因、病性、病位,归纳出"证"的概念。因这种思辨、推理是建立在反复的临床实践基础上,其对疾病的病性、病位、病势的判断能力也可在反复实践过程中得到升华。

作为一种学说,阴阳五行以宏观模糊的整体观为核心,形成了相对的、恒动的循环往复,但在一个患者患病的时候,其病理变化又是特定的。当然,人是一种高级动物,人也有主动改造自然或创造自然的能力,因此,在病理状态下的特殊变化是可能发生的。因此,在临床运用阴阳五行学说时,既掌握发病一般规律的共性,又要注意每一个患者发病特点。这一点也是很重要的。

中医临证中,当前注意抓就诊时的证候学特点,包括症、舌、脉以及相关理化检查,这一点是要一丝不苟地牢牢把握的。而原原本本地运用中医基础理论知识去分析,也是万万不能放弃的。

至于临床上遇到的所谓"隐证",即有些西医检查发现的阳性结果,而未出现症状者,作为在当今临床第一线的中医工作者,一般均会认识其病因特点、发病部位、病理特点;细心一些,也会从蛛丝马迹中找到一些症状,加以分析、认证和诊治。这是在整体观点指导下可以有效进行的。

在中医现代化过程中,如何使中医与现代科学挂钩,使现代科学技术融入中医理论中来;中医理论、中医概念如何规范化、客观化,甚至量化,则是医界同仁期待,并需不断为之奋斗才能逐渐达到的。在中医专业的教学中,仍然强调先继承再发展。

3. 注重形神统一论　当今,在市场经济不断深入进展的形势下,生活节奏的加快,生活方式的改变及竞争的加剧,使医疗市场也在发生巨大变化,疾病谱与医学模式都在发生转变。21世纪疾病的重点不再是传染病和营养不良,而是生理、心理、社会、生物行为等因素引起的心理生理性疾病,即心身疾病。

医学发展也在适应新的形势。新的健康观已十分重视心理、社会因素对人类健康的作用,确立了机体与环境相适应的整体健康观,即"健康不仅是没有疾病和病症,而且是一种个体在身体上、精神上、社会上安全完好的状态"。这与中医学的健康观念正好一致。中医学认为,人之形体与精神应协调统一,形神合一是健康长寿的前提和基础。因而养生抗衰必须形神并重天人合一,顺应自然变化,坚持动以养形,静以养神,形神兼养以使之协调,促进人体的健康。

中医心身医学认为引发疾病的原因很多,但就人体而言,不外乎躯体因素和心理因素两大类。现代科学技术的迅猛发展,日益揭示了事物的综合、整体、动态联系及其复杂性,促使整个医学科学的思维模式有了从解剖—还原—分析到整体—系统—综合的变化。病因谱的变化显示生活方式、心理因素、环境因素在现代疾病谱上发挥的重要影响。这些都促使了生物医学模式向生物—心理—社会医学模式的转变。在生物—心理—社会医学模式的指导下,人们愈来愈认识到人类健康和疾病不仅与人的生理因素,而且与人的心理因素以及政治、经济、文化等社会因素有着不可分割的联系,从而导致了医学基本观念的改变。这就是心身疾病被提到新的高度,受到医学界的广泛重视。中医学在此领域有着深入而系统的研究,积累了丰富的经验,是中医宝库的重要组成部分。

中医心身医学的基础理论,源于《黄帝内经》的"形神合一论""天人合一论""心神合一论"等。中医脏象学说从整体观念出发,认为人的一切精神、意识、思维活动都是五脏功能的反应,并将神分为五类而分属于五脏,早在《素问·宣明五气》中谈到"心藏神,肺藏魄,肝藏魂,脾藏意,肾藏志"。人的一切精神、意识、思维活动虽五脏各有所属,但最终归属于"心藏神"。

对于心身疾病的生理病理,中医理论中也有深刻的认识,强调"精、气、神"的相互联系及对人体生理病理的影响。《素问·灵兰秘典论》中指出"主明则下安,以此养生则寿,殁世不殆,以为天下则大昌。主不明则十二官危,使道闭塞不通,形乃大伤。"《灵枢·口问》也提出"心者,五脏六腑之主也……悲哀忧愁则心动,心动则五脏六腑皆摇",精辟地阐述了心理对生理的影响。

在临床上,也经常会看到心气充沛,心血充盈即神志清明,精神饱满;心气不足,心血亏损就出现精神不振。如果有严重的心脏病或大出血,患者出现神志精神方面的明显症状。最佳的心理状态带来最佳的生理状态,人的自我防御、自我调整和自我修复能力只有在其心理状态最佳时才能充分发挥,所以,心理养生是驱邪防病、延年益寿的至关重要的方面。

心身疾病在临床上的表现不仅是神志方面的表现,而且已经扩大到内科心、肝、脾、肺、肾的各个系统,如失眠、眩晕、消渴、胸痹、胃痛、哮喘、肿瘤等。

中医心身疾病的治疗,历来强调"先治其心,而后医其身"。具体治疗方法,归纳起来,可有中医心理治疗、中医行为矫正治疗、中医心理药物治疗、辨证治疗、食物疗法、针灸疗法、推拿疗法、药枕、足浴疗法等。

中医心身疾病的护理,包括心理护理和功能护理,心理护理在心身疾病中特别重要,重点在于改善患者的情绪、消除心理矛盾和冲突。中医心身疾病的预防,分为个人和社会两个方面,个人方面应提高个人的心理素质,增强心理免疫力,对易感人群进行心理指导和帮助。社会方面应建立支持系统,在家庭、学校和工作单位对易感人群进行心理援助,解决实际问题。

在内科诊疗中,不仅重视患者的心理因素变化对疾病发病的影响,予以适当的疏导,同时要加强情志致病的辨证论治,只有如此,才会改善和提高当今社会条件下的诊疗水平。

平时养生也应注意心理调养,经常使人处于恬淡虚无,贱物贵身;善待生活,知足常乐;顺志调情,处事不惊;陶冶情趣,张弛有序;回归自热,净化心灵的状态。这对于防病治病都是极为有利的,以期达到"形与神俱而尽其天年"。

（二）中医内科病历的一般要求

中医病历是中医理论与临床实践紧密结合的医疗记录,它详细记载了整个疾病过程中病情演变、治疗方案及效果、各项检查、各级医师诊疗及会诊意见等内容,是正确进行辨证论治和推测疾病预后转归的重要依据,是医疗、教学、科研工作的宝贵资料,又可作为业务考核和行政、司法机关的重要参考资料。

加强对中医病历的管理,提高对中医病历的书写要求,既是医院管理工作中的重要环节,也是提高中医临床诊断与治疗水平的重要措施,又是在教学医院教学过程中学生必须进行的基本功训练的一项内容。

三、提高中医内科学课堂教学质量的探索

中医内科学是中医药院校的主干课程之一。学生学习完基础课之后首先接触的是中医内科学,因此它既是基础与临床的桥梁课,又是临床课,更是临床各学科的基础,在中医专业中占有极其重要的位置。其教学质量的高低直接影响中医药院校学生的临床诊断水平。众所周知,教学目的决定教学方法。中医内科学教学的目的首先是教会学生如何看病,如何看好病,这是最主要亦是最根本的目的。随着我国中医药事业的蓬勃发展和改革开放政策的实施,中医药正在迈出国门,走向世界,越来越多的人开始了解中医,信服中医。过去中医远没西医发展得快,关键是中医没有很好地应用现代科学技术。当今社会处于信息爆炸时代,新的边缘学科、交叉学科不断兴起,我们必须善于利用现代科学技术去研究和发展中医药。所以临床教学过程中,既要遵循传统的中医辨证论治的理论,又要教会学生应用现代医学的方法和手段,作为中医四诊的延伸和补充,提高临床疗效,使中医药逐渐实现现代化。同时要在实行国际通行的客观化、标准化、科学化等方面不断进行自身调整和自我完善,以适应国际标准,使中医药研究能得到国际科学界的认同,逐渐走向世界,为全人类服务。只有明确了教学目的,教学方法才能做到全面、具体和完善,才能促使教学质量的提高。下面就此谈几点看法。

(一)优化教学内容,加强横向纵向比较

学生学习完基础课,刚开始接触临床课时,大多无所适从,往往翻开课本都知道,离开课本又什么都不知道。针对中医内科学本科阶段教学的基本要求,有必要对已学过的知识进行复习,重新组织和优化教学内容。为此,我们将课程内容中的70%用来讲授教材基本内容。先吃透教材,将教材的内容融入学生的知识体系,然后针对学生的知识水平和接受能力等实际情况进行选择加工和提炼,具体包括概述、病因病机和辨证论治。内科的重点是讲解辨证论治,强调抓住主症的重要性。如淋证中石淋是以小便排出砂石或排尿突然中断为主症,膏淋是小便浑浊如米泔水或滑如脂膏为主症,而血淋是以尿血而痛为主症,热淋是以小便灼热利痛为主症。讲演主症后,再结合兼症,参考舌象、脉象和必要的理化检查,全面系统地占有临床资料,然后根据已学过的中医基础知识,结合辨证分析、以理立法,依法选方,按方遣药,做到理法方药一致。通过这样的讲解,使学生有一个清晰思路,以掌握病证中各证型的区别和联系做到病症中的纵向比较。此外,我们注意引导学生进行病证之间的横向联系。如热淋与血淋、石淋等的关系,让学生知道不仅热淋可以转化为血淋、石淋,血淋、石淋治之不彻底,亦可转化为热淋。再如肝火上炎的证型可见哪些病症? 各自的病理特点、治法、主方是什么?其相同点和不同点是什么?病证之间如何转化? 把问题提给学生让学生自己去分析、归纳和总结。通过横向比较不仅加深了学生对知识的理解和记忆,还锻炼了学生自我解决问题的能力。在讲课过程中,课堂上有30%的内容为补充知识,其目的在于提高学生诊疗水平。如讲解胃痛则做以下内容介绍。

1. 金元医家李东垣认为,胃脘痛多为饮食劳倦而致脾胃虚弱,又为寒邪所伤而成。其

用药之法为：益脾胃之气多用人参、黄芪、炙甘草；温中多用益智仁、吴茱萸、白豆蔻；理气多用木香、青皮、陈皮、柴胡、厚朴、荜澄茄；和胃多用麦芽曲、清半夏、陈皮；和血多用当归、桃仁、红花。

2. 叶天士络病学说认为，初病在经，久痛入络，以经主气，络主血。"胃痛久而屡发，必有凝痰聚瘀"。治疗应以辛香理气、辛柔和血之法。

3. 董建华教授在治疗脾胃病上力创通降论。认为胃的生理上以降为顺，病理上因滞而病，治疗上以通为法；治则上主张两点论，既脾胃分治，又脾胃合治；治法上主张治胃必调气血，以此贯穿其他治法。

4. 胃痛的常见疾病是胃、十二指肠球部溃疡。治疗时必须掌握严格的诊断标准和疗效判定标准，即必须通过胃镜确诊是活动性溃疡（A1、A2 期），经过 4~6 周治疗后，经胃镜检查判断溃疡是属于愈合期（H1、H2 期）还是瘢痕期（S1、S2 期），然后进行疗效总结。

5. 判定一个治疗胃、十二指肠球部溃疡的药物好坏必须根据 5 个方面，即胃痛的止痛时间、溃疡痊愈率、溃疡的复发率、药物的价格和药物的副作用，中药在后 3 个方面均具有明显的优势。

6. 根据我们对 447 例纤维胃镜象与舌诊的关系进行观察的结果表明，胃溃疡与十二指肠球部溃疡在中医辨证上存在着显著差异，必须分而治之，而且要分期治疗。胃溃疡活动期以舌红或暗红，苔黄厚多见，说明胃溃疡活动期以实证、热证居多，治疗需在和胃通降法的基础上加用清化湿热、活血化瘀药物。十二指肠球部溃疡活动期以正常淡红舌薄黄苔为多见，本虚标实居多。本虚以脾气虚为主，标实为气血壅阻或湿浊困阻，蕴积化热，治疗上宜健脾益气，活血化瘀止痛，清热化湿解毒。胃溃疡、十二指肠球部中溃疡愈合期、瘢痕期多表现为脾气虚或脾阳不振，治疗重点为健脾益气或温中健脾。此外，针对溃疡的愈合可选用敛疮药物，如血竭、白及、锡类散、养阴生肌散、云南白药等，以提高临床疗效。

（二）以病理为核心，掌握病证演变规律

中医内科每一病证均是在一定的病理变化基础上发生和发展的，只有抓住病理变化，才能抓住疾病的本质。讲解时须突出病证一般演变规律和某一系统之间疾病演变规律，从而讲清其理法方药，使疾病的理法方药保持一致性，以利于学生理解。如胃痛的一般演变规律为外感邪气，饮食不节导致胃气受伤，胃气壅滞；气有余便是火，气郁化火，胃热炽盛，气为血之帅，血为气之母，气滞日久则瘀血内停，出现瘀血凝滞；胃热炽盛，损伤胃阴或瘀血不去，新血不生，阴血不足，导致胃阴不足。情志不畅，肝失疏泄，横逆犯胃，胃气受伤，肝胃气滞；久郁化热，开胃郁热；肝胃气滞，由气入血，导致瘀血凝滞；热伤阴液或瘀血不去，新血不生，导致肝胃阴虚。胃阴不足或肝胃阴虚，日久胃病及脾，出现脾胃气虚或脾阳不振或中气下陷。脾阳不振进一步发展导致肾阳不足，肝胃阴虚，日久及肾，导致肾阴不足。从胃痛一般发生发展过程中不难看出，其病理变化有两种，一种是单纯胃气受伤，另一种是肝胃同时受伤，抓住这个病理变化，就能知道单纯从胃论治和从肝胃论治的不同。董建华教授治疗胃痛主张从胃论治，方药选用香苏散、泻心汤、益胃汤之类。全国高等中医院校统一教材《中医内科学》第 5 版主张从肝胃论治，方药选用柴胡疏肝散、化肝煎、一贯煎之类，以上讲的是病证一般演变规律，还有某一系统之间的演变规律，如胁痛、黄疸、积聚、臌胀之间的演变。外湿侵犯或内湿自生,加上平素患者胃火偏旺,阳盛热重,湿从热化而致湿热为患;火热极盛谓之毒,则热毒壅盛;平素脾阳不足,阴盛寒重,湿从寒化而致寒湿为患;湿热、寒湿、疫毒为患导致脾胃功能受损,脾失健运,湿邪壅阻中焦,脾胃升降失常,影响肝胆疏泄功能,肝郁气滞,气滞血瘀,肝络失和;气郁化火,火伤阴液,肝络失养导致胁痛。湿邪壅滞中焦,脾胃升降失常,脾气不升则肝失疏泄,胃气不降则胆汁的输送排泄失常,胆汁不循常道,侵入血液,泛溢肌肤,导致黄疸。黄疸日久不愈,正气亏虚,湿邪留恋,肝郁气滞,气滞日久瘀血内停,湿聚成痰或气滞津停成痰,出现痰凝,最终导致气滞血瘀、正虚,或气滞、血瘀、痰凝、正虚,结成积聚。黄疸、积聚迁延日久,肝脾受伤,气血壅滞更甚,正气愈亏,肝脾受伤,影响于肾,肾失开阖,气化不利,水液潴留,最终在正虚基础上导致气滞、血瘀、水停于腹中,产生膨胀,后期肝肾阴虚,肝阳上亢,阳化风动,肝风挟痰浊、瘀血上蒙清窍出现昏迷;湿热壅滞或阴虚内热,热迫血于络脉外,或气不摄血,引起吐血和便血等合并症。上述讲解,对学生理解和掌握各病证的诊断、鉴别诊断、理法方药、预后转归具有重要意义。

(三)改进教学方法,重视实际能力培养

著名教育家巴班斯基曾指出:"我们必须把教学过程看作主客体之间发展着的相互作用,这一相互作用的目的在于让学生掌握一定的教学内容,即一定的知识、技巧、技能。"在这个过程中,教师起主导作用,但只是客体,是外因,学生才是真正的主体,是内因。传统的教育思想是以传授课本知识为中心,只重视教师的主导作用,忽视了学生的主体作用,因此出现课堂教学填鸭式的满堂灌,教学方法呆板,照本宣科,学生自学的潜能得不到充分发挥。新的教育模式不再把传授知识作为唯一的重点,而是培养学生独立思考的能力,注重培养学生运用获得的知识去解决问题的能力。为此,必须改进教学方法,变填鸭式为讨论式、启发式,充分利用挂图、幻灯、模型、视听等手段,使抽象的知识直观化,加深学生对知识的理解和掌握。笔者认为,课堂采用讨论式、启发式教学方法主要有以下两种。

一是采用问题讨论式。教师引出问题,启发学生根据已学过的基础知识进行讨论,探讨答案,最后教师根据讨论的结果,进行归纳和总结,总结难点和疑点。进行问题讨论式的前提是必须督促学生预习课本知识,没有这个前提,讨论式的教学方式就无法实现。

二是采用病例讨论。将典型患者引入课堂,或进入病房寻找典型患者,或采用投影、录像的方式介绍病例,让同学花一些时间当堂进行辨证分析,写出诊断辨证分析、治法和方药,然后进行讨论,激发学生的学习积极性,真正实现教学目的,提高学生的诊疗水平。

(李军祥　田德禄)

四、中医内科临床见习带教要求

(一)教师资质

各科要指定一位具备讲师以上职称的、具有见习带教经验的教师带教。

(二)带教要求

带教老师带教前熟悉教学内容的安排,应尽可能多地让学生多见病种。重视学生临床技能的培养,反复进行中医的望、闻、问、切和西医的视、触、叩、听等基本功的培养训练,带教老师在床前手把手指导,有错误时及时纠正。加强中医内科病历的书写训练和培养。学生从临床见习第一天起就注意中医病历在临床工作的重要性。通过学生反复实践,老师不断讲解和纠正,使学生真正掌握病历书写技能,避免书本知识和临床实践相脱节,完成从理论到临床的过渡。

(三)带教方法

临床带教实行三段教学法,到理论联系实际,加强学生中医内科基本功的训练。

1. 见诊阶段4次,以教师为主,学生为辅。4次教学内容分别为采集病史、体格检查、辨证分析、立法处方。

2. 助诊阶段4次,以学生为主,教师为辅。重复见诊阶段的内容,最后一次由学生独立诊治一患者,完成一病历,记成绩一次(5分)。

3. 试诊阶段4次,以学生为主,教师为辅。最后一次由学生独立诊治一患者,完成一完整病历,记成绩一次(10分)。

学生应准备实习笔记,每次见习应完成三份病历,实习结束至少应完成50份病历。

(四)考核方法

采取多指标量化考核方法。见习成绩共30分。第一次病历5分,第二次病历10分、实习笔记10分,医德医风、纪律5分。通过考核,全面、客观、真实地反映学生的实际水平。

(北京中医药大学东直门医院中医内科教研室)

五、中医内科学多指标考核法初探

考核是教学过程中的重要一环,它既是考查学生掌握和应用知识程度的重要手段,又是检查教学效果的重要方式。如何做到在培养目标上,不仅必须传播知识与发展能力相结合,而且还要教书育人,进行医德教育,只有采用多指标考核方法,才能发挥考核在培养人才中的作用,达到预期的效果。

中医内科学指标考核法是根据我们的教学需要而制订的,它包括病历书写、实习笔记、医德、考试四大部分,我们据多年来形成的早临床、多临床、干中学的教学经验,安排了中医内科课程的讲授与见习比例关系,教学时数比基本为1:1。这样在讲授完成教学大纲的基础上,比其他中医院校中医内科课增加了见习课时,使学生通过中医内科见习,更热爱中医专业,通过临床实践培养他们的应变能力,通过教书育人,使学生成为又红又专的中医人才。因此,我们在中医内科考核形式、内容、方法上有所不同,形成了多指标考核法,即四部六分法(见表4-1)。

表4-1 中医内科学多指标教材内容表

内容	病历	书写	实习笔记	医德	试题考试	
序次	第1次	第2次			期中考试	期末考试
分数	5	10	15	5	25	40
时间	第4周	第10周	第14周	第14周	第7周	第14周

通过临床病历书写,实习笔记的考核,加强平时对学生基本知识,基本技能的灵活运用的训练。在见习第4周进行第1次病历书写考核,按国家中医药管理局拟定的病历书写格式,主要要求病历项目齐全,内容充实,字迹清晰,病史叙述准确、完整、系统、重点突出。第20周进行第2次病历书写考核,主要要求辨证分析,理法方药贯穿一致,做到言之有理、论有据、陈述简明、表达正确。实习笔记可以反映学生平时临床见习概况,也反映教师课堂讲授内容是否被学生理解。我们认为不应侧重期终考试,而忽视平时考核。这从客观上也促使平时不抓紧学习,只靠考核突出的学生改变学习方法,因为学习能力的培养,考核对学生学习的引导和督促以及对教师教学效果的检查都主要依靠平时,到期末课程结束时再强调,为时已晚,所以我们在导言课便将对学生的要求和考核的方法告诉他们。

病历书写、见习笔记是考核成绩之一,命题考试是检查学生学习情况及反馈教师讲授水平的主要内容,通过考试调动学生积极性,对所学内容进行系统复习,也有利于迅速获得反馈信息,改进我们的教学。因此,考试是检查和促进教学的工具,在命题时,我们将题目按考核不同能力的要求,分为考核记录、理解分析、综合应用三部分,具体形式是多选题、填空题、病历分析,主要考核学生对中医内科学的基本理论、基本技能的掌握及分析解决问题的能力,命题是考试的关键、我们在命题不超出教学大纲和选定教材的范围内,力求通过考试能把学生优良中差的实际水平反映出来。命题方法是人人动手,大家出题,集思广益,最后集中,通过多年考试评卷发现,考核成绩呈正态分布,可信度达到试题考试信度值的一般要求。医德考核由带教老师评定,医德教育是教师的重要任务,是对医学生加强思想政治教育有效措施之一。医德评分标准主要参考卫生部(现国家卫生健康委员会)发布的《医院工作人员守则》提出的八条要求。这对帮助医学生掌握专业知识,树立全心全意为人民服务思想、培养良好的医疗作风是十分必要的。

我们对86年级1班60名学生进行调查,结果59名学生认为多指标法是合理的,58名学生认为不应采用单纯试题考试法,其中53名学生认为目前多种类型试题的试卷较为合理。

综上所述,我们认为中医内科多指标考核法在实际运用中是成功的,但考核在教学中占有重要地位,所以考核方法有待不断完善,使之在教学改革中发挥更重要的作用。

(田德禄　杨晋翔)

六、《中医内科学》多选题分析

中医内科学是中医教育的主干课,又是一门主要的临床课,因此,它要求应试者用中医基础理论、中医诊断、中药、方剂等知实认识内科病证的辨证论治规律,并运用这些理论和技能在临床上为患者解除病痛。所以,内科试题即主要内容掌握水平的测试,更侧重于运用理论知识解决问题能力。在试题题型上A2型题比例加大,在其他题型中也增加了能力检测的内容。

中医内科学基本理论知识,必须掌握那些对临床有指导意义的内容,如第65题,主要测试对眩晕发病机制的知识,引起眩晕的病因病机虽然有四条,但其根本在于脏腑功能失调所致,其中最主要的是肝脾肾三脏,因为眩晕病机肝阳亢风动,阴虚阳亢与肝相关,气血亏虚、痰浊中阻或痰热上扰与脾相关;髓海不足与肾相关。再如第71题,虚劳的发生发展虽然与五脏均有关系,但关系最为重要的就是脾肾二脏,因脾为后天之本,气血化生之源,故脾的兴衰关系是气血阴阳能否滋生的关键。另外,脾与胃的受纳腐熟水谷。脾与肾的后天与先天相互转化应清楚。至于肾是先天之本,内藏元阴元阳,为生命之根,又可以助脾运化,而其他脏腑不能起到如此重要的作用。

在内科病证、证候特点方面,应该重点掌握,以提高诊断与鉴别诊断的水平,如第93、94题对肠痈两个证候特点测试。

由于本试卷以多选题的形式命题,内科学为了突出本身特色,则在A2型上增加内容,如61题,从症状、舌象、脉象进行综合分析,其主症以失眠多寐,易醒为主,故诊断为不寐,再结合其他症、舌、脉,知其证候应属心胆虚怯,治法使用益气镇惊、安神定志,依法选方则首选安神定志丸;而其他四方均不具有这种功能,故均应剔除。当然,在运用能力的难度上,还可以加大力度,例如不是测试主方而是测试加减变化的方剂,如64题,除了区别寒实证与虚寒证外,还要区别寒邪侵入部位,因此,治疗不能用一般的温中散寒的良附丸等,而只能用温肝散寒的暖肝煎以除厥阴经之寒邪。

X型题对内科学是尤为重要的。关于病名的思定、疾病特征的描述,病因病机的主次,鉴别诊断要点、治法、方剂的选定等均可在此型题中使用。如157题,应根据泄泻的诊断要点及湿热的特点,题中ABCD选项的表现特点,而里急后重是痢疾的必有症状,故应剔除。为增加试题的难度,结合在单个题干下,涉及多个病证,多篇教材之中,受试者需要对教材有较深入的学习才能答对,如155题,胃阴不足作为病理变化可以引发多种病证,题中提供的4种病证需逐一取舍,腹痛的病位偏于中下焦,肠、肝、肾等,而与胃的关系较少,故不除外,其余三个病证的发生均可与胃阴不足有密切关系,故ABCD选项是正确答案。

只要牢记内科学的重点,是理论联系实际的临床课这一特色,对教材的各论病证再按重点、非重点区分,取得好成绩是完全有可能的。

(田德禄)

七、中医硕士研究生医学综合科目考试大纲《中医内科学》部分

(一)总论

结合中医基础理论、中医诊断学进行复习。

(二)各论

1. **深入系统地掌握内科常见病证的概念、病因病理、辨证要点、分型证治、转归预后、预防调摄等内容,并能知常达变、灵活运用** 这些病证有:感冒、咳嗽、肺胀、哮证、喘证、痰饮、血证、心悸、胸痹、不寐、郁证、胃痛、呕吐、泄泻、痢疾、腹痛、胁痛、黄疸、积聚、臌胀、头痛、眩晕、中风、水肿、淋证、腰痛、消渴、痹证、痿证、内伤发热、虚劳、肺痈。

2. **对下列病证,应重点掌握其辨证论治的规律** 这些病证有:肺痿、肺痨、自汗盗汗、厥证、癫狂、痫证、噎膈、呃逆、霍乱、便秘、虫证、痉证、瘿病、疟疾、癃闭、遗精、耳鸣耳聋。

3. **比较鉴别** 中医内科病证,其概念、病理、临床表现、治法、方药等方面互相之间存在

相似而又相异之处,正确地比较、鉴别,对于提高中医理论、临床诊断和治疗水平都具有重要意义。

(1) 感冒与温病早期。

(2) 普通感冒与时行感冒。

(3) 风寒感冒与风寒咳嗽。

(4) 风热感冒与风热咳嗽。

(5) 风热咳嗽与肺痈。

(6) 肺痈与肺痨。

(7) 哮证与喘证。

(8) 实喘与虚喘。

(9) 肺胀与咳嗽、喘证、痰饮。

(10) 肺胀与心悸、水肿。

(11) 肺痨与虚劳。

(12) 苓桂术甘汤与甘遂半夏汤治疗饮停于胃。

(13) 自汗与脱汗、战汗、黄汗。

(14) 相同病理,导致不同血证。

(15) 相同处方,治疗不同血证。

(16) 胸痹与真心痛。

(17) 胸痹与胃痛、胁痛、悬饮。

(18) 惊悸与怔忡。

(19) 内伤发热与外感发热。

(20) 癫、狂、痫证。

(21) 中风、厥证、痫证、痉证。

(22) 中风之中脏腑与中经络。

(23) 痉证与破伤风。

(24) 暑厥、气厥、蛔厥。

(25) 头痛与眩晕。

(26) 诸痛的部位、性质、特点与辨证论治。

(27) 引起昏迷的常见病证。

(28) 以下列方药为主方治疗的病证:龙胆泻肝汤、温胆汤、柴胡疏肝散、归脾汤、金匮肾气丸、失笑散、藿香正气散、葛根芩连汤等。

(29) 噎膈、反胃、梅核气、呕吐。

(30) 呃逆与干呕、嗳气。

(31) 泄泻与痢疾。

(32) 霍乱与呕吐、泄泻。

(33) 霍乱与疫毒痢。

(34) 干霍乱与腹痛。

（35）腹痛与疝气、肠痈。

（36）胃痛与真心痛。

（37）各种虫证的特异性诊断依据。

（38）急黄、胆黄、瘟黄。

（39）虚证黄疸与萎黄病。

（40）积证与聚证。

（41）臌胀与水肿。

4. 转化联系 中医内科病证发生后,由于失治误治,往往转化成另外病证,只有清楚地认识到病证之间的转化过程、相互之间的联系,才能正确地诊断和治疗。

（1）感冒与咳嗽。

（2）外感咳嗽与内伤咳嗽。

（3）肺痈、肺痨、咳嗽、喘证、哮证与肺痿。

（4）哮证与喘证。

（5）咳嗽与喘证。

（6）咳嗽、喘证、痰饮与肺胀。

（7）肺胀与心悸、水肿。

（8）胸痹与心悸。

（9）心悸与不寐。

（10）泄泻与痢疾。

（11）活人败毒散与葛根芩连汤治疗痢疾。

（12）痢疾的预后与转归。

（13）呕吐与反胃。

（14）胁痛、黄疸、积聚、臌胀在病理上的联系与转化关系。

（15）臌胀常见合并症的诊治。

（16）淋证与癃闭。

（17）淋证、癃闭与水肿。

（18）消渴与中风、胸痹。

（19）消渴常见合并症的诊治。

（20）头痛与眩晕。

（21）头痛、眩晕与中风。

（22）下列病证的调护特点:胸痹、郁证、水肿、中风、癃闭、消渴、虚劳、痹证、胃痛、泄泻、痢疾、呕吐等。

（23）湿、水、饮、痰相互转化在中医内科病证发生发展的意义。

（24）外感发热与内伤发热。

（25）肺痨与虚劳。

（26）痿证与痹证。

5. 历代著名医家、医著与内科学 中医内科学是随着历史的前进和医学实践的发展而逐步形成和完善的。历代医家和医著中的学术思想,医学流派对内科学的理论与临床都有一定作用和意义,掌握并运用有关学说、医论旨在更好地了解历史沿革,指导临床实践,提高医疗水平。

(1) 历代医家在内科学发展中的主要成就。

(2)《医学心悟》论咳嗽病理。

(3)《医学正传》论哮与喘。

(4)《证治汇补》论肺胀。

(5)《景岳全书》论血证病理。

(6)《血证论》论治血四法。

(7)《先醒斋医学广笔记》论吐血三要法。

(8)《医学正传》论九种心痛证治。

(9)《四明心法》论吐酸病理。

(10)《医宗必读》论治泻九法。

(11)《景岳全书》论痰与饮、泄与痢的异同。

(12) 刘河间论痢疾治法。

(13)《金匮要略》论胸痹。

(14)《医宗必读》关于积聚分期论治。

(15)《黄帝内经》《丹溪心法》《景岳全书》关于眩晕的论述。

(16)《黄帝内经》、张仲景、朱丹溪、王履、张景岳、王清任等论中风病因病理。

(17)《外科正宗》论瘿病。

(18)《丹溪心法》《景岳全书》《医宗必读》论水肿。

(19)《黄帝内经》论痹证。

(20)《黄帝内经》论痿证。

6. 试卷结构

(1) 题型及比例:中医综合考试采用国际通用的多选题(MCQ)进行命题,其中:

A 型题 45%

B 型题 16%

C 型题 14%

X 型题 25%

(2) 试题能力测试比例

熟悉记忆 35%

分析判断 25%

综合运用 40%

(3) 试题难易比例

难答题 30%

中等题 60%

易答题 10%

（4）各学科试题比例

中医基础理论 15%

中医诊断学 15%

中药学 15%

方剂学 15%

中医内科学 40%

（5）总题量及考试时间

总题数 160

考试时间 3 小时

第二节 中医内科学与中医内科急证的发展

一、中医内科学发展简史

中医内科学是中医学宝库中的重要组成部分,古称"大方脉",它是我国人民在长期的医疗实践中不断积累,逐渐形成的。

由于中医内科学在中医学中的特殊地位,它的起源亦与中医学一样可以追溯到原始社会。如在《山海经》一书中,就可以看到"风""症""疫疾""腹痛"等内科病证的名称和症状。但是,医学理论的产生还需要生产力发展到一定的水平,即只有进入封建社会才逐步变为现实。奴隶社会,奴隶们创造了越来越多的财富,给科学文化的发展创造了条件,阶级的出现与社会分工进一步扩大化,又使各行各业日趋专业化,中医内科学就逐渐从医疗实践中突出并独立出来。据《周礼·天官》记载,当时的宫廷医生已分有疾医、食医、疡医、兽医四种,其中疾医相当于内科医生,而扁鹊被人们视为分科的先师。由于内科疾病的普遍存在和医疗实践的深入发展,使中医内科学的理论知识和临床实践不断地深入发展,尤其是《黄帝内经》的问世,被视为战国以前医学知识的总结。

殷周之际出现的阴阳五行学说是朴素的唯物主义学说,至春秋战国时代,则被广泛用于阐述和解释一切自然现象,并被中医学所采纳,以此探讨和认识人体生理病理现象,从而促进医学的发展,为中医学奠定了比较坚实的理论基础。因此,自战国迄秦汉这一时期,为中医学理论系的奠基时期。

《黄帝内经》包括《素问》《灵枢》两部分,共 18 卷,各 81 篇。其基本理论可概括为:①强调整体观念:人体是一个有机的整体,人的健康和病态与自然环境有一定的关系。②将阴阳五行学说贯穿于生理、病理、诊断及治疗等各方面,摸索出人体疾病变化与治疗的大体规律。③重视脏腑、经络,论述人身五脏六腑、十二经脉、奇经八脉等的生理功能、病理变化及其相互关系。④在整体观、阴阳五行、脏腑经络等理论指导下,叙述六淫、七情、饮食、劳伤等病因以及脏腑、六气、经络的病理变化。⑤论述望、闻、问、切四诊的诊断方法和具体内容。⑥确定治未病,因时、因地、因人制宜,标本,正治反治,制方,饮食宜忌,精神治疗及针刺大法等治疗法则。《黄帝内经》形成了比较系统的理论体系,已见理法方药的雏形,成为中医内科学理论的渊源。

另外,《黄帝内经》还记叙了200多种内科病证,从病因、病理、病性转化及预后等方面做了简要的论述,有些病证还专篇加以讨论,如"热论""咳论""痿论""疟论""痹论"等,从而为中医内科学的发展打下了基础。

张仲景继承了《黄帝内经》等古典医籍的基本理论,以六经论伤寒,以脏腑言杂病,提出了包括理、法、方、药比较系统的辨证施治原则,使中医学的基础理论与临床实践密切结合起来,走上了科学发展的轨道。

《伤寒论》以六经论伤寒,分别讨论各经病证的特点和相应的治法,此外,还阐述了各经病证的传变关系以及合病、并病或失治、误治引起的变证、坏证的辨证与治疗方法。通过六经辨证,又可以认识证候变化方面的表里之分、寒热之异、虚实之别,再以阴阳加以总概括,从而为后世的八纲辨证打下了基础。

《金匮要略》以脏腑论杂病,以病证设专题、专篇加以论述,如肺痈、肺痿、痰饮、黄疸、痢疾、水肿等病证的辨证与治疗。

张仲景开创辨证论治的先河,临证时因证立法,以法系方,按方遣药,而且注意剂型对治疗效果的影响。书中共制375首方剂,有不少功效卓著的名方一直沿用至今,且仍有很高的疗效。因此,《伤寒杂病论》在中医学学术及中医内科学的发展中占有重要的位置。

经隋至唐,由于中医学理论与临床的发展,医学教育也达到比较完善的程度。宫廷医学校的课程规定,必须先学《素问》《神农本草经》《脉经》等,然后再学习包括内科在内的临床各科,以沟通理论与实践之间的有机联系,亦可以看出内科在当时所处的位置和所具规模。隋唐时代,对内科中的多种疾病已有详细的论述,如对伤寒、中风、天行、温病、脚气病、地方性甲状腺肿等都积累了一定的治疗经验,对绦虫病、麻风、恙虫病、狂犬病的预防和治疗亦具有较高的水平。《外台秘要》已记载消渴患者的尿是甜的,对黄疸病及治疗效果的观察,提出"每夜小便中浸白帛片,取色退可验"。孙思邈进一步总结了消渴病的发病过程及其药物、食治等疗法,并规定了饮食、起居的某些禁忌。《诸病源候论》是我国现存最早的病因病机学及证候学专著,其中记载内科病27卷,内科症状784条,对每一个病证的病因、病机、证候分类进行了深入的探讨和总结。如对泄泻与痢疾、痰证与饮证,一反过去之统称而分别立论;对寸白虫的病因、疟疾的分类、麻风病的临床表现都具有极其深刻的认识。

宋代对于医学人才的选拔与培养比较重视,规定了各科人员之间的比例关系。《元丰备对》记载,宋神宗时"太医局九科学生额三百人",分科中属内科的大方脉120人,风科80人,可见当时对内科之器重。从宋代起,金、元、明诸代均设有大方脉科,为治疗成人各种内科疾病的专科,促进了内科的进步。特别值得提出的是金元时期四大医家的出现,他们各自结合当时的社会形势、人体状况及发病特点,总结了具有特色的理论和治疗方法。刘完素对《黄帝内经》中五运六气学说有深刻的研究,他根据临床实践经验,参照《黄帝内经》病机十九条精神,认为"火热"是引起疾病的重要原因,故力倡火热致病的机制,创立"火热论"。在治疗上,他极善于使用寒凉药物,故后人称之为"寒凉派"。张子和受刘完素的学术影响并加以发挥,认为疾病发生的根本原因全在于病邪之侵害,不论外、内因致病,一经损害人体,即应设法驱邪外出,不能让其滞留体内为患。他把汗、吐、下三法广泛运用于临床,并有独到的见解。由于他治病以攻邪为主,后人称他为"攻下派"。李杲生活于金元混战、社会动荡之年,人们饥寒交迫,民不聊生,体质虚弱,从而使脾胃在人体中的地位更加突出。所以,他指出"内伤脾胃,百病由生",治病时则多用补气升阳的药物。由于他擅长温补胃,后世称他为"补土派"。朱丹溪研究了先世医家的学术思想和著作,熔各家学说于一炉,独树"相火论""阳有余,阴不足"两论。在治疗上,竭力主张滋阴降火之法,故后世称他为"滋阴派"。此四者形成了对后世影响极大的四大学派。

金元四大家及其弟子创建的四大学派,除了其本身的学术价值外,则是他们结合实践中出现的疾病,敢于和善于从临床到理论进行探索、总结,乃至提出自己的见解,证明了中医学发展过程中的内在联系——即继承性,同时在继承过程中可以得到创新,这一点对后世具有极大的启迪。

自金元四大家掀起学术争鸣之风之后,后世历代诸家纷纷而起,各抒己见,使中医的理论与实践日趋系统和完整。如历代对中风之争,或言真中,或言类中,或言"非风",越辩越明。又如对补脾、补肾及脾肾双补的推敲,使脾肾的生理、病理在人体中的重要性以及二者之间的联系也更加明确。再如对臌胀的病机认识,从东垣与丹溪的"湿热论",到赵养葵、孙一奎的"火衰论",再至喻昌的"水裹气结血凝论",也是越分析越透彻,从而更好地指导临床实践,提高了治疗效果。

金元时期,中医学的成就不仅限于金元四大家。与此同时,《圣济总录》有18卷专论诸风,反映当时对"风证"的专题研究已有一定的水平。《鸡峰普济方》把水肿分为多种类型,根据起始部位的特征区别不同性质的水肿,施以不同治法。另外,还有一些内科病的专著问世,如宋代董汲著《脚气治法总要》,对脚气病的病因、发病情况、治疗方法均有详细论述,并订出64方是一部现存较全面的脚气病专书。元代葛可久著《十药神书》,是一部治疗肺痨病的专著,书中所拟10首名方,分别具有止血、止嗽、祛痰、补养等作用,对肺痨全过程的分型和治疗总结了一套可以遵循的经验。

病因学在此时也有重要发展。陈无择的《三因极一病证方论》一书在《伤寒论》病因分类的基础上,结合《黄帝内经》理论,创立外因、内因、不内外因的三因学说,此说概括性强,适于临证应用,沿用至今。

金元以后,中医学术界掀起了发展、创新的风气,如对人体某一脏腑生理、病理的新探讨,或某脏腑的代谢产物被重视,以及某个内科病证证治的见解不断有新的突破等,使中医学及其内科学在广度与深度上都得到了迅速发展。

明代继承了金元的学术成就并有所发展。如薛己的《内科摘要》在学术上受李杲善于温补的影响而有所发展,是我国最早用内科命名的医书。虞抟的《医学正传》则发展了朱丹溪的学说。王纶明确指出:"外感法仲景,内伤法东垣,热病用河间,杂病用丹溪。"是对当时内科学术思想的总结。另外,龚廷贤所著《寿世保元》,先基础,后临床,先论述,后列方,并附医案,取材丰富,立论精详,选方切用,适于内科临床参考。《景岳全书》为纠正金元刘、张嗜用寒凉攻伐之偏,倡导人之生气以阳为主,指出人体"阳非有余,阴常不足",力主温补之法,是书论内科杂病部分计28卷,记述70余种病证的证治,每病证均引录古说,参以己见。张氏对内科许多病证病理之分析与归纳极为精辟,治则方药也多有心得,在这部分内容中,张氏结合病证对温补学说进行了充分的阐述。

明清时代,在医学史上具有特别突出地位的要算温病学说的形成和发展,它使内科学之外感病的实践与理论进入更高、更完善的境地。吴又可的《温疫论》,是我国传染病学中较早的专门论著,他认为:瘟疫有别于其他热性病,它不因感受"六气"所致,而以感染"戾气"和机体功能状况不良为发病主因。并指出"戾气"的传染途径是与其人体接触,自口鼻而入,无论老少强弱,触之皆病。这一认识,在我国医学发展史上也是一个突破性的见解。叶天士的《温热论》为温病学的发展提供了理论与辨证的基础,其贡献在于:首先提出了"温邪上受,首先犯肺,逆传心包"之说,概括了温病的发病途径和传变规律,成为外感温病的纲领;其次,根据温病的发病过程,分为卫、气、营、血四个阶段,表示病变由浅入深的四个层次,作为辨证施治的纲领;再者在温病诊断上,总结前人经验,创造地发展了察舌、验齿、辨别斑疹与白痦的方法。这就为温病学说奠定了理论与实践基础。吴瑭在叶氏学说基础上著成《温病条辨》,以三焦为纲,病名为目,论述风温、温热、瘟疫等9种温病的证治,并提出清络、清营、育阴等各种治法,使温病学说更趋系统和完整,建立了温病辨证论治体系。其后,薛生白著《湿热病篇》,对湿温病进行了深入研讨;王孟英著《温热经纬》,将温病分为新感与伏气两大类进行辨证施治。这些都对温病学说做了发挥和补充,促进了温病学说的发展。

在内科杂证方面,明清也有一定发展。喻昌《寓意草》中提出疾病发生与时代背景密切相关的观点,加深了对疾病发生本质的认识,故而提高了疾病诊疗和理论水平。另外,林珮琴的《类证治裁》极为实用;再者,熊笏著的《中风论》及尤在泾著的《金匮翼》对中风病的叙述,胡慎柔著的《慎柔五书》,汪绮石著的《理虚元鉴》对虚痨病的分析,卢之颐著的《疟疾论疏》对疟疾的认识,都可称之为内科专篇专著,有一定的学术水平。此时,对血证的认识也有新的突破,王清任著《医林改错》,对瘀血证的论述和所创立的活血化瘀诸方,特别是为气虚血瘀所制益气活血之补阳还五汤更属创举,直到今日,仍有很高的实用价值。唐容川的《血证论》是论述血证的专著,对血证的认识更深入一步,并提出治血证四大要法,对后世影响较大。

鸦片战争以后,中国逐渐沦为半殖民地半封建社会,西医学传入我国,不可避免地影响了我国传统医学的发展,所谓中西汇通派就是在这种条件下产生的。由于旧中国反动统治阶级的昏庸与无能,不可能正确引导中西两种医学取长补短,相互为用,反而企图扼杀中医,使中医学的发展受到极大的损失,不进反退。

中华人民共和国成立后,在"古为今用,洋为中用"思想指引下,继承和发扬中医学的工作不断取得新进展。中医药院校和中医医院的建立,使内科学同其他各学科一样,取得日新月异的发展。《中医内科学》统编教材的数次修订和使用,一些中医名家整理了自己的心得体会,著书立说,以及1983年的"衡阳会议"和1985年的"合肥会议",对振兴中医起了巨大推动作用,特别是党和政府在关于卫生工作的决定中明确指出要把中医和西医摆在同等重要的地位。一方面,中医药学是我国医疗卫生事业所独具的特点和优势,中医不能丢,必须保存和发展;另一方面,中医必须积极利用先进的科学技术和现代化手段,促进中医药事业的发展。这一决定必将得到全国的响应,为中医药的繁荣发展并走向世界创造条件。

党的十六大以后,在改革开放政策的大好形势下,中医内科学不断深入发展,各种严重危害人类健康的内科杂病和外感疫病,得到认真的研究和诊治,防治水平空前提高,为世界医学的发展做出了重大贡献。中医中药走出国门,在世界各国广泛开展医疗服务,造福当地群众,其疗效受到肯定和赞誉。

二、中医内科急证发展概述

中医内科急证处理的知识,是中医学宝库中的重要组成部分,是我国人民在长期的医疗实践过程中不断积累,逐渐形成的。

中医急证知识可以追溯到原始社会。骨器、石器的应用,不仅局限于生产、生活之中,而且在防治病害时亦加以利用,并被视为针灸疗法的起端。我国古籍中有神农、黄帝等尝百草、制九针进行医治疾病的传说,充分说明了这一点。如《淮南子·修务训》云:"当此之时,一日而遇七十毒",反映了当时急证之多。在《山海经》一书上可以看到有风、疟、疫疾、腹痛等急证的病名和症状,亦说明当时人们对这些急证已有了初步认识,只不过尚无很多文字遗留下来。到了奴隶社会,药酒、汤剂,以及铜制刀针的出现,使医疗活动不断深入开展,专业医生逐渐产生,医学知识始见雏形,真正的治疗急证的知识也就应运而生了。《尚书》关于"若药弗瞑眩,厥疾弗瘳"的经验,显示了当时医疗水平之一斑。

至封建社会,随着生产力的发展,医学知识也逐步上升为理论,并且开始建立医学分科与医事管理制度。战国时代,学术上兴起了"诸子起,百家争鸣"的局面,大大促进了医学的进步。近年出土的长沙马王堆三号汉墓的帛书《五十二病方》,被视为《黄帝内经》之前的医学资料,其中记载着痉、癫疾、痎、瘅等急证病名,并于病名后列出治法。这些治法不仅有汤液、醪醴,还有不少外治法如药浴、烟熏、蒸气、熏法、熨法、砭法、灸、按摩法、角法等。在此资料中有乌喙(乌头)镇痛、燔炭(血余炭)止血,硝石溶液消毒杀菌等应用知识,是急证处理时行之有效的经验总结。另外《史记》有关扁鹊的医疗活动的记载,言其治疗不少疾病有显著疗效,在急证处理方面亦很有经验,如治疗虢太子尸厥之例,就是很好的验证。

《黄帝内经》中提到的病名有200种以上,比较系统的有十余种,属于急证范畴的如热病、疟证、卒痛、厥、癫、狂、便血等。《素问·热论》《素问·刺热论》《素问·评热论》及《灵枢·热病》等对热病的病因、病理、传变规律、临床表现的记述已初具模型,并提出"未满三日者可汗而已,其满三日者可泻而已",是热病治疗原则的源流;《素问·疟论》将疟疾分为单日疟、间日疟、三日疟,以及寒疟、温疟、瘅疟、风疟等加以论述,这不仅说明我国对疟疾的认识较世界各国为早,而且可以看出这种认识是相当深刻的;《素问·举痛论》《灵枢·厥病》等论述多种疼痛的证治,尤其对头痛、腹痛的论证可谓系统而精深,特别应该指出该书对当前危害人类生命极大的"冠状动脉粥样硬化性心脏病",已有非常细致的临床观察,认为"真心痛,手足青至节,心痛甚,旦发夕死,夕发旦死",认识到此病预后的严重性。以外,《黄帝内经》对厥证亦从病因、病理和治疗等方面进行了论述。可以看出《黄帝内经》对中医学急证知识的形成和发展具有极其深远的影响。

汉代《神农本草经》是我国现存最早的药学专著。它总结了汉代以前积累的药学知识,载有药物365种,根据药物性能和使用范围分为上、中、下三品,其中下品125种,有毒为多,专除邪气、破积聚,似为急证重证所需。书中还提到主治病证名称有170余种。对药物性能的认识,在今日看来亦是正确的,如麻黄止喘,常山截疟,黄连治痢等,由此说明,在药物治疗,包括急证的药物治疗上,中医又前进了一步。淳于意的《诊籍》是我国最早的医案,共记载25个病例,其中包括热病、风瘚、热瘚等属于急证范围的验案,可供后人临证时参考。

张仲景勤求古训,博采众方,著成《伤寒杂病论》,这是我国第一部热病学说的专著,是直至今日治疗急性热病皆当恪守的"圭臬"。书中制订的很多方剂,也是处理急证时颇有效验的,如白虎汤之退热除烦止渴;诸承气汤之通腑消瘀止痛;四逆汤之回阳救逆固脱等。《金匮要略》则对不少内科急证的证治进行更为深入的阐述,如对真心痛、疟疾、腹痛、咳喘、呕吐、泻痢等证探讨辨证论治的规律,治疗又以药物为主,对后世将急证处理纳入辨证论治极有启发。另外,该书对猝死、自缢、溺死及食物中毒的救治,提供了不少治疗方法,亦有一定参考价值。

《针灸甲乙经》表明晋代针灸疗法又有长足进展,已经可以看到每个腧穴所主治的疾病,有利于临床应用,这对急证的针灸治疗很有意义。魏晋南北朝在医学上提倡简易疗法。此时葛洪为解决穷乡僻壤有病无医,有医无药之忧,守"其方简要易得、针灸分寸易晓"之旨,编写了《肘后救卒方》三卷,这是我国最早问世的急诊手册性质的专著。书中许多知识具有科学价值,如首创口对口吹气进行卒死复苏的抢救,青蒿截疟等,后经陶弘景、杨用道的增补,流传至今,订名为《肘后备急方》。

唐代孙思邈的《千金方》亦是一部备急方药专著,是书不仅理法方药比较完整,自成系统,而且采录仲景以下汉唐诸家的方药、针灸等治疗方法,所以内容丰富,有诸多急证知识可供参考,是继承发扬中医急性病学的重要参考书籍。孙思邈强调综合治疗的重要性,主张"汤药攻其内,针灸攻其外",这对疑难急证的处理实属忠言。该书所载清热解毒之犀角地黄汤、避瘟方中多采用雄黄、朱砂作消毒药等,都很有价值。另外《诸氏遗书》提出治病用药"独味为上,二味次之,多品为下"的见解,此言符合简、便、廉、验的精神,在急证处理中应予推崇。雷敩在《雷公炮炙论》序言中写到"心痛欲死,速觅延胡",说明延胡索止痛的功效早被医家所熟知。

宋代成立了官办的"卖药所",并颁布了作为处方标准的"局方"书,一般方剂多制成丸、散、膏、丹等成药出售,大大方便了急证的应用。"官药局"还规定遇急病而不能及时卖药的要"杖一百",可见当时对急证处理的重视程度。《太平圣惠方》《太平惠民和剂局方》及《圣济总录》是宋代由朝廷指令医官们编纂的方书,书中所载不少成药沿用至今仍不失其光彩,如局方至宝丹、牛黄清心丸、紫雪丹、苏合香丸等,其退热、镇心、宁神、开窍之作用,在临床上发挥着显著疗效,是高热、神昏之证的良药。

北宋时期,庞安时的《伤寒总病论》对妊娠伤寒及小儿伤寒做了深入的探讨;郭雍对"斑疹伤寒""天花""水痘""麻疹""荨麻疹"等五种发疹急性热病的鉴别很细致,这对发疹急性热病的诊断与治疗均有重要意义。以后,金代成无己著《伤寒明理论》,对伤寒的热型进行鉴别,是分析热病的寒热属性的重要参考。许叔微的《类证普济本事方》认为气厥非中风候,说明在800多年前,中医学对神经系统的急证已经鉴别出器质性与功能性病变的不同性质,这对治疗、预后关系密切。王硕著《易简方》一卷,集方三十首,㕮咀生料三十品,市上常售丸药一十种,"凡仓猝之痛,易疗之疾糜不悉具"。其后孙志等人对此书进行了修订,是又一本简便易行、功效肯定的急证处理的方书。

明清时代中医学又有新发展，无论基础理论，还是临床总结都有大量书籍流传于世，对后世影响颇大。在急证方面，尤为突出的是温病学说成形于此时，急性热病的病因、病理、分型、治则、方药均有新的发挥，认识更加系统化，理论日趋完整。

明清时代几次瘟疫的流行，对温病学说的发展和形成起了巨大推动作用，出现了不少有创见的温病学家。吴又可认为瘟疫之为病乃"戾气"所感，自口鼻而入，这对急性热病病因病理的认识是一个重大突破：其制订的方剂达原饮，给热病的治疗开辟了新的途径。叶天士创卫气营卫辨证，吴瑭又立三焦辨证，使温热病的理法方药贯串一体，具有完整的系统的内容，是《伤寒论》后的一大飞跃，也是后世医家救治各种急性热病的理论基础。后再经王孟英、薛雪等人的充实和发挥，使温病学说日臻完善。

在此期间，一些新的疾病被认识，如煤气中毒等。急证知识在不少医家的著作中列有单独篇章，如《医方集解》《成方切用》均附有救急良方。中药和方剂的新发现和整理，为急证处理提供了有力的条件。李时珍的《本草纲目》集药达 1 892 种，附方至 11 096 首，书中所载新药如通窍醒神的樟脑，麻醉定惊的曼陀罗，止血定痛的三七等皆属急证处理的佳品。葛可久著《十药神书》，所载治疗吐血方剂十首，对肺痨吐血的治疗极为贴切，即有急救又有善后，尤其止血之十灰散、花蕊石散仍为今日临床之常用方。

明清医家在理论上的发挥，对急证处理亦有指导意义，如缪仲淳的《先醒斋医学广笔记》指出："治吐血有三诀。宜行血不宜止血……宜补肝不宜伐肝……宜降气不宜降火……"即使是吐血之急证亦当遵循，才能提高疗效。又如对痛证的认识，《医学真传》指出："所痛之部，有气血阴阳之不同，若概以行气消导为治，漫云通则不痛。夫通则不痛，理也，但通之之法，各有不同……若必以下泄为通则妄矣。"

赵学敏正确对待民间草医，将其中行之有效的民间防治急证的经验加以搜集整理，写成《串雅外编》，为后世留下许多宝贵资料。

明清时代不少医家整理出医案，如江瓘的《名医类案》、魏玉璜的《续名医类案》、叶天士的《临证指南医案》等，其中都有大量关于治疗急证的验案。以上清楚地说明，中医学不仅治疗慢性病效果肯定，而且对多种急证亦多有经验，这些医案就是可查之证。

鸦片战争后，"西医"在中国出现，这本应是件好事。现代医学知识扩展了人们的眼界，对继承、发展中医学提供了新的途径和方法。两种医学在中国同时存在，在开始阶段难免出现一些混乱。由于反动统治的昏庸无知，竟诬陷中医不科学而加以歧视和废止，因此在相当长的时间内使中医得不到应有地位，大大阻碍了中医学的发展。

新中国成立后，在党的中医政策的正确指引下，中医学这个伟大宝库重新被人们所重视，中医事业得到迅速发展。多年的实践已经证明中医学对"流感""流脑""乙脑""菌痢""肺炎"等急性发热性疾病，以及"急性肝炎"，心、脑血管疾病的急性发作，"上消化道出血""哮喘""多种急腹症""三衰"的某些环节等确有疗效。

实践证明，中医学的急证处理一定要以中医理论作指导，进行辨证论治。治疗手段要多样化，不仅内治，还要外治，运用中药、针灸、按摩等治疗手段综合治疗。另外中药必须改革剂型，才能适应紧急处理的需要。中西医有机结合、取长补短，是提高疗效、缩短疗程、减少不良反应和合并症、降低医疗费用的好方法,只有这样,中医学急证知识才能得到更加充分的发挥,创造出适用于我国的完整的治疗理论和方法。

(田德禄,董建华.中医内科急证发展概述[J].北京中医学院学报,1983(02):19-21.)

第三节 中医内科学教案

胃痛(附:吐酸、嘈杂)

【学习要求】

1. 了解胃痛的发生与胃、肝、脾三者的关系。

2. 掌握胃痛在胃、在肝、在脾以及虚实、寒热、气血的辨证要领。

3. 重点掌握胃气壅滞与肝胃气滞二者的症状特点、治法、方药。

4. 了解"吐酸""嘈杂"的辨治大法。

5. 了解胃痛与真心痛的区别。

【自学时数】3学时

(一)概述

1. **命名** 一般将两侧胁下缘连线以上至鸠尾形似梯形的部位称为胃脘部,而将由脾胃功能障碍所引起的胃脘部疼痛称之为胃痛,又称胃脘痛。

古代文献中所述胃痛多以"心痛"代之,其原因,一则胃部的疼痛,不仅可以由胃肠疾病引起,心脏的疾病亦可以引起,如真心痛等;一则无论哪个脏器引起的胃脘部位疼痛,用辨证论治的方法治疗均可获得一定疗效。故在漫长的时期内,胃痛与心痛相通互用。现在看来,在临床上二者应该严格区分。《证治准绳·心痛胃脘痛》就早已指出:"或问,丹溪言痛即胃脘痛,然乎?曰心与胃各一脏,其病形不同,因胃脘痛处在心下,故有当心而痛之名,岂胃脘痛即心痛者哉?"《医学正传·胃脘痛》也指出:"古方九种心痛……详其所由,皆在胃脘,而实不在于心也。"至于心脏疾病所引起的心痛证,《灵枢·厥病》指出:"真心痛,手足青至节,心痛甚,旦发夕死,夕发旦死。"从症状、体征及预后等方面将两者加以鉴别,明确指出胃痛与心痛不应混为一谈,这对提高辨证论治水平是至关重要的。

2. **沿革** 《黄帝内经》中有关"厥心痛"的内容,与本病有密切的关系。《灵枢·厥病》说:"厥心痛,痛如锥针刺其心,心痛甚者,脾心痛也。"又说:"厥心痛,腹胀胸满,心尤痛甚,胃心痛也。"另外,肝心痛、肾心痛等亦可以出现胃痛的症状。《黄帝内经》还指出,造成胃痛的原因有受寒、肝气不舒及内热等。《素问·举痛论》说:"寒气客于肠胃之间、膜原之下,血不得散,小络急引故痛。"《素问·六元正纪大论》说:"木郁之发,民病胃脘当心而痛。"《素问·气交变大论》说:"岁金不及,炎火乃行,复则民病口疮,甚则心痛。"

《金匮要略》将胃脘部称为心下、心中,将胃痛亦称之心下(心中)痞、或心下(心中)胀满,这对后世将胃痛分为痞证、胀证、满证与痛证很有启发。如"心中痞,诸逆心悬痛,桂枝生姜枳实汤主之。""按之心下满痛者,此为实也,当下之,宜大柴胡汤。"书中所拟方剂如大建中汤、大柴胡汤等,都是治疗胃痛的名方。

《仁斋直指方》对疼痛的原因已经认识到"有寒,有热,有死血,有食积,有痰饮,有虫"等不同。

《济生方》对本病证因的认识更趋深入,指出"夫心痛之病……凡有九种:一曰虫心痛,二曰疰心痛,三曰风心痛,四曰悸心痛,五曰食心痛,六曰饮心痛,七曰寒心痛,八曰热心痛,九曰去来心痛,其名虽不同,而其所致皆因外感六淫、内沮七情、或饮啖生冷果食之类,使邪气搏于正气,邪正交击,气闭塞,郁于中焦,遂成心痛。"《丹溪心法》在谈胃痛论治时曾指出"诸痛不可补气",对后世影响很大,而印之临床,这种提法尚欠全面,后世医学逐渐对其进行纠正和补充。

《医学入门》总结治疗本病的方药时指出:"凡痛皆痰粘胃,通用二陈汤。风寒初起,无汗加麻黄,有汗加桂枝;里寒加草豆蔻;湿加苍术、川芎;热加山栀子……或少加炮干姜反佐之;冷加丁香、良姜;气虚加参术,血虚加当归;虚实厥逆加姜附;肝火加青黛、青皮、黄连;痰饮加白螺壳、滑石、南星;食积加砂仁、香附;瘀血加韭菜汁、桔梗。"实可谓集前人治疗本病之大成,足供后学参考。

另外,古代文献中有关结胸、痞气的论述,与本病亦有一定关系,需要加以说明。《伤寒明理论》云:"心下满者,谓正当心下高起满鞭者是矣。不经下后而满者,则有吐下之殊;若下后心下满者,又有结胸、痞气之别……若心下满而鞭痛者,此为结胸也;但满而不痛者,此为虚痞。"

《景岳全书》对结胸、痞满的认识更加明确,指出:"结胸证治之辨,凡心腹胀满鞭痛而手不可近者,方是结胸;若但满不痛者,此为痞满,非结胸也。"结胸、痞气的成因,多由外感病失治、误治而成。并说:"结胸一证,观《伤寒论》所载,凡太阳表邪未解而误下者成结胸,少阳证亦然,太阳少阳并病者亦然,此不当下而误下之……是皆因下而结者也。"又曰:"伤寒六七日,结胸热实,脉沉而紧,心下痛按之石鞭者,此不因下而邪实渐深,结聚于胸中者也。然则结胸一证,有因误下而成者,有不因下而由于本病者。""凡痞满之证,乃表邪传至胸中,未入于腑,此其将入未入犹兼乎表,是即半表半里之证。"

对于胃痛的辨证论治,《景岳全书》分析极为详尽,对临床颇具指导意义。它指出:"上焦者痛在膈上,此即胃脘痛也。《黄帝内经》曰胃脘当心而痛者即此……皆有虚实寒热之不同,宜详察而治之。"又"痛有虚实……辨之之法,但当察其可按者为虚,拒按者为实;久痛者多虚,暴病者多实;得食稍可者为虚,胀满畏食者为实;痛徐而缓,莫得其处者多虚,痛剧而坚,一定不移者为实;痛在肠脏中,有物有滞者多实,痛在腔胁经络,不干中脏而牵连腰背,无胀无滞者多虚。脉与证参,虚实自辨。"除此之外,还须辨其寒热及有形无形。

《证治汇补·胃脘痛》对胃痛的治疗提出如下见解:"大率气食居多,不可骤用补剂,盖补之则气不通而痛愈甚。若曾服攻击之品,愈后复发,屡发屡攻,渐至脉来浮大而空者,又当培补。"值得借鉴。

《医学三字经》总结前人治疗经验,概括为"心胃疼,有九种,辨虚实,明轻重。……一虫痛,乌梅园;二疰痛,苏合研;三气痛,香苏专;四血痛,失笑先;五悸痛,妙香诠;六食痛,平胃煎;七饮痛,二陈咽;八冷痛,理中全;九热痛,金铃痊",有一定的参考价值。

3. **范围** 急慢性胃炎、消化性溃疡、胃神经症、胃癌以及肝胆胰疾病所表现的,以胃痛为主要临床见症者,可参考本病证进行辨证论治。

(二)病因病理

胃痛在临床上极为多见。一般而言,早期表现多属实证,其病主要在胃,间可及肝。晚期则以虚为主,亦有虚实夹杂者,其病主要在脾,或脾胃同病。亦即所谓"实则阳明,虚则太阴"。胃痛发生的常见原因可概括为病邪犯胃、饮食不节、肝气郁结、脾胃虚弱等几个方面(图4-1)。

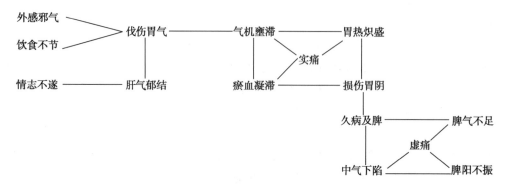

图 4-1　胃痛病因病理

1. **外邪犯胃**　外受风寒暑湿之邪,最易客于胃腑,胃气受伤,轻则气机壅滞,重则不降而上逆,症见胃脘作痛。外邪之中,当以寒邪、暑邪伤胃居多。冬令以寒邪为主,寒主收引,气机不畅,故作胃痛,如《素问·举痛论》所言"寒气客于胃肠之间、膜原之下,血不得散,小络引急故痛"。夏季以暑邪为主,暑必挟湿,湿热中阻,气机逆乱,亦生胃痛。

2. **饮食不节**　胃主受纳,开窍于口,若饮食不节,饥饱失调,寒热不适,或过食肥甘,酷嗜烟酒,以及过用伤胃药物,则可伐伤胃气,气机阻滞而发生疼痛。从目前临床来看,以过食肥甘、嗜好烟酒最为常见,故其病机多是生湿蕴热,积于中州,阻碍气机而引起胃痛。《医学正传》指出:"更原厥初致病之由,多是纵恣口腹,喜为辛酸,恣饮热酒煎煿,复餐寒凉生冷,朝伤暮损,日积月深,自郁成积……故胃脘疼痛。"所言极是。

3. **情志不畅**　各种精神因素,如气郁恼怒伤肝,肝气失于疏泄而郁结,横逆犯胃,气机阻滞;忧思焦虑伤脾,脾气不运,气机失畅,故能引起胃痛。即如《素问·六元正纪大论》所言:"木郁之发,民病胃脘当心而痛。"气为血帅,血为气配,气滞日久,病及血络,气血瘀阻,胃痛日甚,气郁化火,煎熬津液,阴津耗伤,则胃痛缠绵。

4. **脾胃虚弱**　思虑劳倦过度,失血过多。久病伤及脾胃,或素体脾胃虚弱,运化无权,气机升降无力,中焦气机阻滞,故而胃痛,中气不升而反下陷,脾运失司,胃气阻滞,则可胃痛。若脾胃阳虚,阴寒内生,脉络失于温养,则拘急作痛。胃阴受伤,胃失濡养,气机失调,亦致胃痛。

综上所述,胃痛与胃、肝、脾关系最为密切。初起病位主要在胃,间可旁及于肝,久病则主要在脾,或脾胃同病。胃为阳土,主受纳、腐熟水谷,以和降为顺。胃气一伤,初则壅滞,继而上逆,此即气滞为病。其中,首先是胃气的壅滞,无论外感、食积均可造成;其次肝气郁结,横逆犯胃,亦可造成气机阻滞,即所谓肝胃气滞。气为血帅,故气滞日久,必致血涩,终致血瘀。另外,"气有余便是火",气机不利,蕴久化热,肝胃蕴热可暗耗阴液,或血脉瘀阻而新血不生,阴血虚少则胃阴不足。胃病日久,必内传脾,脾为阴土,主运化输布,以升为提,故脾气受伤,轻则中气不足,运化欠力,进则中气下陷而为壅滞,再则脾胃虚寒,胃络失温。总之,其病因虽有前述种种不同,病机尚有虚实寒热、在气在血之异,但其发病原理确有共同之点,即所谓"不通则痛"。若久病损伤胃络,则可见呕血、便血等证。

（三）辨证论治

1. 辨证要点

（1）辨寒热:遇寒受凉或过食生冷则胃中绞痛,得温可减,伴口淡不渴者属寒;胃脘灼痛,痛势急迫,得冷饮则适,伴口干口苦者属热。

（2）辨虚实:凡属暴痛,痛势剧烈,痛而拒按,食后痛甚或痛而不移者属实;而疼痛日久,痛势绵绵,痛而喜按,得食痛减,痛无定处者属虚。壮年新病者多实,年衰久病者多虚;补则痛剧者为实,攻而痛甚者为虚。

（3）辨气滞血瘀:从疼痛的性质而言,若以胀痛为主,伴有嗳气者属于气滞;痛如针刺或刀割样者属于血瘀。从疼痛的部位而言,痛处游走不定、攻冲作痛者为气滞;痛处固定或扪之有包块者为血瘀。从病程分析,初病、病在经者属气滞;久病不愈者,多属血瘀。

（4）辨在胃、在肝、在脾:在胃,胃病初犯,多由外感、伤食所致,症见胃脘胀满、疼痛,嗳气倒饱,大便不爽,脉滑等。在肝,胃痛反复发作,多与情志不遂有关,胃脘胀痛连胁、窜走不定,太息为快,脉弦等。在脾,胃痛日久,胃中隐痛,饥饿为甚,进食可缓,面色萎黄,疲乏无力,大便溏薄,脉缓等。

（5）胃痛与真心痛的区别:胃痛多有胃病史,除胃脘部疼痛外,尚伴有嗳气、泛酸、纳食不香以及大便不调等症,结合胃肠道钡餐造影、电子胃镜等可以诊断。真心痛多有心脏病史,除有心窝部疼痛外,多见于中年以上,伴胸闷憋气、心慌心悸、唇甲紫暗、脉结代等症,结合心电图及生化检查可资鉴别。

由于在胃、在肝以实证居多,初病在气,其中受寒、冒暑、伤食、积热又多使胃病,致胃气壅滞。情志不遂则使肝病,致肝胃气滞,气滞郁久化热或久病入络。在脾以虚多见,虚中夹实间或有之,脾病或见脾气虚弱、或见中气下陷、或见脾阳不振。故胃痛的治疗,治胃以理气和胃通降为主,依病因之异,或散寒、或祛暑、或消食、或清热、或消瘀,分别施治。治肝以疏肝解郁为主,化热则清肝,入络则行血。治脾以健脾益气为主,下陷则升提,虚寒则温补。

2. 分型论治

（1）胃气壅滞

1）寒邪犯胃

主症:突然发作,胃痛如绞,得温则减,多有受寒病史。

兼症:畏寒,遇寒痛甚,口不渴,喜饮热汤,饮入疼痛稍减。

舌脉:舌苔薄白,脉浮紧。

分析:受寒邪之侵或过食生冷之物,寒邪客胃。寒主收引,阳气郁遏,不得舒展,胃腑拘急,故作胃痛,痛如刀绞。寒得温则散,故胃痛得温熨或饮热汤则减。阳气不达四末,故见手足不温,甚则畏寒喜暖。苔薄白、脉浮紧亦为寒盛之象。

治法:散寒止痛。

方药:轻症可用局部热熨,或服生姜热汤,或艾灸中脘、足三里等即可止痛。重者则以良附丸加味调之。方中以高良姜、香附温中散寒、行气止痛,再加荜澄茄、桂枝、荜茇、吴茱萸等以增强散寒止痛之力。若兼外感,症见恶寒身痛等症,可加紫苏叶、淡豆豉及桂枝等以辛温疏解,或合用香苏饮以疏表散寒止痛。若因夏日露宿,感受阴暑而致胃痛者,应加香薷、藿香、佩兰以芳化和中。

处方举例:高良姜 10g,制香附 10g,桂枝 10g,清半夏 10g,荜澄茄 10g,炒陈皮 10g,生姜 3 片,焦三仙各 10g,紫苏叶 10g。

2) 饮食停滞

主症:胃脘胀痛,以胀为主,得嗳气或矢气则舒。

兼症:嗳腐倒饱,饥时稍舒,进食加重,甚至呕吐不消化食物,吐后得缓,或大便不畅。

舌脉:舌苔白厚或腻,脉滑。

分析:饮食不节,伐伤胃气,受纳腐熟失调,食滞气壅,故胃脘胀痛,以胀为主,得嗳气或矢气则舒;得嗳矢气滞得通,得呕吐食积得减,故胀痛稍缓;饮食伤胃,故嗳腐倒饱,饥时稍适;饮食停滞,升降失调,传导不力,故大便不畅爽;舌苔白厚或腻,脉滑,均为食积之象。

治法:消食导滞。

方药:保和丸和香苏饮化裁。

保和丸以二陈汤和中化痰、消痞除满,合神曲、山楂、谷芽、麦芽等消食导滞,紫苏梗以理气消胀、和胃降逆,香附调气和血,再加连翘清热祛腐以消食积郁久,所化之热。若胃脘胀痛明显,可加枳实、厚朴、莱菔子、大腹皮、槟榔等以宽中下气;若时值暑日,进食不洁或酸馊之物而见上症者,则加藿香、佩兰、荷叶等以芳化和中;若感受风寒,症见头痛恶寒者,应加紫苏叶以辛温疏解;若食积化热、腑气不通者,可合小承气汤以通腑泻热,或改用枳实导滞丸化裁亦可。

处方举例:紫苏梗 10g,制香附 10g,炒陈皮 10g,连翘 10g,焦三仙各 10g,半夏曲 10g,茯苓 15g,焦槟榔 10g,炒莱菔子 10g,砂仁 3g(后下),刀豆子 12g。

(2) 肝胃气滞

主症:胃脘胀痛,连及两胁,攻撑走窜,每因情志不遂而加重。

兼症:喜太息。

舌脉:舌苔薄白,脉象弦滑。

分析:肝气郁结,横逆犯胃,肝胃气滞,故胃脘胀痛;气病多游走,胁为肝之分野,故胃痛连及两邪,攻撑走窜,每因情志不遂而加重;气机不畅,故以太息为快;舌苔薄白,脉象弦滑,亦为肝胃不和之象。

治法:疏肝理气,和中止痛。

方药:柴胡疏肝散加减。

此方系由四逆散加味而成,方中以四逆散气血双调,使肝体得养,肝用自如,气血调畅,胁痛自止;又加青皮、陈皮以疏理气机,川芎疏血中之气,香附调气中之血,增强疏肝理气、和中止痛之效,还可加郁金以疏肝解郁。若胀痛明显者,可加香橼皮、佛手、绿萼梅以理气消胀;若疼痛较著者,加延胡索、川楝子以理气活血止痛;若气郁化热,舌边尖红,心烦易怒,可加山栀子、牡丹皮以清泄肝热。值得注意的是,肝脏体阴用阳,故香燥疏气之品切忌过用,以免耗伤阴液,反致脘痛缠绵难愈。

处方举例:柴胡 10g,炒枳壳 10g,赤芍、白芍各 10g,制香附 10g,青皮、陈皮各 6g,焦三仙各 10g,旋覆花 10g(包煎),广郁金 10g,川芎 6g,炒川楝子 10g,延胡索 6g。

(3) 肝胃郁热

主症:胃脘灼痛,痛势急迫。

兼症:嘈杂反酸,口干口苦,渴喜凉饮,烦躁易怒。

舌脉:舌红苔黄,脉弦滑数。

分析:"气有余便是火",气机壅滞,蕴久化热,热积中州,故胃脘灼痛,痛势急迫。亦有肝热移胃者,症见脘胁烦痛,坐卧不宁,泛酸嘈杂。胃热灼津,故口干口苦而喜凉饮。热扰神明,故烦躁易怒。舌红苔黄、脉弦滑数亦为肝胃蕴热之象。

治法:泄热和胃。

处方:胃热津伤时以白虎汤加味;胃肠蕴热,腑气不通时,用泻心汤;肝热移胃证则以化肝煎加减。

白虎汤以生石膏为主清泄胃热,知母清热除烦,粳米、甘草益胃和中。津伤较重者,加芦根、天花粉生津以清热。胀痛较著时加佛手、香橼皮、延胡索等以理气和胃止痛。胃热积久、腑气不通,则宜釜底抽薪,泻心汤功能彰著。以黄连、川芎、栀子、大黄清胃通腑,腑气得通,气机调畅,疼痛自解。若属肝胃蕴热则化肝煎最宜,方中以陈皮、青皮理气调肝,贝母散结解郁,白芍敛肝柔肝,牡丹皮、栀子清泄肝热,尚可加左金丸以苦辛通降。

目前,烟酒太过也是引起胃痛的重要因素,而烟酒皆属火热之品,太过则亦致胃中积热而烧灼作痛。治疗时宜清热与生津同治,或清热与除湿合参,结合症状舌脉而施治。

另外,邪热蕴久则可成毒,故胃黏膜早期见充血、水肿,久则糜烂、渗血,甚其溃疡。此时选用连翘、金银花、蒲公英、紫花地丁、薏苡仁、土贝母等药以清热解毒,对胃病治疗有其积极意义。所以在清胃药物的选择上,清热解毒类药值得提倡。

处方举例:柴胡 10g,黄芩 10g,清半夏 10g,佛手 10g,黄连 5g,吴茱萸 3g,延胡索 6g,香橼皮 10g,连翘 10g,炒川楝子 10g,焦三仙各 10g。

(4) 瘀血阻滞

主症:胃脘疼痛,痛有定处而拒按,痛如针刺或刀割。

兼症:病程日久,面色晦暗无华,唇暗,女子月经后期、色暗。

舌脉:舌质紫暗,有瘀斑、瘀点,脉涩。

分析:胃乃多气多血之腑,初病在气,久病入络,瘀血内停,故胃痛而有定处,拒按,状如针刺或刀割。瘀血阻滞,新血不生,故面色晦暗,口唇紫暗,女子则月事不调、愆期色暗。舌质紫暗,或有瘀斑瘀点,脉涩,亦是血瘀之证。

治法:活血化瘀,理气止痛。

方药:失笑散合丹参饮。

方用生蒲黄、炒五灵脂、丹参活血止痛,檀香、砂仁理气止痛,痛甚可加三七粉冲服以助化瘀止痛。若病久正气已衰,血脉空虚时,可加四物汤养血和血。脾气虚衰,则加炙黄芪、党参健脾益气以助血行。若瘀血日久,血不循常道而外溢引起出血时,应参考吐血、便血等处理。

处方举例:炒灵脂10g,生蒲黄10g(包煎),丹参20g,檀香6g,生甘草6g,炒川楝子10g,延胡索6g,清半夏10g,炒陈皮10g,三七粉3g(冲),全当归10g。

(5) 胃阴不足

主症:胃脘隐痛或灼痛。

兼症:嘈杂似饥,饥不欲食,口干不喜饮,咽干唇燥,大便干结。

舌脉:舌红少苔,脉象细数。

分析:胃属阳土,喜润恶燥,气郁化热,热伤胃津,或瘀血不祛,新血不生,均可致胃阴不足。阴虚胃络失养,则见胃痛隐隐。阴虚火旺,扰动胃腑,则见灼热而痛。阴津不足,胃纳失司,当见嘈杂似饥,饥不欲食。阴液匮乏,津不上承,故口干唇燥。阴液不能下润肠道则大便干结。舌红少苔、脉象细数,皆为阴虚有热之象。

治法:养阴益胃。

方药:养胃汤合芍药甘草汤加减。

方中沙参、麦冬、玉竹、天花粉、石斛养阴益胃,芍药甘草酸甘化阴、缓急止痛,更配川楝子清热凉肝,理气止痛,扁豆理脾和胃,合而奏效。气滞明显者,酌加佛手、香橼皮轻清理气而不伤阴;津伤液亏者,可加乌梅以生津;大便干结者,酌加火麻仁、瓜蒌仁以润肠;若兼肝阴不足,症见脘痛连胁者,可加枸杞子、生地黄。

处方举例:炒丹参15g,麦冬10g,玉竹15g,生白芍10g,生甘草10g,香橼皮10g,佛手10g,乌梅5g,炒川楝子10g,火麻仁10g,清半夏10g。

(6) 脾胃虚寒

主症:胃脘隐痛,绵绵不止,喜暖喜按,得食则缓。

兼症:神疲乏力,面色不华,四肢不温,食少便溏,泛吐清水。

舌脉:舌淡而胖、苔薄白,脉沉细或虚弱。

分析:胃病及脾,阳气虚衰。阳虚则阴寒内生,故胃中隐痛绵绵,喜温喜按,得食暂缓。脾主四肢,阳气亏虚不达血末,故四肢不温。脾虚不运,传导失常,故食少便溏。阳虚不化,饮邪停聚,胃失和降,上逆则可见泛吐清水。脾为气血生化之源,故脾虚则化源不足,气血亏少,机体失养而见神疲乏力、面色不华。舌淡而胖、苔薄白,脉沉细或虚弱,亦为脾胃虚寒之象。

治法:温中健脾。

方药:黄芪建中汤加减。

方用黄芪、炙甘草、大枣、饴糖补益中气,白芍敛阴和营、缓急止痛,桂枝、生姜温中散寒。若胃脘冷痛较甚者加荜茇、荜澄茄,泛酸者加黄连汁炒吴茱萸、煅牡蛎、海螵蛸,呕吐清水较多者加半夏、茯苓、陈皮、吴茱萸。

若脾胃虚寒不明显,但见胃脘隐痛、喜暖喜按、面黄肢倦、舌淡苔薄、脉沉细者,可用香砂六君子汤调理。兼见血虚可选当归补血汤。若胃脘坠痛、气短神疲者,可用补中益气汤化裁为治。如因寒盛而痛甚,四肢不温者,亦可用大建中汤以扶助阳气、温散阴寒。

处方举例:炙黄芪 20g,炙桂枝 10g,赤芍、白芍各 10g,生姜 5g,炙甘草 6g,大枣 7 枚,饴糖 30g(冲),姜半夏 10g,茯苓 15g,荜澄茄 10g,三七粉 3g(冲)。

综上所述,胃痛的发生,其病位在胃,久病及脾,与肝脏也有密切关系。胃痛初起,无论外邪侵犯、饮食所伤或肝郁横逆,均可使胃气受伤。其中,前两者(外邪、伤食)只伤在胃,病以气滞为主,为胃和降之性失司,轻者壅滞,甚则上逆;后者(肝郁横逆)则属肝胃同病,与前者稍有不同。治亦略异,前者以通降胃气为法,方用香苏散(紫苏梗易紫苏叶);后者则以疏调肝胃为法,方用柴胡疏肝散。此外,因化热伤阴或久病致瘀者,亦有在胃、在肝之别。胃病日久,已至脾虚,则当辨为脾胃气虚、中气下陷或脾胃虚寒,区别论治。胃痛之初,在胃、在肝者多,其病多实;胃痛日久,在脾者多,其病多虚,或脾胃俱病、虚实并见、寒热错杂。临证时必须详察细审,辨证施治。

附:吐酸

吐酸,即泛吐酸水,临证则有寒热之分、肝胃之别。高鼓峰《医家心法·吞酸》言之精辟:"凡是吞酸,尽属肝木曲直作酸也。河间主热,东垣主寒,毕竟东垣言其因,河间言其化也。盖寒则阳气不舒,气不舒则郁而为热,热则酸矣;然亦有不因寒而酸者,尽是水气郁甚,熏蒸湿土而成也,或吞酸或吐酸也。又有饮食太过,胃脘填塞,脾气不运而酸者,是怫郁之极,湿热蒸变,如酒缸太热则酸也。然总是木气所致。"不难看出,吐酸一证不离肝胃不和,然酸总为肝味,故当以治肝为根本。现分述如下。

热证:多由肝郁化热、胃失和降所致。《黄帝内经》云:"诸呕吐酸,皆属于热。"症见吐酸而兼口苦、口干心烦,脉多弦数。治宜泻肝和胃。方用左金丸加味(黄连、吴茱萸、煅瓦楞子、海螵蛸、川贝母)。

寒证:多由脾胃虚寒所致。症见吐酸而兼脘闷纳呆,饮食不慎则益甚,苔白,脉象弦细。治宜温中和胃。方用香砂六君子汤加减(党参、茯苓、白术、砂仁、木香、半夏、陈皮、生姜、吴茱萸)。有食积者加神曲、谷芽、麦芽以消食。兼挟湿浊而舌苔白腻者,可加苍术、厚朴、藿香、佩兰等以化湿浊。

附:嘈杂

嘈杂,是指脘中嘈扰不宁,懊憹不可名状而言。正如《景岳全书·嘈杂》中所说:"其为病也,则腹中空空,若无一物,似饥非饥,似辣非辣,似痛非痛,而胸膈懊憹,莫可名状,或得食而暂止,或食已而复嘈,或兼恶心,或渐见胃脘作痛。"其证有胃热、胃虚和血虚之别。

胃热:嘈杂而兼口渴喜冷饮,口臭心烦,舌苔黄,脉数。治宜和中清热。方用温胆汤为治(半夏、陈皮、茯苓、枳实、竹茹、甘草)。热甚者,可加黄连、山栀子等。

胃虚:嘈杂而兼口淡无味,食后脘胀,舌淡脉虚。治宜健脾和胃。方用四君子汤(党参、茯苓、白术、甘草)加山药、扁豆等。

血虚:嘈杂而兼面白无华,心悸头眩,舌淡脉细。治宜补益心脾。方用归脾汤加减(党参、黄芪、白术、当归、茯苓、远志、酸枣仁、木香、龙眼肉、甘草、生龙骨、生牡蛎)。

【复习思考题】

1. 胃痛与哪些脏腑关系最密切？其病理变化是什么？有何特点？

2. 如何区别胃气壅滞与肝胃气滞两型胃痛？

3. 胃痛由实转虚与脏腑生理病理特点有什么联系？

4. 胃痛由气及血,其临床特点、治法及方药是什么？

5. 吐酸的病理变化特点是什么？

6. 嘈杂如何辨证论治？

【附方】

1. **良附丸** 《良方集腋》方。高良姜、香附。

2. **保和丸** 《丹溪心法》方。山楂、神曲、半夏、茯苓、陈皮、连翘、莱菔子、麦芽。

3. **香苏散** 《太平惠民和剂局方》方。香附、紫苏、炙甘草、陈皮。

4. **小承气汤** 《伤寒论》方。大黄、厚朴、枳实。

5. **枳实导滞丸** 《内外伤辨惑论》方。大黄、枳实、神曲、茯苓、黄芩、黄连、白术、泽泻。

6. **柴胡疏肝散** 《景岳全书》方。陈皮、柴胡、芍药、枳壳、炙甘草、川芎、香附。

7. **白虎汤** 《伤寒论》方。知母、石膏、炙甘草、粳米。

8. **泻心汤** 《金匮要略》方。大黄、黄连、黄芩。

9. **化肝煎** 《景岳全书》方。青皮、陈皮、芍药、牡丹皮、炒栀子、泽泻、贝母。

10. **左金丸** 《丹溪心法》方。黄连、吴茱萸。

11. **失笑散** 《太平惠民和剂局方》。五灵脂、蒲黄。

12. **丹参饮** 《时方歌括》方。丹参、檀香、砂仁。

13. **养胃汤** 《临症指南医案》方。沙参、麦冬、玉竹、扁豆、甘草、桑叶。

14. **芍药甘草汤** 《伤寒论》方。白芍药、炙甘草。

15. **黄芪建中汤** 《金匮要略》方。桂枝、炙甘草、大枣、芍药、生姜、饴糖、黄芪。

16. **香砂六君子汤** 《时方歌括》方。人参、茯苓、白术、制半夏、炙甘草、陈皮、木香、砂仁。煎时加生姜、大枣。

17. **补中益气汤** 《脾胃论》方。黄芪、人参、炙甘草、当归、陈皮、升麻、柴胡、白术。

18. **大建中汤** 《金匮要略》方。蜀椒、干姜、人参、饴糖。

呕 吐

【学习要求】

1. 了解呕吐的概念,呕吐也是胃肠对有害物质的保护性反应。

2. 掌握呕吐的发生与胃、脾、肺、肝的关系。

3. 重点掌握实证呕吐与虚证呕吐的辨证论治。

4. 掌握痰饮内停型与脾胃气虚型呕吐的症状特点、治法及方药。

5. 了解常用止呕药的鉴别应用。

【自学时数】3学时

（一）概述

1. **命名** 胃中之物上逆，经口而出，谓之呕吐，是由胃失和降、气逆于上所致。前人以有物有声谓之呕，有物无声谓之吐。其实，呕与吐常同时发生，难以截然分开，所以一般并称为呕吐。此外，无物无声谓之恶心，其与呕吐只是轻重之别，两者病理相同，治疗亦无差异，故予合并讨论。

2. **沿革** 《素问·六元正纪大论》言："火郁之发，民病呕逆。"《素问·举痛论》又言："寒气客于肠胃，厥逆上出，故痛而呕也。"总之，《黄帝内经》多从呕立论，其发生，就邪气性质而言，属火者多，而属寒者少；就相关脏腑而言，其与足太阴、足阳明、足厥阴、足少阳、手太阴关系最为密切。至《金匮要略》则设《呕吐哕下利病脉证治》篇，认为呕吐固为一个病证，又可作为一种生理功能，用以排除胃内异物。故曰："夫呕家有痈脓，不可治呕，脓尽自愈。""患者欲吐者，不可下之。""酒痤，心中热，欲吐者，吐之愈。"针对呕吐的治疗，书中列出许多行之有效的方剂，如四逆汤、半夏粳米汤、大建中汤、吴茱萸汤、附子干姜散、半夏泻心汤、小半夏汤、小半夏加茯苓汤、茯苓泽泻汤、小柴胡汤、大黄甘草汤，治法则不离温中或清胃、清肝。

《备急千金要方》称呕吐为走哺，并指出凡呕吐多食生姜，此是吐家圣药。

《活人书》则言："古人治呕多用半夏、生姜"，并指出："吐有冷热二证，寸口脉数，手心热，烦渴而吐，以有热在胃脘……曾经汗下，关脉迟，胃中虚冷而吐……"由此，对呕吐之寒热辨证已具雏形。

《济生方》对病因与证治的认识更加深入，指出："夫人受天地之中以生，莫不以胃为主……若脾胃无所伤，则无呕吐之患……然此特论饮食过伤、风凉冷湿之所由致者。又如忧思伤感，宿寒在胃，中脘伏痰，胃受邪热，瘀血停蓄，亦能令人呕吐，临证宜审之。"

《仁斋直指方·呕吐》则提出，呕吐的证型"有胃寒，有胃热，有痰水，有宿食，有脓血，有气攻，又有所谓风邪入胃"之别。

《伤寒明理论》更有新的见解。认为："呕者，有声者也，俗谓之哕；吐者，吐出其物也。故有干呕，而无干吐。是以干呕则曰食谷欲吐，及吐则曰饮食入口则吐，则呕吐之有轻重可知矣。伤寒呕有责于热者，有责于寒者，至于吐家则悉言虚冷也。"并指出，呕家善用生姜、半夏之理为"呕家之为病，气逆者必散之，痰饮者必下之。《千金》曰：呕家多服生姜，此是呕家圣药，是要散其逆气也；《金匮要略》曰：呕家用半夏以去其水，水去呕则止，是要下其痰饮也。"

《丹溪心法》对恶心一症讨论颇详。指出："恶心有痰、有热、有虚，皆用生姜，随证佐药。戴云：恶心者，无声无物，心中欲吐不吐，欲呕不呕，虽曰恶心，实非心经病，皆在胃口上，宜用生姜，盖能开胃豁痰也。恶心欲吐不吐，心中兀兀，如人畏舟船，宜大半夏汤，或小半夏茯苓汤，或理中汤加半夏亦可。又胃中有热，恶心者，以二陈加生姜汁、炒黄连、黄芩各一钱，最妙。"至于呕吐的病因，《古今医统》指出："杨云斋云：胃气不和而呕吐，人所共知。然有胃寒、有胃热、有痰饮、有宿食、有风邪入胃、有气逆冲上，数种之异，可不究其所自来哉。"

论呕吐者，当以《景岳全书》言之最详。认为："呕吐一证，最当详辨虚实。实者有邪，去其邪则愈；其虚者无邪，则全由胃气之虚也。所谓邪者，或暴伤寒凉，或因胃火上冲，或因肝气内逆，或以痰饮水气聚于胸中，或以表邪传里，聚于少阳阳明之间，皆有呕证，此皆呕之实邪也。所谓虚者，或其本无内伤，又无外感，而常为呕吐者，此既无邪，必胃虚也，或遇微寒，或遇微劳,或遇饮食少有不调,或肝气微逆,即为呕吐者,总胃虚也。凡呕家虚实,皆以胃气为主,使胃强脾健,则凡遇饮食必皆运化,何至呕吐。"

至呕吐寒热,是书指出:"然凡病呕吐者,多以寒气犯胃,故胃寒者十居八九,内热者十止一二。而外感之呕,则尤多寒邪,不宜妄用寒凉等药。"具体而论:"若胃脘不胀者,非实邪也;胸膈不痛者,非气逆也;内无热燥者,非火证也;外无寒热者,非表邪也;无食无火而忽为呕吐者,胃虚也……虚呕之治,但当以温胃补脾为主,宜人参理中汤为正法。……凡实邪在胃而作呕者,必有所因,必有见证。若因寒滞者,必多疼痛;因食滞者必多胀满;因气逆者,必痛胀连于胁肋;因火郁者,必烦热燥渴,脉洪而滑;因外感者,必头身发热,脉数而紧。"

此外,尚有提倡治呕从肾入手者。《石室秘录》云:"呕吐之证,人以为胃虚,谁知由于肾虚。无论食入即出,是肾之衰,凡有吐证,无非肾虚之故,故治吐不治肾,未窥见病之根也。方用人参三钱,白术、薏苡仁、芡实各五钱,砂仁三粒,吴茱萸五分,水煎服。此方似乎治脾胃之药,不知皆治肾之法。方中除人参救胃之外,其余药品俱入肾经,而不止留在脾也。"

3. 范围 现代医学的多种疾病,如神经性呕吐、急慢性胃炎、幽门痉挛或不全梗阻、胆囊炎、胰腺炎等,表现以呕吐为主者,均可参考本证进行辨证论治。

(二)病因病理

胃主受纳和腐熟水谷,其气主降,以下行为顺,故若邪气扰胃或胃虚失和,气逆于上,则发生呕吐。脾主运化,以升为健,与胃互为表里,为气机升降枢纽,故若脾气失健,清气不升,亦可影响胃气下行,失其和降反而上逆,因而作吐。其病理变化为脾虚胃实或脾胃俱虚。

此外,呕吐的发生与肝、肺二脏功能失调不无关系。肝属春木,主升发疏泄;肺归秋金,司治节肃降。肝肺之气既升且降,协助脾胃和调气机升降。故若肝气怫郁,横逆犯胃,则可挟胃气上逆作呕;肺失肃降,虽易作喘作咳,亦常影响胃之和降,而致呕吐,或呕咳或呕喘并作。引起呕吐的原因概括如下(图4-2)。

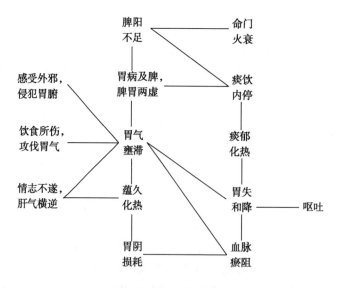

图4-2 呕吐病因病理

1. 外邪侵袭 外感六淫及秽浊不正之气,侵犯胃腑,使胃气壅滞,甚则失于和降,水谷随气上逆,遂致呕吐。正如《古今医统·呕吐哕门》所述:"卒然而呕吐,定是邪客胃府,在长夏暑邪所干,在秋冬风寒所犯。"此外,外邪客肺,肺失清肃,亦可导致或加重胃气上逆,而发生呕吐。

2. 饮食不节 恣食生冷肥甘及不洁之物,伤胃滞脾,而致食停不化,胃气不能下行,甚则上逆为呕。即如《济生方·呕吐》所言:"……其或饮食失节,温凉不调,或喜餐腥脍乳酪,或贪食生冷肥腻,露卧湿处,当风取凉,动扰于胃,胃则病矣,则脾气停滞,清浊不分,中焦为之痞塞,遂成呕吐之患焉,然此特论饮食过伤、风凉冷湿之所由致者。"若脾胃虚弱,健运无权,停痰留饮,积于中州,痰饮上逆,亦作呕吐。

3. 情志不遂 恼怒伤肝,肝失条达,横逆犯胃,胃气上逆而为呕吐。《景岳全书》早有论述:"气逆作呕者,多因郁怒致动肝气,胃受肝郁,所以作呕。"此外,忧思伤脾,脾失健运,食停难化,胃失和降,亦可发生呕吐。

4. 脾胃虚弱 劳倦过度,久病失养,耗伤中气,或年高体弱之人,脾运不健,以致水谷转输无力,清浊相混,升降失司,气逆故作呕。此外,脾胃阴亏,艰于润降,食入反吐,亦易致吐。亦有因命火已衰,胃关失司,中土失其温煦,上逆为吐。

总之,呕吐一证,其病位在胃,病机关键为胃气上逆。外感六淫,内伤七情,饮食不节,劳倦过度,以及久病、年高、体弱,引起胃气上逆,则可发生呕吐。究之临床,初病多实,缘于邪气所干;久病多虚,且有阴、阳之别;病情反复、缠绵不愈者,则多虚实夹杂、寒热错综。《景岳全书·呕吐》说:"或暴伤寒凉,或暴伤饮食,或因胃火上冲,或因肝气横逆,或以痰饮水气聚于胸中,或以表邪传里,聚于少阳、阳明之间,皆有呕证,此皆呕之实邪也。所谓虚者,或其本无内伤,又无外感而常为呕吐者,此既无邪,必胃虚也。"

（三）辨证论治

呕吐一证,首当辨其虚实。一般而言,实证发病急,病程短,多由外邪犯胃、饮食伤胃、肝气挟持或肺气相惩,令胃气上逆使然;虚证发病缓,病程长,多以脾胃功能减弱为主,与命门火衰也有密切关系。

呕吐既是一种病证,但在某种情况下,又是人体排出进入胃内有害物质的保护性反应,故吐法亦为一种治疗手段,古云:病在上,治当因而越之。临证须加详辨。

1. 分型论治

（1）实证

1）外邪犯胃

主症:突然呕吐,来势急暴。

兼症:感受风寒则恶寒重,发热轻,头痛身痛;感受风温则发热重,微恶风,咽痛口干;感受暑湿则面垢肢怠,胸脘痞闷,纳呆泛呕,口黏便溏,或有低热。

舌脉:舌质正常,舌苔或薄白,或白腻,或薄黄,脉象浮紧,浮滑或濡滑。

分析:外邪犯胃,气机为之壅滞而不下行,浊气上逆,故突然呕吐,来势较急。风寒束于肌表,营卫失和,故见恶寒发热,头痛身重;风温上受,客于肺胃,气失肃降,故咽痛、口干、发热;暑湿之邪,阻于胸脘,气机不利,故胸脘痞闷,纳呆泛恶,面垢肢怠。此外,脉浮紧,若薄白,为风寒外感;脉浮滑数,苔白少津或薄黄,则属风温;感受暑湿可见苔白腻,脉濡滑。

治法:疏邪解表,化浊和胃。

方药:香苏散加味。

方中紫苏叶功专疏表和胃,为辛温解表之润剂,陈皮和胃降逆,香附调理胃中气血,甘草和中。

风寒重者,加淡豆豉、生姜、防风以增辛散之力;风温重者,加荆芥、薄荷、芦根以助清解之势;暑湿所伤者,加藿香、佩兰、荷叶、黄连、白豆蔻以芬香化浊。若邪气入里化热,症见口干口苦而喜冷饮,心烦,或大便秘结,小溲短赤,舌苔黄少津,脉弦滑数者,可清胃降逆,用大黄甘草汤加味,甚至三黄泻心汤;肺失肃降,咳逆而吐者,可加金佛草、枇杷叶之品,肺胃同治;呕吐严重而不能进药者,可用鲜生姜涂舌,或玉枢丹半锭研磨冲服;若夹有食滞者,可加谷芽、麦芽、山楂以消导之。

处方举例:紫苏叶、紫苏梗各 10g,炒陈皮 15g,制香附 10g,姜半夏 10g,茯苓 15g,谷芽、麦芽各 10g,金佛草 10g,白豆蔻 5g(后下),生姜 6g。

2) 饮食停滞

主症:呕吐酸腐,得食则甚,吐后反适。

兼症:脘腹胀满,嗳气厌食,甚则疼痛拒按,大便或溏或秘。

舌脉:苔白厚或腻,脉象滑。

分析:饮食不节,食滞中州,蕴而化热,胃失和降而上逆,则呕吐酸腐;食停不化,阻碍气机,故脘腹胀满,嗳气,甚而疼痛拒按;进食则食积益甚,故呕吐更剧,吐后食积得减,气机为转,故觉舒服;食滞于中,传导失常,故大便或溏或秘;苔脉均为食滞内停之象。

治法:消食化滞,和胃止呕。

方药:保和丸加味。

方中山楂、神曲、麦芽与炒莱菔子以消食化滞,和胃下气;陈皮、半夏、茯苓理气和中、降逆止呕;连翘能清食滞蕴久之热。

因食肉而积者,重用山楂;因食米而积者,重用谷芽;因食面而积者,重用麦芽;腹胀嗳气明显者,重用莱菔子;舌苔转黄者,可加黄芩、黄连、栀子清胃;大便秘结者,加槟榔、大黄以为消导。

若为误食不洁、腐败食物,脘腹疼痛欲吐者,则当因势利导,用盐汤等探吐,使毒物尽快吐出,其后予安胃剂以善后。

处方举例:姜半夏 10g,炒陈皮 10g,茯苓 10g,炒谷芽 10g,炒麦芽 10g,神曲 10g,炒山楂 10g,炒莱菔子 10g,连翘 10g,炒黄芩 10g,刀豆子 10g。

3) 痰饮内停

主症:呕吐痰涎清水,或恶心,咳吐痰涎色或黄或白。

兼症:素体肥胖,好食肥甘,头晕心悸,纳少不馨。

舌脉:舌正苔白腻或薄黄,脉滑。

分析:脾运失健,水谷不变精微而聚生痰饮,停于中州,胃气上逆则呕吐痰涎清水。痰饮贮于肺,则恶心、咳吐痰涎。饮从热化则痰稠色黄,饮从寒化则痰稀色白。形体肥胖,素嗜肥甘,均系湿重痰盛之征,辨证时亦当参考。痰饮上犯,清阳不展,则头晕心悸。苔脉亦为痰饮内停之象。

治法:温化痰饮,和胃降逆。

方药:二陈汤合苓桂术甘汤化裁。

药用半夏、陈皮和胃降逆止呕,又可化痰消痞;茯苓、桂枝、白术、甘草温化痰饮,调畅中州。升降之机得转,上逆之气自平,呕吐何生。若痰郁化热,壅阻于胃,升降不利,清浊相混,症见恶心呕吐,心烦口苦,头晕目眩,心悸梦扰者,则用温胆汤合加味泽泻汤以清胆和胃、化痰降逆止呕;若咳逆而吐,亦可加紫苏子、莱菔子、旋覆花、枇杷叶等以肃降肺胃之气。

处方举例:清半夏10g,生姜5片,茯苓15g,炒陈皮10g,炒白术10g,桂枝6g,炙甘草6g,紫苏子10g,旋覆花10g(包煎)。

4)肝气犯胃

主症:吞酸吐苦,嗳气频繁,得嗳则舒。

兼症:胸胁满痛,烦闷不舒。

舌脉:舌边红,苔薄腻,脉弦。

分析:肝气怫郁,横逆犯胃,肝气挟持胃气上逆,故呕吐酸苦,嗳气频频,嗳出则气郁得泄,故得嗳则适;肝气既结则胸胁满痛,郁而化热故而烦闷;舌脉亦为肝胃不和、郁而化热之象。

治法:疏肝理气,和胃降逆。

方药:四七汤合左金丸化裁。

方中紫苏和胃下气止呕,厚朴理气宽中,半夏、茯苓、生姜和胃降逆止呕,黄连、吴茱萸辛开苦降,肝胃同治,以制酸止呕。如热象较著,舌红苔黄者,可加黄芩、竹茹、山栀子以清肝降火;如兼见口苦嘈杂便秘者,可加大黄、枳实以泄热降逆;若气郁日久,血运不畅,症见舌暗有瘀斑者,亦可加赤芍、五灵脂、生蒲黄等化瘀之品。

处方举例:全紫苏10g,姜半夏10g,厚朴10g,茯苓10g,炒陈皮10g,旋覆花10g(包煎),钩藤10g(后下),黄连5g,吴茱萸3g。

(2)虚证

1)脾胃虚寒

主症:久吐,或过劳,或饮食不慎则恶心呕吐,或呕吐清涎。

兼症:面色萎黄,倦怠乏力,大便不实,或面色㿠白,四肢不温,喜暖畏寒,大便稀溏。

舌脉:舌质淡,苔薄白,脉沉细弱。

分析:久泄或重病之后,脾胃虚弱,甚则中阳不振,运化无权,故每遇过劳或饮食不慎则再伤脾胃,脾胃运化不力,失其和降,上逆泛恶作吐;脾虚不运,水饮内停则呕吐清涎;中气不足,气血生化乏源,故面色萎黄,倦怠乏力;若中阳虚衰,阳气失其温煦,则面色㿠白,四肢不温,喜暖畏寒;脾阳亏虚,运化不健,则大便不实、甚则稀溏;舌脉亦为脾胃阳虚之征。

治法:温中健脾,和胃降逆。

方药:砂半理中汤加减。

方中党参、白术、甘草健脾和胃,干姜温中散寒,半夏、砂仁理气降逆、和胃止呕。诸药相合,共奏温中健脾、和胃止呕之功。

若呕吐清水不止,再加生姜、吴茱萸以温中散寒化饮;若呕下泄,苔薄黄,脉细滑,为脾胃不和、上热下寒之象,当用半夏泻心汤和调脾胃,并治寒热;吐泻均甚,舌淡脉沉,是为脾胃虚甚,应用灶心土、肉豆蔻温中健脾;呕吐不止,嗳气频作者,可加旋覆花、赭石以加强降逆止呕之力;腰膝冷痛,脉沉而迟,为脾肾阳虚,当加附子、肉桂温补脾肾;呕吐延久,四肢不温,舌苔腻而黄,脉沉细而迟,为脾肾阳衰、湿蕴化热、本虚标实之象,当用温脾汤标本兼顾。

处方举例:砂仁 3g(后下),半夏 10g,党参 10g,炒白术 10g,干姜 6g,炙甘草 6g,炒陈皮 10g,茯苓 10g,灶心土 30g(先煎代水)。

2)胃阴不足

主症:呕吐反复发作,或时作干呕。

兼症:胃中嘈杂,似饥而不欲食,口燥咽干。

舌脉:舌红少津无苔,脉细数。

分析:胃为阴土,喜润恶燥。热病之后,或气郁化火,或过用温燥之品,致津液耗伤,胃失濡润,气失和降,上逆为呕吐,或时作干呕;胃阴既亏,故每有所伤,则作呕吐;阴虚火旺,扰动胃腑,故胃中嘈杂,似饥而不欲食;胃阴不足,津液无以上承,故口燥咽干;舌脉亦为胃津伤而有虚热之象。

治法:滋养胃阴,降逆止呕。

方药:麦门冬汤加减。

方中人参、麦冬、粳米、甘草等以滋养胃阴,半夏、竹茹降逆止呕。余热未清者加芦根、连翘清热生津;若肺胃津伤,气逆不降者,可加枇杷叶,肺胃同治;大便干结者加火麻仁、瓜蒌以润燥通便。

处方举例:沙参 15g,麦冬 10g,玉竹 15g,清半夏 10g,刀豆子 10g,芦根 15g,炙枇杷叶 10g,炒陈皮 10g,竹茹 6g。

综上所述,呕吐之作,当责胃气上逆,治则以和营降逆为基本大法。临证时,首须分清虚实。实证呕吐,病程较短,呕吐亦剧,每易见邪实之象,如外邪犯胃者,常兼表证;饮食停滞,则呕吐酸腐、口臭厌食;肝郁犯胃,则呕吐酸苦,脘部胀痛连及胁肋;痰饮内阻,则呕吐清水痰涎或稠痰。虚证呕吐,病程较长,反复发作,常因饮食不慎或小劳诱发,多见于病后或体弱之人,呕吐亦缓,每易见正虚之征,如脾虚呕吐,则面色萎黄,神疲乏力,阳衰呕吐,则面色㿠白,肢冷畏寒;胃阴不足则虚烦嘈杂,似饥而不纳。治疗上,实证呕吐当以祛邪为主,邪祛则呕吐自止;虚证呕吐治宜扶正为主,正复则呕吐自愈。

附:常用止呕中药药析

清胃止呕药

芦根	甘	寒	治胃热津伤之呕吐
黄连	苦	寒	治心胃有热之呕吐
黄芩	苦	寒	治肺胃有热之呕吐
竹茹	甘	微寒	治痰热中阻之呕吐
大黄	苦	寒	小量清胃,大量通腑,治胃肠积热之呕吐

和胃止呕药

生姜　　　　辛　微温　为止呕圣药,治胃寒停饮之呕吐最佳

半夏　　　　辛　温　和胃降逆止呕,寒热虚实均可选用,治痰浊中阻者最良

陈皮　　　　辛　苦　温　和胃降逆止呕,寒热虚实均可选用,治痰浊、气逆者最良

刀豆子　　　甘　温　和胃降逆止呕,偏于脾胃虚弱者最效

化湿止呕药

藿香　　　　辛　微温　治暑湿客胃之呕吐

佩兰　　　　辛　平　治暑热客胃之呕吐

白豆蔻　　　辛　温　治寒湿阻中之呕吐

草豆蔻　　　辛　温　较白豆蔻温化寒湿的作用更强,

玉枢丹　　　治感受秽浊之气或食物中毒之呕吐

降逆止呕药

紫苏梗　　　辛　温　理气降逆止呕治胃寒气逆者最宜

旋覆花　　　苦　辛　咸　微温　治肝胃气逆者最良

钩藤　　　　苦　微寒　治肝胃气逆而有化热者最优

枇杷叶　　　苦　平　治肺胃气逆而兼燥热者最佳

沉香　　　　辛　苦　温　治中焦虚寒之呕吐

降香　　　　辛　温　理气,行瘀,止呕

温中止呕药

荜澄茄　　　辛　温　治胃寒之呕吐

荜茇　　　　辛　热　较荜澄茄温中散寒止呕之力更猛

高良姜　　　辛　热　治胃寒之呕吐

吴茱萸　　　辛　苦　微有小毒　治肝胃有寒之呕吐

丁香　　　　辛　温　即温中又温肾,治中下焦有寒之呕吐

灶心土　　　辛　微温　治中焦虚寒之呕吐

重镇止呕药

赭石　　　　苦　寒　重镇降逆以止呕

【复习思考题】

1. 如何看待呕吐应止与不应止?

2. 试述呕吐的病理变化,怎样认识本证与胃、脾、肺、肝的关系?

3. 如何鉴别痰饮内停与脾胃气虚两型呕吐?

4. 常用止呕药有哪些? 如何区别应用?

【附方】

1. **香苏散** 《太平惠民和剂局方》方。香附、紫苏、炙甘草、陈皮。

2. **保和丸** 《丹溪心法》方。山楂、神曲、半夏、茯苓、陈皮、连翘、莱菔子、麦芽。

3. **二陈丸** 《太平惠民和剂局方》方。半夏、陈皮、茯苓、炙甘草、生姜、乌梅。

4. **苓桂术甘汤** 《伤寒论》方。茯苓、桂枝、白术、炙甘草。

5. **四七汤** 《太平惠民和剂局方》方。制半夏、茯苓、厚朴、紫苏、生姜、大枣。

6. **左金丸** 《丹溪心法》方。黄连、吴茱萸。

7. **砂半理中汤** 《验方》。党参、白术、甘草、干姜、砂仁、半夏。

8. **麦门冬汤** 《金匮要略》方。麦冬、半夏、人参、甘草、粳米、大枣。

噎膈（附：反胃）

【学习要求】

1. 了解噎膈的概念。

2. 掌握噎膈的病理以本虚标实为主，标为气火郁结和痰瘀阻滞，本为阴津亏耗和气虚阳微。

3. 掌握噎膈常见证型的辨证论治。

4. 了解噎膈与梅核气、反胃的鉴别要点。

5. 了解治疗噎膈的中药简验方。

【自学时数】3学时

（一）概述

1. **命名** 噎膈是噎与膈的合称。噎即噎塞，指吞咽之时梗噎不顺；膈为格拒，指饮食不下，或食入即吐。噎轻而膈重，噎虽可单独出现，而又为膈的前驱；膈若已见则多兼噎，故往往以噎膈并称。正如《千金方衍义》所说："噎之与膈，本同一气，膈证之始，靡不由噎而成。"

2. **沿革** 膈证之名，首见于《黄帝内经》，《素问·阴阳别论》说："三阳结谓之膈。"《黄帝内经》对本病的病因、病位、证候、传变、转归等均有记述，如病因，证候，《素问·通评虚实论》说："隔塞闭绝，上下不通，则暴忧之病也。"前为证候，后为病因。《灵枢·本神》亦说："愁忧者，气闭塞而不行。"其病位，《灵枢·四时气》说："饮食不下，膈塞不通，邪在胃脘。"其传变，《素问·阴阳别论》说："一阳发病，少气善咳，善泄，其传为心掣，其传为膈。"

噎证之名，汉代已见，《说文解字》说："噎，饭窒也。"至晋《肘后备急方》始有治卒食噎不下之方。《诸病源候论》对噎膈的分类及病因病理已有深入的研讨，指出"夫五噎，谓一曰气噎，二曰忧噎，三曰食噎，四曰劳噎，五曰思噎，虽有五名，皆由阴阳不和，三焦隔绝，津液不行，忧恚嗔怒所生，谓之五噎。噎者，噎塞不通也"，并具体介绍了气噎、食噎的证候。该书还阐明了五膈之证，说"忧膈之病，胸中气结烦闷，津液不通，饮食不下，羸瘦不为气力；恚膈之为病，心下苦实满，噎辄醋心，食不消，心下积结，牢在胃中，大小便不利；气膈之为病，胸胁逆满，咽塞胸膈不通，恶闻食臭；寒膈之为病，心腹胀满，咳逆，腹上苦冷，雷鸣绕脐痛，食不消，不能食肥；热膈之为病，藏有热气，五心中热，口中烂生疮，骨烦、四肢重，唇口干燥，身体头面手足或热，腰背皆疼痛，胸痹引背，食不消，不能多食，羸瘦少气及癖也，此是方家所说五膈形证也。"后《千金方》对五噎之证候做了补充，指出："《古今录验》云：五噎者，气忧劳食思也。气噎者，心悸上下不通，噎哕不彻，胸胁苦痛；忧噎者，天阴苦厥逆，心下悸动，手足逆冷；劳噎者，苦气膈，胁下支满，胸中填塞，令手足逆冷，不能自温；食噎者，食无多少，惟胸中苦塞常痛，不得喘息；思噎者，心悸动喜忘，目视䀮䀮。"《济生方》在总结噎膈的病理之后，提出针对性治疗方法，指出："治疗之法，调顺阴阳，化痰下气，阴阳平匀，气顺痰下，膈噎之疾，无由作矣。"这对后世治疗噎膈很有启迪意义。

《儒门事亲》不主张强分五噎、五膈,认为其浪分支派流,其惑滋甚,力宗三阳热结,文中说:"噎食一让,在《黄帝内经》苦无多语,惟曰:三阳结,谓之膈。三阳者,谓大肠、小肠、膀胱也。结,谓结热也。小肠热结则血脉燥,大肠热结则后不圊,膀胱热结则津液涸。三阳既结则前后闭塞,下既不通,必反上行,此所以噎食不下,纵下而复出也。"对于治噎之法,更抒己见,指出:"世传五噎宽中散,有姜有桂。十膈散,有附有乌。今予既斥其方,信乎与否,以听后贤。或云:忧恚气结,亦可下乎? 余曰:忧恚礧磈,便同大郁,太仓公见此皆下。法废以来,千年不复,今代刘河间治膈气噎食,用承气三汤,独超近代……今予不恤,姑示后人。用药之时,更详轻重;假如闭久,慎勿陡攻。纵得攻开,必虑后患。宜先润养,小着汤丸。累累加之,关扃自透。其或咽噎,上阻涎痰,轻用苦酸,微微涌出,因而治下,药势易行。设或不行,蜜盐下导,始终勾引,两药相通,结散阳消,饮食自下。莫将巴豆,耗却天真,液燥津枯,留毒不去,人言此病,曾下夺之,纵下夺来,转加虚痞。"这些治疗心得可供后世参考。

除此之外,金元医家对噎膈证治尤多见解。《脾胃论》说:"堵塞咽喉,阳气不得出者,曰塞;阴气不得下降者,曰噎。夫噎塞迎逆于咽喉,胸膈之间,令诸经不行,则口开、目瞪、气欲绝。当先用辛甘气味俱阳之药,引胃气以治其本,加堵塞之药以泻其标也。"朱丹溪对噎膈的认识也深入一层,说:"积而久也,血液俱耗,胃脘干槁,其槁在上,近咽之下,水饮可行,食物难入,间或可入,入亦不多,名之曰噎,其槁在下,与胃为近,食虽可入,难尽入胃,良久复出,名之曰膈,亦曰反胃。"他清楚地认识到噎膈之病位在食管,食物噎膈于食管,尚未入胃而反出。治噎之法,其指出:"张鸡峰亦曰:噎当是神思间病,惟内观自养,可以治之。此言深中病情,治法亦为近理。夫噎病主于血干,夫血者阴气也,阴主静,内外两静,则脏腑之火不起,而金水二气有养,阴血自生,肠胃津液,传化合宜,何噎之有? "以此为据,明确提出"润养津血,降火散结"的治疗大法,很有见地,对后世影响颇大。

《证治要诀》强调痰气郁结致噎的病理及治法,指出:"诸痞塞及噎膈,乃是痰为气所激而上,气又为痰所膈而滞,痰与气搏,不能流通,并宜用二陈汤加枳实缩砂仁各半钱,木香一钱,或五膈宽中散。"

《医学入门》对噎膈的病因病理、证候特点、治疗方药认识更加深刻,指出:"病因内伤忧郁失志,及饮食淫欲,而动脾胃肝肾之火,或因杂病,误服辛香燥药,俱令血液衰耗,胃脘枯槁。其槁在上焦贲门者,食不能下,则胃脘当心而痛,须臾吐出乃止,贲门即胃脘上口,言水谷自此奔入于胃,而气则传之于肺也……实火,黄连解毒汤加童便、姜汁,或益元散入姜汁,澄白脚为小丸,时时服之,温六丸尤妙。甚者,陶氏六一承气汤、人参利膈丸。虚火冲上,食不入者,枳梗二陈汤,加厚朴、白术及木香少许,或古萸连丸。渴者,钱氏白术散;大便闭者,导滞通幽汤,或参仁丸,麻仁丸。当噎未至于膈之时,便宜服此防之。膏肓之疾,岂可怠忽! ……凡五十岁后,血枯粪如羊屎,及年少不淡薄饮食,断绝房室者,不治。"

《医贯》对于噎膈、翻胃、关格的鉴别已经相当清楚。其说:"噎膈、翻胃、关格三者,名各不同,病原迥异,治宜区别,不可不辨也。噎膈者,饥欲得食,但噎塞迎逆于咽喉胸膈之间,在胃口之上,未曾入胃,即带痰涎而出,若一入胃下,无不消化,不复出矣,惟男子年高者有之,少无噎膈。翻胃者,饮食倍常,尽入于胃矣,朝食暮吐,暮食朝吐,或一两时而吐,或积至一日一夜,腹中胀闷不可忍而复吐,原物酸臭不化,此已入胃而反出,故曰反胃,男女老少皆有之。关格者,粒米不欲食,渴喜茶水饮之,少顷即吐出,复求饮复吐,饮之以药,热药入口即出,冷药过时而出,大小便秘,名曰关格。关者下不得出也,格者上不得入也,惟女子多有此证。"

该书对噎膈治疗的宜忌多有心得,指出:"三阳何以致结热?皆肾之病也。盖肾主五液,又肾主大小便,肾与膀胱为一脏一腑,肾水既干,阳火偏盛,熬煎津液,三阳热结,则前后闭涩,下既不通,必反于上,直犯清道,上冲吸门喉咽,所以噎食不少也。……此证多是男子年高五十以外得之,又必其人不绝色欲,潜问其由,又讳疾忌医,日近来心事不美,多有郁气而然。予意郁固有之,或以郁故而为消愁解闷之事,不能无也,此十有八九,亦不必深辨。但老人天真已绝,只有孤阳,只以养阴为主。王太仆云:食入即吐,是无水也,食久反出,是无火也。无水者壮水之主,无火者益火之源。褚侍中云:上病疗下,直须以六味地黄丸料大剂煎饮,久服可挽于十中之一二,又须绝嗜欲、远房帏、薄滋味,可也。若曰温胃,胃本不寒,若曰补胃,胃复不虚,若曰开郁,香燥之品适以助火,局方发挥已有明训,河间刘氏下以承气,咸寒损胃,津液愈竭,无如补阴,焰光自灭。世俗不明,余特详揭。"这些体会应该为后人深思和吸取。

张景岳集先贤诸家之说,融会贯通,对噎膈的病因病理及证治都有全面的认识。《景岳全书》说:"噎膈一证,必以忧愁、思虑、积劳、积郁或酒色过度损伤而成。盖忧思过度则气结,气结则施化不行。酒色过度则伤阴,阴伤则精血枯涸。气不行,则噎膈病于上;精血枯涸,则燥结病于下。且凡人之脏气,胃司受纳,脾主运化,而肾为水火之宅,化生之本,今既食饮停隔不行,或大便燥结不通,岂非运化失职、血脉不通之为病乎?而运化血脉之权,其在上者,非脾而何?其在下者,非肾而何?矧少年少见此证,而惟中衰耗伤者多有之,此其为虚为实概可知矣。……噎膈、反胃二证,丹溪谓其名虽不同,病出一体,若乎似矣。然而实有不同也。盖反胃者。食犹能入,入而反出,故曰反胃;噎膈者,隔塞不通,食不能下,故曰噎膈。食入反出者,以阳虚不能化也,可补可温,其治犹易;食不得下者,以气结不能行也,或开或助,治有两难,此其轻重之有不同也。且凡病反胃者,多能食,病噎膈者不能食,故噎膈之病病于胸臆上焦,而反胃之病则病于中下二焦,此其见证之有不同也。所以反胃之治,多宜益火之源,以助化功;噎膈之治,多宜调养心脾,以舒结气。其证候既有不同,故诊治亦当分类也。"这对于噎膈、反胃的鉴别更加细致,为后世所遵。《景岳全书》还对噎膈的治疗做了深入的记述,对后世也很有参考价值。

至清代,对噎膈的病因、病理有了进一步的认识,如《医门法律》说:"过饮滚酒,多成膈证。"《张氏医通》认为,膈初起未必是津液干枯,而是冲脉上行逆气,使水液不能润下而呈食才下咽,涎随上涌。《证治汇补》融痰瘀互结之说,创化痰化瘀之法,指出噎膈之证"有气滞者,有血瘀者,有火炎者,有痰凝者,有食积者。虽有五种,总归七情之变,由气郁化火,火旺血枯,津液成痰,痰壅而食不化也。……有因色欲过度,阴火上炎,遂成膈气,宜作死血治,二陈加当归、桃仁、香附、砂仁、白术、沉香、韭汁、姜汁治之。"《临证指南医案》对噎膈病位、病理的认识更趋实际,其说:"气滞痰聚日拥(壅),清阳莫展脘管窄隘,不能食物,噎膈渐至也。"

总之,由于历代医家的不断探索,对噎膈的病因病理、证候、治法、转归都积累了丰富的内容,为后世的研究工作奠定了坚实的基础。

3. **范围** 西医的食管癌、贲门癌、贲门失弛缓症、食管憩室、食管炎以及食管神经症,都会出现噎膈症状,均可参考本篇辨证论治。

(二)病因病理

噎膈的发生是逐步演变而成的。早期多以气逆痰阻为主,渐致血瘀,病久则见阴津耗损,或气阳亏虚。现将噎膈的病因病理归纳如下(图4-3)。

1. **忧思郁怒** 忧思伤脾,脾伤则气结;郁怒则伤肝,肝伤则气失条达。气机不畅,津液凝聚而成痰,痰气交阻于食管,逆气上冲而不下,故成噎膈。若气郁化火,火逆于上,则食入咽则反出,噎膈更重。若气滞日久,血液行涩,同时,津液流行不畅,变生痰浊,痰瘀互结,停滞于食管,则食管窄隘,食难入胃,而成噎膈。正如徐灵胎评《临证指南医案·噎膈》说:"噎膈之证,必有瘀血、顽痰、逆气,阻膈胃气。"若气郁化火,火热灼津,津伤不复则阴液亏虚;痰凝日久,也易化热,痰热胶阻,耗伤津液;血瘀不畅,不生化生新血,阴血渐虚。阴津不足,食管干涩,使噎膈增剧。噎膈日久,饮食少进,化源不充,气血两虚。久则阳气也衰,脾肾俱亏。

2. **酒食所伤** 过饮酒浆,助湿生热,湿热蕴积,阻碍气机升降;酒热耗津,食管干涩,则进食不畅,渐生噎膈。过食辛辣炙煿,也耗伤津液;过食肥甘厚味,变成痰浊,津伤血燥,痰浊阻滞,食入不顺而成噎膈。也有好食热汤之人,或食已便卧,损伤食管,而致进食则胸痛,否则发噎而反吐。

食管不润,痰浊阻滞,气机不顺,久则血行涩滞,进一步加重噎膈之证情。

酒食不节,脾胃受伤,加之食不入胃,气血无以滋生,久则气血亏虚,继则脾肾衰败。

3. **亡血失精** 多育多产,或大出血,或久失精,或房室不节,肾精耗伤,精血亏虚,不能奉养诸脏,食管干涸,食难顺下;阴血亏损,肝木失养,厥气上逆,也会加重噎膈的症情。正如《景岳全书》所说:"酒色过度则伤阴,阴伤则精血干,气不行则噎膈病于上,精血干涸则燥结病于下。"

综上所述,本证的病位在于食管,属胃气所主。但就其病理而言,除胃以外,与肝、脾、肾也密切相关。一则三脏与食管、胃皆有经络相联系,三脏之气血、阴精若不能上奉,食管失于濡润,胃失和降;一则在功能上,脾为胃行其津液,肝气之疏泄及肾阳之温煦,亦有助于胃气通降,从而使食物咽下,顺利入胃,否则其中任何一脏功能失常,均可累及胃而导致噎膈。反之,噎膈日久,由轻转重,饮食不入,后天乏源,必然波及脾、肝、肾等脏。

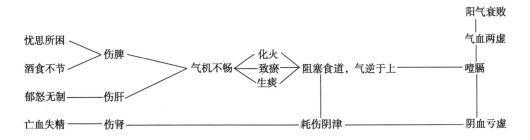

图4-3 噎膈病因病理示意图

（三）辨证论治

1. 辨证要点

（1）噎膈,其病位于食管,为胃气所主,胃属阴土,性喜润恶燥,喜清淡而恶黏腻,其气以和降为顺,职司受纳,腐熟水谷。噎膈的发生除了食管的梗噎、隔拒症状外,则胃的和降功能失司,不能受纳,腐熟水谷之象,亦多易见。

（2）本病证的辨证,当首先分辨虚实。初病多实,病以气、血、痰三者互结,阻于食管,三者在发病中,或单独为害,或二者或三者相兼作乱,使病情由轻转重。病久,由于食管不畅,食难入胃,化源不足,病则由实渐虚。虚者,或阴津耗伤,或气阴两虚,或气血亏虚,或阳气衰败。在临床上,气滞、血瘀、痰凝的产生与肝、脾、肾等脏功能失调有关,故也常见虚实相兼的病理变化。

（3）在噎膈的发病过程中,还应该注意区别其功能性与器质性。在现代医疗器械与技能允许的条件下,除了通过望、切诊以外,配合 X 线钡餐造影或食管镜的检查,可望能得到明确结论。

（4）在本病证的诊治中,也应该注意区别其病变的良性与恶性,这对于选择治疗方法和预后关系重大,往往需要进行一些必要的理化检查。

（5）噎膈、反胃、梅核气的鉴别:噎膈与反胃,都可表现为呕吐食物,故两者需要鉴别;噎膈与梅核气,都可表现为咽喉至心窝部位的不舒或疼痛,故两者也需加以鉴别(表 4-2)。

表 4-2 噎膈、反胃、梅核气的鉴别

	噎膈	反胃	梅核气
病因	忧思郁怒、酒食不节、亡血失精	呕吐反复发作	情志不遂
病理	初为气、血、痰互结,阻于食管,病久致虚	脾胃阳衰或停饮,瘀阻	肝气郁结,肝胃不和
病位	食管	胃	咽喉
进食	初则能进流食,不能进干食,久则干稀不能入	进食顺利	进食顺利
呕吐时间	食入则吐	朝食暮吐,暮食朝吐	一般不吐
治疗	早宜解郁,行瘀,消痰佐以生津晚宜补益或消补兼施	温补脾肾,和胃降逆或化饮,行瘀	疏肝理气
预后	差	稍差	良

2. 治则要点

（1）本病证的治疗,应注意权衡标本,补消兼施。早期以标实为主,治宜理气解郁,活血化瘀,消痰散结,若兼见阴津耗伤者,当佐以生津润燥;晚期以本虚为主,治宜滋阴养血,益气温阳;若本虚标实俱显时,又当标本兼顾。

（2）使用解郁,化瘀、消痰,用药不宜过于辛燥;使用滋阴养血,用药不宜过于滋腻;使用清火,用药不宜过于苦寒;使用温补,用药不宜过于甘温或辛热。从而使胃气冲和,愈疾有望。

（3）正确把握内科治疗适应证,早期诊断早期治疗;同时掌握转外科指征,也属至关重要。

3. 分型证治

（1）痰气交阻

主症:吞咽梗阻,胸膈痞闷,情绪舒畅时可以稍微减轻。

兼症:口干咽燥,大便艰涩。

舌脉:舌质偏红,或红而光,苔薄腻,或黄,脉弦细而滑。

分析:痰气交阻,食管不利,胸膈阻塞,所以吞咽梗阻,胸膈痞满或隐痛,情绪舒畅时,气机疏通,所以症状可以暂时稍减;气结之后,郁热伤津,津液不能上承,以致口干咽燥;大肠津枯,故大便艰涩;舌质红。脉弦滑,是气郁痰阻、兼有郁热伤津的征象。

治法:开郁,润燥,化痰。

方药:用启膈散。方中丹参、郁金、砂仁壳化瘀利气以开郁;沙参、川贝母、茯苓润燥化痰以散结;荷叶蒂、杵头糠化浊和胃以降逆。若逆气上冲,也可加旋覆花、炒枳壳、赭石、八月札等开郁降逆;若津液干枯,食管干涩,可加麦冬、天冬、玄参、石斛、芦根等养阴生津;若痰浊壅盛,可加竹沥、瓜蒌、枇杷叶、陈皮等化痰降气;若胃镜下见食管黏膜充血、糜烂、发红、苔黄,可加连翘、蒲公英、生甘草等清热解毒;若见到食管溃疡,还可加锡类散、白及粉、生大黄粉等生肌愈疡;若见到食管息肉,可加土贝母、生薏苡仁、清半夏、山慈菇等化湿散结;若见到明显胃内容物反流至食管,可加生姜、黄芩,半夏等苦辛通降;大便干涩,可加火麻仁、蜂蜜、瓜蒌仁、当归等润燥通便。

处方举例:沙参15g,丹参20g,赤芍10g,郁金10g,砂仁壳6g,土贝母10g,紫苏梗10g,荷叶梗10g,炙枇杷叶12g,玄参12g,预知子10g。

（2）津亏热结

主症:吞咽时食管干涩而痛,进干食、硬食更加困难、痛楚,但汤水尚可咽下。

兼症:形体逐渐消瘦,口干咽燥,五心烦热,大便干结。

舌脉:舌质红干,或有裂纹,脉象细数。

分析:胃津亏耗,食管失去濡润,以致吞咽时梗塞疼痛,固体食物难以咽下;口干咽燥,大便干结,是胃肠津亏热结所致;如见五心烦热,形体消瘦,多由胃津不足发展到肾阴亏耗,阴虚内热;舌质红干而裂,脉弦细数,是津亏热重的征象。

治法:以滋养津液为主。

方药:五汁安中饮为主方。方用梨汁、藕汁、牛乳养胃生津;生姜汁和胃降逆;佐以韭菜汁活血行瘀。并可加沙参、石斛、生地黄、玄参以养胃滋肾。本方服时宜少量多次,缓缓饮用。如大便燥结不通,可酌加大黄以清热通便,釜底抽薪。用时只宜中病而止。

若尚有实火,咽至心窝之间灼热不舒,舌红,苔黄而干,可用黄连解毒汤等,药如黄芩、黄连、栀子、竹茹、枇杷叶、芦根、天花粉等以降火止呕;若大便行涩缘于血虚津枯者,可加白蜜、火麻仁、油当归、肉苁蓉等润燥通便。

处方举例:沙参15g,玄参12g,石斛10g,鲜芦根30g,炙枇杷叶12g,淡黄芩10g,山栀子10g,半枝莲30g,白花蛇舌草30g,丹参20g,韭菜汁10ml(兑入)。

（3）瘀血内结

主症：胸膈疼痛，固定不移，饮食不下，梗噎而出。

兼症：形体消瘦更加明显，肌肤枯燥，大便干结，燥如羊屎，量少质坚，或呕吐之物色如赤豆汁。

舌脉：舌质紫暗，或有瘀斑，甚则口唇暗紫，脉细涩。

分析：瘀血内结，阻于食管，因而痛处固定不移，食不得下，甚至饮水困难；由于久病耗伤阴血，肠道干枯，因而大便如羊屎，量少质坚；吐出物如赤豆汁，乃因络脉破损、血液外溢所致；长期饮食不下，生化之源枯竭，以致形体消瘦、肌肤枯燥；舌红少津，质暗紫，脉细涩，是阴血亏虚、瘀血内结的征象。

治法：滋阴养血，破结行瘀。

方药：以通幽汤为主方。方中地黄、当归滋阴养血，桃仁、红花破结行瘀，甘草缓急润燥。还可加参三七、丹参、赤芍、蜣螂之类以祛瘀通络，海藻、昆布、贝母等以软坚化痰；如服药即吐，难以下咽，可先服玉枢丹，以开膈降逆，随后再服煎药。

若痰瘀互结，舌暗、苔腻，可用温胆汤合桃红四物汤为治；若疼痛明显，还可加丹参饮或失笑散以化瘀止痛；若痰瘀互结，日久化热可用六神丸以清热化痰，解毒消肿。

处方举例：熟地黄 12g，砂仁 3g，全当归 10g，赤芍、白芍各 10g，桃仁、杏仁各 10g，草红花 6g，三七粉 3g（冲），枳壳 10g，炒五灵脂 10g，生蒲黄 10g（包煎），火麻仁 10g。

（4）气虚阳微

主症：长期饮食不下，食则反出。

兼症：面色㿠白，精神疲惫，气短声怯，形寒肢冷，泛吐清涎，面浮足肿，腹部胀满。

舌脉：舌质淡、苔薄白，脉细弱或沉细。

分析：病情发展严重，由阴损到阳微，脾胃阳气虚衰，不能受纳饮食、运化水谷，因此饮食不下；泛吐清涎，精神不振，面浮、足肿、腹胀，是由于脾肾衰败，阳气亏虚，不能化津所致；面色㿠白，气短声怯，形寒肢冷，阳气不展，不能外达；舌淡苔白，脉细弱或沉细，是元阳衰微的表现。

治法：温补脾肾。

方药：温脾用补气运脾汤，温肾用右归丸。前方用人参、黄芪、茯苓可补气益脾为主；半夏、陈皮、生姜等和胃降逆为辅，并可加入旋覆花、赭石等以止呕。后方用熟地黄、山茱萸、枸杞子等滋肾阴；鹿角胶、肉桂、附子、杜仲等温肾阳。噎膈到此阶段，脾肾皆败，一般宜先服温脾益气之剂，以救后天生化之源，待到能稍进稀薄饮食，再给予补脾温肾的药物。汤丸同时并进，或两方交替服用。

处方举例：人参粉 3g（冲），炙黄芪 20g，茯苓 15g，白术 10g，清半夏 10g，炒陈皮 10g，肉桂粉 3g（冲），附子 6g，砂仁 3g（后下）。

综上所述，噎膈之证，男性成人多见。病因以忧思郁怒、酒食所伤、亡血失精为主。病位在食管及胃脘，其基本病理改变为食管由于气滞、瘀血、痰凝所阻。病初多实，久则由实转虚，但多见虚实夹杂之证。其临床表现以吞咽困难、胸膈痞痛、食入即吐或全不能食、大便秘结为主，应与梅核气、反胃等证相鉴别。

噎膈大致可分为痰气交阻、津亏热结、瘀血内结、气虚阳微四型。在辨证时宜掌握轻重虚实与标本缓急。治疗时，针对不同病机，实证宜祛邪，虚证宜补益。痰气交阻、热结、瘀血属实，宜解郁化痰、泻热祛瘀；津亏、气虚、血弱、阳微属虚，宜滋液养血、补气温阳。由于证情错综复杂，往往虚实互见、痰瘀交阻，治疗时必须知常达变，灵活遣方用药，方能收效。

此证之预防，应注意劳逸结合，增强体质；要怡情放怀，避免精神刺激；勿过量饮酒和恣食辛辣食物，免伤胃气；应外避六淫，免除外因之干扰。在治疗中，宜内观静养，薄滋味，忌香燥，戒郁怒，禁房事。

附：反胃

反胃是以脘腹痞胀，宿食不化，朝食暮吐，暮食朝吐为主要临床表现的一种病证。《金匮要略·呕吐哕下利》称为"胃反"，《太平圣惠方·治反胃呕哕诸方》则称为"反胃"。

西医的胃、十二指肠溃疡病，十二指肠憩室，急、慢性胃炎，胃黏膜脱垂症，十二指肠壅积症，胃部肿瘤等，凡继发胃幽门痉挛、水肿、狭窄，引起胃排空障碍，而在临床上出现反胃症状者，均可参照本证辨证施治。

本病多因饮食不当，饥饱失常，或嗜食生冷，损及脾阳；或忧愁思虑，又伤脾胃。脾胃既伤，一则胃病日久，以致中焦虚寒，不能消化谷食；一则中焦不运，气滞血瘀，痰凝阻于下脘。宿食不化，又不能向下传导，终致尽吐而出。如反胃日久，可导致肾阳亦虚，所谓下焦火衰，釜底无薪，不能腐熟水谷，则病情更为严重。

证候：食后脘腹胀满，朝食暮吐，暮食朝吐，吐出宿谷不化，吐后即觉舒适。神疲乏力，面色少华，舌淡苔薄，脉象细缓无力。

分析：中虚有寒，饮食停留不化，故食后脘腹胀满，吐出宿谷，即觉舒适；由于久吐伤气，食物又不能化生精微，则神疲乏力；面色少华，舌淡苔薄，脉象细缓无力，乃脾胃虚寒之征。

治法：温中健脾，降逆和胃。

方药：丁沉透膈散加减。方用人参、白术、木香以温中健脾，砂仁、丁香、沉香、白豆蔻仁、神曲、麦芽以降逆和胃。并可加旋覆花、赭石以镇逆止呕。

如面色㿠白、四肢不温，舌淡白，脉沉细者，是久吐肾阳亦虚，治宜益火之源，以温运脾阳，用附子理中丸加吴茱萸、丁香、肉桂之类。

如唇干口燥，大便不解，舌红脉细者，是久吐伤津，胃液不足，气阴并虚之象，治宜益气生津，降逆止呕，可用大半夏汤加味。

如胃中停饮，呕吐涎水，当以温化痰饮，方用小半夏加茯苓汤为治。

如呕吐日久，上述治法罔效，胃痛而固定，舌质紫暗，又宜化瘀消结，方用失笑散加赤芍、山楂、生薏苡仁、土贝母等。

处方举例：丁香6g，沉香6g，人参粉3g（冲），茯苓15g，桂枝6g，白术10g，半夏10g，生姜3片，砂仁5g（后下），旋覆花10g（包煎），赭石30g（先下）。

【复习思考题】

1. 噎膈的发生与哪些因素关系密切？

2. 噎膈初起以标实为主，其具体内容如何掌握？

3. 噎膈后期以本虚为主，其具体内容如何掌握？

4. 噎膈常见证型的证治规律是什么？

5. 如何鉴别噎膈、梅核气、反胃？

【附方】

1. **启膈散** 《医学心悟》方。沙参、茯苓、丹参、川贝母、郁金、砂仁壳、荷叶蒂、杵头糠。

2. **五汁安中饮** 验方。韭菜汁、牛乳、生姜汁、梨汁、藕汁。

3. **黄连解毒汤** 《外台秘要》方。黄连、黄芩、黄柏、栀子。

4. **通幽汤** 《兰室秘藏》方。生地黄、熟地黄、桃仁、红花、当归、炙甘草。

5. **温胆汤** 《备急千金要方》方。半夏、橘皮、甘草、枳实、竹茹、生姜、茯苓。

6. **桃红四物汤** 《医宗金鉴》方。当归、川芎、白芍、熟地黄、桃仁、红花。

呃　逆

【学习要求】

1. 了解呃逆的概念的演变过程，明确呃逆、干呕、嗳气、咳逆的区别。

2. 了解呃逆的发生与肺、胃的关系。

3. 掌握平呃的意义和具体方法。

4. 掌握呃逆常见临床证型的证治规律。

5. 了解急、慢性疾病危重阶段出现呃逆的意义。

【自学时数】3学时

（一）概述

1. **命名** 因于肺胃气逆上冲，而致喉间呃呃连声，声短而频，令人不能自制，称为呃逆。本证古称为"哕"。

呃逆与嗳气、干呕虽同属于胃气上逆所致，但三者确有不同之处。由于历史的原因，三者概念曾被混淆，临症时需加以区别。《景岳全书》鉴别较详，指出："哕者，呃逆也……干呕者，无物之吐而呕也……噫者，饱食之息，即嗳气也。"至于"咳逆"与"欬逆"乃为咳之甚者，当属咳嗽之列。

2. **沿革** 中医文献中虽然很早对本证就有所认识，但却经过一个相当长的历史时期，才逐渐认识清楚。如《黄帝内经》称"呃逆"或为"哕"，或为"欬哕"。《金匮要略》则或称"哕"或称"哕逆"。《类证活人书》又称"欬逆"。《东垣十书》进一步指出"欬逆，俗以呃逆与呃忒呼之。"《医学入门》又错认为系"哕即干呕"。《伤寒六书》更有其甚，认为"哕即干呕之甚者……皆有声而无物也""夫欬逆者，俗谓之呃忒是也"。《证治准绳》总结前人之论争，指出："呃逆即内经所谓哕也。或曰成无己、许学士固以哕为呃逆，然东垣、海藏又以哕为干呕，陈无择又以哕名欬逆，诸论不同，今子独取成、许二家之说何也？"此点可以说明呃逆与哕无异，而绝非干呕。《景岳全书》也重申这种看法，明确指出："呃逆一证，古无是名，其在《黄帝内经》本谓之哕，因其呃呃连声，故今人以呃逆名之，于义亦妥。"

致呃之病因病理，《灵枢·九针论》即指出："胃为气逆为哕。"《活人书》则指出："哕，胃寒所生……然亦有阳证欬逆者。"《丹溪心法》则认为："欬逆有痰、气虚、阴火。"在具体辨证上又认为："不足因内伤脾胃及大病后胃弱，多面青、肢冷、便软，有余因外感胃燥及大怒、太

212

饱,多面红、肢热、便闭。"《伤寒六书》则指出:"欬逆证古方多作寒气,故用丁香、柿蒂、姜附热剂,此亦一偏也。欬逆有虚、有实、有火。"《证治准绳》引刘宗厚之论曰:"呃逆一证,有虚有实,有火有痰,有水气,不可专作寒论。"这些论述对全面认识呃逆的病理特点具有极大的指导意义。《景岳全书》总结前人之论,对呃逆之病理分析更趋全面、深刻:"凡杂证之呃,虽由气逆,然有兼寒者,有兼热者,有因食滞而逆者,有因气滞而逆者,有因中气虚而逆者,有因阴气竭而逆者,但察其因而治其气,自无不愈。若轻易之呃,或偶然之呃,气顺则已,本不必治。惟屡呃为患,及呃之甚者,必其气有大逆,或脾肾元气大有亏竭而然。然实呃不难治,而惟元气欲竭者,乃最危之候也。"

治呃之法,《灵枢·杂病》即已记载:"哕,以草刺鼻嚏,嚏而已,无息而疾迎引之,立已,大惊之,亦可已。"《丹溪心法》则指出:"视其有余不足治之……不足者,人参白术汤下大补丸;有余并有痰者吐之,人参芦之类。痰碍气而呃逆,用蜜水吐,此乃燥痰不出。"《证治准绳》又进一步明确指出具体方法:"大抵治法,虚则补之,虚中须分寒热。如因汗吐下后,误服寒凉过多,当以温补之;如脾胃阴虚火逆上冲,当以平补之;挟热者,凉而补之。若夫实者,如伤寒失下,地道不通,因为呃逆,当以重下之。如痰饮停蓄,或暴怒气逆痰厥,此等必形气俱实,别无恶候,当随其邪之所在,涌之、泄之、清之、利之。"《景岳全书》按证之寒热虚实施以治法,指出:"凡声强气盛而脉见滑实者,多宜清降;若声小息微而脉见微弱者,多宜温补。"

对其预后,《济生方》指出:"大抵老人、虚人、久患者及妇人产后有此证者,皆是病深之候,非佳兆也。"

3. 范围 食管、胃、肠、腹膜、纵隔以及肺肝等的功能性或器质性疾病,引起膈肌痉挛而发生呃逆,均可参考本篇辨证施治。

(二)病因病理

呃逆的发生,是气机上逆动膈而引起,与胃、肺的关系最为密切。其病因概括如下(图 4-4)。

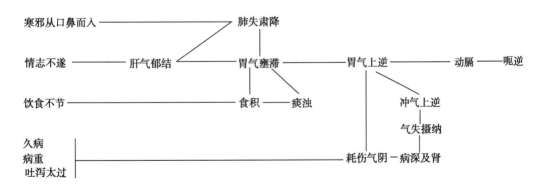

图 4-4 呃逆病因病理示意图

1. 胃失和降 胃以通降为顺,若胃为生冷饮食所伤,或寒气所客,胃气受伐,气机壅滞,甚则上逆。或过食辛热煎炸之品,或过服温补之剂,燥热内生,阳明腑实,气不顺行,并循于手太阴之脉上膈,而致膈间不利,相并上冲作呃。《伤寒六书》说:"伤寒或汗下太过或恣饮冷水,水寒相搏,虚逆声浊恶而长,名哕"。《景岳全书》亦说:"皆因胃中有火,所以上冲为呃。"

2. 肝失调达 恼怒抑郁则伤肝,肝气怫郁,横逆犯胃,则挟持胃气上逆。同时,肝升肺降,共同维持正常气机升降,若肝气逆动,亦可使肺肃降之性失司,肝肺之气但升不降,再与胃气一起上逆动膈,而发生呃逆。《古今医统大全·咳逆门》说"凡有忍气郁结积怒之人,并不得行其志者,多有咳逆之证",指出了呃逆与肝脏有一定关系。

3. 正气亏虚 重病久病之后,或因病而误用吐下之剂,耗伤中气,或损及胃阴,均可使胃的和降之性失常,胃气上逆动膈而致呃逆。若病深及肾,肾气失于摄纳,引动冲气上乘,挟胃气动膈,亦可发生呃逆。此种情况往往出现在病情危重之时,故《素问·宝命全形论》指出:"病深者,其声哕。"《证治汇补·呃逆》更进一步指出:"伤寒及滞下后,老人、虚人、妇人产后多有呃症者,皆病深之候也。"

总之,呃逆的发生,总由胃气上逆动膈而成,即由各种原因引起胃气上逆的同时,致使膈间气机逆乱,从而导致呃逆。胃气上逆的原因,多与寒气或燥热客于胃中,或寒热不调蕴积于胃,或气郁痰阻于胃,以及正气亏虚等有关。膈间气机逆乱与肺胃关系密切,尤其肺气失于疏通影响更大,从以下几个方面可以看出:①手太阴肺经之脉,起循胃口,上膈属肺;②肺主肃降,胃主和降,肺胃之气同主于降;③膈居肺胃之间;④取嚏或闭气以及惊吓均可使呃逆缓解。这些都说明肺胃两脏功能失调,可以使膈间气机逆乱而上冲,发出断续的呃呃之声。反之,只有使肺胃之气向下得以平缓,呃逆方能停止。

(三)辨证论治

呃逆辨证应注意掌握虚实,分清寒热。实者多由受寒、气郁、痰阻、火盛所致,虚证多缘脾肾阳虚与胃阴不足之故。在治疗方面,则以和胃降逆平呃为主。所谓平呃,即指疏通膈间之气而言,临床上丁香、柿蒂为常用要药。临证时结合具体致病原因,实证当分别采用祛寒、清热、解郁、化痰等法,虚证当或温补脾肾或滋养胃阴等。唯在重病中出现呃逆,其声低怯,断断续续,则为元气衰败之征,急宜大补元气、固护胃气,以防突变。正如《景岳全书·呃逆》中所言:"然实呃不难治,而惟元气败竭者,乃最危之候也。"

1. 辨证要点

(1)辨虚实:实证呃声频密相连,声高而扬,脉数或沉迟有力;虚证呃逆时断时续,气怯声低,脉沉弱无力。

(2)辨寒热:寒证呃声深沉徐缓,得热则减,遇寒则发或加重,苔白润;热证呃逆响亮急促,得寒则减,烦急时加重,苔黄、脉数。

(3)辨轻重:新病,身体壮实而偶发,声音响亮有力,连续不断,多属轻证;久病、体弱呃逆不时一作,声音低怯,六脉沉细无力,多属重症。

2. 分型论治

(1)实证

1)寒邪伤中

主症:呃声沉缓有力,膈间及胃脘不舒,得热则减,得寒则甚。一般有明显的受寒史。

兼症:饮食减少而不馨,喜得热食,口不渴。

舌脉:舌苔白润,脉象迟缓。

分析:每多缘于吸进冷气或过食生冷之物所致,寒邪客于肺胃,气机失于宣降,膈间气机逆乱而上冲喉间,故呃逆沉缓有力,膈间及胃脘不舒,得热则减,得寒则甚。寒气伤胃,而受纳、腐熟之功失司,故饮食减少而不馨。喜进热食者,系由热食以祛寒,而使症情稍缓解之故。舌苔白润,脉象迟缓,均属胃中有寒之象。

治法:温中散寒止呃。

方药:以丁香散为主方。方中丁香、柿蒂降逆止呃,高良姜温中散寒。若为外寒所客,当用紫苏、桂枝、生姜,此三者同具辛散之力,又有和胃降逆之能;若胃寒较重,可加吴茱萸、肉桂以温阳散寒降逆;若寒滞不化,脘闷嗳腐可加莱菔子、谷芽、麦芽、神曲、山楂以消食导滞;若属寒湿中阻,又当加半夏、苍术、厚朴、陈皮、茯苓等温化寒湿;若平素胃中蕴热,再受寒邪之伤,寒热交争,则应寒热并用,在上述治疗的同时,酌加山栀子、连翘、黄连、黄芩之属。

处方举例:丁香 5g,柿蒂 10g,紫苏 10g,桂枝 10g,高良姜 10g,姜半夏 10g,炒陈皮 10g,茯苓 15g,焦四仙各 10g,生姜 2 片。

2) 胃火上逆

主症:呃声洪亮、有力、急促而连续。

兼证:胃脘灼热,口臭烦渴、喜冷饮,小便短赤,大便秘结。

舌脉:舌红苔黄,脉象滑数。

分析:每多因过食辛辣油煎厚味,以及嗜烟好酒,或心肺之热移于胃肠,使胃肠实热蕴积,进而胃火上冲动膈,故呃逆连续而急促,声音洪亮而有力;热蕴于中,故胃脘灼热,口臭烦渴而喜冷饮,肠间热盛,故小便短赤,大便秘结;舌红苔黄,脉象滑数,亦为胃肠积热之象。

治法:清胃泄热止呃。

方药:轻者大黄甘草汤加柿蒂为主方。方中大黄清胃泄热降逆,甘草和中,柿蒂乃止呃要药,故加之。如是则使胃热得清,气机通降,呃症得止。若属食积胃脘,蕴久化热,则加谷芽、麦芽、神曲及黄连、连翘之品以消食导滞;若属痰热阻滞中焦,可用半夏、陈皮、竹茹等;若便秘较重,加槟榔、莱菔子、枳实、厚朴等下气通腑;若热盛津伤,还可加生津之品,如芦根、天花粉、麦冬等。

处方举例:生大黄 5g,生甘草 5g,柿蒂 10g,刀豆子 16g,神曲 10g,谷芽、麦芽各 10g,连翘 10g,炒莱菔子 10g,清半夏 10g。

3) 气逆痰阻

主症:呃逆连声、呃出为快,由抑郁恼怒而诱发,情绪好转则症缓。

兼症:胃脘连及胸胁胀闷,时有恶心,不思饮食,头目昏眩。

舌脉:舌苔薄腻,脉弦而滑。

分析:情志不遂,肝气怫郁,故而逆乘肺胃,肺胃气逆上冲,引动膈间之气,故发生呃逆;呃逆则郁闷之气暂得疏泄,故呃出为快。情志之疾故与情绪密切,郁怒则发,愉快则缓;胁为肝经之所布,胸为肺之所属,胃脘为胃之所处,肝肺胃同病,则胸胁及胃脘郁闷不畅;痰浊中阻,气失通降,故见恶心,不欲饮食。若痰浊中阻气机升降失常,清气不升,浊气不降故头目眩晕;舌苔薄白、脉弦而滑亦为肝旺气盛,兼有痰浊之象。

治法:降气化痰,和胃止呃。

方药:以旋复代赭汤为主方。方中旋覆花、赭石通降肝、肺、胃之逆气,生姜、半夏和胃降逆。可加郁金、紫苏梗、青皮、陈皮解郁疏肝;若正气未虚,则不用人参、甘草,以防壅滞气机。如痰气郁久化热,可与黄连温胆汤合用,增加疗效;若病及血分,气机不畅,痰浊壅滞,又当佐以香附、川芎、赤芍等调理气血之品;若呃逆经常发作,久治不愈,也可从瘀血考虑,化瘀可用血府逐瘀汤。

处方举例:旋覆花 10g(包煎),赭石 30g(先煎),法半夏 10g,生姜 3 片,紫苏梗 10g,郁金10g,青皮 6g,陈皮 10g,香附 10g,钩藤 10g(后下),茯苓 10g。

(2) 虚证

1) 脾胃阳虚

主症:呃逆偶作,声低气怯,气不得续。

兼症:面色苍白,食少神疲,手足欠温,大便稀溏。

舌脉:舌淡苔薄白,脉细弱无力。

分析:久病体虚,脾胃不健,纳化无权,中气升降失常而不得顺接,虚气上逆则呃逆偶作,声低气怯,气不得续;脾胃已伤,化源不足故食少神疲,面色苍白;中阳虚衰,阳气不得四布,故手足不温;阳气不得温化,清气下陷,则大便稀溏;舌淡苔白,脉象沉细弱,亦为脾胃阳虚之象。

治法:温补脾胃,和中降逆。

方药:以理中汤加吴茱萸、丁香为主方。方中干姜温中扶阳,人参、白术、炙甘草甘温益气,合而组成理中汤,共奏温中健脾之功,吴茱萸、丁香温胃透膈而平呃逆。另可加刀豆子温中止呃;若呃逆频作不止,心下痞硬,可合旋复代赭汤治之,以加强重镇降逆之力;若病久脾病及肾,脾肾阳虚,气失摄纳,呃声断续而低弱,舌质胖淡,脉象沉迟,可加肉桂、附子、紫石英、沉香以温肾助阳;如兼食滞可稍佐陈皮、麦芽等以调气化滞;若中气太亏,呃声低弱难续,食少便溏,体倦乏力,苔薄白脉沉迟,急宜独参汤或四味回阳饮少量多次频服。

处方举例:党参 10g,肉桂 6g,白术 10g,干姜 6g,炙甘草 6g,刀豆子 15g,吴茱萸 3g,丁香6g,旋覆花 10g(包煎),赭石 20g(先煎),姜半夏 10g。

2) 胃阴不足

主症:呃逆急促而不连续。

兼症:口干舌燥而不多饮,嘈杂,欲食则不能纳,纳则胃脘痞满,烦躁不安。

舌脉:舌质红而干有裂纹,脉象细数。

分析:因于热病传中,或暴呕,或过食炙煿,或嗜好烟酒,均可耗伤胃阴。胃为阳土,喜润恶燥,以通降为顺。胃阴不足,和降之性不行,反而上逆动膈,故呃逆急促而不连续;气逆无力,故呃逆时作时止,或呃声低怯;胃阴不足,虚热内扰,则胃中嘈杂,口干舌燥而不欲饮,知饥而不能纳,纳则胃脘痞满,烦躁不安;舌红而干或有裂纹,脉细数,亦属津亏液耗之象。

治法:生津养胃平呃。

方药:以益胃汤为主方。方中沙参、麦冬、生地黄、玉竹、石斛加冰糖以滋养胃液,是为甘寒生津之法。加枇杷叶、柿蒂、刀豆子、佛手、香橼以降逆止呃。若邪热未清,也可加生石膏、知母辛寒泄热;热伤津液,口干舌燥,可加芦根、天花粉生津增液;如胃气大虚,不思饮食则合用橘皮竹茹汤以益气和中。

处方举例:沙参 15g,麦冬 10g,玉竹 15g,生地黄 5g,枇杷叶 12g,柿蒂 10g,刀豆子 15g,石斛 10g,炒陈皮 6g,竹茹 6g,芦根 15g。

综上所述,呃逆之证,轻重差别极为明显。如偶然发作,大都轻浅,常可自行消失或用简单方法即可有效。如持续不停,则需根据寒热虚实,在和胃降逆平呃的基础上辨证施治。实证中,属于胃中寒冷者,治宜温中祛寒;属于胃火上逆者,治宜清泄胃热,属于气机郁滞者,治宜顺气解郁。虚证中,属于脾胃阳虚者,治宜温补脾胃;属于胃阴不足者,治宜生津养胃。至于在急、慢性疾病严重阶段出现呃逆,多为病情危重、"胃气将绝"的征兆,预后较差,应当益气、回阳、敛阴、固脱佐以镇逆之品,积极救治。

【复习思考题】

1. 呃逆的概念如何与干呕、嗳气、咳逆相区别?

2. 呃逆的辨证要点是什么?

3. 临床上如何结合辨证使用和胃降逆平呃法治疗呃逆?

4. 急、慢性疾病危重阶段出现呃逆,如何认识和处理?

【附方】

1. **丁香散** 《古今医统》方。丁香、柿蒂、良姜、炙甘草。

2. **大黄甘草汤** 《金匮要略》方。大黄、甘草。

3. **旋覆代赭汤** 《伤寒论》方。旋覆花、赭石、人参、半夏、炙甘草、生姜、大枣。

4. **黄连温胆汤** 《六因条辨》方。黄连、半夏、陈皮、茯苓、甘草、生姜、竹茹、枳实。

5. **血府逐瘀汤** 《医林改错》方。当归、生地黄、桃仁、红花、枳壳、赤芍药、柴胡、甘草、桔梗、川芎、牛膝。

6. **理中汤** 《伤寒论》方。人参、白术、干姜、炙甘草。

7. **独参汤** 《景岳全书》方。人参。

8. **四味回阳饮** 《景岳全书》方。人参、制附子、炙甘草、炮姜。

9. **益胃汤** 《温病条辨》方。沙参、麦冬、生地黄、玉竹、冰糖。

泄　泻

【学习要求】

1. 了解泄泻的基本概念及与痢疾的分化过程。

2. 掌握泄泻与痢疾的区别。

3. 重点掌握泄泻的病理是湿盛与脾虚。

4. 掌握泄泻各个证型的症状特点及治法方药。

【自学时数】3学时

(一) 概述

1. **命名** 泄泻以大便次数增多,或者粪质变稀,甚则如水状,或便下完谷不化而言。泄之与泻,略有不同。泄指便下徐缓,泻指便势急暴。正如《奇效良方》云:"泄者,泄漏之义,时时溏薄,或作或愈;泻者,一时水去如注。"而究其实质则一,故统称泄泻。本病证一年四季均可发生,夏秋两季尤其多见。

2. **沿革** 中医学对本证的认识源远流长,系统而丰富。

文献记载始于《黄帝内经》,书中称之为"泄",列有飧泄、濡泄、漏泄、溏泄及注泄等名称,论其病因病理亦有一定的深度,或言风、或言湿、或言寒、或言热、或言清气在下……如《素问·气交变大论》云:"岁木太过,风气流行,脾土受邪,民病飧泄食减。"此指出飧泄多与脾虚、中阳不振及肝郁犯脾有关。《素问·阴阳应象大论》云:"太阴之胜,湿化乃见,善注泄。"这里指出濡泄、注泄多为湿邪太盛所致。《素问·至真要大论》云:"阳明在泉……主胜则腰重腹痛,少腹生寒,下为鹜溏。"此指出鹜泄为脾胃虚寒所致。《素问·生气通天论》云:"春伤于风,邪气留连,乃为洞泄。"《灵枢·邪气脏腑病形》云:"肾脉小甚为洞泄。"均指出肝旺克脾与肾气不足则致洞泄。总之,《黄帝内经》对泄泻的认识为后世的发展奠定了坚实的基础。《难经》指出"泄凡有五,其名不同,有胃泄、脾泄、大肠泄、大瘕泄、小肠泄",并具体描述其症状,其中胃泄、脾泄及大肠泄为泄泻,小肠泄、大瘕泄则属痢疾。

《诸病源候论》则详于论痢,而略于谈泻。

《金匮要略》继承上述观点,将泄泻与痢疾并论,统称下利,并设专篇进行论述。其中有关泄泻的内容,对后世认识泄泻的症状、治疗和预后,有很大的启发,尤其是书中所制订的治疗泄泻的不少方剂,至今仍为临床常用。

《脉经》专论泄证之脉,对于本证的诊断和预后也有参考价值。

至金元时期,学术争鸣兴起,有关泄泻的分型、证治更加细致,内容亦更加丰富。《治法机要》比较系统地提出了泄泻的治疗方法。《儒门事亲》对治疗五泄所宜药物的性味有独到见解。《丹溪心法》指出泄泻的发生与湿、火、气虚、痰积有关,并对其治疗进行深入的探讨,如"湿用四苓散加苍术,甚者苍白二术同加,炒用,燥湿兼渗泄;火用四苓散加木通、黄芩,伐火利小水;痰积宜豁之……在上者用吐提,在下陷者宜升提……气虚用人参、白术等;食积,二陈汤和泽泻、苍术、白术、山楂、神曲,或吞保和丸。"同时,对脾泻、寒泄、热泄等十一种泄泻的治疗提出具体方药,并且指出治泄用涩药的宜忌。

《医学入门》不仅对泄泻的证治有更加深入的探讨,而且将其治则要点予以概括:"凡泄皆兼湿,初宜分理中焦,渗利下焦。久则升举,必滑脱不禁,然后以涩药固之。其间有风胜,兼以解表,寒胜兼以温中,滑脱涩住,虚弱补益,食积消导,湿则淡渗,陷则升举,随证变用……且补虚不可纯用甘温,太甘则生湿;清热亦不可太苦,太苦则伤脾,每兼淡剂利窍为妙。"可为治泻之要言。

《医宗必读》总括治泄有九法:即淡渗、升提、清凉、疏利、甘缓、酸收、燥脾、温肾、固涩,是对治泄之法由博返约的概括,对后世很有启发。

《景岳全书》对泄泻的分型亦以暴泄、久泻为纲,并指出"泄泻之本,无不由于脾胃""泄泻之因,惟水、火、土三气为最"这一结论,对于泄泻辨治极为有益。

近代名医秦伯未总结前人的经验,将泄泻分为实证、虚证二类加以论述,亦很有见地。

3. **范围** 本证与现代医学腹泻的概念相同。凡因胃、肠、肝、胆、胰腺等消化器官发生功能性或器质性病变引起的腹泻,如急慢性结肠炎、肠结核、结肠过敏等以及其他系统某些病变引起的腹泻,均可参考本证进行辨证论治。

(二)病因病理

泄泻是脾胃功能障碍引起的病变,虽然与脾胃、大小肠都有关系,但以脾为主,故有"泄泻,脾病也"之说。致病之因虽多,又以湿邪为发病的主要因素,故前人指出"无湿不成泄"。湿邪作乱致泻,往往有挟风、挟寒、挟暑、挟食之别;泄泻属脾病,脾既病也易引起肝木相乘与久病及肾导致肝脾不和及脾肾两虚等(图4-5)。

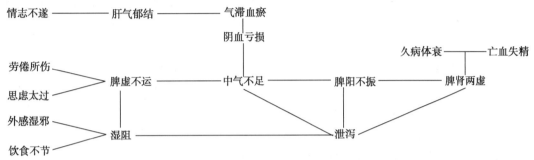

图 4-5 泄泻病因病理示意图

1. **感受外邪** 引起泄泻的外邪以风、寒、暑、湿、热为常见,其中尤以湿邪为主。外感邪气客于胃肠,使脾胃运化功能障碍,水谷不化精微而变为湿浊,下流于肠,发生泄泻。《杂病源流犀烛·泄泻源流》说:"湿盛则飧泄,乃独由于湿耳。不知风寒热虚,虽皆能为病,苟脾强无湿,四者均不得而干之,何自成泄? 是泄虽有风寒热虚之不同,要未有不原于湿者也。"此说明外邪引起的泄泻,实与湿邪关系最为密切。临床上,常有风、寒、暑、热之邪挟湿伤于胃肠及四者伤于脾虚湿盛之人的差异,虽均可致泻,转归不尽相同。湿邪若兼风、兼寒,伤于人则多转化为寒湿;湿邪若兼暑、兼热,伤于人则易转化为湿热。

2. **饮食所伤** 暑热时节,恣食生冷,或食入不洁之物,每易损伤脾胃;饮食过饱、宿滞内停或恣食肥甘,运化不能,亦可使脾胃受伐。脾胃既伤,传导失职,而成泄泻。《医宗金鉴》说:"暴泄者,皆由生冷、油腻、恣食无节。"若久病体弱之人,脾胃素虚,运化力减,故进食稍有不慎,更易发生泄泻。

3. **肝郁乘脾** 肝气不舒,气机不畅,最易影响脾胃运化,正如《金匮要略》所说:"见肝之病,知肝传脾。"脾失健运,水谷精微不能吸收,反为湿滞,下降成泻;亦有脾胃素虚之体,一遇忧思恼怒、精神紧张,则肝气怫郁,进而影响脾的运化,清浊相混,夹杂成泻。《景岳全书·泄泻》说:"凡遇怒气便作泄泻者,必先以怒时挟食致伤脾胃,故但有所犯,即随触而发,此肝脾二脏之病也。盖以肝木克土,脾气受伤而然。"

4. **脾胃虚弱** 饮食不节,劳倦内伤,久病体弱,久泻伤正,均可使脾胃虚衰,运化无权,既不能受纳腐熟水谷,又不能运化转输精微,以致水反成湿,谷反成滞,水谷糟粕混杂而下,乃成泄泻。正如《素问·脏气法时论》所言:"脾病者,虚则腹满肠鸣,飧泄,食不化。"

5. **肾阳虚衰** 脾和肾的关系极为密切。脾之所以能运化水谷,全赖肾阳之温煦,况肾司二便,大便的通导调节关系于肾。故若久病、年老、体弱或亡血、失精、过育,致使肾阳虚衰,阴寒内生,清气沉降,水湿下注,则生泄泻。如《景岳全书》所言:"肾为胃之关,开窍于二阴,所以二便之开闭,皆肾脏所主。今肾中阳气不足,则命门火衰……阴气极盛之时,则令人洞泄不止也。"

综上所述,脾虚湿盛是导致本证发生的重要因素。外因以湿邪关系最为密切。湿浊困脾则中阳不振,无以行运化之权,则水谷清浊不分,混杂而下,酿成泄泻,即所谓"无湿不成泻"。内因多系脾虚。脾虚则无力转输,水谷不化精微反变湿浊,清气不升,浊液下流,遂生泄泻,即如《景岳全书》所言"泄泻之本,无不由于脾胃"。亦有肝气乘脾或脾虚及肾,进一步加重脾虚失运的程度,故泻难平复。湿盛与脾虚互相影响、互为因果,是泄泻发生、发展、缠绵难愈的根本原因。

（三）辨证论治

1. 辨证要点

（1）文献中泄泻分类归纳:

按病程分:暴泻、久泻;急性、慢性。

按性质分:寒泻、热泻;实证、虚证。

按发病脏腑分:胃泄、脾泄、大肠泄、肾泄、肝泄。

按症状分:飧泄、泄洞、溏泄、滑泄、鹜泄、濡泄、注泄。

按发病原因分:伤食泄、伤风泄、中寒泄、湿泄、暑泄、火泻、痰泄、酒泄。

目前,临床上一般以暴泻、久泻为纲,病理变化为目进行分型论治。

（2）泄泻的寒热辨(表4-3):

表4-3 泄泻的寒热辨

	寒	热
大便性状	鸭溏清冷,或泻下如水,甚则完谷不化	来势急迫,大便黏稠色黄,肛门灼热
腹痛	腹中雷鸣,热手按之则缓	腹中灼痛,痛一阵则泻一阵
口渴	不渴,饮热汤则痛泻减轻	烦渴饮冷
小便	清白	短赤
舌象	质润苔白	质红苔黄
脉象	沉紧	滑数

（3）泄泻与痢疾的鉴别(表4-4):

表4-4 泄泻与痢疾的鉴别

	病位	脓血便	排便	腹痛	便常规 WBC+RBC	病理	危证
泄泻	脾(中焦)	无	通畅	腹痛肠鸣	<15个	湿盛与脾虚	少见
痢疾	肠(下焦)	有	滞下不爽 虚坐努责	腹痛多重 痛利交作	15个以上	邪客肠道,与气血相搏结,化腐成脓	易见

二者亦有联系,疾病早期可表现为泄泻,失治、误治后转为痢疾。正如《景岳全书》所言:"然痢之初作,必由于泻。此泻之与痢本为同类,但泻浅而痢深,泻轻而痢重。泻由水谷不分,由于中焦;痢以脂血伤败,病在下焦。"

2. **治疗原则**　暴泻以邪实为主,治当祛邪为先,利湿燥脾为法,兼顾风、积等;久泻为正虚多见,治则扶正为先,健脾温阳为法,兼理肝肾。唯泄泻一证,临床中往往虚实兼夹、寒热并见,故临证时又当标本兼顾、寒热并调。具体治疗,当遵湿则导之、火则清之、寒则温之、痰则豁之、暑则驱之、积则消之、风则解之、虚则补之、滑则涩之的治则。但固涩之法,只有滑脱不禁时才能使用,不宜太早,以免留邪而致病情迁延难愈。

3. **分型论治**

(1) 暴泻

1) 寒湿泄泻(或风寒泄泻)

主症:泄泻发病急暴,大便清稀甚则如水,腹中疼痛,痛一阵泻一次,肠鸣辘辘。

兼症:多见风寒挟湿之表证,如头重体倦,周身酸痛,纳呆泛呕,口淡不渴,或口黏不爽,或恶寒低热等。

舌脉:舌正苔薄白或白腻,脉象濡缓,或浮紧或浮滑。

分析:外感风寒或寒湿之邪,客于肠胃,或过食生冷黏滑及不洁之物,伐伤胃肠,升降失调,清浊不分,湿浊下注,传导失司,故大便清稀、甚则如水,发病急暴;寒主收引,故腹痛如绞;寒湿下注,时缓时急,故腹痛阵阵,痛则作泻,肠鸣辘辘;风寒挟湿侵袭肌表,卫气行涩,故恶寒,低热,头重身痛;湿阻中焦则纳呆泛呕,口淡不渴或口黏不爽;风寒外束故苔薄白,脉浮紧,挟湿则脉浮滑;若寒湿客中,则可见苔白腻,脉濡滑。

治法:解表散寒,化浊利湿。

方药:胃苓汤合正气天香散加减。正气天香散,专为风寒客胃而设。方中紫苏叶辛温解表、和胃散寒,香附疏调气血,陈皮和胃降逆,干姜温中散寒并可除湿,乌药理气止痛,位偏中下二焦。合方可奏散风除寒、和胃止痛之效。平胃散则为化湿和中良剂。其中,苍术最善燥湿运脾,厚朴更能宽中除满,陈皮理气化滞,甘草缓中和药,合方最能芳香化湿。五苓散利水渗湿,可导湿浊之邪从小便而出,正所谓"治泄不利小便,非其治也";湿为阴邪,寒湿明显时,取方中桂枝可温通阳气以化湿浊。若为暑季贪杯、外冒阴寒而致泻者,也可选用藿香正气散(或丸剂、水剂)为治。

加减法:风寒之邪较重,加淡豆豉,生姜、防风以增强温散风寒之力;若因过食生冷黏腻之物者,加焦三仙等消导药;泻下如水,腹痛频频登厕者,可加用周氏回生丹,每次10粒,每日2次。

处方举例:苏紫叶10g,炒陈皮10g,姜半夏10g,淡豆豉10g,苍术10g,厚朴10g,生姜5g,木香10g,白豆蔻5g(后下),制香附10g,五苓散1袋(包煎)。

2) 湿热泄泻(或暑湿泄泻)

主症:腹痛即泻,泻下急迫或泻而不爽,粪色黄褐,质地稠黏,气味臭秽。

兼症:肛门灼热,心烦口渴,小便短赤。

舌脉:舌质红,苔黄腻,脉象滑数。

分析:夏秋之间暑湿较盛,或因恣食肥甘厚味,湿热蕴积,伤于肠胃,传导失常,故发生泄泻;湿性下趋,热性急迫,湿热下注,故腹痛而泄,泻下状如水注;湿性黏腻,最易阻滞气机,故可见泻下不爽;湿热炽盛,故粪色黄褐、气味臭秽、肛门灼热;湿热久羁,故心烦口渴,小便短赤;舌苔黄腻、脉象滑数也皆湿热内盛之象。

治法:清热利湿。

方药:葛根黄连汤加减。方中葛根解肌清热,煨用止泻力增;芩连苦寒,清热燥湿,善能止泻;生甘草一味,甘缓和中。配滑石名六一散,解暑除烦,加竹叶效果益著。临证遇湿重者加薏苡仁、茯苓、木通之类以助利湿,热盛者可加金银花、连翘、大黄以解毒,挟食滞者加神曲、麦芽、山楂以消导,暑热象著时加藿香、佩兰、荷叶、扁豆花以解暑清热。

治疗湿热泄泻,当辨别湿多抑或热多。湿多者,用药则偏重于祛湿利尿;热多者,用药应稍偏于清热,或在方剂组成或药物剂量上予以调整,则疗效更佳。

若发于盛暑之际,泻如米泔,烦渴,尿赤,自汗、面垢,舌苔薄黄、脉象濡数者,治宜清暑化湿,方用藿香正气散或六一散合香连丸为治。

处方举例:葛根 10g,炒黄芩 10g,黄连 5g,生甘草 6g,滑石块 10g,竹叶 5g,生薏苡仁 15g,通草 10g,车前草 20g,焦三仙各 10g,木香 10g。

3)伤食泄泻

主症:腹痛即泻,粪便臭如败卵,泻后痛减。

兼症:脘胀拒按,痞满而痛,嗳腐倒饱,不思饮食。

舌脉:苔厚腻垢浊,脉象滑。

分析:饮食不节,宿滞中焦,气机阻碍,传导失常,故腹痛而泄,粪便臭如败卵;泻后浊气得泄,故腹痛减轻;食滞中焦,气机失畅,则脘腹痞满而痛;宿食停滞,浊气上逆,故嗳腐倒饱;胃失和降,脾失健运,则饮食不思;苔厚腻垢浊、脉滑也为食积之征。

治法:消食导滞。

方药:保和丸加减。本方消食导滞,和中化湿,为治疗食积的主要方剂。其中,神曲、麦芽、山楂、莱菔子消食下气除满,陈皮、半夏和胃降逆,茯苓理脾化湿,连翘味苦微寒,善清食积蕴久滋生之毒热。

若因过食辛炙煿之品,症见苔黄脉滑者,当清热燥湿,可加黄芩、黄连;如由过食寒凉之物,而见苔白脉缓者,宜合平胃散,增强苦温燥湿之力;食积过重,脘腹痞满、泻下不爽者,可因势利导,"通因通用",改用枳实导滞丸(汤),此方以大黄、枳实为主,推荡积滞,使邪有路,而达到祛邪以安正的目的。

处方举例:半夏曲 10g,炒陈皮 10g,茯苓 15g,焦神曲 10g,谷芽、麦芽各 10g 焦山楂 10g,莱菔子炒 10g,连翘 10g,炒白术 10g,木香 10g。

(2)久泻

1)脾虚泄泻

主症:大便不实,时溏时泻,每因稍进油腻或劳累之后,则便次增多、甚则夹有不化之物。

兼症:面色萎黄,肢倦乏力,或形体消瘦,纳少不馨,胸腹痞闷不舒,肠鸣。

舌脉:舌质淡、体胖,苔薄白,脉象细弱。

分析:脾胃久伤,中气虚弱,运化转输无力、清气下陷,不能腐熟水谷化为精微而成湿浊,下降作泻,故大便不实,肠鸣辘辘;稍食油腻或小有作劳,脾气更伤,则泻下加重,便次增多,甚则夹有不化之物;脾胃既虚,化源不足,气血不足,故面色萎黄,肢倦乏力,久而形体消瘦;脾胃虚弱,消化迟缓,故纳少不馨;气弱行缓,故脘腹痞闷不舒;舌淡体胖、苔薄白、脉细弱,均为脾胃虚弱之象。

治法:健脾益气。

方药:参苓白术散加减。本方以四君子汤为基础补气健脾,扁豆、山药、莲子肉、炒薏苡仁化湿理脾,加砂仁醒脾开胃,陈皮行气和中,桔梗上浮以升下陷之清气,是治疗脾虚湿泻的常用方。

若久泻不愈,中气下陷而兼有脱肛者,可用补中益气汤以益气升清、健脾止泻;若泄泻日久,气阴两伤而湿浊未净,舌体瘦质嫩红、苔薄黄腻者,可加石榴皮、五倍子、山楂等酸收之品。但要注意,选用健脾益气药不宜太温燥,选用益胃养阴药不宜太滋腻,选用清化湿热药不宜大苦寒或渗利。久泻脾虚,湿浊内停,蕴而化热者,也可加苦参、黄柏、椿根皮等清化湿热之品;若脾阳已衰,阴寒内盛,腹中冷痛雷鸣,手足不温者,宜用理中汤加附子、肉桂以温中散寒。

处方举例:党参10g,茯苓15g,土炒白术12g,炒扁豆15g,淮山药10g,炒陈皮10g,煨木香10g,炒薏苡仁15g,桔梗6g,砂仁3g(后下),莲子肉10g。

2)肝气乘脾

主症:每因情绪不宁之时即发生腹痛泄泻,便后腹痛略减,再痛再泻。

兼症:平时情志不畅,多愁善感,易于紧张或激动,胸胁痞闷,嗳气少食,口苦吞酸,或面黄肌瘦,神疲乏力。

舌脉:舌质淡红,苔薄白或薄黄,脉象弦细。

分析:情志不遂则肝气怫郁,疏泄不利,横逆犯脾,脾病则运化无权,升降失常,清浊不分,混杂而下,故腹痛作泻;泻后,气暂疏,气机稍畅,故泻后疼痛略减,再郁则再痛,再痛而再泻,痛泻交替而作;脾为气血生化之源,久泻伤脾,气血不足,故形瘦面黄,神疲乏力;肝体阴用阳,血虚则肝失柔养,气失条达,常易郁结,故情绪易于波动,胸胁痞闷不舒;肝不疏胃则嗳气少食,口苦吞酸;舌质淡红,脉象弦细亦为肝旺脾虚之象。

治法:抑肝扶脾。

方药:痛泻要方加减。方中白芍味酸入肝,柔肝以缓急。防风为疏散之润剂,可散肝而不伤正;风能胜湿,用之又可理脾化湿。白术健脾,脾旺则湿化而泻止,再用陈皮理气和中。四药相合,能调达肝气,升运脾气,共奏抑肝扶脾之效。

若肝阴不足,可加五味子、五倍子、石榴皮、白芍以酸敛柔肝;脾气不健者,可加茯苓、炒扁豆、淮山药以益脾健运;情绪不宁者,可加绿萼梅、郁金、合欢皮、生龙骨、生牡蛎以解郁宁神。

若肝郁日久,气病及血,常会出现血瘀见症,如久泻不愈,腹中刺痛,舌暗有瘀斑等,治当以活血化瘀为法,根据兼寒兼热,可分别选用少腹逐瘀汤或膈下逐瘀汤。

处方举例:炒白芍12g,防风6g,炒白术12g,炒陈皮10g,山楂15g,乌梅5g,炙甘草5g,

茯苓 15g,炒扁豆 15g,淮山药 10g,绿萼梅 10g。

3)命门火衰

主症:五更作泻,大便溏薄,甚则完谷不化,泻后则安。

兼症:脐腹隐痛,畏寒,肠鸣,形寒肢冷,腰膝冷痛,男子阳痿、阴囊湿冷,女子月经后期量少。

舌脉:舌胖质淡,苔白水滑,脉象沉迟。

分析:久病失养,肾阳虚衰,不能温煦脾土以助运化,又值五更时分,阳气未复,阴寒极盛,故腹痛而泻,五更则作,甚则完谷不化。泻后则安。脾肾两虚,阳气不振,内不得温养脏腑,故脐腹畏寒、疼痛、肠鸣、腰膝冷痛、形寒肢冷,男子阳痿、阴囊湿冷,女子冲任虚寒见月经后期量少;舌胖而淡、苔白水滑,脉象沉迟,均为阳虚阴盛之象。

治法:温肾健脾。

方药:四神丸加味。方中补骨脂温补命门之火以止泻,肉豆蔻、吴茱萸暖脾胃以助运,五味子收敛止泻,姜枣健脾和中。若脾阳不振明显者,合附子理中汤以增强温补脾肾之力;命门火衰突出者,可加巴戟天、益智仁、肉桂以图温肾;年高体弱、久泻不止而致中气下陷者,可合补中益气汤,在温补基础上升阳;若久泻无度、大便失禁者,可加赤石脂、诃子肉、乌梅等以固涩止泻;亦有因久泻、脾肾阳衰,无力推动气血运行,而见阳虚血瘀之象者,可合用少腹逐瘀汤为治,往往可收良效。

处方举例:补骨脂 10g,肉豆蔻 10g,吴茱萸 5g,五味子 10g,党参 15g,茯苓 15g,炙附片 6g,炮姜 6g,土白术 12g,煨木香 6g,台乌药 10g。

上述各型泄泻,有时单独出现,有时相兼并见,且可互相转化,所以各种治法应随证选用。一般而言,外邪侵袭或饮食所伤,多属实证,治以祛邪为主,但均宜佐以分利;而泄泻日久,或反复发作,耗伤正气,治以扶正为主,但均以健脾为本。泄泻初起,不可骤用补涩,以免固闭邪气;而久泻不可分利太过,恐伤阴液。然临床所见,久泻者虚实夹杂、寒热不调或瘀血停积亦不少见,治疗时尤当注意辨证论治。此外,在治疗的同时,注意饮食起居的调护,也至关重要。

(四)其他治法

1. 暴泻

(1)天枢、足三里,针刺。

(2)大蒜,每次 2~3 瓣,每日 2~3 次。

(3)车前草,鲜者洗净,30~60g,煎水饮。

(4)马齿苋,不拘多少洗净,与大蒜共碎,加盐少许当菜服,每日 2 次。

(5)六合定中丸,每次 2 丸,每日 2 次,开水送服。

(6)水泻如注,周氏回生丹 10 粒,每日 2 次,开水送服。

2. 久泻

(1)五倍子研细面,醋调敷脐,伤湿止痛膏外敷固定。

(2)虚寒者,用肉桂粉以黄酒调敷脐部,伤湿止痛膏外敷固定;或附子理中丸 1~2 丸,每日 2 次;或四神丸 6g,每日 2 次。

（五）预防与护理

1. 注意饮食卫生，不喝生水，不吃腐败食物。

2. 泄泻流行季节，宜食大蒜，或鲜藿香、鲜佩兰、鲜紫苏叶、鲜荆芥等。

3. 泄泻患者宜服容易消化之软食及清淡素食，忌食油腻及生冷硬物；久泻患者更应避免过劳及情志刺激，注意保暖，防止感受寒湿之邪。

【复习思考题】

1. 如何正确理解湿盛与脾虚在泄泻发生过程中的意义？

2. 泄泻的分型有哪几种？其证治是什么？

3. 泄泻与痢疾如何鉴别？

4. 久泻伤脾气，亦伤脾阴，临床如何鉴别与处理？

5. 久泻气阴两伤而湿热未净，治疗时注意哪几点？

6. 固涩药与酸收药在治疗泄泻的过程中如何使用？

7. 食积在暴泻与久泻中如何认识和处理？

8. 肝木乘脾之泄泻，肝阴未伤与已伤如何区别处理？

【附方】

1. **胃苓汤** 《丹溪心法》方。苍术、厚朴、陈皮、茯苓、白术、猪苓、泽泻、肉桂、甘草、生姜、大枣。

2. **正气天香散** 《保命歌括》方。乌药、香附末、陈皮、紫苏、干姜。

3. **葛根黄芩黄连汤** 《伤寒论》方。葛根、炙甘草、黄芩、黄连。

痢 疾

【学习要求】

1. 了解痢疾的概念及相互传染的特点。

2. 掌握痢疾的病理变化是邪气客于肠道，与气血相搏结，化腐成脓所致。

3. 重点掌握湿热痢、疫毒痢、虚寒痢、休息痢等常见证型的辨证论治。

4. 掌握痢疾的治疗要点，并注意初病不宜固涩，以免留邪。

5. 了解疫毒痢的应急处理知识和方法。

6. 了解久痢阴血已伤、湿热未净的治疗方法。

7. 了解瘀血在久痢病理变化中的机制。

【自学时数】3学时

（一）概述

1. **命名** 痢疾是以腹痛、里急后重及大便脓血为主要表现的病证，一年四季均可发病，但以夏秋季节为多。

2. **沿革** 中医学最早医籍《黄帝内经》称其为"肠澼"，《灵枢》亦说："肾足少阴之脉……是主肾所生病者……肠澼。"《黄帝内经》有时也称本病证为"赤沃""下注赤白""下沃赤白"。《难经》泄泻与痢疾同论，其中"小肠泄""大肠泄"即针对于痢疾而言，如书中指出："小肠痢者，溲而便脓血，少腹痛。""大肠泄者，里急后重，数至……"

《备急千金要方》称痢疾为"滞下"。《金匮要略》继承《难经》的观点将痢疾与泄泻等病统称为"下利",并设《呕吐哕下利病脉证治》专篇讨论,载白头汤以治湿热痢疾,桃花汤治疗虚寒痢,以及《伤寒论》之葛根黄芩黄连汤治疗表邪未解、邪陷化热之痢疾,至今仍为临床所用。《中藏经》一书中"澼"与"癖"通用,故称之为"肠澼"。我国第一部病理及证候学专著《诸病源候论》书中已有痢疾的名称,且设痢疾诸候凡四十,于痢疾分型达二十四种之多,包括赤白痢、赤痢、血痢、冷痢、热痢等,将病程较长者称之为久痢,时发时止者称之为休息痢,湿毒伤人如病蛊注,痢血夹脓及瘀血之为蛊注痢。

《备急千金要方》对痢疾病之分类由博返约,而将其概括为四"谓冷、热、疳、蛊",具体指出其临床代表为"冷则白,热则赤,疳则赤白相杂,无复节度,多睡眼涩,蛊则纯痢瘀血",堪为痢以赤白分寒热之渊源。《仁斋直指方》指出:"痢出于积滞。积,物积也;滞,气滞也。物积欲出,气滞而不与之出,所以下坠里急,乍起乍止,日夜凡百余度……以无积不成痢也。"这里不仅明确了里急后重的病理机制,而且突出了积滞在痢疾病变中的地位,为后世治痢疾加用消导及通下之品如山楂、大黄奠定了理论基础。《济生方》提出治痢不宜过早使用罂粟壳、石榴皮、诃子、肉豆蔻等收涩药物,而必先导涤肠胃,次正根本,然后辨其风冷暑湿为其治法,实属经验之谈,对临床具有指导意义。《丹溪心法》就痢疾赤白之属性别有新论"新痢赤属血,白属气",而不以赤白分寒热。另外,丹溪对泄泻与痢疾之证治亦多论述,《平治会粹》指出:"夫泄者水谷,湿之象;滞下者,垢瘀之物,同于湿热而成。治分两歧,而药亦异。"《局方发挥》则曰:"若滞下则不然……然皆里急后重,逼迫恼人。考之于经,察之于证,似乎皆热证实证,余近年涉历,有大虚、大寒者,不可不知。"对后世启发极大。金元时期的医家即知本病能相互传染,因而有时疫痢之名称。《素问病机气宜保命集》提出"行血则便脓自愈,调气则后重自除",并拟芍药汤以示教,验之临床,功效彰著,至今不衰。

《医宗必读》于痢疾的治疗亦颇有见地,指出:"至于治法,须求何邪所伤、何脏受病,如因于湿热者,去其湿热;因于积滞者,去其积滞;因于气者调之,因于血者和之;新感而实者,可以通因通用;久病而虚者,可以塞因塞用。"《景岳全书》论述疾的辨证大要时指出:"虽其变态多端,然总不外乎表里寒热,而于虚实之辨,为切要。凡邪因表者,必有表证,但兼其表而行散之,表邪解则痢自愈;如无表证,则必由口腹,悉属内伤,但伤于内者极多,因于表者则间或有之,此内外之不可辨也。寒热言之,则古以赤者为热,白者为寒。……夫痢起夏秋,湿蒸热郁,本乎天也;因热求凉,过吞生冷,由于人也。气壮而伤于天者,郁热居多;气弱而伤于人者,阴寒为甚。须知寒者必虚,热者必实。"所论实为中肯。后世《医略》一书则倡导"肠中生痈"之说,"论痢疾证治之理正与痈疡机宜暗合",提出"治痢之法,当参入治痈之义"。至此,中医学在痢疾的理法方药诸方面都积累了丰富的内容。

3. **范围**　急慢性细菌性痢疾、阿米巴痢疾以及某些结肠病变,如非特异性溃疡结肠炎、肠结核等,可参考本证进行辨证论治。

(二)病因病机

本病多由外受湿浊、疫毒之气,内伤饮食生冷,损伤脾胃与肠而形成。人体中气的强弱、感受病邪的多少,对疾病之属性及转归预后有着密切关系。素体阳气不足者,易受寒湿,或外感湿邪后,湿从寒化;阳气素旺者,易受湿热或感受湿邪后,湿从热化;身体素虚,又感疫毒邪气太甚,则易导致阴竭阳脱之变。痢疾初作,失治误治,使病情缠绵或转成休息痢,久病不愈,则伤及脾肾,或虚实夹杂(图4-6)。

1. **感受外邪** 夏秋之交,暑热湿浊及疫毒之邪伤人,客于胃,湿蕴热蒸,气血壅滞,进而化腐成脓,便下赤白脓血,而成湿热或毒痢。正如《医略》所言:"前贤论痢疾证治之理正与痈疡机暗合,但未有直言痈疽、流注、疮疡之属,生于膜原,连络肠胃之间,脓血内溃,渗入肠中,漂澼而下,为痢之赤白者。"另外,寒湿之气伤于胃肠,或痢疾日久,脾胃俱伤,运化功能发生障碍,湿浊内生,从寒而化亦成寒湿,与气血相搏结而便下白胨,或白多赤少,里急后重,实属寒湿痢。

需要指出,邪之寒热虽与之赤白有一定关系,但一般认为,伤于气分则为白,伤于血分则为赤痢,气血俱伤则为赤白痢。

2. **饮食内伤** 饮食不节,过食肥甘厚味,或误食酸腐不洁之物,损伤肠胃,酿生湿热,湿蕴热蒸,气血凝滞,化为脓血,也可成湿热。若其人恣食生冷瓜果,胃肠伤败,湿浊内停,从寒而化而致寒湿内蕴,壅滞于肠,气机被遏,气滞血瘀,气血与肠中浊气相搏结,则大便黏胨而成寒湿病;胃疾日久,胃虚,运化无权,或湿热痢过服寒凉之品,戕伐中阳,也成虚寒痢。

上述病因虽有外邪与饮食之分,但两者常同时为患,伤及肠胃,并且在发病中互相影响,内外交感而发病。

本病病位虽然在肠,但肠与胃同属于腑,密切相关,故痢疾为患多胃肠同病。如胃气受伤,不降反逆,呕恶不食,为正虚邪恋,则成久痢或休息痢。久不愈或反复发作,则胃病及脾,甚而波及于肾,脾肾俱伤而致下利不止。

总之,本病发生的原因与感受外及饮食所伤关系密切,其病在肠。湿热、疫毒、寒湿及食积等壅滞于肠中,气血与之相搏结,使肠道传导失司,脉络受伤,气血阻滞,腐败化为脓血而痢下赤白;气机阻滞,腑气不通则腹痛、里急后重。

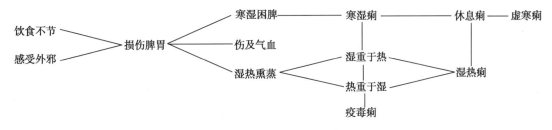

图4-6 痢疾病因病理示意图

（三）辨证论治

《景岳全书》云:"凡治痢疾,最当察虚实,辨寒热,此泻痢中最大关系。"一般说来,初病多实,治则宜通宜导;久痢多虚,或虚中夹实,治则宜补宜涩,或攻补兼施。赤痢,其病在血,治宜凉血和血;白痢,其病在气,治宜行气化湿。古有"无积不成痢""和血则便脓自愈,调气则后重自除"之说,所以在痢疾的治疗中,应在辨证论治的基础上注意选用消导及调气、和血药。疾初以湿热居多,久病之后脾气伤,则易从寒化。另外,俗语有称"见痢莫治痢,提防伤胃气"，所以治疗过程中应始终注意调理胃，顾护胃气。

本病需与泄泻鉴别。两者多发于复秋季节，病变均在胃肠，由感受外邪、内伤饮食而发病，然究其证治实有不同，正如《景岳全书》所言："泄浅而痢深，泻轻而痢重。泻由水谷不分，出于中焦；痢以脂血伤败，病在下焦。在中焦者，湿由脾胃而分于小肠，故可澄其源，所以治宜分利；在下焦者，病在肝肾大肠，分利已无所及，故宜调理真阴，并助小肠之主，以益气化之源。"《局方发挥·滞下》也说："泻利之病，水谷或化或不化，并无努责，惟觉困倦。若滞下则不然，或脓或血，或脓血相杂，或肠垢，或无糟粕，或糟粕相混，虽有痛、不痛、大痛之异，然皆里急后重，逼迫恼人……"这里进一步阐明了痢疾与泄泻的鉴别要点，有助于临床辨证施治。

（1）湿热痢

主症：下利赤白，以赤为主，肛门灼热，腹痛里急后重。

兼症：脘闷纳呆，口黏泛恶，小便短赤。

舌脉：舌质红，苔黄腻脉滑数。

分析：湿热之邪留恋肠道，与气血相搏结化腐成脓血，故下利赤白；热势偏盛，血络受伤，故下利以赤色为主；肠道气血阻滞，不通则痛，故见腹痛；湿热夹积，欲从肠道排出，而气机不畅，反不欲出，故里急后重，急迫难忍；湿热踞于肠道，胃失和降，故脘闷纳呆，口黏泛恶；湿热下注，则肛门灼热，小便短赤；舌脉均为湿热蕴蒸之象。

治法：清热化湿解毒，佐以行气和血导滞。

方药：芍药汤加减。方中用芍药为主药，缓中散恶血，与甘草相合，酸甘化阴以止腹痛；当归与芍药相伍，使血和而脓血净；大黄、黄连、黄芩清化湿热以解毒，大黄并可凉血祛瘀以除恶血；木香、槟榔行气导滞以疗腹痛、里急后重；少用肉桂反佐，以助行气和血之功，从而达到湿化热清、"和血则便脓自愈，调气后重自除"的作用。

若夹食滞明显，泄下不爽与臭难闻者，可加山楂、神曲、枳实以消食导滞；若表证较重，发热恶寒，头痛身痛者，依受邪气之不同，可加荆芥、薄荷之辛凉，紫苏叶、淡豆豉之辛温，藿香、佩兰、荷叶之芳香等；若表邪未解而里热已盛，则宜解肌清热，用葛根芩连汤加味；如表邪已解而痢犹不止者，可用香连丸或香连化滞丸以治之；若热势较重，下利赤多白少，或纯下赤痢发热，口干饮冷，舌红苔黄，脉滑数者，可用白头翁汤加清热解毒药，如金银花、蒲公英、马齿苋、赤芍、甘草、枳实以解毒和营、行气导滞。

处方举例：炒白芍 12g，全当归 10g，生大黄 5g，黄连 5g，炒黄芩 10g，木香 10g，焦槟榔 10g，炒山楂 10g，生甘草 6g。

（2）疫毒痢

主症：病急骤，壮热烦躁，下痢鲜紫脓血，腹痛如绞，里急后重。

兼证：口渴饮冷，头痛嗜睡，精神萎靡，甚则痉厥昏迷。

舌脉：舌质红绛，苔黄燥，脉滑数。

分析：外受疫毒之邪，内伤不洁之物，邪毒内盛，则发病急骤，壮热不寒；热扰于心，则烦躁不宁；热毒熏灼肠道，损伤气血，故下利鲜紫脓血；肠道气机逆乱，故腹痛如绞，大便急迫而不能下，后重难忍；热盛伤津则口渴喜冷饮，热毒上扰清空，故头痛；热毒蒙闭清窍，以致精神萎靡，嗜睡，甚则昏迷；热盛风动，故痉厥抽搐；舌脉亦为热毒炽盛之象。

治法:清热、凉血、解毒。

方药:白头翁汤加味。方中白头翁清热凉血,为热毒之要药;黄连、黄柏清热解毒,坚阴止痢;秦皮清热化湿,加银花、连、芍、牡丹皮等清热解毒之品,以加强解毒止痢之功。如见高热神昏者,为热深入营血,加水牛角 30~60g,另外紫雪丹 1 支或至宝丹 1 丸、每日 2 次,以凉血开窍醒神;如见痉挛、抽搐者,为热毒引动肝风,加钩藤、羚羊角粉(代)、全蝎、蜈蚣以镇肝息风。

若见面色苍白、四肢厥冷、汗出喘促、脉细弱者,为邪盛正衰、正不胜邪、阳气欲脱之内闭外脱证,应急煎参附汤回阳救逆,不能口服时,可以鼻饲给药,并配合针灸治疗。有条件的地方,可急用参附姜注射液静脉注射,脱证解除后,仍按原证治疗。

疫毒痢属急重证,治疗必须积极。在已行剂型改革的地方,应尽早静脉给药,同时补足体液之流耗,提高疗效。若病情严重,出现休克时,则应中西医结合紧急抢救。

处方举例:白头翁 10g,黄连 6g,炒黄芩 10g,秦皮 10g,金银花 10g,连翘 10g,炒山楂 15g,地榆 10g,鲜马齿苋 30g。

(3)寒湿痢

主症:下利赤白黏胨,白多赤少,或纯为白急后重。

兼症:头身困重,纳呆少馨。

舌脉:舌质正或暗淡,苔白腻,脉需缓。

分析:寒温滞留肠中,伤及脂膜及血络,故下利赤白黏胨,白多赤少,甚则纯为白胨;腑气不和,传导失职,故腹痛,里急后重。寒湿中阻,运化失司,故头身困重,中脘痞闷,纳呆少食;苔白腻,脉濡缓均为寒湿之象。

立法:温化寒湿,行气散寒。

方药:胃苓汤加减。方中苍术、厚朴、陈皮燥湿运脾、理气散满,合五苓散以温化寒湿,木香、槟榔行气散满止痛,佐以黄连清热燥湿,山楂消积止痢,当归和血止脓血。若兼外湿,头身沉重,倦怠乏力,加羌活、防风以风能胜湿;若兼寒湿者,加桂枝温中寒除湿,或茯苓、车前子等利湿之品;若寒湿久积不化,脾阳已伤,则当温中健脾,用理中汤加味治疗。

处方举例:苍术 10g,厚朴 10g,干姜 6g,台乌药 3g,木香 10g,焦槟榔 10g,全当归 10g,炒山楂 15g,炒陈皮 10g,生甘草 6g,五苓散 6g(包煎)。

(4)虚寒痢

主症:痢久不已,时轻时重,下利稀薄,带有白胨,小腹隐痛,便下不畅,甚则滑脱不禁。

兼症:身倦乏力,畏寒肢冷,食少神疲,口淡不渴。

舌脉:舌质淡,苔薄白,脉细弱。

分析:久痢不愈,脾肾俱伤,寒湿滞留肠中,故痢久不已;阳气不振,气机不畅,故小隐痛,便下不畅;中气下陷,固摄无权,故滑脱不禁;脾肾俱虚,阳气不展,运化失司,身倦乏力,畏寒肢冷,食少神疲,口淡不渴;舌淡苔薄白、脉细弱均为虚寒之象。

治法:温补脾肾,涩肠固脱。

方药:真人养脏汤加减。方中党参益气健脾,肉豆蔻、干姜、肉桂温补脾肾,诃子、罂粟壳涩肠固脱,木香行气止痛,白芍、甘草和血缓急止痛。若中气下陷,滑肠脱肛者,去木香,加黄芪、升麻；畏寒肢冷明显者，加吴茱萸、附子；夹有积滞，大便不爽者，去诃子、罂粟壳，加山楂、槟榔。

处方举例：党参10g，土炒白术10g，灶心土30g(先煎，代水)，肉豆蔻10g，炮姜6g，肉桂3g，白芍10g，煨木香10g，诃子6g，炒山楂15g，甘草6g。

（5）休息痢

主症：下利时发时止，日久不愈，发则下利脓血，腹痛，里急后重。

兼症：食欲不振，倦怠乏力，甚则形体消瘦。

舌脉：舌淡苔腻，脉弱。

分析：病久不愈，耗伤正气，脾胃虚弱，湿热留恋不净，故每因饮食不慎或受凉而诱发，正气恢复时则病轻痢止；脾气不足，则食欲不振，倦怠乏力；化源不足，气血虚少，故形体消瘦；湿热转盛则下利脓血，腹痛，里急后重；舌淡苔腻，脉弱，为正虚而湿浊不化之征。

治法：健脾益气与清化湿热交替使用，或标本兼顾。

方药：发作时，连理汤加减。方用理中汤温中健脾，黄连清肠中湿热余邪，合而治之，标本兼顾。临证时加当归、地榆以和营，加木香以调气；湿热较重时，亦可用芍药汤加减为治。

痢疾休止时，可用香砂六君子丸加山楂、黄连、木香等，健脾益气，兼清余热以巩固疗效。

如脾阳不振，肠中寒积不化，遇寒即发，下利白胨，倦怠少食，舌淡苔白，脉沉，可用温脾汤加减以温中散寒，消食导滞；若痢久不愈，伤及阴血，症见下利赤白黏胨，腹痛绵绵，心中烦热，咽干口燥，午后潮热，体虚乏力，舌红少苔，脉细数，可用驻车丸加苦参、石榴皮、樗白根皮、五倍子、山楂等以滋阴养血、清热化湿等。

处方举例：党参10g，炮姜10g，土白术12g，炙甘草6g，黄连5g，茯苓15g，黄柏6g，苦参12g，五倍子6g，煨木香10g，当归10g。

此外，痢下不能食或不能进食者，称为噤口痢，其证当分虚实。实证多由湿热疫毒蕴积肠中，上攻于胃，胃失和降所致。症见胸闷、呕逆，口哕纳呆，舌苔黄腻，治宜苦辛通降，泄热和胃，用开噤散加减，多次徐徐咽下或鼻饲以解毒降逆；也可先用玉枢丹磨冲少量与服；若呕吐频繁，舌红绛而干，脉细数者，乃胃之气阴耗伤较甚所致，可于开散中酌加人参、麦冬、沙参、石斛等以气阴双补。虚证多由素体脾胃虚弱或久痢致虚、胃气上逆而致，见呕恶不食，或食入即吐，口淡不渴，舌淡脉弱，治宜健脾和胃为主，方用六君子汤加砂仁、石菖蒲、姜汁以醒脾开胃。

总之，本病分寒热虚实。湿热痢治用清热解毒，佐以行气和血导滞法；疫毒痢治宜清热凉血解毒，神昏者兼以清心开窍惊厥者加凉肝息风之品，若出现内闭外脱者急当回阳治宜温化寒湿，兼以行气导滞；久痢脾肾阳虚者，宜温补脾肾、佐以固涩之品。

（四）宜忌及护理

《备急千金要方》："凡痢病，通忌生冷酢滑，猪鸡鱼油，乳酪酥干，脯酱粉咸。所食诸食，皆须大熟烂为佳，亦不得伤饱。"

【复习思考题】

1. 痢疾的病理变化是什么？如何认识寒湿痢的发病机制？

2. 湿热痢与疫毒痢的关系是什么？如何处理？

3. 寒湿痢与虚寒痢如何区别？如何立法及处方？

4. 湿热未尽而阴血已伤的久痢应如何处理,应有哪些注意要点？

5. 久痢与便血有何关系？

6. 在痢疾的治疗中如何用固涩药？

【附方】

1. **芍药汤** 《素问病机气宜保命集》方。芍药、当归、黄连、槟榔、木香、甘草、大黄、黄芩、肉桂。

2. **白头翁汤** 《伤寒论》方。白头翁、黄柏、黄连、秦皮。

3. **胃苓汤** 《丹溪心法》方。甘草、茯苓、陈皮、苍术、白术、泽泻、猪苓、厚朴、生姜、大枣。

4. **真人养脏汤** 《证治准绳》方。诃子、罂粟壳、肉豆蔻、白术、人参、木香、肉桂、炙甘草、生姜、大枣。

5. **连理汤** 《张氏医通》方。炮姜、人参、炒白、甘草、黄连、茯苓。

6. **香砂六君子丸** 《时方歌括》方。人参、茯苓、白术、制半夏、炙甘草、陈皮、木香、砂仁、生姜、大枣。

7. **玉枢丹** 《扁鹊心书》方。山慈菇、续随子、大戟、麝香、腰黄、朱砂、五倍子。

8. **丹参饮** 《时方歌括》方。丹参、檀香、砂仁。

9. **失笑散** 《太平惠民和剂局方》方。五灵脂、蒲黄。

10. **六神丸** 验方。麝香、牛黄、冰片、珍珠、蟾酥、雄黄。

11. **补气运脾汤** 《统旨方》方。人参、白术、茯苓、甘草、黄芪、陈皮、砂仁、半夏曲、生姜、大枣。

12. **右归丸** 《景岳全书》方。熟地黄、山药、山茱萸、菟丝子、枸杞子、鹿角胶、杜仲、附子、肉桂、当归。

13. **丁沉透膈散** 《太平惠民和剂局方》方。白术、香附、人参、砂仁、丁香、麦芽、木香、肉豆蔻、神曲、炙甘草、沉香、青皮、厚朴、藿香、陈皮、半夏、草果。

14. **附子理中丸** 《太平惠民和剂局方》方。炮附子、人参、白术、炮姜、炙甘草。

15. **大半夏汤** 《金匮要略》方。半夏、人参、白蜜。

16. **小半夏加茯苓汤** 《金匮要略》方。半夏、生姜、茯苓。

腹 痛

【学习要求】

1. 了解腹痛的概念,明确腹部位置范围与脏腑、经络的关系。

2. 熟悉腹痛的病因病机。

3. 掌握腹痛的辨证要点,结合脏腑经络所属区别寒热气血虚实。

4. 重点掌握腹痛各个证型的治疗,掌握腹痛以虚实为纲的治疗原则。

【自学时数】3学时

(一) 概述

1. **命名** 凡是感受寒热之邪、情志失调、食滞虫积所伤而引起脏腑失和、气血阻滞或气血不足、经脉失养，导致胃脘以下，耻骨毛际以上部位发生的疼痛，称为腹痛。在《症因脉治·腹痛》曰："痛在胃之下，脐之四旁，毛际之上，名腹痛。"腹痛是以疼痛部位命名的。根据疼痛发作部位不同，又有大腹痛、脐腹痛、小腹痛、少腹痛之别。

2. 沿革　腹痛记载最早见于《黄帝内经》。其对腹痛的论述，多从寒热邪气客于肠胃立论。如《素问·举痛论》指出："寒气客于肠胃之间，膜原之下，血不得散，小络急引故痛。""热气留于小肠，肠中痛，瘅热焦渴，则坚干不得出，故痛而闭不通矣。"此说明腹痛之证，病在胃肠，寒热是致病之因，血凝气滞是致病之机。另外，寒气客于厥阴之脉则胁肋引少腹痛；厥气客阴股，寒气血泣相引，而腹痛引阴股；寒气客肠胃，气上逆，痛而呕；客小肠，后泄腹痛等，都是寒气所致。尚有《灵枢·五邪》指出："邪在脾胃，阳气不足，阴气有余，则中寒肠鸣腹痛。"《灵枢·胀论》曰："大肠胀者，肠鸣而痛濯濯……"《素问·刺热》曰："如肝热病，小便先黄，腹痛……"《灵枢·经脉》曰："足太阴实则肠中切痛。"《素问·藏气法时论》曰："虚则胸中痛，大腹、小腹痛……"《素问·气交变大论》曰："岁土太过，雨湿流行，肾水受邪，民病腹痛……"这些论述说明腹痛可因脏腑经络受外邪侵袭、脾胃虚损、中阳不足及气血运行不畅所致，并与岁气变化有关，而以寒邪致病论述较详，受病部位主要在肠胃及脾肝肾。

汉代张仲景进一步阐明腹痛的病因病机，根据《黄帝内经》"痛则不通，通则不痛""六腑以通为用"的原则，以攻下方法治疗急证里实腹痛；又据"寒者温之""虚者补之"的原则，以温中散寒止痛法治疗虚寒腹痛等，可称为后世楷模。《伤寒论》三阴病证均有"腹痛，治之以温"，而《金匮要略》则有"病者腹满，按之不痛为虚，痛者为实，可下之"，分虚实而定补攻。虚者责之脾肾虚寒，脾虚气滞不运，宜温补；实者责之胃肠实热，燥屎积于肠道，或阳气不运，积滞内停之寒实证，皆宜攻下。实热者，表邪入里，积滞壅滞肠道，厚朴七物汤表里两治；病邪在里，连及于表，满痛偏于心下和两胁，大柴胡汤和表里；实热内积，气机壅滞，厚朴三物汤行气满；燥屎积滞肠道，满痛在腹中，大承气汤攻下积滞；寒实者，邪实正虚，大黄附子汤温下；虚寒者，脾胃阳微，中焦寒盛，"上冲皮起，出见有头足，上下痛而不可触近"，大建中汤温中散寒；脾胃虚寒，水饮内停，"腹中雷鸣切痛"，附子粳米汤化湿降逆，散寒止痛；其治寒气攻冲，绕脐痛之寒疝，里寒甚，剧痛，汗出肢冷，大乌头煎破积散寒止痛；内外皆寒，腹痛，肢冷不仁，身体疼痛，乌头桂枝汤解内外之邪；血虚有寒，腹内拘急，得按得温则减，当归生姜羊肉汤养血散寒；食物停滞不消，积于胃肠之宿食腹痛，在上宜吐，在下宜下。

此后，历代医家对于腹痛，从理论到临床，从病因病机到平脉辨证、处方用药不断进行充实提高。

隋代巢元方《诸病源候论》将腹痛专立单独病候，并把腹痛分为急腹痛与久腹痛，认为腹痛是因脏腑虚，由寒冷之气所客，结聚不散而成。唐代孙思邈《备急千金要方》立心腹痛门，提出九种心痛，其中包括某些腹痛。王焘《外台秘要》对许多治疗心腹痛之方进行了收集，如该书载有广济治疗心腹中气时之痛等症的桔梗散方，《肘后备急方》治疗心腹俱胀痛等症的栀豉汤方，《小品方》治疗心腹绞痛等症的当归汤方，《古今录验》治疗心腹积聚寒中绞痛等症的通命丸方等，对急性腹痛提供了更多的方剂。

宋代杨士瀛《仁斋直指方》对腹痛分寒热、死血、食积、痰饮、虫痛等，并对不同腹痛提出鉴别。如谓"气血、痰水、食积、风冷诸证之痛，每每停聚而不散，惟虫痛则乍作乍止，来去无定,又有呕吐清沫之为可验",指出虫痛与其他原因所致的腹痛特征,对临床辨证颇有助益。而《圣济总录》分心腹痛,心腹猝痛、腹痛、腹胀肠鸣切痛,皆以脾胃气虚或肝胃不和、寒气客之所致,以温中健脾、行气止痛为法。

金元医家继承《黄帝内经》及仲景学说,且多有发展。刘完素认为坚腹满压痛,可因寒极致血脉凝滞而拘缩急痛,也有热郁于内而痛。朱丹溪对腹痛用寒、积热、死血、食积、痰湿划分,尤对气血痰湿作痛提出相应的用药。他在《脉因证治》《丹溪心法》书中提出:腹痛,气用气药,行气消滞;血用血药,活血祛瘀。壮实与初病气未虚者,宜下;虚弱与久病,宜升宜消。喜按属虚,温补;拒按属实,宜下;因寒者,"必用温散,此是郁结不行,气阻不运"。因食宜温散,食得温则化,痰因气滞而聚、碍道不运,腹痛隐隐,宜导痰解郁。同时也片面地强调了"诸痛不可用参、芪、白术。盖补其气,气旺不通,而痛愈甚",指出用药的禁忌。李东垣对腹痛部位做出了划分,并将腹痛按三阴经及杂病进行辨证论治,如中脘痛,太阴也,理中汤加味小建中汤主之;脐腹痛,少阴也,四逆汤主之;少腹痛,厥阴也,当归四逆汤加吴茱萸主之;杂病腹痛以四物苦楝汤或芍药甘草汤等为主方。尤其李氏在《医学发明》中明确提出了"痛则不通"的病理学说,并在治疗上确立了"痛随利减,当通其经络,则疼痛去矣"之说,对后世影响很大。

明代《古今医鉴·腹痛》在论述腹痛辨证中说:"凡腹痛有寒有热,有死血,有食积,有湿痰,有虚有实。若绵绵痛而无增减者,是寒也;时痛时止者,热也;每痛有处不行移者,死血也;痛甚欲大便,利后痛减者,食积也;痛而小便不利者,湿痰也。"李梴在《医学入门》中对腹痛的发作部位从病机上又做了说明:"大腹痛多食积外邪,脐腹痛多积热痰火,小腹痛多瘀血及痰与溺涩,脐下卒大痛,人中黑者,中恶客忤不治。"对腹痛辨证又概括为:"寒痛绵绵热不常,食积有形便后减,湿痰溺涩火鸣肠,虫痛吐水定能食,七情气痛痞胸膛,中虚全不思饮食,瘀血痛必着一方。"又说:"阴证满腹牵痛,自利或呕,喜按少食,绵绵不减,宜温之。阳证腹中觉热,甚则大便闭涩,胀满怕按,时痛时止,宜下之。"李梴对腹痛分证治疗及症状的描述则更加具体,如谓"瘀血痛有常处,或忧思逆郁,跌仆伤瘀,或妇女经来产后,恶瘀不尽而凝,四物去地黄加桃仁、大黄、红花。"张景岳对腹痛虚实辨证论述尤为精详,认为暴痛多由食滞、寒滞、气滞;渐痛多由虫、火、痰血。在《景岳全书·心腹痛》说:"痛有虚实,……辨之之法,但当察其可按者为虚,拒按者为实;久痛者多虚,暴痛者多实;得食稍可者为虚,胀满畏食为实;痛徐而缓,莫得其处者多虚,痛剧而坚,一定不移者多实;痛在肠脏中,有物有滞者多实,痛在腔胁经络,不干中脏,而索达腰背,无胀无滞者多虚。脉与证参,虚实自辨。"景岳还说:"若用补无碍,则当渐进,切不可杂乱妄投,以自掣其肘。但当纯用补药,使脾胃气强,得以运行,则邪气自不能犯,又何疼痛之有?"以上说法较客观地指出对病久体弱者,人参、黄芪、白术之类是完全可以施用的。

清代医家对腹痛论治更有发展,尤其《类证治裁》《临证指南医案》对腹痛辨证论治的论述比较系统完整,方药亦为临床所常用。《类证治裁》认为腹痛"其症有暴痛、久痛、实痛、虚痛,有痛在气分血分、在脏在腑、在经络之辨。凡暴痛非热,久痛非寒;虚痛喜按,实痛拒按;痛在气分者,攻注不定;在血分者,刺痛不移;痛在腑者,脉多弦滑;在脏者,脉多沉微;初痛邪在经,久痛必入络;经主气,络主血也。"叶天士《临证指南医案》对腹痛辨证强调:"须知其无形及有形之为患,而主治之机宜,已先得其要矣。所谓无形为患者,如寒凝火郁、气阻营虚及夏秋暑湿痧秽之类是也。所谓有形为患者,如蓄血、食滞、癥瘕、蛔蛲、内疝及平素偏好成积之类是也。"对其治法则强调以"通"为主。如吴茱萸汤、四逆汤为通阳泄浊法,左金丸及金铃子散为清火泄郁法,四七汤及五磨饮为开通气分法,下瘀血汤为宣通营络法,芍药甘草汤加减及甘麦大枣汤为缓而和法,复脉加减为柔而通法,形成了较为完整的理论。《医林改错》对瘀血腹痛的治则方剂更有新的创见。

3. 范围　现代医学的多种疾病,如急性胰腺炎、急慢性肠炎、胃肠痉挛、消化不良性腹痛、神经性腹痛、腹型癫痫、腹型过敏性紫癜、肾盂肾炎、出血性坏死性肠炎、肠系膜淋巴结炎、腹膜炎、消化道肿瘤、肠寄生虫病,表现以腹痛为主者,均可参考本病辨证论治。

(二) 病因病理

腹痛致病原因很多,范围较广,必须审证以求其因。腹痛主要为外感时邪、饮食不节、情志失调及素体阳虚等导致气机郁滞、脉络痹阻或经络失养,气血运行不畅所致。与腹痛有关的脏腑是肝胆、脾胃、肾、大小肠、膀胱等,腹部又是手足三阴、足少阳、手足阳明、冲任带等经脉循行之处。《医学入门》认为,风寒暑湿外感之邪,伤寒积热、气、血、食、痰、虫等均系致病之因。现将腹痛的病因病机,从以下诸方面分别加以论述(图4-7)。

1. 外感时邪　寒湿暑热之邪侵入腹中,使脾胃运化功能失调,邪滞于中,气机阻滞,不通则痛。其一,外感寒邪,寒积于中,中阳受损,气机阻滞或寒邪侵入厥阴之经,经脉稽迟,寒积阻滞均能发生腹痛。《素问·举痛论》对寒气所致的疼痛论述甚详,指出:"寒气客于肠胃之间,膜原之下,血不能散,小络急引,故痛。"又说:"经脉流行不止,环周不休。寒气入经而稽迟,泣而不行,客于脉外则血少,客于脉中则气不通,故卒然而痛。"《金匮要略》说"夫瘦人绕脐痛,必有风冷",说明寒邪内阻、气机窒滞导致腹痛。其二,暑热外侵或寒邪不解,郁而化热或湿热壅滞于中,以致传导失职,腑气不通而引起腹痛。《素问·举痛论》说:"热气留于小肠,肠中痛,瘅热焦渴则坚干不得出,故痛而闭不通矣。"

2. 饮食不节　暴饮暴食,伤及脾胃,食滞内停,或恣食肥甘厚腻辛辣之品,湿热积滞,蓄结肠胃,或误食不洁之物,或过食生冷遏阻脾阳,均可影响脾胃健运,使气机失于调畅,腑气不通而发生腹痛。《素问·痹论》曰:"饮食自倍,肠胃乃伤。"此说明饮食不节是导致腹痛的重要原因之一。

3. 情志失调　情志不遂,恼怒伤肝,木失条达;忧思伤脾,脾失健运,气机阻滞或肝气横逆,乘犯脾胃,以致肝脾不和,气血郁滞而发生腹痛。朱丹溪曰:"气血冲和,百病不生;一有怫郁,诸病生焉。"这说明情志失调是疾病产生的重要因素。

4. 脾胃虚寒　素体阳虚,脾阳不振,运化无权,或寒湿停滞,渐致脾阳衰惫,中焦脾胃乃是气血生化之源,脾虚失运则气血不足,不能温养脏腑,脏腑经脉血运不畅,遂致腹痛。《诸病源候论·腹痛诸候》说:"腹痛者,因府藏虚,寒冷之气,客于肠胃募原之间,结聚不散,正气与邪气交争相击故痛。""久腹痛者,脏腑虚而有寒,客于腹内,连滞不歇,发作有时。"此说明阳气素虚,脏腑虚寒,其腹痛久延不愈,病程缠绵。

5. 其他因素　腹部手术或跌仆损伤之后导致气滞血瘀,脉络阻塞而引起腹痛;蛔虫骚动,乱肠窜胆,气血逆乱而引起腹痛。

总之,腹痛的病因病机,不外寒、热、虚、实四端,但就临床所见,寒、热、虚、实并不是单独存在,往往相互错杂,或寒热错杂,或虚实夹杂,或属虚寒,或属实热。因此,必须从临床实际出发,分析其不同的发病机制,得出正确的辨证和治疗。虽然其病因有前述种种不同,病机尚有虚实寒热、在气在血之异,但其发病原理有共同之点,即所谓"不通则痛"。

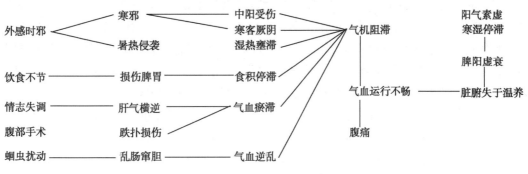

图 4-7 腹痛病因病理示意图

(三) 辨证论治

1. 辨证要点

(1) 审定腹痛急缓:详细询问病史、腹痛发生原因、时间、疼痛性质等,分辨是急性腹痛或慢性腹痛。前者多因寒邪、湿热、食滞、虫石所伤,表现为发病突然,疼痛剧烈;后者多属内伤,常因病久由气及血或脏腑虚寒,其发病缓慢,疼痛缠绵,病程迁延。

(2) 审定腹痛性质

①辨寒热:寒证为腹痛急暴而痛剧,得热痛减,口不渴,苔白滑、脉沉紧;虚证而受寒,淡舌或胖淡舌;热证为腹痛拒按,腹部胀满,身热便秘,烦渴引饮,便下痛减,苔厚老黄少津,脉洪数或沉实。

②辨虚实(表4-5)

表 4-5 辨腹痛之虚实

	实	虚
痛状	痛势较剧,痛甚难忍,胀痛不通	痛势绵绵或时发时止
按压喜暖	拒按恶暖	喜按喜暖
有形与否	有形	无形
与饮食关系	饱时痛甚	饥饿时痛,进食缓解
与大便关系	矢气或排便后痛减	便后痛甚
病程	新病体壮,病程可长可短	久病体弱,病程较长
诱因	明显	无
兼症	多兼气滞血瘀、食积等脏腑积滞	多兼脾胃虚寒证
舌象	沉弦紧有力	沉缓或沉细弱
治疗反应	补而无效	攻而愈剧

③辨气血虫食:气滞腹痛表现为腹部胀痛,时聚时散,定无痛处,矢气后痛减,与情志有关,舌苔薄白脉弦;血瘀腹痛则为刺痛,固定不移或按之有块,痛有定处,舌质紫暗或瘀斑,脉弦涩;食滞腹痛为腹满拒按,脘腹痞硬,嗳腐舌酸,便臭,利后痛减,苔白脉滑;虫积腹痛为绕脐痛,时作时止或按之有块,推之可移。

(3)审定腹痛部位:《医学入门》按腹之大腹、脐腹、小腹、脐下等部位之不同,分论其因之异。《景岳全书》在论心腹中,将由胃脘至下腹间,按上中下三焦之别而论之:上焦胃脘痛;中焦是中脘,脾胃间病;下焦是脐下,肝肾、大小肠、膀胱之病。《证治汇补》认为大腹痛属太阴脾,当脐者属少阴肾,小腹痛属厥阴肝及冲脉、大小肠。总之,大腹痛多属脾胃大肠病,脐腹痛多为大小肠脾病,小腹痛多为膀胱、肾病,少腹痛多属厥阴肝经病。

(4)审定脉象:脉迟或紧者属寒,脉洪大而数属热,气滞者多沉弦,血瘀者多涩,食积者弦或沉滑。腹痛一般脉多沉小而弦,疼痛剧烈者多沉伏。景岳说:"滑实有力者,因多实邪;虚弱无神者,因多虚邪,此其常也。然暴痛之极者,每多沉浮细涩,最似极虚之候。"

(5)审定内科腹痛与外科腹痛:内科腹痛其一般特点是:①先发热而后腹痛者为多;②自觉疼痛为主,压痛不明显;③疼痛不局限,定位不明确。外科腹痛则相反,一般先腹痛后发热,疼痛定位局限,压痛和肌紧张明显。

(6)腹痛与胃痛区别:就部位而论,胃痛发生的部位是上腹部胃近心窝处疼痛,腹痛则为胃脘以下、耻骨毛际以上部位疼痛。另外,胃痛多出现脘腹胀闷、纳呆,或得食痛减,或食后痛增,或吐苦泛酸,或呕逆嗳气等症状,而在腹痛这些症状是少见的。

(7)可出现腹痛病证的鉴别:痢疾之腹痛是脐部或少腹痛,与里急后重、下利红白黏液同时出现;霍乱之腹痛伴有上吐下泻交作,发病急骤;积聚之腹痛是与腹中包块并见,其中,有形、固定不移、痛有定处为积,无形、聚散无常、痛无定处为聚;肠痈之腹痛集中于右少腹部,拒按明显,转侧不便,右下肢喜断龊而畏伸,伴恶心呕吐;虫积之腹痛为绕脐痛,时作时止,或脐周能触及有形块状,推之可移,伴嘈杂吐涎;疝气之腹痛是少腹痛引睾丸;奔豚气之腹痛,则与气从小腹上冲胸咽、胸闷气急并见;癃闭之腹痛乃小腹胀痛,伴排尿困难,甚则小便闭塞不通;淋证之腹痛,为小腹拘急或痛引腰背,且小便频数短涩,滴沥刺痛,欲出不尽;泄泻之腹痛为脐或少腹痛,伴排便次数增多而稀;便秘之腹痛为少腹胀痛,伴粪便干燥或便次减少;《金匮要略》"寒疝"之腹痛,腹中拘急,绕脐疼痛,冷汗出,怯寒肢冷,脉沉紧;下焦蓄血之腹痛为小腹痛,痛时拘急结聚硬满,小便自利,甚至发狂。

2. 治疗要点

(1)应依其证候的虚实寒热、在气在血、所属脏腑经络确定治则。一般以虚实为纲,实热腹痛宜调气祛邪、清热化湿、消食导积、行气化瘀,虚寒腹痛宜温中补虚,此为治疗腹痛的基本大法。

(2)腹痛者,多属气分先伤,气滞不通,伤及血络,形成气滞血瘀,故理气中佐以活血之品,祛瘀中辅以行气之剂则能增强止痛的效果。

(3)注意通补关系。治疗腹痛多以"通"字立法。"通"并非单指攻下通利而言。清代《医学真传》曰:"夫通则不痛,理也,但通之之法,各有不同。调气以和血,调血以和气,通也。下逆者使之上行,中结者使之旁达,亦通也;虚者,助之使通,寒者,温之使通,无非通之之者法也。若必以下泄为通,则安矣。"

3. 分型论治

（1）寒邪内阻

主症:腹痛急暴,得温痛减,遇冷更甚,多有受寒病史。

兼症:畏寒,口不渴或喜热饮,尿清便溏。

舌脉:苔薄白,脉沉紧或弦紧。

分析:寒为阴邪,其性收引,寒邪入侵,阳气不运,不得舒展,气血被阻,故腹痛暴急;寒得温则散,遇冷则凝,故得温痛减,遇冷更甚;阳气不达四末,故见手足不温,甚则畏寒喜暖;如中阳未伤,运化正常则大便自可,若中阳受伤,运化不健,则大便溏稀;口不渴或喜热饮、尿清,是里无热象;苔白脉沉紧为寒盛之象。

治法:温中散寒,行气止痛。

方药:良附丸合正气天香散化裁。方中高良姜、香附温中散寒,行气止痛,良附丸主治肝经气滞(重用香附)、胃肠寒凝(重用良姜)之胃痛、腹痛、胁痛。高良姜配干姜、紫苏叶加强温中散寒,香附配乌药、陈皮加强理气止痛,行气以助寒行,助温散之力。若兼外感,症见恶寒身痛时,加桂枝、淡豆豉等,或合用香苏饮以疏散风寒,行气止痛;若寒湿之邪所伤,症见腹痛暴急,胸闷纳呆,身重倦怠,小便清利,大便溏薄,舌苔白腻,脉沉紧或沉缓(寒重者脉沉紧,湿重者脉沉缓),此寒湿阻内,脾阳不振,治以散寒燥湿,芳香化浊,霍香正气散加减。若表邪重加荆芥、防风,里湿甚则加胃苓汤。

结合腹痛部位,上方再予加减化裁。

1) 脐中痛甚,喜温喜按,为肾阳不足,寒邪内侵宜通脉四逆汤以温通肾阳。即《伤寒论》四逆汤倍干姜加葱白。方中干姜温阳守中散寒,附子大辛大热,温发阳气,散寒止痛,甘草缓姜附之燥烈,葱白通脉通阳,因少阴病位深,需通里达外。

2) 少腹拘急冷痛,阴冷寒疝,为厥阴受寒,疏泄失常,肝脉寒滞,宜暖肝煎以温肝散寒。方中加吴茱萸、小茴香、肉桂等入厥阴经以温散寒邪。吴茱萸、小茴香俱治寒疝,前者偏用温肝,后者偏温肾。焦树德老师对于睾丸结核,慢性睾丸炎、前列腺炎而引起睾丸坠痛,牵引小腹痛,会阴部坠胀,喜暖畏冷用炒小茴香、乌药、川楝子、炒橘核、青皮、吴茱萸、荔枝核、白芍、肉桂为方,效果良好。

3) 腹中冷痛,手足逆冷、身体疼痛为内外皆寒,宜用《金匮要略》乌头桂枝汤,即桂枝汤调和营卫,解在表之寒,乌头散在里之寒。

4) 胁下腹部偏痛,伴手足厥逆,大便不通,脉弦紧此寒实内结,阳气不通,升降之机痞塞,治以大黄附子汤温里散寒,通便止痛。本方主在温散寒凝而开闭结,通下大便以除积滞,故用附子辛温以温里散寒,大黄荡除积结,细辛辛温宣通,散寒止痛,共成温通寒积、苦辛通降之剂。

5) 腹中雷鸣切痛,胸胁逆满、呕吐清水、痰涎为寒邪上逆,宜附子粳米汤温中和降。

处方举例:高良姜10g,制香附10g,炒陈皮10g,台乌药10g,紫苏叶10g,淡干姜6g,清半夏10g,嫩桂枝6g,焦三仙各10g。

（2）肠胃积热

主症:腹痛拒按,胀满不舒,便秘或溏滞不爽。

兼症:烦渴引饮,自汗,口干口苦,小溲黄赤,或见身热。

舌脉:苔黄腻,脉洪数或弦数。

分析:实热与积滞互结于肠胃,浊气填塞,或湿热内结,气机滞,腑气不通,不通则痛,故腹痛拒按,胀满不舒。热邪伤津,胃肠传导功能失常,故大便秘结或溏滞不爽。四肢禀气手阳明,阳明里热炽痛。热迫津液外泄,故手足漐然汗出。热灼津液,不能上承故烦渴引饮。尿黄,苔黄腻少津,脉洪数或弦数均为燥实内结,热盛伤津之象。

治法:泄热通腑。

方药:大承气汤加减。此方为急下实热燥结,即釜底抽薪,"急下存阴"法。方中大黄苦寒泄热,攻下燥屎,荡涤肠胃;芒硝咸寒润燥,软坚破结,助大黄热通便;佐以厚朴、枳实行气散结、消痞除满,并助硝黄荡涤积滞以加速热结的排泄。若热偏重,加黄芩、黄连、蒲公英、金银花等;湿胜,舌苔白腻,重用川厚朴、木香,酌加苍术、薏苡仁、砂仁;若暴食停滞者,加莱菔子、山楂、鸡内金;若腹痛引及两胁者,加柴胡、郁金;若热重,包块明显者,加紫花地丁、败酱草;若伤暑腹痛,宜加香薷散。若属火郁腹痛,时作时止,按之有热感,其痛不减,用二陈汤加栀子、黄连、郁金、白芍。若按之心下满痛,属少阳阳明合病者,宜大柴胡汤和解少阳、清泻阳明。目前本方常用于治疗急腹症,如急性胆囊炎、胆结石、急性胰腺炎等。

处方举例:川厚朴 10g,生大黄 6g(后下),炒枳壳 10g,芒硝粉 10g(分冲),广木香 6g,杭白芍 10g,生甘草 6g,青连翘 10g,焦四仙各 10g。

(3)中虚脏寒

主症:腹痛绵绵,时作时止,喜热恶寒,痛时喜按,饥饿成劳累后更甚。

兼症:神疲气短,怯寒,便溏。

舌脉:舌淡苔白,脉沉细或虚弱。

分析:阳气素虚或寒湿停滞,脾阳受伤,内失温养,气血运行不畅,故腹痛绵绵;病属正虚,而非邪实,故时作时止;遇热得食或休息,则助正以胜邪,故腹痛稍减;遇冷逢饥或劳累则伤正以助邪,故腹痛更甚;脾阳不振,运化无权,故见大便溏薄;脾为气血生化之源,脾虚则化源不足,气血亏少,机体失养而见神疲乏力,面色不华;中阳不足,卫阳不固,故怯寒肢冷;舌淡胖、苔薄白,脉沉细或虚弱,亦为脾胃虚寒之象。

治法:甘温补养,益气散寒。

方药:小建中汤为主方。方用桂枝配饴糖、生姜配大枣温中补虚,芍药配甘草和里缓急,六味配合,辛甘化阳之中,又具酸甘化阴之用,共奏温中补虚、和里缓急之功。中气健,化源充,则五脏有所养,里急腹痛可除。治虚寒腹痛,理中汤不如小建中汤好,而后者温补不如理中汤,和里缓急止痛胜于理中汤。此和里缓急用酒炒白芍,安脾止泻用土炒白芍,养血补血用生白芍。若血不足者,产后虚羸,腹中刺痛,痛引腹背,不能饮食,宜当归建中汤,即前方加当归;若精神倦怠,大便干燥而艰难,为气虚无力,宜黄芪建中汤,此方多用于十二指肠球溃疡;若虚寒腹痛较重,呕吐肢冷脉微,腹中寒上冲皮起有头足,痛不可能近者,宜大建中汤温中补虚,降逆止痛;若腹痛自利,肢冷脉,沉迟,属脾肾阳虚者,宜附子理中丸加白芍。注意,附子一般不可与半夏、瓜蒌、贝母、白及、白蔹同用。若脘腹坠痛,气短神疲者,可用补中益气汤化裁为治;若脾胃虚寒不明显,但见脘腹隐痛,喜按喜暖,面黄肢倦者,可用香砂六君子汤调理。

处方举例:炙黄芪20g,炙桂枝10g,赤芍、白芍各10g,生姜5g,炙甘草6g,饴糖30g(烊化),党参10g,荜澄茄10g,茯苓15g,陈皮10g,酒当归10g。

(4) 气滞腹痛

主症:脘腹胀闷或痛,攻窜不定,痛引少腹,与情绪波动有关,遇恼怒则重,得嗳气减轻。

兼症:胸闷,纳呆,矢气后痛减。

舌脉:苔薄白,脉弦细。

分析:气机郁滞,不通则痛,故脘腹胀痛;气属无形、走窜游移,气机升降失调则攻窜不定;嗳气或矢气后则气机稍得疏通,故胀痛酌减;遇恼怒则气郁更甚,故痛加剧;少腹为足厥阴经所经过,气滞则痛引少腹;脉弦为疼痛之象。

治法:理气止痛。

方药:《统旨方》木香顺气散化裁。此方为治疗气滞腹痛之剂。方中陈皮、厚朴宽中下气,木香、香附行气止痛,砂仁理气和中,青皮疏肝理气,同陈皮能加强理气效果,苍术燥湿健脾,甘草缓急调中,枳壳、槟榔破气消积、导滞除痞。方中以大队行气之品,可加白芍敛阴止痛,并防止香燥耗阴之弊,使气行则痛止;若疼痛牵引两胁者,加柴胡、枳壳、川楝子;大便秘结者,加酒大黄、瓜蒌泄热通腑;若腹痛、泄泻,加白术、防风、陈皮;若嗳气、泛酸,加吴茱萸、黄连;若胆石症者,加郁金、鸡内金;若痛引少腹,加吴茱萸、茴香。

处方举例:制香附10g,陈皮10g,炒枳壳10g,广木香6g,厚朴10g,青皮10g,焦槟榔10g,砂仁3g(后下),苍术10g,炒白芍10g,甘草6g。

(5) 瘀血阻滞

主症:腹痛经久不愈,痛势较剧状如针刺,痛处不移,拒按。

兼症:腹部胀满,面色晦暗无华,唇暗。

舌脉:舌青紫,脉弦或涩。

分析:日久由气滞而导致血瘀,血属有形,初病在气,久病入络,瘀血阻滞故腹痛经久不愈,痛有定处,状如针刺,拒按;瘀血内留,新血不生,故面色晦暗、唇暗;舌质紫暗,瘀斑、脉涩,乃血瘀之征。

治法:活血化瘀,理气止痛。

方药:少腹逐瘀汤加减。方中当归、川芎、赤芍养营活血,生蒲黄、炒五灵脂、没药、延胡索逐瘀止痛,肉桂、干姜、小茴香温经止痛。如有癥瘕包块者,加桃仁、红花、莪术;若腹部手术后作痛者,加泽兰、红花;若属跌扑创伤后作痛者,加王不留行、三七粉、云南白药;若腹大坚满,青筋暴露者,可加水红花子、抽葫芦、车前子、泽兰;若兼寒凝者,加官桂、干姜;气滞与血瘀往往相兼为患,一般以气滞较浅,血瘀较深,初起多为气滞,经久常兼血瘀,因此,必须分清主次,权衡轻重,但用活血药时多兼理气,以使气行则血行。

处方举例:酒当归10g,赤芍10g,延胡索10g,制乳香、制没药各10g,生蒲黄10g(包煎),五灵脂10g,紫肉桂3g,炮姜6g,陈皮10g,香附10g,乌药10g。

(6) 饮食积滞

主症:脘腹胀满疼痛,拒按,恶食,嗳腐,吞酸。

兼症:或痛而欲泻、泻后痛减,或大便秘结,大便腐臭,有伤食史。

舌脉:苔腻,脉滑实。

分析:宿食停滞肠胃,腑气不通,邪属有形,故脘腹胀满,疼痛拒按;宿食不化,浊气上逆,故恶食、嗳腐吞酸;食滞中阻,升降失司,运化无权,故腹痛而泻;泻则食积减邪消,故泻后痛减;宿食停滞,腑气不行,故便秘。苔腻,脉滑实,均属食积之征。

治法:消食导滞。

方药:轻证用保和丸,重证用枳实导滞丸加减。保和丸以二陈汤化痰和中,消除痞满;山楂消一切食积,尤善消肉食积;神曲消食健脾,莱菔子下气消食,长于消谷面之积;食积易于化热,故佐连翘清热而散结。诸药共奏消食导滞、理气和胃之效。后方用大黄、枳实、神曲以消食导滞,黄芩、黄连、泽泻以清热化湿,白术、茯苓以健运脾胃,加焦三仙、鸡内金增加消导作用。若腹满而便秘者,加生大黄、厚朴;若时值暑日,饮食失节而见上症,则加藿香、佩兰、紫苏梗;若食积化热,苔黄者,可加黄芩、黄连、栀子。

处方举例:清半夏10g,炒陈皮10g,云茯苓15g,焦三仙各10g,焦槟榔10g,连翘10g,炒莱菔子10g,紫苏梗10g,鸡内金10g,广木香6g。

另外,临床还可见到虫积腹痛。素有胃脘嘈杂,腹痛时作时止,贪食、面黄肌瘦,睡中龂齿,唇内有粟米状小点,或面有白斑。其发作突然,绕脐痛剧,按之有块,推之可移,甚则肢冷而厥,治宜驱虫消积,方用使君子散化裁。方中苦楝子改用苦楝根皮。若为寒热交错之蛔厥证,宜乌梅丸清上温下驱蛔。

综上所述,腹痛以寒、热、虚、实作为辨证纲领。应区别脏腑经络所属,在气在血,属寒属热,从虚实两纲进行治疗。实证腹痛,重在祛邪疏导;虚寒腹痛,治宜温补阳气。一般急性腹痛多因寒邪、湿热,食滞、虫积所伤,气分先病,气滞不通而痛,病属实证,治法不外疏调气机、温中祛寒、泄热通腑、消导食积、驱虫消积。慢性腹痛多属内伤,病久由气及血,久痛入络,气滞血瘀,或脏腑虚寒,故理气化瘀、温中补虚为常用治法。但在临床则互为因果,互相转化,互相兼夹。如寒痛日久,可郁而化热;实证治不及时或不当,可转化为虚证;若素体脾虚,偶因饮食不节,食滞中阻,而见虚实夹杂证。因此辨证施治时,必须抓主证,首先要分辨寒热之轻重、虚实之多少、气血之浅深,然后处方用药,可收到预期效果。

4. 宜忌及护理 其预防主要注意三方面。其一,适寒温,避免外邪入侵;其二,节饮食,防止暴饮暴食,免损伤脾胃之气;其三、调情志,心情愉快,避免忧思恼怒等不良精神因素的刺激。

在护理上,应根据病情而辨证施护。如虚寒腹痛,饮食应以甘温之味;食滞腹痛,饮食当予节制;对剧烈腹痛或疼痛不止,应卧床休息,加强护理与临床观察;对伴见面色苍白、冷汗淋漓、肢冷脉微者,尤应注意,谨防变端。

【复习思考题】

1. 腹痛的概念是什么?腹痛与哪些脏腑经络有关?

2. 腹痛的病机要点应抓哪几方面?

3. 如何以腹痛的疼痛部位、性质等,辨别其寒、热、虚、实,在气、在血?

4. 腹痛的常见证型的主证、治法、方药是什么?

5. 在腹痛的治疗中,如何理解"通则不痛"?

【附方】

1. **良附丸** 《良方集腋》方。高良姜、香附。

2. **正气天香散** 《证治汇补》引刘河间方。乌药、香附、干姜、紫苏、陈皮。

3. **香正气散** 《太平惠民和剂局方》方。藿香、紫苏、白芷、桔梗、白术、厚朴、半夏曲、大腹皮、茯苓、橘皮、甘草。

4. **胃苓汤** 《丹溪心法》方。苍术、厚朴、陈皮、甘草、生姜、大枣、肉桂、白术、泽泻、茯苓、猪苓。

5. **暖肝煎** 《景岳全书》方。肉桂、小茴香、茯苓、乌药、枸杞子、当归、沉香、生姜。

6. **大黄附子汤** 《金匮要略》方。大黄、附子、细辛。

7. **附子粳米汤** 《金匮要略》方。炮附子、甘草、粳米、半夏、大枣。

8. **大承气汤** 《伤寒论》方。大黄、枳实、厚朴、芒硝。

9. **大柴胡汤** 《伤寒论》方。柴胡、黄芩、半夏、枳实、白芍、大黄、生姜、大枣。

10. **小建中汤** 《伤寒论》方。桂枝、白芍、甘草、生姜、大枣、饴糖。

11. **黄芪建中汤** 《金匮要略》方。黄芪、桂枝、甘草、大枣、芍药、生姜、饴糖。

12. **大建中汤** 《金匮要略》方。蜀椒、干姜、人参、饴糖。

13. **香砂六君子汤** 《时方歌括》方。人参、茯苓、白术、制半夏、木香、砂仁、甘草。

14. **木香顺气散** 《统旨方》方。木香、槟榔、香附、陈皮、枳壳、砂仁、厚朴、苍术、甘草。

15. **少腹逐瘀汤** 《医林改错》方。茴香、炮姜、延胡索、灵脂、没药、川芎、当归、生蒲黄、肉桂、赤芍。

16. **保和丸** 《丹溪心法》方。山楂、神曲、半夏、茯苓、陈皮、连翘、莱菔子、麦芽。

17. **枳实导滞丸** 《内外伤辨惑论》方。大黄、枳实、神曲、茯苓、黄芩、黄连、白术、泽泻。

18. **香薷饮** 《太平惠民和剂局方》方。香薷、扁豆、厚朴。

19. **使君子散** 《证治准绳》方。使君子、甘草、芜荑、苦楝子。

20. **乌梅丸** 《伤寒论》方。乌梅、黄连、黄柏、人参、当归、附子、桂枝、蜀椒、干姜、细辛。

便　秘

【学习要求】

1. 掌握便秘的概念。

2. 了解古代文献中对便秘的命名、病因病机、分型证治等方面的认识。

3. 掌握便秘病机变化的特点。

4. 掌握便秘分型证治的规律以及单方、验方。

5. 了解便秘患者平时如何调护。

【自学时数】3 学时

(一) 概述

1. **命名** 便秘是指大便秘结不通而言,其包括三方面内容,即或大便干结,或排便时间延长,或大便虽不干而排便困难。本教材所论《便秘》,是以便秘为主要表现的病证。至于各种急慢性疾病中所见便秘,也可参考本篇进行辨证施治。

2. **沿革**　便秘是一个常见病证。在《黄帝内经》中虽无便秘之名,但已经认识到它是由脾胃功能障碍所产生。如《素问·厥论》说:"太阴之厥,则腹满胀,后不利。"《素问·至真要大论》也说:"太阴司天,湿淫所胜,大便难。"其中,"后不利""大便难"即便秘之意。

汉代张仲景对便秘有进一步的认识,称便秘为"闭""大便坚""脾约""阴结""阳结"等,如《金匮要略·腹满寒疝宿食病脉证治》说:"痛而闭者,厚朴三物汤主之。"《金匮要略·五脏风寒积聚病脉证治》也说:"趺阳脉浮而涩,浮则胃气强,涩则小便数,浮涩相搏,大便则坚,其脾为约,麻子仁丸主之。"《金匮要略·消小便利淋病脉证治》也有"趺阳脉数,胃中有热,即消谷引食,大便必坚,小便即数"之说。《伤寒论》首先提出,将便秘分为阳结、阴结,对后世影响极大。如宋治平本《伤寒论·辨脉法第一》说:"问:脉有阴结、阳结者,何以别之?答曰:其脉浮而数,能食,不大便者,此为实,名曰阳结也,期十七日当剧;其脉沉而迟,不能食,身体重,大便反硬,名曰阴结也,期十四日当剧。"张仲景还将便秘作为阳明病腑实证的主症,《伤寒论·辨阳明病脉证治》说:"问曰:何缘得阳明病?答曰:太阳病发汗、若下、若利小便,此亡津液,胃中干燥,因转属阳明。不更衣,内实大便难者,此名阳明也。"张仲景所拟定的不少方剂,如大小承气汤、调胃承气汤、麻子仁丸,以及蜜煎导、猪胆汁导等,都为后世提供了有效治疗方法。

《备急千金要方》对便秘的诊断和治疗提出了一些简便易行的方法,如"凡大便不通,皆用滑腻之物及冷水并通也。凡候面黄者,即知大便难。"

金元时期医家对便秘证治进行了重要的发挥,论述也更加细微。如《兰室秘藏·大便结燥》指出:"《金匮真言论》云:北方黑色,入通于肾,开窍于二阴,藏精于肾。又云:肾主大便,大便难者,取足少阴。夫肾主五液,津液润则大便如常。若饥饱失节,劳役过度,损伤胃气,及食辛热味厚之物而助火邪,伏于血中,耗散真阴,津液亏少,故大便结燥。然结燥之病不一,有热燥、有风燥、有阳结、有阴结,又有年老气虚,津液不足而结燥者。治法云:肾恶燥,急食辛以润之,结者散之。如少阴不得大便,以辛润之;太阴不得大便,以苦泄之;阳结者散之,阴结者温之。仲景云:小便利而大便硬,不可攻下,以脾约丸润之;食伤太阴,腹满而食不化,腹响然不能大便者,以苦药泄之;如血燥而不能大便者,以桃仁、酒制大黄通之;风结燥而大便不行者,以麻子仁加大黄利之;如气涩而大便不通者,以郁李仁、枳实、皂角仁润之。大抵治病必究其源,不可一概用巴豆、牵牛之类下之,损其津液,燥结愈甚,复下复结,极则以至导引于下而不通,遂成不救。噫!可不慎哉!"

《丹溪心法》对便秘的病理做出如下分析:"邪入里,则胃有燥粪,三焦伏热,则津液中干,此大肠挟热然也。虚人脏冷而血脉枯,老人脏寒而气道涩,此大肠之挟冷然也。亦有肠胃受风,涸燥秘涩,此证以风气蓄而得之。若夫气不下降而谷道难,噫逆泛满,必有其证矣。"其对通大便之禁忌,认为:"予观古方,通大便皆用降气品剂,盖肺气不降,则大便难传送,用杏仁、枳壳、沉香、诃子等是也。又老人、虚人、风人,津液少而秘者,宜以药而滑之,用胡麻、麻仁、阿胶等是也;如妄以峻利药逐之,则津液走,气血耗,虽暂通而即秘矣,必更生他病。"

《证治要诀》对便秘的分类及证治规律的探讨,可以说已经达到全面和深入的程度,其指出:"有风秘、冷秘、气秘、热秘,又有老人津液干燥,是名虚证。妇人分产亡血,及发汗利小便,病后血气未复,皆能作秘,俱宜麻仁圆。风秘之病,由风搏肺脏,传于大肠,故传化难,或其人素有风病者,亦多有秘,宜小续命汤,去附子、倍芍药,入竹沥、两砚壳许。实者吞脾约麻仁丸,虚者,吞养正丹。冷秘由冷气横于肠胃,凝阴固结,津液不通,胃道秘塞,其人肠内气攻,喜热恶寒,宜藿香正气散,加枳壳、官桂各半钱,吞半硫丸。热药多秘,惟硫黄暖而通;冷药多泄,惟黄连肥肠而止泄。气秘由气不升降,谷气不行,其人多噫,宜苏子降气汤,加枳壳、吞养正丹,或半硫丸、来复丹。未效,佐以木香槟榔丸。欲其速通,则枳壳生用。热秘,面赤身热,肠胃胀闷,时欲得冷,或口舌生疮,此由大肠热结,宜四顺清凉饮,吞顺肠丸,或木香槟榔丸。有气作疼,大肠秘结,用通剂而便愈不通;便有秘气,强饮通之,虽通复闭;或迫之使通,因时下血者,此惟当顺气,气顺便自通。顺气之法,又当求温暖之剂,曾有下巴豆等药不通,进丹附却通,不可不知。老人虚秘,及出汗,利小便过多,一切病后血气未复而秘者,宜苏子降气汤,倍加当归,吞威灵仙丸,或肉黄饮、苁蓉顺肠丸尤宜。宿食留滞,结而不通,腹胀气急,胸中痞满,宜感应圆加巴豆。凡诸秘服药不通,或兼他证不受药者,用蜜皂角导,冷秘生姜导亦佳。"

《医学入门》论述便秘,也有发挥,认识到湿热、痰滞等也可致秘,并进一步强调肺与大肠的关系,即从肺论治的理论基础。其指出"湿热怫郁,心腹胀满,有虫积者,槟榔丸……有药石毒者,大小便闭,气胀如鼓者,三和散合三黄汤;饮食毒者,香连丸……痰滞不通者,二陈汤加枳壳、槟榔……燥结当用流行肺气,肺与大肠为表里故也,枳梗汤加紫苏,或苏子降气汤,或苏子麻仁煮粥"。还介绍了一些外治法,如"通用冷热熨法、掩脐法、麻油导法"。

《医宗必读》对于便秘在治疗时妄用攻下药提出中肯的告诫:"每见江湖方士,轻用硝黄者十伤四五,用巴豆者十伤七八,不可不谨也,或久而愈结,或变为肺痿吐脓血,或饮食不进而死。"

《景岳全书》在总结前人的便秘分类之后,指出:"……不知此证之当辨者惟二,则曰阴结、阳结而尽之矣。盖阳结者邪有余,宜攻宜泻者也;阴结者正不足,宜补宜滋者也……有火者便是阳结,无火者便是阴结。""凡下焦阳虚则阳气不行,阳气不行则不能传送而阴凝于下,此阳虚而阴结也。"这里将便秘分为阴结、阳结两类,也可谓简而要,为后世所遵。

《石室秘录》强调滋养阴血、润肠通便的重要。其说:"凡久病之后,或大便一月不通,不必性急,止补其阴,使精足以生血,血足以润肠,大便自出……此方之妙,全在不润大肠,而补肾,尤妙不止补肾,而且补肺,更妙不止补肺升肺。盖大肠居于下流,最难独治,必须从肾经以润之,从肺经以清之。气既下行,沉于海底,非用升提之法,则水注闭塞而不通,启其上孔,则下孔自然流动,此下病治上法,亦腑病脏治之法也。"这种治疗便秘的见解,对后世很有启发。

《杂病源流犀烛》受便秘从肾论治之说的影响,提出使用导引术治疗便秘。具体方法为:"《保生秘要》曰:以舌顶上腭,守悬壅,静念而液自生,俟满口,赤龙搅动,频漱频吞,听降直下丹田,又守静咽数回,大肠自润,行后功效。"对于年高体弱之人实为相宜。

总之,古代文献中有关便秘的病因病机、分型证治积累了丰富的内容,尤其治疗途径、法则与方药,更为后世留下极其宝贵的经验,有效地指导临床实践。

3. **范围** 西医的习惯性便秘,肠神经症,结肠、直肠以及肛门炎症等疾病所引起的便秘,年老体弱以致排便无力引起的便秘,药物引起的便秘等,均可参考本篇进行辨证论治。发热患者兼见之便秘,除按热性病辨证治疗外,亦可参考本篇治疗其便秘。

(二)病因病理

饮食入胃,经过胃的受纳、腐熟,脾的运化、转输,吸收其精微之后,所剩糟粕最后由大肠传送而出,成为大便。正如《黄帝内经》所说:"水谷者,常并居于胃中,成糟粕而俱下于大肠。""大肠者,传导之官,变化出焉。"如果胃肠功能正常,则大便通畅。便秘的发生主要是由于大肠传导功能失常,粪便在肠内停留过久,水份被吸收,从而粪便过于干燥、坚硬所致。常见的便秘病因病机为:燥热内结,津液不足;情绪波动,气机郁滞;劳倦内伤,气血不足;年高体衰,阴寒凝结等。皆能使胃肠功能发生障碍,传导不畅而产生便秘。现就便秘病因病机分述如下(图4-8)。

1. **肠胃积热**　凡阳盛之体,或恣饮酒浆,过食辛辣厚味,或过服辛热温补之品,以致热毒壅盛。也有热病之后,余热不清而留恋于肠胃,耗伤津液,导致肠道燥热。另外,肺燥、肺热下移于大肠,也可以导致肠道燥热,燥热伤津,以致肠道干涩燥结,形成热秘。

2. **气机郁滞**　因于忧愁思虑,情志不舒,或久坐少动,往往引起气机郁滞。也有由于外科手术后的粘连,或金创跌仆损伤胃肠,或肺失宣降,大肠气机不畅,均可使肠胃通降、传导功能失常,因之糟粕内停不能下行,造成大便秘结,这就是尤在泾所说的"气内滞而物不行"所引起的气秘。

3. **气血阴津亏虚**　劳倦、饮食内伤脾胃,化源不充,气血亏虚;或大病、久病、产后以及年高体衰之人,气血两虚;也有病中过用汗下、燥之剂,耗伤阴津;或亡血失精,生育不节,损伤气血阴精。气虚,则大肠传送无力血虚;津少、精亏则不能滋润大肠,肠道干槁,便行艰涩;若阴损及阳,阴阳两虚,则不能蒸熟水谷,化生津液,滋润肠道,都能使大便排出困难,而致虚秘。

4. **阴寒凝滞**　年高体弱,或久病不复,真阳亏损,阳气不运,则阴邪凝结;也有平素脾虚之人,过食生冷之物,或过用苦寒之剂,伐伤阳气,而致脾肾阳衰,温煦无权,阴寒内结;寒凝气滞,使肠道传送无力而大便艰难,此即寒结便秘,或者称为冷秘。

综上所述,便秘虽属大肠传导失职,但与肺、脾、肾也有非常密切的关系。肺与大肠相表里,肺热肺燥,肺失宣降,往往使大肠传导失常而致便秘;脾主运化,职司水谷精微的吸收、转枢,脾病则气血乏源,转枢不利,糟粕内停,而致便秘;肾司二便,主开阖,内寄元阴元阳,肾虚则或阴亏肠燥,或阳衰寒凝,传导失常而形成便秘。

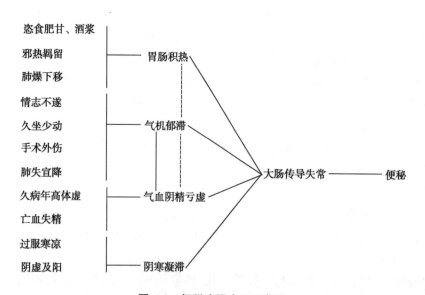

图4-8　便秘病因病理示意图

（三）辨证论治

大便排泄时间虽因人而异，但一般以一二日排便 1 次为常度，正如《儒门事亲·斥十膈五噎浪分支派》所指出："胃为水谷之海，日受其新以易其陈，一日一便乃常度也。"便秘的临床表现为：大便燥结，排便间隔时间延长，经常三五日或七八日 1 次，个别患者甚至更长；或者虽然次数不减，但是粪质干燥坚硬，排出困难；或时有便意，大便并不干结，只是排出不畅，或临厕努挣，不能顺利排出。便秘日久，常常引发其他症状，如腹中胀满，甚至疼痛，恶心，嗳气，食欲不振，头昏脑涨，睡眠不安，心烦易怒等症。

1. 辨证要点

（1）辨虚实：按照便秘的发病原因及临床表现，归纳为实秘与虚秘两类。实秘一般起病急，病程短，症状虽重，但治疗后容易收效；虚秘一般起病缓，病程长，症状虽轻，但治疗后不易收效。实秘有燥热及气滞之分，虚秘有气虚、血虚及阳衰之别。热秘以大便干结、排便间隔时间延长及排便困难为特征；气秘以大便干结或不干结，欲便不得，排出不畅为特征；气虚秘以虽有便意，临厕努挣乏力为特征；血虚秘以便次正常，大便燥结如球，排便困难为特征；阳虚秘以便质未必干结，但大便艰涩、排出困难为特征。

张景岳在总结便秘辨证时，以阳结、阴结进行概括。阳结即实秘，阴结即虚秘。《景岳全书》说："……不知此证之当辨者惟二，则曰阴结、阳结而尽之矣。盖阳结者邪有余，宜攻宜泻者也；阴结者正不足，宜补宜滋者也。知斯二者，即知秘结之纲领矣。"

（2）辨良性、恶性：便秘的发生，究其病理变化，有功能性与器质性之不同，一般通过望诊、问诊、切腹等可以区分。在临床上，借助 X 线钡剂造影、乙状结肠镜或纤维结肠镜，更容易加以明确。在器质性病变中，更需要进一步区分良性病变与恶性病变。良性病变大多患者年龄较轻，病程短，便秘不甚严重，全身虚衰及脏腑功能障碍的症状也不明显；恶性病变则多数患者年龄较高，病程长，便秘严重或时轻时重，全身虚衰及脏腑功能障碍的症状也较明显。有条件时，借助理化检查，有助于鉴别区分良性病变与恶性病变，对治疗效果和预后的估计尤其重要。

2. 治则要点 治疗便秘，以通腑为常法。在具体运用时应当根据证候的虚实，采用不同的方法。其治疗大法，实者，或清热通下，或行气导滞；虚者，或益气养血，或生津润燥，或温通开闭等。

3. 分型证治

（1）实秘

1）热秘

主症：大便干结，排便困难，排便时间间隔延长，或三五日，或七八日一行。

兼症：身微热，口臭口苦，口唇生疮，面红目赤，心烦易怒，腹胀纳呆，小便短赤。

舌脉：舌红，苔黄或黄燥，脉滑带数。

分析：体内积热素盛，热盛灼津，肠道津液枯槁，故大便干结，排便困难。热盛于内，腑气不通，故见腹胀纳呆，口臭口苦，口唇生疮，面红目赤，心烦易怒；邪热未净，故身有微热；热移膀胱，则小便短赤；舌红、苔黄或黄燥，脉滑带数，均为肠胃积热之象。

治法：泄热通腑，或清热润肠。

方药:泄热通腑用调胃承气汤,清热润肠用麻子仁丸。前方以大黄泄热通腑,芒硝软坚散结、导便下行,甘草和中,调和诸药。后方也用大黄泄热通腑,枳实、厚朴下气除满,麻仁、杏仁、白蜜降气润肠,白芍滋阴养血。两方同中有异,临证时需辨证施治,据证遣方。若热盛伤津,口干舌燥明显时,可加玄参、石斛、麦冬、生地黄等生津润燥之品;若便干行涩,肛裂出血,可加地榆、槐花等凉血止血;若腹胀纳呆,可加大腹皮、焦四仙等消食导滞;若缘于肝热移于胃肠,便秘而目赤口苦,脉弦滑,则可选用或伍用更衣丸或当归芦荟丸以清肝通便;若肺中燥热下移大肠,便秘而口鼻干燥,干咳少痰难,则应生津润燥与通便合用,疗效较好,如瓜蒌、山栀子等。泄热通腑法,是治疗热秘之常法,但不可过用或久用,否则易致苦寒伤胃,故使用时中病即止,以养阴润肠之剂调之。

处方举例:熟大黄9g,火麻仁10g,杏仁10g,枳实10g,大腹皮10g,焦四仙各10g,生甘草6g,蜂蜜30g(冲),清半夏10g,炒陈皮10g。

2)气秘

主症:大便干结或不干结,欲便不得,排出不畅,每于情绪不好时便秘加重。

兼症:嗳气频作,胸胁痞满,腹中胀痛,喜太息或矢气后稍宽。

舌脉:舌暗,苔薄白腻或薄黄腻,脉象弦。

分析:肺肝为气机升降之路,肺有邪客则气闭而失于宣降,肝因情伤则气郁而失于疏泄,气机郁滞,大肠传导失司,故大便排泄不畅,欲便而不行;肺肝不和,故胁肋痞满,嗳气频作,嗳出或矢气则舒,腹中胀痛;苔薄白腻、脉弦为气机郁滞之象,若有化热之势则舌苔转黄。

治法:顺气行滞。

方药:六磨汤为主方。方中枳实下气宽胸,引肺气下行;木香理气和中,调理中焦气机;乌药行气散满,治在中下焦;沉香芳化降气,槟榔下气消胀,用大黄泄热通腑。若腑气渐通,肝气未疏时,可用柴胡疏肝散调理。若气郁化热,症见口苦咽干,苔黄、脉数时,可加芦荟、黄芩、栀子等泄肝通腑;若由于肺气闭阻者,当从宣降肺气入手,可加杏仁、瓜蒌皮、葶苈子等泻肺通便之品;若由于手术或外伤所致者,则应加桃仁、红花、赤芍、三七等活血化瘀之药调理气血;若在中风、偏瘫中兼见便秘者,可用搜风顺气丸调治。

处方举例:炒枳实10g,广木香10g,台乌药12g,沉香粉3g(冲),熟大黄5g,焦槟榔10g,杏仁10g,柴胡10g,赤芍10g,青皮、陈皮各6g。

(2)虚秘

1)气虚

主症:虽有便意,临厕努挣乏力,排便艰涩不畅,便质一般并不干结。

兼证:年高体弱或久病之人,面黄肌瘦,神疲气怯,汗出短气,便后更甚。

舌脉:舌淡,苔薄白,脉细弱。

分析:肺主气,与大肠相表里,肺气虚则大肠传导无力,故排便艰涩不畅,便不干而难于排出;肺气虚则卫外不固,腠理疏松,故排便努挣时易于汗出短气;脾主运化,为后天之本,脾虚不运,气血乏源,故面黄肌瘦,神疲气怯;排便之后,气随便泄,故气短神疲等症均见加重;舌淡、苔薄白、脉细弱,也为肺脾气虚之象。

治法:健脾益气。

方药:黄芪汤为主方。方中黄芪为健脾益气之要药,甘草补虚和中,以助黄芪补气之力。陈皮理气和胃。火麻仁、白蜜润肠通便。方义重在益气助运。若补气之力不足,可加党参、黄精等;若气虚下陷,肛门坠迫,屡欲登厕而虚坐努责不下,可加升麻、柴胡等升举清气以降浊;若肺气虚明显,久咳气喘者,可合用生脉散或参蛤散;肾为气之根,气虚久治不愈,当从肾治,可用大补元煎加味。

处方举例:炙黄芪 30g,党参 10g,黄精 30g,炒陈皮 10g,火麻仁 15g,白蜜 30g(冲),炙甘草 6g,炒枳实 10g,台乌药 10g,广木香 10g。

2)血虚

主症:大便燥结如球,便次虽然正常,但排便不畅。

兼症:头眩心悸,少眠多梦,面色、唇爪白无华。

舌脉:舌淡,苔薄白,脉象细软。

分析:血虚津少,不能滑润肠道,故大便燥结如球,排便不畅;血虚则清窍失养,故头目眩晕;血不养心,心神不宁,故心悸,少眠多梦;血脉不充,则唇爪及面色白无华;舌淡、苔薄白,脉象细软,均为血虚脉不充之象。

治法:养血润燥。

方药:润肠丸为主方。方中当归、生地黄补血养阴,桃仁、火麻仁润燥滑肠,枳壳破气下行。五药共用,达到补血润下的目的。若出现五心烦热,口干津少,舌红光无苔或花剥,为阴血亏虚,当以滋阴增液为主,可于上方加用玄参、麦冬、生何首乌等;若血虚夹瘀,舌淡而暗或有瘀斑,可用通幽汤养血活血,润燥通便;若兼见腰背酸软,经少色淡,也可加制首乌、肉苁蓉、胡桃肉等补肾益阴之品;若经常便燥而秘,可常服五仁丸以润肠通便、缓图调治。

处方举例:当归 10g,生地黄 10g,熟地黄 10g,砂仁 3g,桃仁 10g,火麻仁 10g,炒枳实 10g,生何首乌 10g,胡桃肉 10g,赤芍 10g,生甘草 6g。

3)冷秘

主症:大便艰涩,难以排出,便质或干或不干。

兼症:面色㿠白,畏寒肢冷,腹中冷气攻痛,肠鸣,或腰脊冷痛,大便清长。

舌脉:舌质淡胖、苔白润,脉象沉迟而弱。

分析:脾肾阳衰,阴寒内生,留于肠胃,阴气固结,阳气不运,致使肠道传送无力而大便艰涩,便质虽然不硬,但难以排出;阳气虚衰,不达四末,故面色白,畏寒肢冷,或腰脊冷痛;阴寒凝滞于腹中,故腹中冷气攻痛,肠鸣;阳气不足,膀胱虚寒,水不化气,故小便清长;舌淡而胖,苔白润,脉象沉迟而弱,均为阳衰阴盛之象。

治法:温通开秘。

方药:济川煎为主方。方中当归、肉苁蓉、牛膝滋补精血,润肠通便,升麻升清气以降浊气,枳壳下气行滞。可加用肉桂、乌药温通气机,减去泽泻利湿实便之弊;或加用胡桃肉、何首乌等补肾养血润肠。若阴寒较甚,也可配合服用半硫丸,每次 6g,每日 2 次,以增强温通寒凝、开闭散结之力。平时,也可以常服右归丸或金匮肾气丸等温补肾阳,温通开秘,对于此型便秘有效。

处方举例:全当归 10g,肉苁蓉 15g,胡桃肉 10g,何首乌 10g,肉桂 6g,乌药 10g,枳实

10g,牛膝 12g,升麻 5g,半硫丸 9g(包煎)。

关于便秘的治疗,除内服中药外,尚有外导之法、脐中给药以及其他多种方法,如针灸、按摩等也可以配合使用。单方、验方也往往获得较好功效,如番泻叶、决明子、生白术、莱菔子等。另外,还可以采用食饵疗法,如黑芝麻、胡桃肉、松子仁等分,研细,稍加白蜜冲服,对于阴血不足的便秘有效。此外,对习惯性便秘,如保持精神的舒畅、进行适当活动以及饮食的调整和定时登厕等,均有利于便秘的治疗。至于热病之后,或其他久病患者,由于水谷少进而不大便的,不必急于通便,只需扶养胃气,使饮食渐增,则大便自能正常。

总之,便秘是临床上常见病,是由多种原因引起的,在临床时应当根据发病原因和临床表现,分辨虚实论治。实秘有热秘、气秘之分,虚秘有气虚、血虚、冷秘之别。治疗大法则因证而施,热秘宜泄热通腑或清热润肠,气秘宜顺气行滞,从肝、从肺论治,气虚宜益气润肠,血虚宜养血润燥,兼阴虚者又当滋养阴血以润肠,冷秘宜温阳开闭等。上述诸秘,有时单一独见,有时相兼并见,故各种治法应随证灵活运用。如气秘延久则化热,气秘与热秘同时并见,治疗时行滞与泄热同用;气虚失治、误治往往导致阳虚,脾肾阳衰,治疗时益气、温阳同用等。因此,便秘的治疗虽以通腑为常法,而应根据不同的病因病机与临床证候,采用不同的治疗方法。除上述内治法外,其他如导法、脐中给药、针灸、按摩等,也可随证配合使用,增强疗效。

【复习思考题】

1. 便秘的病理变化是什么? 注意掌握其间相互转化。

2. 便秘常分哪几型? 其证治规律如何掌握。

3. 便秘的辨证要点是哪些? 如何识别便秘的恶性病变特点?

4. 便秘的简便疗法有哪些?

【附方】

1. **调胃承气汤** 《伤寒论》方。甘草、芒硝、大黄。

2. **麻子仁丸** 《伤寒论》方。麻子仁、芍药、枳实、大黄、厚朴、杏仁。

3. **更衣丸** 《时方歌括》方。芦荟、朱砂。

4. **当归龙荟丸** 《丹溪心法》方。当归、龙胆、栀子、黄连、黄芩、黄柏、大黄、青黛、芦荟、木香、麝香。

5. **六磨汤** 《证治准绳》方。沉香、木香、槟榔、乌药、枳实、大黄。

6. **柴胡疏肝散** 《景岳全书》方。柴胡、枳壳、芍药、甘草、香附、川芎。

7. **搜风顺气丸** 《中成药》方。车前子、白槟榔、火麻子、牛膝、郁李仁、菟丝子、干山药、枳壳、防风、独活、大黄。

8. **黄芪汤** 《金匮翼》方。黄芪、陈皮、火麻仁、白蜜。

9. **生脉散** 《景岳全书》引《医录》方。人参、麦冬、五味子。

10. **参蛤散** 验方。人参、蛤蚧。

11. **大补元煎** 《景岳全书》方。人参、炒山药、熟地黄、杜仲、枸杞子、当归、山药、炙甘草。

12. **润肠丸** 《沈氏尊生书》方。当归、生地黄、麻仁、桃仁、枳壳。

13. **圆通幽汤** 《兰室秘藏》方。生地黄、熟地黄、桃仁、红花、当归、甘草。

14. **五仁丸** 《世医得效方》方。桃仁、杏仁、柏子仁、松子仁、郁李仁、陈皮。

15. **济川煎** 《景岳全书》方。当归、牛膝、肉苁蓉、泽泻、升麻。

16. **半硫丸** 《太平惠民和剂局方》方。半夏、硫黄。

17. **右归丸** 《景岳全书》方。熟地黄、山药、山茱萸、枸杞子、杜仲、菟丝子、附子、肉桂、当归、鹿角胶。

18. **金匮肾气丸** 《金匮要略》方。桂枝、附子、熟地黄、山茱萸、山药、茯苓、牡丹皮、泽泻。

霍　乱

【学习要求】

1. 掌握霍乱这一疾病的概念及临床范围。

2. 理解并掌握霍乱一病的病因病机与感受时邪、饮食不慎关系极大。

3. 掌握霍乱的辨证要点及治疗原则。

4. 掌握霍乱临床上 3 个主要证型：寒乱、热霍乱、干霍乱的辨证论治。

【学习时数】3 学时

（一）概述

1. **命名**　霍乱是以起病急骤、猝然发作、上吐下泻、腹痛或腹不痛为特征的疾病。因其病变起于饮食不慎或外感时邪，致清浊相干，乱于肠胃而发生于顷刻之间，挥霍缭乱，故名霍乱。

2. **沿革**　霍乱一病的记载首见于《黄帝内经》，书中明确指出本病病位在肠胃，而病因有伤湿与伤热之别。如《灵枢·五乱》说："清气在阴，浊气在阳，营气顺脉，卫气逆行，清浊相干，乱于肠胃，则为霍乱。"《素问·六元正纪大论》说："太阴所致，为中满，霍乱吐下。""土郁之发，民病呕吐霍乱。"《灵枢经脉》也说："足太阴……厥气上逆则霍乱。"此皆为伤湿而致。《素问·六元正纪大论》又说："不远热则热至，热至则身热，吐下霍乱。"此为伤热所致。

汉代张仲景《伤寒论》立霍乱专篇进行论述，对病名定义、症状表现以及治疗都有详述。如《伤寒论·辨霍乱病脉证并治》说："呕吐而利，此名霍乱。"又说："霍乱，头痛发热，身疼痛，热多欲饮水者，五苓散主之；寒多不用水者，理中丸主之。""吐利汗出，发热恶寒，四肢拘急，手足厥冷者，四逆汤主之。""既吐且利，小便复利，而大汗出，下利清谷，内寒外热，脉微欲绝者，四逆汤主之。"从所用方药看，为寒湿所伤之寒霍乱。

隋代巢元方详论霍乱之病因病机、临床表现及预后，强调感受外邪与饮食不慎是发病主要原因，阴阳清浊二气相干，乱于肠胃之间为病机，脘腹绞痛、吐利为主要临床表现。如《诸病源候论·霍乱病诸候》说："霍乱者，由人温凉不调，阴阳清浊二气，有相干乱之时，其乱在于肠胃之间者，因遇饮食而变发，则心腹绞痛；其有先心痛者，则先吐；先腹痛者，则先利；心腹并痛者，则吐利俱发。……亦有饮酒、食肉、腥脍、生冷过度，因居处不节，或露卧湿地，或当风取凉，而风冷之气归于三焦，传于脾胃，脾胃得冷则不磨，不磨则水谷不消化，亦令清浊二气相干，脾胃虚弱，便则吐利，水谷不消，则心腹胀满，皆成霍乱。"该书除着重阐述寒霍乱外，尚提到干霍乱。如《诸病源候论·干霍乱候》指出："干霍乱者，是冷气搏于肠胃，致饮食不消，但腹满烦乱，绞痛短气，其肠胃先实，故不吐利，名为干霍乱也。"可见，干霍乱的特点为腹满烦乱而不吐利。

唐代王焘《外治秘要·卷第六·霍乱及呕吐》针对《诸病源候论》所言干霍乱为但腹痛烦乱而不吐利，提出吐利者为湿霍乱。

宋代陈无择《三因极一病证方论·霍乱凡例》提出："转筋者，以阳明养宗筋，属胃与大肠，令暴下暴吐，津液顿亡……宗筋失养，必致挛缩。"这里明确地说明了霍乱转筋的机制为津液顿亡，宗筋失养。

金元时期，刘河间、张从正皆主张霍乱为热证，寒热之间应区别。如《素问玄机原病式·卷之一·热类》说："吐下霍乱，三焦为水谷传化之道路，热气甚，则传化失常，而吐泻霍乱，火性燥动故也。或云：热无吐泻，止是停寒者，误也。"这里指出寒、热的区别，应注意渴与脉。如"吐泻烦渴为热，不渴为寒或热，吐泻始得之，亦有不渴者，若不止，则亡液而后必渴；或寒本不渴，亡津液过多，则亦燥而渴也。但寒者脉当沉细而迟，热者脉当实大而数；或损气亡液过极，则脉亦不能实数，而反弱缓，虽尔亦为热矣。"《儒门事亲·霍乱吐泻死亡如反掌说》有霍乱因"火盛过极，土怒发焉"而成。朱丹溪在《丹溪心法·霍乱证治》中指出："干霍乱者最难治，死在须臾。升降不通，当以吐提其气，极是良法……有用吐者，则兼发散之义；有用温药解散者，不可用凉药，宜二陈汤加解散药。"又说："其湿霍乱死者少，干霍乱死者多。盖以所伤之物，或因吐利而尽，泄出则止，故死者少也；夫上不得吐，下不得利，所伤之物，壅闭正气，关格阴阳，其死者多。"此对干、湿霍乱预后及其机制的阐述，甚为精辟。

明代很多医家著作中对霍乱都有论述，对其因、证、脉、治认识越加深刻。如，戴思恭《证治要诀·霍乱》提及了对霍乱的多种治法，并对干霍乱的症状加以补充，还强调干霍乱即俗称之卷肠痧。该书中说："欲吐不吐，欲泻不泻，心腹缠扰，痛不可忍，上下不通，言语不定，如见鬼神，俗谓之干霍乱……近世俗医谓之卷肠痧，人多信之，殊不知即是霍乱，侥幸而愈者，一通之功耳。"

楼英将霍乱归纳为湿土霍乱、土虚内胜霍乱、热霍乱三类。《医学纲目·卷三十·伤寒部·吐利》说："《素问》：土郁之发，民病呕吐，霍乱注下；又太阴所至为中满，霍乱吐下，此湿土霍乱，即仲景五苓散、理中丸之类是也；岁土不及，风乃大行，民病霍乱、飧泄，此土虚风胜霍乱，即罗谦甫桂苓白术散之类也；热至则身热，霍乱吐下，此热霍乱，即《活人书》香薷饮之类是也。"

王肯堂已注意到，霍乱吐泻后的亡阳、气脱阴竭等情况均预后不良。《证治准绳·内科准绳·霍乱》指出："霍乱之后，阳气已脱，或遗尿而不知，或气少而不语，或膏汗如珠，或大躁欲入水，或四肢不收，皆不可治。"

张景岳仍强调霍乱"皆寒湿伤脾之证"，且详述其病因。《景岳全书·杂病论·霍乱》说："有外受风寒，寒气入脏而病者；有不慎口腹，内伤食饮而病者；有伤饥失饱，饥时胃气已伤、过饱食不能化而病者；有水土气令，寒湿伤脾而病者；有旱潦暴雨，清浊相混，误中痧气阴毒而病者。总之，皆寒湿伤脾之证。邪在脾胃，则中焦不能容受，故从上而出则为吐，从下而出则为泻。且凡邪之易受者，必其脾气本柔，而既吐既泻，则脾气更虚矣。故凡治霍乱者，必宜以和胃健脾为主。"又说："转筋霍乱证，以其足腹之筋拘挛急痛，甚至牵缩阴丸，痛迫小腹，最为急候，此足阳明、厥阴气血俱伤之候也。"此处仍强调气血津液缺乏乃转筋霍乱之基础。

李中梓《医宗必读·卷十·霍乱》指出："霍乱多起于夏秋之间，皆外受暑热、内伤饮食所致。纵冬月患之，亦由夏月伏暑也。转筋者，兼风木，建中加木瓜柴胡汤；厥冷唇青，兼寒气，建中加附子干姜汤；身热烦渴，气粗，兼暑热，桂苓白术散或香薷散；体重，骨节烦疼，兼湿化，除湿汤。"此阐述了霍乱的辨证要点及相应治法。

清代中医对霍乱一病的认识有了很大提高和深化。特别是晚清以来由于与外界通商等接触，国外的疫毒霍乱传入我国，并引起流行。如陆定圃《冷庐医话·卷三·霍乱转筋》中说："嘉庆庚辰年后，患者不绝。"王清任《医林改错·下卷·瘟毒吐泻转筋说》中也有言："道光元年辛巳，病吐泻转筋者数省，死亡过多，贫不能葬埋者，国家发币施棺，月余之间，共数十万金。"可见当时霍乱流行猖獗，危害甚大。疫毒霍乱，远比《黄帝内经》《伤寒论》《诸病源候论》等经典著作中所述之霍乱病势凶险，变化迅速，医家们在治疗的实践中，加深了对不同霍乱的认识，积累了宝贵经验，特别是王孟英、许起均总结编写了霍乱专著。

王孟英所著《随息居重订霍乱论》总结了前人对霍乱的认识和经验，引述了前人和本人的医案，论述了霍乱的病因、病机、发病情况、流行性和传染性、分类方法、防治手段和常用方药；尤其是对时疫霍乱和非时疫霍乱做了明确比较，对后人很有帮助。其主要观点如下：①时疫霍乱是"流行似疫""风行似疫"；非时疫霍乱是"偶有所伤"，无流行传染之情况。②时疫霍乱和非时疫霍乱病因不同，前者是夏秋亢旱酷暑，人多蕴湿，"一朝发病，风行似疫""湿热为多"。病因是一种邪；而后者是一般六淫之邪所伤，阴阳之气乱于肠胃。③时疫霍乱的病因为"疫邪"，而这种疫邪的传染多与饮用恶浊污水有关，举上海所以霍乱盛行是由于"人烟繁萃，地气愈热，室庐稠密，秽气愈盛，附郭河水，藏垢纳污，水皆恶不堪"。④对霍乱分类，提出寒热两种，寒霍乱为非时疫霍乱，类霍乱一型，不成疫性，吐泻腹痛；热霍乱为时疫霍乱，真霍乱一型，成疫性吐泻而腹不痛，并订出不同的治疗方案。这种寒热分类方法至今仍在沿用。

许起所著《霍乱燃犀说》也分霍乱为寒证及热证两类，认为热证最为多见，如"霍乱证，无论四肢厥冷、畏寒、舌白，一派阴寒气象，毕呈显露，若服丁附姜桂等药，则百无一生者矣。须知霍乱总以暑热而成，有热极似寒者，即假寒也"。又对病名上的混乱加以统一，如说"霍乱有称为吊脚痧者，即霍乱之剧而转筋者，原非另有一证也""干霍乱，因毒邪入于营分，周身隧络为之壅塞，故又谓之痧胀""霍乱，又有感恶毒异气所致者，即张路玉所谓番痧证也"，将霍乱转筋与吊脚、干霍乱与痧胀、时疫霍乱与番痧，在名称上做了统一。并且强调了时疫霍乱之危急，如说："卒然昏倒，腹痛，面色黑胀，不呼不叫，如不急治，两三时即毙。腹痛麻瞀，呕恶神昏者，或溅溅汗出，或隐隐发斑，此毒邪燃发于表也；有发即泻利，厥逆腹胀，无脉者，此毒邪内伏不能外发也。所患最暴，多有不及见斑而死者。"总之，中医学对于霍乱一病的认识，经历代医家，尤其是明、清医家的补充日臻完善。

3. **范围**　中医学的霍乱包括了很多以吐泻、腹痛等为主要临床表现的西医疾病，如有传染性的霍乱、副霍乱，无传染性的急性胃肠炎、细菌性食物中毒等病。为了加以区别，有人将霍乱、副霍乱称为"真霍乱"，将急性胃肠炎、细菌性食物中毒等称为"类霍乱"。无论真霍乱、类霍乱，均可参照本篇内容进行辨证论治。

(二)病因病理

本病多发生在夏秋季节，每易因天气炎热而过于贪凉饮冷，或进食腐馊之物发病。因此，一般认为，本病主要由于感受暑湿、寒湿秽浊之气及饮食不洁所致。由于脾胃受伤，升降失司，清浊相干,气机逆乱,所以吐泻交作。因其过度吐泻致使津液大伤,故在短时间内即出现形容憔悴、目眶下陷、筋脉挛急、手足厥冷等危重证候。现将本病病因病理归纳分述如下(图4-9)

1. 感受时邪　夏秋之季,暑湿蒸腾,若调摄失宜,感受暑湿秽浊疫疠之气,或因贪凉露宿,寒湿入侵,客邪秽气,郁遏中焦,均能使脾胃受伤,运化失司,气机升降失常,清浊相干,乱于肠胃,上吐下泻而成霍乱。《医学入门·霍乱》说:"此疾夏秋为甚……标因外感四气,或日间感热,夜间受寒冷,或内素郁热,外又感寒,一时阴阳错乱。"《景岳全书》亦说:"有外感风寒,寒气入脏而病者……有水土气令,寒湿伤脾而病者;有旱涝暴雨,清浊相混,误中疹气阴毒而病。"这说明感受暑湿或寒湿之邪可以客于胃肠,引发本病。

2. 饮食不慎　暑热之季,脾胃不健,加以饮食不洁,误食腐馊变质之物,或贪凉饮冷,恣饮生冷瓜果,或暴饮暴食,最能损伤脾胃,运化无权,清浊相混而成霍乱。《类证治裁·霍乱》说:"霍乱多发于夏秋之交……饮食生冷失节,清浊相干,水谷不化。"《霍乱论·总义》亦说:"若其人中阳素馁,土不胜湿,而饮冷贪凉太过,冷则湿从寒化,而成霍乱者亦有之。"并明确提出了本病与饮用"污水"有关。凡此,足以说明饮食不慎为导致本病的重要因素。

综上所述,霍乱的致病原因不外感受时邪和饮食不慎等两个方面,但在临床上二者往往相互为因。如《丹溪心法·霍乱》说:"内有所积,外有所感,致成吐泻。"《症因脉治·霍乱论》说:"饮食过饱,损伤中气,不能运化,膏粱厚味,肠胃凝泣,清气不升,浊气不降,又值风暑湿喝之邪外袭,则挥霍缭乱。"由于饮食失调,损伤脾胃,运化失司,最易使外界秽浊之气得以乘虚而入;外界之寒热湿邪困脾,则中气不健,也易导致饮食内伤。若中阳素虚,脾不健运,或重感寒湿,或畏热贪凉,过食生冷瓜果,则病从寒化而成为寒霍乱;如素体阳盛,或湿热内蕴,或冒暑远行,或烈日下劳作,以致感受时令暑热之邪,以及过食辛辣醇酒厚味等食物,湿热自内而生,则病从热化而成为热霍乱。

至于干霍乱,其证欲吐不得吐,欲泻不得泻,腹中绞痛,脘闷难忍,俗称"绞肠痧"。多为饮食先伤脾胃,重感秽浊之气,邪阻中焦,气机塞滞,升降失常,上下不通,而发为霍乱,乃霍乱中之严重证候。

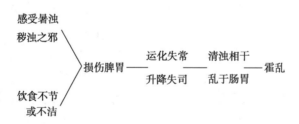

图4-9　霍乱病因病理示意图

(三) 辨证论治

霍乱之证,突然吐泻交作,腹部疼痛或不痛,甚则皮肤弛皱,目眶凹陷,手指螺纹干瘪,俗称"瘪螺痧"。本病临证,首先宜分清时行霍乱与寻常霍乱,其次应该辨清寒热。

1. 辨证要点

(1) 分清时行霍乱和寻常霍乱:时行霍乱都有与霍乱患者接触史、污水饮用史或到过疫区,发病急骤,病势严重,吐泻交作,呕吐物多为清水或米泔样水,泻下量多,呈米泔水或洗肉水或黄水样,腹痛或不痛,很快伤津。寻常霍乱多缘于进食腐馊不洁之物,或有毒食物、药物史,同餐者集体发病。发病可急可缓,病势有轻有重,一般先吐后泻或吐泻间作,呕吐物为未消化之物或胆汁,泻下量较多,黄水有黏液,多伴腹痛,伤津有轻有重。

(2) 辨寒热:寒者吐泻之物清稀,气味不浓,口不渴或渴而不欲饮,手足欠温,苔白腻,脉濡;热者吐泻之物浑浊而黏,臭秽难闻,口渴或喜冷饮,心中烦躁,苔黄腻,脉濡数。

2. 治则要点 本病治疗,当遵寒者热之,热者寒之,闭者通之,但不论何法,均需加入泄浊辟秽之品。

3. 分型证治

(1) 寒霍乱

1) 轻证

主症:暴起呕吐下利,初起时所下带有稀粪,继则下利清稀,或如米泔水,不甚臭秽,腹痛或不痛。

兼症:胸膈痞闷,四肢清冷。

舌脉:舌苔白腻,脉濡弱。

分析:寒湿秽浊之气,壅滞中焦,阳气受遏,以致清浊不分,升降悖逆,上吐下泻;寒气偏胜,水不运行,下走肠间,故下利清稀,或如米泔水而不甚臭秽;邪正相争,气机逆乱故腹痛;阳气被遏,不能达于四末,故四肢清冷;寒湿困阻中焦,故胸膈痞闷;舌苔白腻,脉象濡弱,也为寒湿偏盛、中阳被困之象。

治法:散寒燥湿,芳香化浊。

方药:藿香正气散合纯阳正气散加减。前方中藿香辛温,芳香化浊,辟秽止呕,紫苏、白芷、桔梗散表利膈,半夏和胃降逆,茯苓、厚朴、甘草化湿和中。后方也具有温中散寒、燥湿化浊的功效。两方相合,和中化浊之功更强。在汤药未备时,可先吞服纯阳正气丸,或辟瘟丹,也能达到芳香开窍、辟秽化浊之效。也可以服来复丹助阳化浊,理气和中,以图救急。

处方举例:藿香10g,紫苏10g,姜半夏10g,陈皮10g,茯苓10g,白术10g,厚朴花6g,大腹皮10g,桔梗6g,六一散12g(包煎),白芷6g。

2) 重证

主症:吐泻不止,吐泻物如米泔水。

兼证:面色苍白,目眶凹陷,指螺皱瘪,手足厥冷,头面出汗,筋脉挛急。

舌脉:舌质淡,苔白,脉沉微细。

分析:中阳不运,清浊相混,故吐泻交作不止,吐泻物如米泔水;吐泻之后,津液大伤,无以濡润充盈肢体,故目眶凹陷,指螺皱瘪;脾肾阳虚,阴寒所胜,则手足厥冷;阴盛格阳,则头面汗出;寒性凝滞,气血不能温煦筋脉,筋失所养,故筋脉挛急;舌淡,苔白,脉沉微细,均为阳虚寒盛之征。

治法:温补脾肾,回阳救逆。

方药:附子理中丸为主方。方中附子辛热以回阳救逆,党参、白术、炮姜、甘草以健脾温中。仓促之间,汤药不及,可急用食盐填满脐中,取大艾炷灸之,借以温通阳气;并用行军散0.3~0.6g开水送服,以辟秽开窍,亦可搐鼻取嚏以宣通窍络;如见大汗淋漓,四肢厥冷,声音嘶哑,拘急转筋,脉细欲绝,乃属阴津枯竭,阴阳离决,危在顷刻,若骤与大剂辛温回阳,则虑其津液愈涸,此时应使用反佐从治之法,以通脉四逆加猪胆汁汤为主方,亦可在前方中加姜汁炒川黄连,使辛苦相济,调和阴阳。寒霍乱重证,一经吐泻,肌肉脱削,身冷厥逆,汗多烦躁,口渴,得饮即吐,不得误为热证,关键在舌质淡润,得饮即吐,为无热之征。

处方举例:炮附子10g,人参粉3g(冲),白术10g,炮姜10g,炙甘草10g。

(2) 热霍乱

主症:吐泻暴作,呕吐如喷,泻下如米泔汁,臭秽难闻。

兼症:头痛,发热,口渴,脘闷心烦,小便短赤,腹中绞痛,甚则转筋拘挛。

舌脉:舌苔黄腻,脉象濡数。

分析:由于感受暑湿秽浊之气,郁遏于中焦,清浊相混,病势暴急,故见吐泻骤作,呕吐如喷,泻下如米泔汁,臭秽难闻,腹中绞痛;由于暑热熏蒸,故头痛,发热;吐泻无度,耗伤津液,故口渴心烦;津亏无以濡养肢体,故转筋拘挛。湿热内蕴,故胸闷,尿少而赤;舌苔黄腻,脉象濡数,均为湿热蕴伏之象。

治法:清热化湿,辟秽泻浊。

方药:燃照汤或蚕矢汤为主方。前方用滑石、黄芩、山栀子、豆豉以清暑泄热,半夏、厚朴、省头草以化湿辟秽。后者用黄连、黄芩、山栀子以清泄暑热,豆卷、薏苡仁、半夏、通草以解表化湿,蚕沙、木瓜、吴茱萸以舒筋活络,而黄连、吴茱萸又具有辛开苦降作用。转筋由于吐泻之后,津液大伤,筋脉失于养所致,因此治疗转筋,必须顾及其津液,必要时急需配合静脉补液;方中蚕沙甘辛微温,木瓜酸温,均有舒筋活络作用,吴茱萸有止呕降逆、止痛作用,均为治疗霍乱吐泻转筋要药。如脘闷吐甚,一时难服汤药,或汤药仓促未备,可先服玉枢丹以辟秽止吐,俟呕吐稍止,再进汤药。如见手足厥冷,腹痛,自汗,口渴,唇面手甲皆青,呕吐酸秽,泻下恶臭,小便短赤,六脉俱伏者,此为热遏于内,热深厥深,真热假寒之象,应急予竹叶石膏汤,以清热生津,补益气阴,切勿误投温燥之品。

处方举例:省头草10g,淡豆豉10g,厚朴10g,半夏10g,白豆蔻仁5g,黄芩10g,山栀子10g,滑石12g,晚蚕沙12g(包煎),陈木瓜12g,生薏苡仁15g。

(3) 干霍乱

主症:猝然腹中绞痛,欲吐不得吐,欲泻不得泻。

兼症:烦躁闷乱,甚则面色青惨,四肢厥冷,头汗出。

脉象:脉沉伏。

分析:暑令感受秽浊疫疠之气,壅遏中焦,气机窒塞,升降格拒,上下不通,故腹痛而欲吐不得吐,欲泻不得泻;浊邪壅闭,热格于上,则烦躁闷乱;阳气不能宣通,复因腹部剧痛,故面色青惨而头汗出,四肢厥冷,脉象沉伏。

治法:辟秽解浊,利气宣壅。

方药:玉枢丹为主方。方中山慈菇、雄黄、五倍子辟秽解浊,麝香通窍开闭,续随子、大戟泻下逐邪。因邪气过盛,可先用烧盐方探吐,一经吐出,不仅烦躁闷乱之症可减,也使下窍宣通,二便自然畅行;也可口服行军散或红灵丹0.3~0.6g,也可以搐鼻取嚏,以辟秽解毒,通闭开窍;还可以针刺十宣、委中出血,以及刮痧等法,以通脉开窍,引邪外出;或用吴茱萸、青盐各 30g 许,研,炒热,用布包之,熨脐下,以温通阳气。如汤药可进,而仍欲泻不出者,可用厚朴汤为主方,方中高良姜、厚朴以温中破满,朴硝、大黄、槟榔、枳实以泻下通便。如吐泻畅通,病势已减者,可用藿香正气散以善其后。

处方举例:①烧垢方探吐;②玉枢丹 1 锭,研化服,每日 2 次。

另外,治疗霍乱,也可以用针灸、刮痧等法作为应急处理。

针灸:中脘、内关、足三里,均用针法,留针 15~30 分钟。吐甚加合谷,泻甚加天枢,腹痛加公孙,寒甚以隔垢姜灸神阙 5~20 壮,转筋加承山、曲池。

刮痧:可用边缘光滑的钱币,或磁匙,或瓷碗边缘,蘸植物油少许,在脊柱两侧、肋间、胸骨、肘窝、膝窝等处,自上向下,或自背后向胸前刮之,先轻后重,以皮肤出现红紫为度。

综上所述,霍乱证型分 3 类。寒霍乱、热霍乱,皆以吐泻交作为主证,但寒霍乱之吐泻较缓,以吐泻物不甚臭秽、四肢清冷、舌淡苔白、脉象微弱为特征;而热霍乱之吐泻较急,以呕吐如喷、吐泻物臭秽难闻、发热、烦渴、舌红苔黄、脉象濡数为特征。干霍乱,是以欲吐不得吐、欲泻不得泻、腹中绞痛、烦躁闷乱为特征。3 类证型各具特点,临床上是不难分辨的。

至于治疗,寒霍乱之轻证,用散寒燥湿、芳香化浊、温中燥湿法;重证,则用回阳救逆法;热霍乱,则用清热化湿、辟秽泄浊法;干霍乱,可用辟秽解浊、利气宣壅法,配合探吐、取嚏、刮痧、针刺、温灸等法。

霍乱多发生于夏秋季节,属于时令疾病,其主要成因为外感时邪,内伤饮食,内外合邪,壅滞中焦,引起脾胃功能紊乱,脾陷胃逆,升降失常,清浊相干,挥霍缭乱而为病。因此,预防本病,必须外避时邪,内慎饮食,真正做到起居谨慎,饮食卫生,以使正气内存,则邪不可干。

【复习思考题】

1. 如何区分时行霍乱与寻常霍乱、寒霍乱与热霍乱?

2. 霍乱的主要病机变化是什么?

3. 试述纯阳正气丸、辟瘟丹、玉枢丹、红灵丹、行军散的应用。

4. 试述寒霍乱、热霍乱、干霍乱的证治。

【附方】

1. **藿香正气散** 《太平惠民和剂局方》方。藿香、紫苏、白芷、桔梗、厚朴、半夏曲、大腹皮、茯苓、橘皮、甘草、大枣。

2. **纯阳正气丸** 成药。陈皮、丁香、茯苓、茅术、白术、藿香、姜半夏、肉桂、青木香、花椒叶、红灵丹。

3. **辟瘟丹** 验方。羚羊角(代)、朴硝、猪牙皂、广木香、黄柏、茅术、茜草、黄芩、姜半夏、文蛤、金银花、川黄连、犀角、川厚朴、川乌、玳瑁、大黄、藿香、玄精石、郁金、茯苓、香附、桂心、赤小豆、降香、鬼箭羽、朱砂、毛慈菇、大枣、甘遂、大戟、桑皮、千金霜、桃仁霜、槟榔、蓬莪术、胡椒、葶苈子、牛黄、巴豆霜、细辛、白芍、公丁香、当归、禹余粮、滑石、山豆根、麻黄、麝香、菖蒲、水安息、干姜、蒲黄、丹参、天麻、升麻、柴胡、紫苏、川芎、草河车、檀香、桔梗、白芷、紫菀、芫花、雌黄、琥珀、冰片、陈皮、腰黄、斑蝥、蜈蚣、石龙子。

4. **来复丹** 《太平惠民和剂局方》引杜先生方。玄精石、硝石、硫黄、橘皮、青皮、五灵脂。

5. **附子理中丸** 《太平惠民和剂局方》方。炮附子、人参、白术、炮姜、甘草。

6. **行军散** 《霍乱论》方。牛黄、麝香、珍珠、冰片、硼砂、雄黄、火硝、金箔。

7. **通脉四逆加猪胆汁汤** 《伤寒论》方。炙甘草、干姜、生附子、猪胆汁。

8. **燃照汤** 《随息居重订霍乱论》方。滑石、淡豆豉、焦山栀子、酒黄芩、省头草、制厚朴、制半夏、白豆蔻仁。

9. **蚕矢汤** 《随息居重订霍乱论》方。晚蚕沙、陈木瓜、薏苡仁、大豆黄卷、黄连、制半夏、黄芩、通草、吴茱萸、焦栀子。

10. **竹叶石膏汤** 《伤寒论》方。竹叶、石膏、麦冬、人参、半夏、粳米、炙甘草。

11. **玉枢丹** 《百一选方》方。山慈菇、续随子、大戟、麝香、腰黄、朱砂、五倍子。

12. **烧垢方** 《医方集解》方。单用烧垢熟水调饮,以指探吐。

13. **红灵丹** 上海中医学院《方剂学》方。朱砂、麝香、银硝、礞石、雄黄、硼砂、冰片。

14. **厚朴汤** 《苏沈良方》方。高良姜、厚朴、朴硝、大黄、槟榔、枳壳(实)。

疟 疾

【学习要求】

1. 了解疟疾的特征和概念。

2. 掌握疟疾的证治规律。

3. 了解治疗疟疾的有效方药。

【自学时间】3 学时

(一) 概述

1. **命名** 疟疾是以寒战壮热、休作有时为特征的一种病证。主要是感受疟邪所引起的。多发生于夏秋之间,其他季节也有散在发生。农村发病率较城市为高。

2. **沿革** 早在公元前 1200 多年的殷墟甲骨文就有"疟"字的记载。《黄帝内经》对疟疾的病因、证候、治法早有论述,如《素问·疟论》说:"疟之始发也,先起于毫毛,伸欠乃作,寒栗鼓颔,腰脊俱痛,寒去则内外皆热,头痛如破,渴欲冷饮。"又说:"夫疟者之寒,汤火不能温也,及其热,冰水不能寒也。"这里把疟疾的症状描写得十分生动。该书根据疟疾发病的情况进行了分类,并阐述其病理。《素问·疟论》说:"卫气者,昼日行于阳,夜行于阴,此气得阳而外出,得阴而内薄,内外相薄,是以日作。……其间日发者,由邪气内薄于五脏,横连募原也;其道远,其气深,其行迟,不能与卫气俱行,不得皆出,故间日乃作也。……帝曰:时有间二日,或至数日发,或渴或不渴,其故何也? 岐伯曰:其间日者,邪气与卫气客于六腑,而有时相失,不能相得,故休数日乃作也。……先寒而后热也,病以时作,名曰寒疟。……先热后寒也,亦以时作,名曰温疟……其但热而不寒,……热而少气烦冤,手足热而欲呕,名曰瘅疟。"关于疟疾的治疗,《黄帝内经》只言针刺,未及药物。《素问·刺论》一方面就疟疾运用六经和脏腑分证方法进行归类分型,另一方面介绍各种类型疟疾的症状及治疗方法,其方法也基本是针刺方法。

《神农本草经》载有垣山(常山)治疗"温疟"和蜀漆主"疟"的记载,开药物治疗之先河。《金匮要略》继《黄帝内经》之后也设专篇讨论疟疾,就疟疾的主脉、主证、治法和分类加以阐述,指出疟疾的主脉为"疟脉自弦。弦数者多热,弦迟者多寒",疟疾的分类有温疟、牡疟、瘅疟及疟母,其证候为"热而少气,烦冤,手足热而欲呕,名曰瘅疟。……温疟者,其脉如平,身无寒,但热,骨节疼烦,时呕,……疟多寒者,名曰牡疟,……病疟以月一日发,当以十五日愈。设不差,当月尽解。如其不差,……此结为癥瘕,名曰疟母"。关于疟疾的治疗,拟用白虎加桂枝汤治疗温疟;蜀漆散治疗牡疟,鳖甲煎丸治疗疟母,将疟疾的证治已经纳入辨证论治的体系,特别是用鳖甲煎丸治肝脾大确实有效。《肘后备急方》提出因感受山岚瘴毒之气而患"瘴疟",并用砒石治疗,有截止其发作的功能。唐代用截疟法治疗疟疾颇为盛行,如《备急千金要方》《外台秘要》制订以常山、蜀漆为主,配合以柴胡、青蒿、乌梅、知母、黄芩、牡蛎等药物制成恒山丸、垣山汤等治疟。

至金元,疟疾的治疗方法更加丰富,《河间六书》根据疟病的证候,采用各种不同的方药进行治疗,如"疟病身热,目痛,热多寒少,脉长,睡卧不安,先以大柴胡汤下之,微利为度;如下过,外有微邪未尽者,宜服白芷汤,以尽其邪,疟无他症,隔日发,先寒后热,寒少热多,宜桂枝石膏汤,盖间日者,邪气深也。"《儒门事亲》指出,疟非脾寒及鬼神,而是"瘴疠杀人,莫知其数",已经认识到本病证具有传染性,并提出富贵膏粱之人与贫贱刍荛之人病疟,治疗迥异,以其体质和生活条件不同的缘故。《东垣十书》《丹溪心法》对于疟疾的治疗,阐述更加细致。李东垣指出,疟疾治当顺时,并对《黄帝内经》的五脏疟、六经疟分别遣方为治;朱丹溪提出:"疟母久不愈者,宜四兽饮,间服山甲汤。"并认为:"世用砒霜等毒,不可轻用。"也可谓之心得之言,以警后世。

明清以后,对疟疾的证候、治疗的论述更为深入。《明医杂著》说:"疟是风暑之邪,有一日一发,有二日一发,有三日一发,有间日、连二日发,有日与夜各发,有有汗,有无汗,有上半日发,有下半日发,有发于夜者。治法,邪从外入,宜发散之,然以扶持胃气为本,又须分别阳分阴分而用药。邪疟及新发者,可散可截;虚疟及久者,宜补气血。若过服截药致伤脾胃,则必延绵不休。"《医学入门》对疟疾的辨证论治论述甚详,主张分阴阳、辨寒热、明六经、别异气,治疟主张"通用二陈汤",随证属外感、内伤、有汗、无汗、虚实等而进行加减。《医宗必读》所论疟疾证治更加深入一层,如治疗疟母主张:"由治之失宜,荣卫亏损,邪伏肝经,胁下有块。此证当以补虚为主,每见急于攻块者,多致不救,六君子汤加木香、肉桂、蓬龙、鳖甲。"《医门法律》指出治疟三戒,即"凡治疟不求邪之所在,辄行大汗、大下,伤人正气,医之罪也。……凡用吐法,妄施恶劣之药,并各种丸药,伤人脏腑者,医之罪也。……凡用截疟之法,不俟疟势稍衰,辄求速止者,医之罪也。"这些看法在疟疾治疗中值得借鉴。张景岳根据临床实践,对前人论疟之说提出了自己的见解。他在《质疑录》中说:"疟邪随人身之卫气为出入,故有迟、早、一日、间日之发,而非痰之可以为疟也。"明确指出疟疾为"疟邪"致病,而非痰致病,这在认识上是一个进步。对于疟与痰的关系,他认为:"严用和论疟,谓无痰不作疟,若指痰为疟邪之主,反以疟邪为痰病之客矣。岂有人身津液变痰,而为寒为热以成疟者乎?痰本因疟邪以生,而非因痰以有疟邪者。"其对于截疟法的使用也发表了自己的认识,指出:"至如截疟诸方,虽不可执,亦不可无,第有效于此而不效于彼者,亦以人之气血阴阳各有不同故耳。"明确了截疟诸方的适应证。《瘟疫论》所载达原饮为治疟名方,方中用槟榔、厚朴、草果等"使邪气溃散,速离募原",此方兼治瘟疫或疟疾之邪伏募原者。

中国人民共和国成立以后,由于政府的大力支持,疟疾的防治工作取得飞速的进展,如对疟疾的理、法、方、药诸方面都进行了系统的发掘整理和临床研究,从而使疟疾的理论更为充实和丰富。特别是关于青蒿素治疗疟疾的研究,已经证明此药治疟效果优于氯喹,这一可喜成果丰富和发展了中医治疗疟疾的方法。

3. **范围** 西医的疟疾,可以按照本篇进行辨证论治。另外,以寒战壮热、休作有时为主要表现的其他西医疾病,以及非"疟邪""瘴毒"所致的寒热往来证候,与中医广义的疟证相似者,除不使用截疟治法外,均可参考本病辨证论治。

(二)病因病理

疟疾的发生,是感染疟邪为主,或兼感风、寒、暑、湿之邪,而出现各种不同的临床证候。另外,饮食不节、劳役过度、起居失宜等因素,都可造成正气虚衰,营卫空疏,邪气乘虚而入,以致邪正交争,发为疟疾。现将疟疾病因病理归纳如下(图 4-10)。

1. **感受外寒** 疟邪、瘴毒是疟疾的主要致病因素。前人对疟疾的病因,最初认为是由于感受风、寒、暑、湿之邪引起。如《素问·疟论》说:"夫疟生于风。"《素问·生气通天论》说:"夏伤于暑,秋为疟。"后来,随着治疗实践的发展,古代医家逐渐认识到外感之邪虽可引起疟疾,但疟疾的发生还有一种特殊的外邪,因此提出了疟邪和瘴毒学说。《医门法律·疟证门》有疟邪"每伏藏于半表半里"的记载。喻嘉言说:"邪每伏藏于半表半里,入而与阴争则寒,出而与阳争则热。半表半里,少阳也,所以寒热往来亦少阳所主。谓少阳而兼他证则有之,谓他经而不涉及少阳,则不成其为疟矣。"《诸病源候论》指出,疟多发生于岭南山区之地,由瘴毒湿气引起,为疟疾之急而重者。但由于四时气候的变化、邪气的偏胜,往往兼感风、寒、暑、湿邪而诱发,故临表现出各种不同的证候。

2. **正气虚弱** 饮食不节,过食生冷、油腻之品,损伤脾胃,痰湿内蕴,生化精微的功能异常,致气血亏损,正气不足;或劳倦太过,起居失宜,元气消耗,营卫空虚,则疟邪乘虚而入。如《景岳全书》说:"疟疾本由外感, ……惟禀赋怯弱,劳倦过度者,尤易感邪。"

疟疾的发病原理,是由于疟邪、瘴毒及风、寒、暑湿病邪入侵人体,伏于半表半里,出入营卫之间。邪正交争之时,则疟疾发作;邪伏藏,则寒热休止。发作时,邪入与营阴相争,卫阳一时不能外达,则毛孔收缩,肌肤粟起而恶寒、寒战。其后,邪出与卫阳相搏,热盛于肤表,又转为高热;待正胜邪却之间,则疟邪潜入,不与营卫相搏,汗出热退而解。至于休作时间的长短和退早则与疟邪伏藏深浅有一定的关系。如一日发、二日发的,邪留尚浅;日发的,邪留较深,若发作渐早的,为疟邪渐达于表,恢复较快;若发作渐迟的,为邪渐陷于阴,恢复较慢。

总之,证虽因感受疟邪、瘴毒及风、寒、暑、湿之邪所致,但正气的强弱起着重要的作用。若正气充沛,足以抗御外邪,即使感邪之后,也未必发病;若正气虚弱,则容易遭受邪气的侵袭而发病。

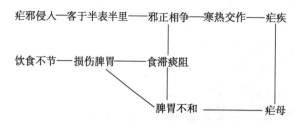

图 4-10 疟疾病因病理示意图

（三）辨证论治

疟疾的典型临床表现为寒战壮热，休作有时，在发病之前，先有毛孔粟起，哈欠乏力。继而寒战鼓颔，肢体酸楚，虽复以被褥，仍不足以御其寒冷；寒去则内外皆热，体若燔炭，头痛剧烈，面赤唇红，烦渴引饮；终则遍身汗出，热退身凉，如此反复发作。本病有一日一发、二日一发或三日一发的。临床上一般以寒热的多少、受邪的轻重、正邪的消长等分为正疟、温疟、寒疟、瘴疟、劳疟、疟母。

1. 疟疾分类及证候 在临床上，一般按寒热、病因、证候分类。其热多寒少的，称为温疟；但热不寒的，称为瘅疟；若寒多或但寒不热的，称为牡疟；若因瘴毒所伤，则成瘴疟；久疟不愈，形体消瘦，遇劳即发，则成劳疟；其延久不愈，反复发作，胁下有结块的，则称疟母；而对于"恶寒发热，休作有时"典型症状的，则称为正疟。

2. 疟疾与其他有寒热往来表现的疾病相鉴别

（1）虚劳中的阴虚内热，以上午不发热而午后或夜间潮热为特征，多伴有五心烦热、盗汗、失眠等症状，病程较长，起病缓慢，治疗后退热也不易。疟疾多起病急，病程较短，有典型的先恶寒战栗、病后发热、汗出而解的特征，只要治疗得当，多取效较快。

（2）风温发热，当邪在卫气时，可见寒战发热。无汗或微汗；如邪热壅盛，转入气分，则卫分症状消失，而见壮热有汗不解，兼见咳嗽、口渴、烦躁、便秘等肺胃症状。风温与正疟相比较，可见风温初起，病在肺卫，疟疾则邪踞少阳；风温在卫分时，汗之可以退热，若邪入气分，则壮热有汗不解，疟疾汗出后热势暂退而复起；风温多见于冬春，疟疾常发于夏秋季。

（3）淋证初起，湿热蕴蒸，邪正相搏，亦常见寒战发热，但多兼腰痛，小便短赤频涩、滴沥刺痛等；疟疾虽有寒热交作、休作有时，但一般没有排尿异常之症，可资区别。

3. 治疗要点 疟疾的治疗方法，在截疟的基础上，邪在少阳者，和解以达邪；偏热者，清热以解表；偏寒者，辛温以散邪；感染瘴疫之气者，治当辟秽解瘴，夹痰者祛痰，夹食者消滞；疟久转虚者，当以扶正为主，或调脾胃，或补气血；如胁下有癥块，形成疟母者，则宜软坚散结、祛瘀化痰。

4. 分型证治

（1）正疟

主症：寒战壮热，休作有时，先有哈欠乏力，肢体酸楚，继则寒战鼓颔，寒罢则遍体灼热，头痛面赤，口渴引饮，终则汗出淋漓，热退身凉。

兼症：脘闷纳呆，口黏而苦。

舌脉：舌正，苔薄白或黄腻，其脉多弦，寒战时脉弦紧，发热是弦数。

分析：疟邪侵入，邪在半表半里，出入营卫之间，正邪相争而发病。半表半里属少阳，故有"疟不离少阳"之说，先起邪始入阴，阳气被遏，营卫气虚，故哈欠乏力。继而邪深入阴，阴盛阳虚，故寒战鼓颔。邪从阴出阳，则阴虚阳盛，阳盛则热，故寒罢则内外皆热，头痛面赤，热盛伤津，故口渴引饮；终则邪气伏藏，热蒸肌肤，腠理疏松，故遍身汗出，热退身凉；邪踞少阳，枢机不利故脘闷纳呆；湿热蕴积，故口黏而苦。舌苔薄白，为疟疾初起，邪气在表；若苔黄腻，为邪已入里化热；弦脉为疟之本脉，弦紧主寒，弦数主热。

治法：祛邪截疟，和解表里。

方药:柴胡截疟饮加减。方中以小柴胡汤和解表里,导邪外出;常山、槟榔祛邪截疟,配合乌梅生津和胃,以减轻常山致吐之副作用。口渴甚者,可加葛根、石斛生津止渴;胸脘痞闷,苔腻者,去参、枣之滞气碍湿,加苍术、厚朴、青皮理气化湿;烦渴,苔黄、脉弦数,为热盛于里,去参、枣、姜之辛温补中,加石膏、天花粉清热生津。

处方举例:柴胡 10g,黄芩 10g,清半夏 10g,党参 10g,常山 10g,槟榔 10g,乌梅 10g,桃仁 10g,生香附 10g,生姜 3 片,大枣 5 枚,甘草 10g。

（2）温疟

主症:热多寒少,或但热不寒。

兼症:头痛,骨节烦痛,汗出不畅,口渴引饮,便秘尿赤。

舌脉:舌红、苔黄,脉象弦数。

分析:素体阳盛,复感疟邪,或夏伤暑邪,暑热内蕴,里热过盛,所以热多寒少,或但热不寒,亦称瘅疟;里热炽盛,灼伤津液,所以口渴引饮,便秘尿赤;暑为阳邪,本应多汗,但因暑天炎热,每多避暑贪凉,感受风寒,外束肌表,营卫不宣,所以汗出不畅,头痛,骨节烦痛;舌红苔黄,脉弦数,均为邪热炽盛之象。

治法:清热疏表。

方药:白虎加桂枝汤。方中石膏、知母性寒清热,桂枝疏风散寒。还可加柴胡、青蒿以和解截疟。热盛伤阴者,可加生地黄、鳖甲、玄参之类,以养阴生津;若湿热偏重,症见胸闷泛恶,可加黄芩、黄连、滑石、茯苓以清化湿热;若但热不寒,可用白虎汤,伤气者加人参。

若热邪逗留,阴液亏损,症见形体消瘦,舌红光绛,治宜滋阴清热,方用青蒿鳖甲汤。方用鳖甲滋阴退热,入络搜邪,青蒿清热透邪截疟,知母、生地黄益阴清热,牡丹皮凉血泄热。

处方举例:生石膏 30g 先煎,知母 10g,黄芩 10g,柴胡 10g,青蒿 15g,玄参 12g,芦根 15g,生甘草 10g,粳米 15g,黄连 5g,六一散 12g(包煎)。

（3）寒疟

主症:但寒不热,或寒多热少。

兼症:胸胁痞满,神疲肢倦,口不渴。

舌脉:舌苔白腻,脉弦。

分析:素体阳虚,感受疟邪,里寒极盛,复因风寒所伤,阳气运行失常,不能外达,所以但寒不热,或寒多热少,又称牝疟;夹湿者,脾为寒湿所困,运化失职,所以口不渴,乏力倦怠;少阳之气不和,所以胸胁痞满,苔白腻,脉弦迟,是寒湿内阻,疟邪内伏。

治法:辛温达邪。

方药:柴胡桂枝干姜汤合截疟七宝饮加减。前方用柴胡、黄芩和解表里,桂枝、干姜、甘草温阳达邪,天花粉、牡蛎软坚散结。汗出不畅,当去牡蛎;但寒不热者,可去黄芩性寒之品。

后方用常山、槟榔、草果、厚朴、青皮、陈皮、甘草以理气祛痰,散寒化温。多用于痰湿偏重之寒疟,有较好的截疟作用。

处方举例:柴胡 10g,桂枝 10g,淡干姜 6g,黄芩 10g,天花粉 10g,牡蛎 30g,炙甘草 10g,草果 10g,常山 10g,槟榔 10g,青皮、陈皮各 6g。

（4）瘴疟:在山瘴地区,湿热郁蒸,感染瘴毒,邪郁于内,或蒙闭心窍,发为瘴疟。瘴疟的发作,其发病急骤,以谵妄与昏迷为主要症状,出现剧烈头痛、烦躁不安、抽搐等,少数患者可有精神错乱、躁狂等。多数患者可伴有高热,少数患者体温在常温以下。瘴疟多属危急重症,传染甚广,必须根据当时发生的情况,采用中西医结合的方法,及时进行治疗。

瘴疟可分热瘴和冷瘴。瘴毒侵入,素体阳盛,热重于湿,或湿从热化,而成热瘴;湿重于热,或湿从寒化,寒湿内困,则成冷瘴。

1) 热瘴

主症:热盛寒微,或壮热不寒,面红目赤,烦渴喜冷饮,烦躁不安,甚则神昏谵语,头痛。

兼症:大便闭或不爽,小便热赤。

舌脉:舌红绛或黑垢,脉洪数或弦数。

分析:瘴毒所伤,热毒内盛,未从汗解,故热盛寒微,或壮热不寒;热毒上攻,则头痛,面红目赤;热毒内蕴中焦,致使胃失和降,故胸闷泛恶;热盛伤津则烦渴引饮,热结阳明则便秘,下移膀胱则小便热赤;热毒上蒙清窍,伤及营血,故烦躁不安,神昏谵语;舌红绛或黑垢,脉洪数或弦数,均为热毒内盛之象。

治法:辟秽除瘴,清热保津。

方药:清瘴汤加减。本方有清热化浊,截疟除瘴的作用。方中柴胡、青蒿和解祛邪,半夏、陈皮、茯苓、竹茹燥湿和胃降逆,黄芩、黄连、知母清热解毒,常山截疟,枳实消痞泄满,益元散除烦化湿。若热盛伤津化燥者,可加生地黄、玄参、麦冬以养阴生津;神昏谵语者,急用至宝丹以清心开窍;呕吐剧烈者,可服玉枢丹以辟秽解毒。

处方举例:青蒿 15g,柴胡 10g,知母 10g,黄芩 10g,黄连 6g,枳实 10g,常山 10g,半夏 10g,陈皮 10g,竹茹 10g,益元散 12g(包煎)。

至宝丹 1 丸研化服,每日 2 次。

2) 冷瘴

主症:寒甚热微,或恶寒战栗,甚则神昏不语。

兼症:无热,或呕吐腹泻。

舌脉:苔白厚腻,脉弦。

分析:素体阳虚,瘴毒湿浊闭于内,阳气被阻,不能宣达,故寒甚热微,或寒战;甚则瘴毒湿浊蒙闭心窍,则神昏不语;苔白厚腻,脉弦,为寒湿内蕴,不能宣化所致。

治法:芳香化浊,辟秽理气。

方药:正气散(加味不换金正气散)。方中藿香、佩兰、荷叶芳香化浊,辟秽除瘴;厚朴、苍术、半夏、陈皮燥湿除满,理气化痰;菖蒲开窍,草果截疟,炙甘草和中。若痰湿蒙闭心窍,神昏不语,可加服苏合香丸以芳香开窍。

处方举例:藿香 10g,佩兰 10g,苍术 10g,厚朴 10g,草果 10g,茯苓 10g,陈皮 10g,半夏 10g,槟榔 10g,菖蒲 10g,荷叶 1 角。苏合香丸 1 丸,研化服,每日 2 次。

(5) 劳疟

主症:寒热时作,劳则发。

兼症:倦怠乏力,短气懒言,食少自,面色萎黄,形消瘦。

舌脉:舌质淡,脉细无力。

分析:疟疾日久,耗伤气血,营卫不和,所以寒热时作;久病伤气,脾气虚弱,运化不力,生化乏源,所以食少,倦怠乏力,面色萎黄,形体消瘦;久疟不愈,血瘀痰凝,所以胁下结块;营卫不和,腠理不固,则自汗出;舌淡,脉细无力,均为气血不足之征象。

治法:扶养正气,调和营卫。

方药:何人饮。方用何首乌补肝肾、益精血,人参、当归益气补血,生姜散寒,陈皮理气。本方用于久疟不愈,气血亏虚,有扶正祛邪的作用。

若脾虚湿从内生,汗出,精神困倦者,可用四兽饮。方中用六君子汤健脾化湿,草果温化寒湿,乌梅除烦热口渴,姜、枣调和营卫。

若胁下结块者,治以化痰破瘀,软坚散结,可用鳖甲煎丸。有气血虚证候者,当配合八珍汤或十全大补汤等益气血,以虚实兼顾,扶正祛邪。

处方举例:何首乌 12g,党参 10g,当归 10g,陈皮 10g,茯苓 15g,白术 10g,白芍 10g,草果 10g,生姜 3 片,大枣 7 枚,炙甘草 6g。

以上诸疟,除上述的辨证论治外,还可选用截疟的方药。常用的方剂有截疟七宝饮和常山饮。两方均以常山、草果为主药,痰湿偏重的用前方,湿热偏重的用后方。临床常用的截疟药物有常山、蜀漆、青蒿、马鞭草等。其中青蒿已制成青蒿素片剂及针剂,对各型的疟疾均有可靠的疗效,且有高效、速效、无明显毒素反应及无副作用等优点。截疟药的服用时间,一般以疟疾发作前 2~3 小时为宜。

【复习思考题】

1. 疟疾的概念是什么?临床如何进行分类?

2. 如何理解和掌握疟疾的病因病机?

3. 试述疟疾的分型证治?

4. 治疗疟疾的原则是什么?

【附方】

1. **柴胡截疟饮** 《医宗金鉴》方。柴胡、黄芩、人参、甘草、半夏、常山、乌梅、槟榔、桃仁、生姜、大枣。

2. **白虎加桂枝汤** 《金匮要略》方。知母、石膏、甘草、粳米、桂枝。

3. **白虎加人参汤** 《伤寒论》方。知母、石膏、甘草、粳米、人参。

4. **青蒿鳖甲汤** 《温病条辨》方。青蒿、鳖甲、细生地、知母、牡丹皮。

5. **柴胡桂枝干姜汤** 《伤寒论》方。柴胡、桂枝、干姜、黄芩、瓜蒌根、牡蛎、炙甘草。

6. **截疟七宝饮** 《杨氏家藏方》方。常山、草果、厚朴、槟榔、青皮、陈皮、炙甘草。

7. **清瘴汤** 验方。青蒿、柴胡、茯苓、知母、陈皮、半夏、黄芩、黄连、枳实、常山、竹茹、益元散。

8. **至宝丹** 《太平惠民和剂局方》方。朱砂、麝香、安息香、金银箔、犀角、牛黄、琥珀、雄黄、玳瑁、龙脑。

9. **玉枢丹** 《百一选方》方。山慈菇、续随子、大戟、麝香、牛黄、朱砂、五倍子。

10. **正气散** 验方。厚朴、苍术、陈皮、甘草、藿香、佩兰、草果、半夏、槟榔、菖蒲、荷叶。

11. **苏合香丸** 《太平惠民和剂局方》方。白术、青木香、犀角、香附、朱砂、诃子、檀香、安息香、沉香、麝香、丁香、荜茇、苏合香油、熏陆香、冰片。

12. **何人饮**　《景岳全书》方。何首乌、人参、当归、陈皮、生姜。

13. **四兽饮**　《景岳全书》引《简易方》方。人参、茯苓、白术、半夏、陈皮、乌梅、草果、炙甘草、生姜、大枣。

14. **鳖甲煎丸**　《金匮要略》方。鳖甲、乌扇、黄芩、柴胡、鼠妇、干姜、大黄、芍药、桂枝、葶苈子、石韦、厚朴、牡丹皮、瞿麦、紫葳、半夏、人参、土鳖虫、阿胶、蜂房、赤硝、蜣螂、桃仁。

15. **八珍汤**　《正体类要》方。人参、白术、茯苓、甘草、当归、白芍、川芎、熟地黄、生姜、大枣。

16. **十全大补汤**　《太平惠民和剂局方》方。熟地黄、白芍、当归、川芎、人参、白术、茯苓、炙甘草、黄芪、肉桂。

17. **截疟七宝饮**　《杨氏家藏方》方。常山、草果、厚朴、槟榔、青皮、陈皮、炙甘草。

18. **常山饮**　《丹溪心法》方。常山、草果、槟榔、山甲、知母、乌梅、甘草。

黄　疸

【学习要求】

1. 了解黄疸的一般概念及其分类方法。

2. 重点掌握黄疸的病理变化。了解阳黄、急黄、阴黄三者之间互相联系及转化关系，以及虚黄与萎黄的鉴别。

3. 掌握黄疸辨证以阴阳为纲，治疗大法为化湿邪、利小便。

4. 重点掌握阳黄、急黄、阴黄的辨证要点和治疗。

5. 了解黄疸的调护知识。

【自学时数】3 学时

（一）概述

1. **命名**　黄疸是以目黄、身黄、小便深黄"三黄"为主要特征的病证。古代"疸"字与"瘅"字，故又称"黄瘅"。黄疸多发于儿童及青壮年，并且其中一部分具有传染性。

2. **沿革**　中医学对黄疸很早就有认识。《黄帝内经》即有黄疸的病名，如《素问·平人气象论》有"溺黄赤，安卧者，黄疸，……目黄者，曰黄疸"。《灵枢·论疾诊尺》说："面色微黄，齿垢黄，爪甲上黄，黄疸也。""安卧，小便黄赤，脉小而涩者，不嗜食。"并且提出炎暑湿热之邪是黄疸产生的原因，如《素问·六元正纪大论》说："溽暑湿热相薄……民病黄疸，而为胕肿。"另外，还提到黄疸的形成与脾肾亦有关联，如《灵枢·经脉》有"脾所生病者……溏瘕泄，水闭，黄疸""肾所生病者……黄疸肠澼"。

东汉张仲景开黄疸辨证论治之先河。《伤寒论·辨阳明病脉证并治》指出"热在里""寒湿在里"都可以发黄，从而奠定了黄疸的病机体系。《金匮要略·黄疸病脉证并治》是最早的黄疸专论，谷疸、酒疸、女劳疸、黑疸是黄疸分类之始。《伤寒论》《金匮要略》所提出的治疗黄疸的法则，如清热除湿、泄热通便、淡渗利湿、解表清里、和解枢机、活血化瘀、健脾益肾等一直为后世所尊，所创之茵陈蒿汤、栀子柏皮汤、栀子大黄汤、大黄硝石汤、茵陈五苓散、麻黄连翘赤小豆汤、大小柴胡汤、小建中汤等至今仍为临床所习用。

晋代皇甫谧《针灸甲乙经·五气溢发消渴黄疸》详细介绍了黄疸的针灸疗法。

隋代巢元方《诸病源候论·黄疸诸候》将黄疸分为 28 候，并对重症黄疸也有所认识，立有"急黄候"专篇加以论述。

唐代孙思邈《千金翼方·黄疸》已初步认识到某些黄疸具有传染性，指出"时行热病，多必内瘀著黄"。

宋代《圣济总录》有九疸、三十六黄之分，然分类过细，不便于临床掌握。

元代罗天益《卫生宝鉴》从黄疸的病机、性质区分为阳黄与阴黄两大类，将辨证论治系统化。由于对临床实践指导意义较大，因此至今仍被沿用。

明代张景岳对黄疸的产生原因有了新的认识，在我国医疗文献中第一次提出黄疸与胆汁外泄的关系。《景岳全书·黄疸》中明确指出："……黄之大要有四，曰阳黄、曰阴黄、曰表邪发黄、曰胆黄也。"在胆黄一节中，又指出："盖胆伤则胆气败而胆液泄，故为此证。"

清代沈金鳌《杂病源流犀烛·诸疸源流》指出："又有天行疫疠以致发黄者，俗谓之瘟黄，杀人最急。"吴又可《瘟疫论》也有"疫邪传里……其传为疸，身黄如金"的描述，已经认识到有的黄疸具有发病急、病势险，又有传染性的特点，以示后人警惕。

黄元御《四圣心源》"黄疸根源"一节中认为，黄疸"其病起于湿土而成于风木"，强调了黄疸与肝的关系。

从历代文献资料使我们看到，中医学对黄疸认识是相当深刻的，所以至今对黄疸的治疗，中医一直具有确切而显著的功效。

3. 范围　中医学的黄疸与现代医学的黄疸含义相同，所以传染性肝炎、胆囊与胆道疾病、肝硬化、溶血、急性或亚急性黄色肝萎缩、钩端螺旋体病等所出现的黄疸，均可参阅本篇辨证论治。

(二) 病因病理

黄疸的病因有内外两个方面，外因主要为感受外邪或饮食不节所致，内因则多与脾胃虚寒、内伤不足有关，而内外二因又多有关联，现分述如下（图 4-11）。

1. 感受外邪　外感湿热、疫毒，从表入里，郁而不达，内阻中焦，脾胃运化失常，湿热交蒸于肝胆，不能泄越，以致肝失疏泄，胆汁外溢，浸淫肌肤，下流膀胱，而见身目小便俱黄。若湿热疫毒过盛，伤人后病势暴急，或具有传染性，很快表现出伤及营血的严重现象，称为急黄。如《诸病源候论·急黄候》指出："脾胃有热，谷气郁蒸，因为热毒所加，故卒然发黄，心满气喘，命在顷刻，故云急黄也。"

2. 饮食所伤　饮食不节，饥饱失常，或嗜酒过度，贪食肥甘油腻，皆能损伤脾胃，以致运化功能失职，湿浊内生。若素体阳气内盛，湿易化热而成湿热，熏蒸于肝胆，胆汁不循常道，浸淫肌肤而发阳黄。如《金匮要略·黄疸病》说："谷气不消，胃中苦浊，浊气下流，小便不通……身体尽黄。名曰谷疸。"《圣济总录·黄疸病》篇则说："大率多因酒食过度，水谷相并，积于脾胃，复为风湿所搏。热气郁蒸，所以发为黄疸。"若饮食不节，寒凉太过，损伤脾胃阳气，或素体脾胃虚寒，脾不健运，所生湿浊易从寒化，而成寒湿，阻滞中焦，胆汁被阻，不得正常输泄，溢于肌肤而发阴黄。以上说明，饮食所伤容易发生黄疸。

3. 劳倦内伤　劳伤太过，脾胃虚弱，可以产生黄疸。主要有以下两方面：一为脾阳受损或脾胃虚寒,不能健运水湿,湿从寒化,以致寒湿阻于中焦,胆液排泄受阻,溢于肌肤而发为阴黄。正如《类证治裁·黄疸》说:"阴黄系脾脏寒湿不运,与胆液侵淫,外溃肌肉,则发而为黄。"此黄疸出现,全由脾虚寒湿内盛导致。二为脾虚不能化生气血,由于气血亏虚,血败而不华色,从而产生黄疸。此即《景岳全书·黄疸》所说:"阴黄证,则全非湿热,而总由血气之败。盖气不生血,所以血败。血不华色,所以色败。"此证乃因虚而发黄,故又称为虚证黄疸,简称虚黄。

4. 砂石、虫体滞胆道 由于体质的特异,或湿热煎熬结成砂石,留于胆腑,阻于胆道,或由于湿热内郁,脾胃功能失调,蛔虫不伏于肠而乱窜,阻于胆道,迫使胆汁外溢而成黄疸。正如张景岳说"胆伤则胆气败,而胆液泄"之胆黄。

5. 积聚日久不消 瘀血阻滞胆道,胆汁外溢而产生黄疸。加《张氏医通·杂门》指出:"有瘀血发黄,大便必黑,腹胁有块或胀,脉沉或弦,脉稍实而不甚弱者,桃核承气汤,下尽黑物则退。"

总之,黄疸的发生,病机关键是湿邪为患,且有湿热与寒湿的不同,故《金匮要略·黄疸病》指出"黄家所得,从湿得之"。从脏腑来看,主要累及脾胃肝胆,且往往由脾胃涉及肝胆。脾主运化而恶湿,无论湿邪自外感受,或由饮食不节,湿自内生,均首先是脾胃功能受损。脾失健运,湿邪阻滞中焦,脾胃升降失常,脾气不升则肝气郁结不能疏泄,胃气不降则胆汁的排泄失常。湿邪郁遏,导致胆液不循常道而渗入血液,溢于肌肤而发黄。

阳黄与阴黄的不同点在于,阳黄之人,阳盛热重,平素胃火偏旺,湿从热化而致湿热阻滞为患,由于湿和热常有所偏盛,故阳黄的病机有湿重于热或热重于湿之别;火热极盛谓之毒,如热毒壅盛,邪入营血,内陷心包,多为急黄。阴黄之人,阴盛寒重,平素脾阳不足,湿从寒化而致寒湿为患;同时阳黄日久,或用寒凉之药过度,损伤脾阳,湿从寒化,也可转化为阴黄。此外,因砂石、虫体阻滞胆道而发黄者,病一开始即见肝胆症状,表现也常以热证为主,属于阳黄范围。积聚日久不消,瘀血阻滞胆道成黄者,多随体质寒热而转化为阴黄或阳黄。

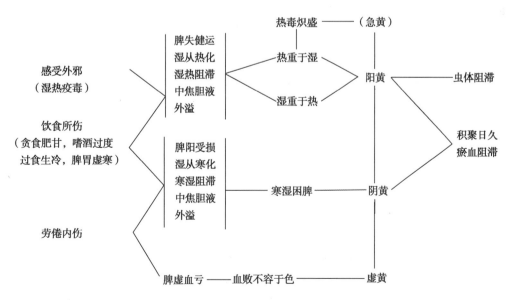

图 4-11 黄疸病因病理示意图

（三）辨证论治

1. 辨证要点

（1）首先确诊是否是黄疸：目黄是诊断黄疸的主要依据。因此临床上要做好望诊，重点望目睛气轮有无黄染，望全身皮肤色泽，望小便颜色。

（2）辨别黄疸的性质：主要从以下两个方面进行：①从发病时间及病程长短来辨别：阳黄起病急，病程短；阴黄起病缓，病程长；急黄起病急骤，变化迅速。②从黄疸的色泽及临床症状来辨别：阳黄黄色鲜明，属热证、实证；阴黄色晦暗或黧黑，属虚证、寒证；急黄身黄如金，属热毒炽盛，后期气阴耗伤，也会出现虚实夹杂之证。

（3）辨别黄疸的病势轻重：主要以观察黄疸的色泽变化为标志。如黄疸逐渐加深，提示病势加重；黄疸逐渐浅淡，表明病情好转。黄疸色泽鲜明，神清气爽，为顺证，病轻；颜色晦滞，烦躁不宁为逆证，病重。

2. 鉴别诊断 黄疸应与萎黄作鉴别。

（1）病因病机：黄疸的病因为感受外邪、饮食所伤、脾胃虚寒及积聚转化而发病，其病机为湿邪阻滞中焦，肝胆不能疏泄，或瘀血、虫、石等阻滞胆道，以致胆液不循常道、溢于肌肤而发黄，或脾虚血败，败血内停，不华于色而发黄。萎黄的病因为虫积、食滞，导致脾土虚弱，水谷不能化生精微而生气血，或失血病后血气亏虚，气血不足，肌肤呈黄色。

（2）主证：黄疸以目黄、身黄、小便黄为主证，随着湿热、寒湿和瘀血内阻的不同病机，黄色可出现鲜明或晦暗的不同。萎黄的主证是两目和小便均不黄，肌肤呈淡黄色，干萎无光泽，且常伴有眩晕、耳鸣、心悸、少寐等症状。

3. 治则要点 因为黄疸由湿得之，因此祛湿、利小便是治疗黄疸的基本法则。《金匮要略·黄疸病脉证并治》有"诸病黄家，但利其小便"之论，张景岳亦说"治湿不利小便，非其治也"。利小便为湿邪开导出路，使湿邪从小便而去，属利湿之法。利湿法主要有淡渗利湿、清热利湿、温阳利湿。治疗黄疸，祛湿退黄常用利湿、化湿和泄湿三大方法。化湿即温阳化湿、清热化湿、芳香化湿，使湿邪从中焦而化；泄湿即通腑泄湿、通瘀泄湿，使湿邪从大便泄出。临床上，根据黄疸的不同性质，而分别用不同祛湿方法。阳黄主要用清热利湿，必要时配用通腑泻下；阴黄主要用温阳化湿法，有的也配以益气养血，或疏肝活血等法；急黄虽属阳黄范围，因毒热炽盛，邪入营血，又当以清热解毒、凉营开窍法。

4. 分型论治

（1）阳黄：阳黄主要有 3 型，总不离湿热。

1）热重于湿

主证：身目俱黄，黄色鲜明如橘子，有光泽，小便短少色黄。

兼证：多发热口渴，心烦、腹满、恶心欲吐，口干而苦，大便秘结。

舌脉：舌苔黄腻，脉弦数。

分析：湿热蕴蒸，胆汁外溢肌肤，因热为阳邪，故黄色鲜明；湿热内盛，热邪偏重，热耗津液，故发热口渴；膀胱为湿热所扰，气化不利，故小便短少色黄；阳明热盛故大便秘结，腑气不通故腹部胀满；湿热熏蒸，胃浊和胆汁上逆，故心烦、恶心欲吐、口干而苦；舌苔黄腻、脉弦数，均为肝胆脾胃湿热内盛之证。

治法：清利湿热，佐以泄下。

方药：茵陈蒿汤加味。方中茵陈为清热利湿除黄之要药，用量宜偏重，每剂 30~50g。栀子能清利三焦湿热，大黄降泄瘀热。茵陈配栀子可使湿热从小便而出，茵陈配大黄可使瘀热从大便而解。可酌加猪苓、车前子、滑石等渗湿之品，使湿热之邪从二便而去。

加减：恶心欲吐，心中懊侬，可加黄连、竹茹、陈皮等清火降逆止呕；右肋疼痛较甚，可加柴胡、郁金、川楝子、延胡索等疏肝理气止痛；脘腹胀满，可少加枳实、厚朴或藿香、佩兰；如因砂石内阻胆道，症见右胁疼痛，牵引肩背，或有恶寒发热，大便色淡灰白，可用大柴胡汤加茵陈、郁金、海金沙、鸡内金、金钱草以利胆排石、清热退黄；若黄疸突然出现，时寒时热，疼痛时发时止，痛而有钻顶感，呕吐蛔虫，则为虫体阻于胆道所致，可用乌梅丸合茵陈、山栀子以安蛔止痛、利胆退黄。热偏重者，可去附子、桂枝，少用川椒、干姜，重用黄连、黄柏；无虚象去党参、当归，一般可加川楝子、槟榔、使君子等以驱虫、行气止痛。

处方举例：茵陈 30g，山栀子 10g，生大黄 6g，板蓝根 15g，秦艽 10g，猪苓 15g，泽泻 15g，生甘草 6g，蒲公英 15g，陈皮 10g，半夏 10g。

2）湿重于热

主症：身目俱黄，但黄不如热重者之鲜明。

兼症：发热不扬，头重身困、口淡不渴，胸脘痞闷，食欲减退，腹胀，厌油腻，恶心欲吐，大便溏垢。

舌脉：舌苔厚腻微黄，脉弦滑或濡缓。

分析：湿遏热壅，胆汁不循常道，溢于肌肤，故身目俱黄。因湿重于热，湿为阴邪，故黄色不如热重者鲜明；湿盛故发热不扬；湿热内阻，清阳不得发越故身困头重；口淡不渴，胸脘痞闷，食减，厌油腻，恶心欲吐，腹胀便溏，均为湿困脾土，脾胃功能减退所致；舌苔厚腻且黄，脉弦滑或濡缓，为湿重热轻之证。

治法：利湿化浊，佐以清热。

方药：茵陈五苓散加减。方中以茵陈为主药以清热利湿退黄，配五苓散温阳化气利湿，使湿从小便而去。若湿热并重，可用甘露消毒丹治疗，方用黄芩、木通、滑石苦寒清热化湿，以藿香、砂仁等芳香化之品以宣利气机而化湿浊。

加减：呕吐加陈皮、半夏化湿和胃降逆，腹胀加木香，大腹皮等下气消胀。阳黄初起表证者，宜先用麻黄连翘赤小豆汤以解表清热利湿。若湿热不得透泄，发热不退者，可加用栀子柏皮汤以增强泄热利湿作用。若在阳黄病程中见阳明热盛，灼伤津液，积滞成实，大便不通，宜用大黄硝石汤以泄热去实，急下存阴。

处方举例：茵陈 30g，猪苓 15g，茯苓 15g，白术 10g，泽泻 10g，半夏 10g，陈皮 10g，竹茹 10g，白豆蔻 6g（后下），藿香 10g，大腹皮 10g。

3）毒热炽盛（急黄）

主证：发病急骤，黄疸迅速加深，其色如金。

兼证：高热烦渴、胁痛腹满、神昏谵语，或见衄血、便血，或肌肤出现瘀斑。

舌脉：舌质红绛，苔黄而燥，脉弦滑数或细数。

分析：湿热夹毒，热毒炽盛，故发病迅速，高热口渴；热毒迫使胆汁外溢肌肤，则黄疸迅速加深,身目俱黄,其色如金;热毒内盛,气机失调,则胁痛腹满;热迫血妄行,则见衄血便血,或肌肤出现瘀斑;舌质红绛,苔黄而燥,脉弦滑数或细数,为肝胆热毒内盛之象。

治法:清热解毒,凉营开窍。

方药:犀角散加味。方中犀角为解毒凉血之要药(现用水牛角代),配黄连、栀子、升麻则清热解毒力更大,茵陈清热退黄。可酌情加用大青叶、金银花、连翘等清热解毒,生地黄、牡丹皮、玄参、石斛等药以增加清热凉血之力。

加减:神昏谵语,可配服安宫牛黄丸,或至宝丹以凉开透窍;如衄血、便血或肌肤瘀斑重者,可酌加地榆炭、柏叶炭凉血止血之品;如小便短少不利,或出现腹水者,可加木通、白茅根、车前草、大腹皮等清热利尿之品。

处方举例:水牛角 30g,黄连 6g,山栀子 10g,茵陈 45g,大青叶 10g,金银花 10g,连翘 15g,生地黄 15g,牡丹皮 10g,玄参 15g。

(2) 阴黄

1) 寒湿阻遏

主证:色黄晦暗如烟熏。

兼证:神疲畏寒,食少纳呆,脘闷腹满,大便不实,口淡不渴。

舌脉:舌质淡、苔白,脉濡缓或沉迟。

分析:寒湿阻滞脾胃,阳气不宣,胆汁外溢,因寒湿为阴邪,故黄色晦暗,或如烟熏;湿困脾土,脾阳不振,运化功能失常,则见纳少、脘闷、腹胀、大便不实、口淡不渴等症;阳气不足,气血亦虚,故畏寒神疲;舌淡苔腻、脉濡缓或沉迟,也为阳虚湿浊不化、寒湿留于阴分之象。

治法:健脾和胃,温化寒湿。

方药:茵陈术附汤加味。方中茵陈、附子温化寒湿而退黄,白术、干姜、甘草健脾温中。并可加郁金、川厚朴、茯苓、泽泻等行气利湿之品。

加减:若腹胀苔厚者,去白术、甘草,加苍术、厚朴以燥湿消胀;皮肤瘙痒者,加秦艽、地肤子祛风止痒。

处方举例:茵陈 30g,附片 6g,白术 10g,干姜 10g,半夏 10g,陈皮 10g,茯苓 15g,川厚朴 10g,木香 10g,白豆蔻 6g(后下),苍术 10g。

2) 瘀血停积

主证:身目发黄而晦暗。

兼证:皮肤可见蛛纹丝缕,面色青紫晦滞,胁下有癥块且疼痛不舒,固定不移,大便偏黑。

舌脉:舌质青紫或瘀斑,脉弦涩或细涩。

分析:瘀血停积,胆汁运行受阻,故身目发黄;瘀血内阻,新血不能营养头面,故面色青紫晦暗;瘀血留滞于胁下,气血流通受阻,故胁有癥块而疼痛;皮肤有蛛纹丝缕,便黑及舌脉变化均为瘀血之证。

治法:活血化瘀退黄。

方药:膈下逐瘀汤加减。方中桃仁、红花、牡丹皮、五灵脂活血化瘀,当归、川芎养血行血,延胡索、乌药、香附行气活血止痛,并宜加用茵陈退黄,或服用硝石矾石散以化浊祛瘀软坚,并可配服逍遥散以疏肝扶脾。若脾虚明显者,可配合香砂六君子汤以健脾和胃;若黄疸日久不退,两胁下痞块明显,湿浊蕴聚,致成积聚或成臌胀者,可参考有关篇章。

处方举例:全当归10g,川芎10g,赤芍、白芍各10g,桃仁10g,红花6g,牡丹皮10g,茜草10g,茵陈30g,生蒲黄10g(包煎),制香附10g,郁金15g。

3)脾虚血亏(虚黄)

主证:面目、肌肤发黄、色淡无华,小便赤黄,或以夜间为著。

兼证:神疲乏力,四肢酸软,心悸气短,纳呆便溏,懒言声怯,夜寐不安。

舌脉:舌质淡、苔薄白,脉细弱。

分析:脾胃虚弱,运化无权,气血化源不充,血败而不华色,不能荣养内外,故面目肌肤发黄,色淡而少光泽,小便黄赤,或以夜间为著;脾气不足则神疲乏力,四肢酸软,气短懒言;血虚则不能养心,心神不宁,则心悸,夜寐不安;脾虚运迟,则纳呆便溏;舌淡、苔薄白,脉细弱,也是脾虚血亏之征象。

治法:健脾温中,补养气血。

方药:小建中汤加味。方中桂枝宜蜜炙,以健脾温中,配合姜枣辛甘相合而生阳;白芍滋养阴血,与甘草同用酸甘化阴。桂枝、白芍相伍,调和阴阳,使中州化源充盛;饴糖缓中健脾,从而使脾胃健旺,气血滋生,黄疸得以消退。若气虚明显时,可加黄芪、党参;血虚明显时,可加当归、地黄、阿胶、墨旱莲等;阳虚明显时,桂枝改为肉桂,也可加干姜等。

处方举例:炙桂枝10g,白芍12g,炙甘草10g,生姜3片,大枣7枚,饴糖30g(烊化),炙黄芪20g,全当归10g,阿胶10g(烊化),墨旱莲10g,党参10g。

总之,黄疸一病,以目黄、身黄、小便黄三黄为特征,目睛气轮(巩膜)色黄是诊断黄疸的关键。其发病总与感受外邪、饮食不节、脾胃虚寒、瘀血、砂石、虫体阻滞胆道和内伤不足有关。但最主要的病机是湿邪为患,多侵犯肝胆脾胃诸脏腑。

阳黄与阴黄的主要鉴别要点如下(表4-6)。

表4-6 阳黄与阴黄的主要鉴别要点

	阳黄	阴黄
病因病理	湿热为患,外感为多	寒湿阻滞,多有脾胃气虚
黄色特点	鲜明如橘子	晦暗如烟熏
证候特点	实证、热证	虚证寒证或虚实夹杂证
病程	短	长
病情	除急黄外,一般多轻少重	多重
治疗	清热利湿为主从胃入手,急黄清热解毒兼以凉血	健脾湿化寒气为主从脾入手虚黄健脾益气养血

但阳黄、阴黄之分不是绝对的,可以相互转化。凡起病不久,发现早,治疗及时而恰当者,预后良好;若迁延日久,后复发作,气滞血瘀,胁下癥块,正虚邪实者,多缠绵难治。急黄者是黄疸危候,应积极抢救。祛湿、利小便是治疗黄疸的重要原则,可根据黄疸的性质加配清化或温化,以及泄下及健脾养血等剂。茵陈有较好的退黄作用,因此不论阳黄、阴黄都适用,一般用量30~50g。其他如车前草、田基黄、鸡骨草、败酱草、金钱草等也有利湿退黄作用,可在

辨证基础上配用。黄疸消退后,不可骤然停药,应根据病证,适当服用调理脾胃的药物以做善后。除服药外,饮食、护理亦很重要,饮食宜新鲜清淡,不宜过食肥腻甘甜、壅滞生湿之品,忌饮酒和过食辛辣刺激食物,注意休息,并保持乐观情绪,以利病体恢复。对于黄疸一病,应积极辨清病因,既不能盲目恐黄,又需注意部分黄疸患者必须饮食隔离,以免传染。

【复习思考题】

1. 黄疸的概念是什么? 以哪一症状为黄疸的主要特征。

2. 临床上目前如何对黄疸进行分类?

3. 虚黄与萎黄如何区别?

4. 黄疸的病理变化与哪种邪气关系最密切,与哪些脏腑有关?

5. 阳黄、急黄、阴黄的证治规律。

【附方】

1. **茵陈蒿汤**　《伤寒论》方。茵陈、山栀子、大黄。

2. **大柴胡汤**　《伤寒论》方。柴胡、枳实、白芍药、半夏、黄芩、生姜、大枣、大黄。

3. **乌梅丸**　《伤寒论》方。乌梅、细辛、干姜、当归、附子、蜀椒、桂枝、黄连、黄柏、人参。

4. **茵陈五苓散**　《金匮要略》方。茵陈、桂枝、茯苓、白术、猪苓、泽泻。

5. **甘露消毒丹**　《温热经纬》方。滑石、茵陈、黄芩、石菖蒲、川贝母、木通、藿香、射干、连翘、薄荷、白豆蔻仁。

6. **麻黄连翘赤小豆汤**　《伤寒论》方。麻黄、连翘、赤小豆。

7. **栀子柏皮汤**　《伤寒论》方。栀子、甘草、黄柏。

8. **大黄硝石汤**　《金匮要略》方。大黄、硝石、黄柏、栀子。

9. **犀角散**　《备急千金要方》方。犀角、黄连、升麻、山栀子、茵陈。

10. **茵陈术附汤**　《医学心悟》方。茵陈蒿、白术、附子、干姜、炙甘草、肉桂。

11. **膈下逐瘀汤**　《医林改错》方。五灵脂、当归、川芎、桃仁、牡丹皮、赤芍、乌药、延胡索、甘草、香附、红花、枳壳。

12. **硝石矾石散**　《金匮要略》方。硝石、矾石。

13. **逍遥散**　《太平惠民和剂局方》方。柴胡、白术、白芍、当归、茯苓、炙甘草、薄荷、煨姜。

14. **六君子汤**　《妇人大全良方》方。人参、炙甘草、白术、茯苓、半夏、陈皮。

15. **小建中汤**　《伤寒论》方。桂枝、白芍、甘草、生姜、大枣、饴糖。

胁　痛

【学习要求】

1. 了解胁痛的概念。

2. 掌握胁痛病位在肝胆,病理特点有在气、在血以及虚实之别;了解气滞可以化火、伤阴或血瘀的病机演变关系。

3. 重点掌握肝气郁结、肝胆湿热、肝阴不足、瘀血停着四个常见证型的证治。

4. 掌握胁痛的治疗以“通则不痛”的理论为依据,实证运用理气、活血、清热化湿等法;

虚证当补中寓通,以滋阴柔肝为主。

5. 了解胆道病证的一般辨病用药知识。

【自学时数】3学时

（一）概述

1. **命名**　胁痛是以一侧或两侧胁肋部位疼痛为主要表现的病症。

2. **沿革**　本证早在《黄帝内经》已有记载。《灵枢》指出:胁部为手厥阴、足厥阴、足少阳、足太明、足阳明等经脉循行所经之处,故胁痛每与这些经脉不通有关,尤与足厥阴经、足少阳经关系密切。并且指出情绪变化可以引起胁痛,如《灵枢·邪气脏腑病形》云:"有所大怒,气上而不下,积于胁下,则伤肝。"同时指出肺脏有病与胁痛亦有关系。如《灵枢·本脏》指出;"肺高则上气,肩息咳;肺下则居贲迫肺,善胁下痛。"《素问·脏气法时论》更明确指出:"肝病者,两胁下痛,引少腹,令人善怒。"认识到寒气客于肝之经脉,血枯不荣,肺病喘咳均能发生胁痛。《素问·举痛论》云:"寒气客于厥阴之脉,厥阴之脉者,络阴器系于肝,寒气客于脉中,则血泣脉急,故胁肋与少腹相引痛矣。"《素问·腹中论》云:"帝曰:有病胸胁支满者,妨于食……病名为何？何以得之？岐伯曰:病名曰血枯,此得之年少时,有所大脱血,若醉入房中,气竭肝伤,故月事衰少不来也。"《素问·标本病传论》云:"肺病喘咳,三日而胁支满痛。"《金匮要略》对胁痛的病机变化已有更加明确的认识,提出寒客于脉、水饮停积于胁多导致胁痛的发生。《丹溪心法》中已经积累有不少治疗胁痛的方法和药物。《证治要诀》指出治疗胁痛宜分左右,云:"其痛在左,为肝经受邪,宜用川芎、枳壳、甘草;其病在右,为肝经移病于肺,宜用片姜黄、枳壳、桂心、甘草。""盖枳壳乃治胁痛的剂,所以诸方中皆不可少。"《医学入门》论述胁痛,首论痛分左右,别之肝肺,左痛属怒火死血,右痛属食痰七情;再论虚实,尤其对虚者论及最详,云:"虚者,肝血虚也,痛则悠悠不止,目眈眈,耳无闻,善恐如人将捕之。四物汤加柴胡……"《证治汇补·胁痛》云:"因暴怒伤触,悲哀气结,饮食过度,风冷外侵,跌仆伤形……,或痰积流注,或瘀血相搏,皆能为痛。至于湿热郁火,劳役房色而病者,间亦有之。"《古今医鉴》总结前人的认识加以概括,指出:"夫胁痛者,厥阴肝经为病也,有内因外因之分,治之当以散结顺气、化痰和血为主。平其肝而导其气,则无有不愈矣。"《奇效良方》指出胁痛左右不同,则名称有别:"肝血蓄于左胁作块而痛者,为肝积,名肥气也;肺气郁于右胁,痞硬而痛,咳喘而痛,为肺积,名曰息贲也。"张景岳《景岳全书·胁痛》以临床实际出发将胁痛分为外感、内伤两大类,并认为以内伤胁痛为多,且归纳本病发病原因为郁怒伤肝、肝火内郁、痰饮停伏、外伤血瘀以及肝肾亏虚等。他对于将胁痛以左右分气血,病在左者为血积,病在右者为气郁的见解极为不满,说:"古无是说,此实后世之谬谈,不足凭也。"他认为,辨别在气在血,"但察其有形无形可知之矣。盖血积有形而不移,或坚硬而拒按;气痛流行而无迹,或倏聚而倏散。"这比前人又有很大发挥。清代叶天士《临证指南医案》对胁痛之属久病入络者,善于辛香通络、甘缓理虚、温柔通补、辛泄宣瘀等法,对后世治胁痛很有影响。

总之,胁痛一病始见于《黄帝内经》,后世医家对其认识不断补充、发展,治疗经验不断丰富。

3. **范围**　现代医学中的肝胆疾病,如病毒性型肝炎、肝硬化、胆道感染、胆囊炎、胆结石、干性或渗出性胸膜炎、肋间神经痛、肋软骨膜炎等,以胁痛为主症的,即可参考本篇辨证论治。

(二) 病因病理

肝居胁下，其经脉布于两胁，胆附于肝，其脉亦循于胁，故胁痛之病主要责之于肝胆。《景岳全书·胁痛》说："胁痛之病本属肝胆两经，以二经之脉皆循胁肋故也。"又因肝藏血，主疏泄，性喜条达，胆内藏胆汁，又称"中精之府"，古人说"肝之余气，溢于胆，聚而成精汁"，胆汁也随肝气而疏泄，所以情志失调，肝气内郁，或气郁日久，气滞血瘀，瘀血停积，或精血亏损，肝阴不足，络脉失养，或脾失健运，湿热内郁，疏泄不利等均可导致胁痛，其具体病因病机分述如下(图4-12)。

1. **肝气郁结**　情志抑郁，或暴怒伤肝，肝失调达，疏泄不利，气阻络痹而致胁痛。正如《金匮翼·胁痛统论·肝郁胁痛》说："肝郁胁痛者，悲哀恼怒，郁伤肝气。"

2. **瘀血停着**　气郁日久，血流不畅，瘀血停积，胁络不畅，出现胁痛，或强力负重，跌扑损伤，胁络受伤，瘀血停留，阻塞胁络，致使胁痛。《临证指南医案·胁痛》云"久病在络，气血皆窒"，《类证治裁·胁痛》云"血瘀者，跌扑闪挫，恶血停留，按之痛甚"，即此也。

3. **肝胆湿热**　外湿内侵，或饮食所伤，脾失健运，痰浊中阻，土壅木郁，气郁化热，湿热蕴结于肝胆脾胃，肝胆失其疏泄、条达，导致胁痛。《张氏医通·胁痛》说"饮食劳倦之伤，皆足以致痰凝气聚……然必因脾气衰而致"，即指此也。

4. **肝阴不足**久病体虚，或劳役过度，精血亏损，肝阴不足，血虚不能养肝，使络脉失养，亦能导致胁痛。如《景岳全书·胁痛》说："凡房劳过度、肾虚羸弱之人，多有胸胁间隐隐作痛，此肝肾精虚。"《金匮翼·胁痛统论·肝虚胁痛》也说："肝虚者，肝阴虚也。阴虚则脉细急，肝之脉贯膈布胁肋，阴血燥则经脉失养而痛。"

5. **饮停胁下**　水饮停积于胸胁，络脉受阻，肝肺气机升降不利，也致胁痛。

6. **邪郁半表半里**　外邪不解，郁于半表半里，少阳胆气不利，也致胁痛。

综上所述，胁痛的病变主要在肝胆，内伤、外感均可致胁痛。就其病因病机来说，又与脾、胃、肺、肾有关。因肝胆之气失于疏泄条达，不但可以乘脾犯胃，并可循经侮肺，以致肝肺升降失常；又因肝肾乙癸同源，可因肾阴不足，不能养肝而致肝虚胁痛；由于饮停胁下相关内容在"饮证"中已讲，邪郁半表半里的相关内容在《伤寒论》中已做重点叙述，故本篇主要讲前4种胁痛。在病证方面，胁痛有虚有实，而以实证为多见。实证以气滞、血瘀、湿热为主，三者又以气滞为先；虚证多属气血亏虚。此外，实证日久，化热伤阴，致肝肾阴虚，亦可出现虚实并见。

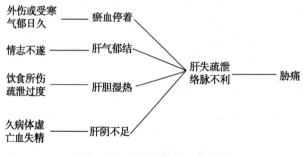

图4-12　胁痛病因病理示意图

（三）辨证论治

1. 辨证要点

（1）辨表里：即辨内伤外感。外感胁痛，起病较急，大多属湿热病邪侵犯肝胆，临床多有表证，发热恶寒，并伴有呕吐、黄疸等，舌红苔腻或黄或白，脉浮数或弦数；内伤胁痛，起病较缓，无寒热出现。胁痛一病，里证多而表证少，正如《景岳全书·胁痛》所说："胁痛有内伤、外感之辨，凡寒邪在少阳经，乃病为胁痛，耳聋而呕，然必有寒热表证者方是外感；如无表证，悉属内伤。但内伤胁痛十居八九，外感胁痛则间有之耳。"

（2）辨寒热：胁痛，体虚形寒，口淡无味，舌淡苔白，喜着厚衣，痛处得热则减、天寒易加重，脉弦迟沉涩者，属寒证；体壮面红，口苦，舌红、苔黄或黄腻，灼热喜凉爽，痛处得热则剧，喜着薄衣，或喜袒襟露怀，天热易加重，脉弦数洪促者，属热症。

（3）辨气血：新病多气，久病则入血；疼痛游走不定，忽左忽右，倏聚倏散，痛无定处，胀痛为主，属气滞。痛有定处，午后或夜间加重，唇舌有斑，为血瘀；痛多胀少或只痛不胀，刺痛不移，或有外伤史，也为血瘀。也即张景岳所云："但察其有形无形可知之矣。盖血积有形而不移，或坚硬而拒按；气痛流行而无迹，或倏聚倏散。"

（4）辨虚实：新病痛剧体壮，脉弦大有力，痛处拒按，为实；久病体虚，绵绵隐痛，脉虚细沉弱无力，痛处喜按，为虚。但临床上往往虚实互见，既有湿热又有血虚，或兼有瘀血内停，因此须注意其标本先后孰轻孰重，以决定相应治则或统筹兼顾。

2. 鉴别诊断 同为痛证，胁痛应与胃痛、胸痹相鉴别，这从疼痛部位一般不难区别。胁痛，主要痛在两胁，有胀痛、刺痛、灼痛、隐痛之区别，或可触及癥瘕或痞块，或曾有悬饮，痛发与进食油腻有关，疼痛剧者辗转反侧，喜变换体位；胃痛以剑突下胃脘部疼痛明显，虚痛喜暖喜按，实痛拒按，多伴有呕吐吞酸等；胸痹，则痛在胸，甚则彻背，偶在左胁，痛则不敢活动，以闷痛为主，多伴有心悸、气短等，列表如下（表4-7）。

表4-7 胁痛、胃痛、胸痹鉴别简表

	胁痛	胃痛	胸痹
部位	一侧或二侧胁肋部位	胃脘部	胸骨后或左前胸、偶或连及左胁肋、左肩臂
特点	以胀痛、刺痛、隐痛、灼热、绞痛为多，痛剧欲变动体位	以胀痛、刺痛、痞满为主，虚痛喜按，实痛拒按	以闷痛为主，痛时不欲变动体位
伴随症	有的有胁下痞块、癥瘕或有悬饮	多伴有恶心呕吐、吞酸等	多伴气短、胸闷、手足发凉、心悸等
诱因	与外感、饮食、七情有关	多与饮食、情志、受凉有关	多与过饱、情绪变化有关
病史	肝胆病史	脾胃病史	心脏病史
放射部位	右肩背	正后背	左肩背

3. 治则要点 胁痛的治疗，根据"通则不痛，痛则不通"的理论，按照《素问·脏气法时论》所说"肝欲散，急食辛以散之""肝苦急，急食甘以缓之"，还有"肝欲酸"等特点，灵活应用疏肝、泻肝、柔肝之法，以使肝气疏泄条达，肝络和畅无瘀，肝经湿热泻除，肝阴不亏，肝络

得养,则胁痛自然会消除。《临证指南医案·胁痛》邹时乘评说:"杂证胁痛,皆属厥阴肝经,以肝脉布于胁肋,故仲景旋覆花汤、河间金铃子散,及先生(叶氏)辛温通络、甘缓理虚、温柔通补、辛泄宣瘀等法,皆治肝著胁痛之剂,可谓曲尽病情,诸法必备矣。然其症有虚有实,有寒有热,不可概论。"

4. 分型论治

(1) 肝气郁结

主证:胁痛以胀痛为主,走窜不定,疼痛每因情志之动而增减,胸闷不舒,嗳气频作。

兼证:常兼有胃脘胀满。

舌脉:苔薄,脉弦。

分析:肝气失于条达,阻于胁络,故见胁肋胀痛;气属无形,时聚时散,故疼痛走窜不定;情志变化与气之郁结关系极为密切,故疼痛每与情志的变动有关;气机不畅,故胸闷不舒;肝气横逆,常易侵犯脾胃,故食少嗳气,胃脘胀满;脉弦为肝郁之象。

治法:疏肝理气。

方药:柴胡疏肝散加减。方中柴胡疏肝,枳壳、香附、陈皮理气,川芎活血,芍药、甘草缓急止痛。

加减:胁痛重,酌加青皮、川楝子、郁金、延胡索以加强理气止痛的作用;气郁化火,见胁肋掣痛,心急烦躁,口干口苦,溲黄便秘,舌红苔黄,脉象弦数,去川芎,加牡丹皮、栀子、黄连、川楝子、延胡索等以清肝理气,活血止痛;若气郁化火,进而伤阴,证见隐痛不休,遇劳则剧,头晕,心烦,睡眠欠佳,舌红、苔黄少津,脉细弦,可去川芎,加丹参、何首乌、枸杞子、牡丹皮、山栀子、菊花等,滋阴清热,兼疏肝气;肝气横逆,脾失健运,而见胁痛,伴肠鸣、腹泻者,可加白术、茯苓、薏苡仁、扁豆健脾止泻;兼胃失和降,证见恶心呕吐者,加旋覆花、赭石、半夏、生姜和胃止呕。

处方举例:柴胡 10g,炒枳壳 10g,炒赤芍 10g,甘草 6g,青皮 6g,陈皮 10g,川芎 10g,制香附 10g,郁金 12g,延胡索 6g,炒川楝子 10g。

(2) 瘀血停着

主证:胁痛如刺,痛处不移,入夜更甚。

兼证:胁肋下或见癥块。

舌脉:舌质紫暗,或有瘀斑,脉象沉涩。

分析:肝郁日久,气滞血瘀,或跌扑损伤,致瘀血停着,痹阻胁络,故疼痛如刺,痛有定处,入夜痛甚;瘀结所积,积久不散,则渐成癥块;舌质紫暗、瘀斑、脉沉涩,均为瘀血内停之证。

治法:祛瘀通络。

方药:旋覆花汤加减。方中,新绛可以茜草代替以活血通络,旋覆花理气止痛,可酌加郁金、桃仁、当归尾、延胡索等以加强理气活血之力。

加减:瘀血较重,或因外伤所得,可用复元活血汤以活血祛瘀、疏肝通络;若胁下有癥块,而正气未衰者,可加三棱、莪术、土鳖虫等破血消坚之药,亦可口服鳖甲煎丸。

处方举例:柴胡 10g,赤芍、白芍各 10g,当归尾 10g,桃仁 10g,红花 10g,炙山甲 10g,莪术 6g,川芎 10g,郁金 12g,延胡索 6g,三七粉 3g(冲)。

（3）肝胆湿热

主证:胁痛口苦,胸脘闷纳呆,恶心呕吐。

兼证:目黄或身黄,或伴有寒热,小便涩滞不爽,或有呕吐蛔虫。

舌脉:舌苔黄腻,脉弦数。

分析:湿热蕴结于肝胆,肝络失和,胆不疏泄,故胁痛口苦;湿热中阻,以致胸脘满闷,纳呆,恶心呕吐;肝开窍于目,肝火上炎故目赤;湿热交蒸,胆液不循常道而外溢,故见目黄身黄;湿热下注膀胱则尿黄,或有尿涩痛不爽;湿热之邪郁于肝胆,少阳不和故有寒热;舌苔黄腻,脉弦数,均是肝胆湿热之征。

治法:清热利湿。

方药:龙胆泻肝汤加减。方中以龙胆泻肝胆湿热,柴胡疏达肝气,黄芩、栀子清热泻火,木通、泽泻、车前子清利湿热。

加减:胁痛重,可加金铃子散、青皮、郁金、半夏以疏肝和胃、理气止痛;若发热黄疸者,加茵陈、黄柏以清利湿热除黄;若疼痛剧烈、呕吐蛔虫者,先以乌梅丸安蛔,继则除蛔;若湿热煎熬,结成砂石,阻滞胆道,症见胁痛连及肩背者,可加金钱草、海金沙、郁金及硝石矾石散等以利胆排石;若热盛伤津,大便秘结,腹部胀满者,可加大黄、芒硝泄热通便。

处方举例:柴胡 10g,龙胆 10g,黄芩 10g,山栀子 10g,郁金 12g,金钱草 30g,赤芍 12g,木通 5g,茯苓 30g,半夏 10g,青皮 10g。

（4）肝阴不足

主证:胁肋隐痛,悠悠不休,口干咽燥,心中烦热,头晕目眩。

兼证:潮热盗汗,五心烦热,腰酸乏力。

舌脉:舌红少苔,脉细弦而数。

分析:肝郁日久化热,耗伤肝阴,或久病体虚,精血亏损,不能濡养肝络,故胁肋隐痛,其痛悠悠不休;阴虚生内热,故口干咽燥,时觉烦热,甚则潮热盗汗,五心烦热;精血亏虚不能上荣,清窍失养,则头晕目眩;舌红少苔,脉细弦而数,均为阴虚内热之证。

治则:养阴柔肝。

方药:一贯煎为主方加减。方以生地黄、杞子滋养肝肾,沙参、麦冬、当归养阴柔肝,川楝子疏肝理气止痛,并可酌加合欢花、玫瑰花、白蒺藜等以疏肝调气。

加减:心中烦热,加酸枣仁、炒栀子以清热安神;头晕目眩,加黄精、女贞子、菊花以益肾凉肝。

处方举例:沙参 15g,丹参 30g,麦冬 10g,生地黄 10g,枸杞子 10g,炒川楝子 10g,延胡索 6g,绿萼梅 10g,生白芍 10g,炙甘草 6g,玫瑰花 10g。

总之,胁痛一证,其病位主要在肝胆,形成胁痛的原因虽多,不离内伤外感。临床辨证应结合兼证,分清内伤、外感、在气、在血、虚、实、寒、热。气滞、血瘀、湿热而致胁痛一般为实证,肝阴不足而致胁痛则为虚证。虚证和实证并不是孤立和不变的。如病起气滞为主,日久常可导致血瘀,血瘀或湿热为主又可兼有气滞,实证化热伤阴,或虚证兼有气滞,常可虚实并见。因此在辨证时应全面分析,辨明主次。治疗上以通为主,实证采用理气、化瘀、清热、利湿等法,虚证以滋阴柔肝为治,同时适当加入理气之品,以疏通肝气。但理气不易过分辛燥,以免更伤其阴,可选辛平调气之品。若胁下癥块明显,可参阅《积聚篇》治疗。对湿热煎熬结成砂石或胆道蛔虫,而致胁痛剧烈者,除照上述治则治疗外,并可参阅各篇治法。

5. 胁痛治法归纳　根据肝脏特性,归纳治痛大法为疏肝(疏肝理气、疏肝通络)、泻肝(泻湿热、泻火热、泻风热)、柔肝(柔肝养血、柔肝滋阴),灵活运用,也可收到较为满意的效果。现将治疗胁痛诸法介绍如下。

(1) 疏肝法:肝主疏泄,喜条达而恶抑郁。肝气郁滞者,须用疏肝法使其条畅。疏肝又有气血之分。

1) 疏肝理气法:适用于肝气郁滞,气机不利。所选药物以辛散疏散之品为主,常用方剂如柴胡疏肝散(柴胡、枳壳、赤芍、甘草、香附、川芎、陈皮)、推气散(姜黄、枳壳、肉桂、甘草)以及木香调气散(木香、乌药、香附、枳壳、青皮、陈皮、厚朴、川芎、苍术、砂仁、桔梗、甘草)。秦伯未在《谦斋医学讲稿》说:"肝气胁痛以疏为主……青皮疏肝行滞气,柴胡行肝解郁,兼有升散作用,均为胁痛良药。问题在于辨新病、久病、气滞、证情轻重、体质强弱,适当地使用和配合。……基本处方以四逆散较妥善。"

2) 疏肝通络法:适用于肝郁气滞并有血瘀络脉不通或久病,用之较妥善。单用疏肝理气法效果不著者,常理气活血药并用。常用方剂如旋覆花汤(旋覆花、新绛、葱管)、复元活血汤(柴胡、天花粉、当归、红花、甘草、穿山甲、大黄、桃仁)以及血府逐瘀汤(桃仁、红花、当归、生地黄、川芎、赤芍、牛膝、桔梗、柴胡、枳壳、甘草)。

(2) 泻肝法:气有余便是火,肝气郁久可以化火,加之肝胃失和,中湿不化,湿热蕴结,致肝胆失去疏泄之能,肝又为风木之脏,容易化火生风,无论是肝的湿热、火热、风热而致胁痛者,要用泻肝法。偏于湿热者,要清泄湿热,常用方为龙胆泻肝汤(龙胆、栀子、黄芩、当归、泽泻、木通、车前子、生地黄、柴胡、甘草);偏于火热者,要清泄火热,可用当归龙荟丸(龙胆、栀子、大黄、黄芩、黄连、黄柏、青黛、芦荟、当归、木香、麝香);偏于风热者,要清泻风热,常用泻青丸(龙胆、山栀子、大黄、川芎、当归、羌活、防风)。

(3) 柔肝法:肝藏血,肝体阴而用阳,如因阴血不足,肝躁急而失其条达疏畅,或因肝肾阴虚,脉络失养而致胁痛者,则需用酸甘柔润之品以柔肝。《金匮要略》治肝虚之法,也有"补用酸,助用焦苦,益用甘味之药调之"的记载,药如麦冬、白芍、小麦、枸杞子、石斛、生地黄、当归等药。偏阴虚者用养阴柔肝,常用方为魏玉璜所创一贯煎(川楝、当归、枸杞子、麦冬、沙参、生地黄);偏血虚者用养血柔肝法,常用方剂如黑逍遥散(《医略六书·女科指要》逍遥散加地黄,或生或熟)。

另外,由于肝欲酸,又常以酸味药为主,治疗肝气过散或肝阴虚而致肝气不敛,而且"虫得酸则伏",酸味药又能伏虫止痛,常用药物如乌梅、五味子、赤芍、白芍、香橼(辛酸平)、佛手(辛苦酸温)、绿萼梅(酸涩平)等。所以将酸味药配与其他理气、养阴、清热、化湿药之中,治疗胁痛日久不愈者多效。

附:治疗胁痛常用药对

(1) 皂角刺、白蒺藜

皂角刺:辛散温通,药力锐利,能达病所,对于痈、疽、肿、毒,未成能消,已成能溃,并有搜风杀虫作用。

白蒺藜:味辛苦,性微温,归肝经,辛散苦泄,轻扬疏散,善散肝经风热,又能疏肝解郁,行气破血。

二药并用,疏肝解郁,散结消坚,走血分,多用治瘀血胁痛。

(2)香附、郁金

香附:味辛微苦甘,性平,归肝,能散、能降、能和,为理气良药,李时珍称之为"气病之总司,女科之主帅"。

郁金:味辛苦,性寒,血中气药,疏肝解郁,利胆退黄,活血破瘀。

二药并用,理气活血,治气滞血瘀湿阻之胁痛。

(3)姜黄、枳壳

姜黄;辛温行散,善治寒凝、气滞、血瘀。

枳壳:苦降下行,力较缓和,理气消痞除胀。

二药并用,理气活血,用于偏寒或结石内停未阻胆道的胁痛。

(4)旋覆花、郁金

旋覆花:苦降辛散,咸以软坚消痰,温以宣通壅滞。

郁金:疏肝理气,利胆活血。

二药合用,理气活血,消痰软坚,对湿阻气壅、血分瘀滞的胁痛效果较好。

(5)浮海石、瓦楞子

浮海石:化坚行瘀。

瓦楞子:行血软坚化痰,散结止痛。

二药并用,化石除痞,治胁痛,用于结石症,治肝脾大。

(6)川楝子、延胡索

川楝子:疏肝理气止痛。

延胡索:活血理气止痛。

二药合用,理气活血止痛效果好,用于气血寒热凝滞的任何痛证均好。

(7)青橘叶、川郁金

青橘叶:理胸胁之气,行于左。

川郁金:行气活血解郁,行于右,

二药并用,理气止痛,治气机不舒的两胁胀痛。

(8)青皮、陈皮

青皮:理气散结止痛,行于左。

陈皮:理气和中止痛,行于右。

二药合用,理气止痛,治胸胁胀痛。

(9)龙胆、黄芩

龙胆:苦寒沉降,燥湿清热。

黄芩:清热燥湿。

二药相配,善清肝胆湿热,为肝胆湿热胁痛常用药。

（10）生地黄、枸杞子

生地黄:甘寒质润,凉血滋阴清热。

枸杞子:滋补肝肾。

二药合用,对阴血不足、肝络失养、阴虚火旺的胁痛效好。

药对因人因病而配,举不胜举,仅举以上示例。

【复习思考题】

1. 如何掌握胁痛病机特点？气与血、虚与实如何辨证？

2. 试述肝郁气滞、瘀血停着、肝胆湿热、肝阴不足四型胁痛的证治。

3. 治疗胁痛,如何理解"通则不痛"？

【附方】

1. **柴胡疏肝散** 《景岳全书》方。柴胡、枳壳、芍药、甘草、香附、川芎。

2. **旋覆花汤** 《金匮要略》方。旋覆花、新绛、葱。

3. **鳖甲煎丸** 《金匮要略》方。鳖甲、乌扇、黄芩、柴胡、鼠妇、干姜、大黄、芍药、桂枝、葶苈子、石韦、厚朴、牡丹皮、瞿麦、紫葳、半夏、人参、土鳖虫、阿胶、蜂房、赤硝、蜣螂、桃仁。

4. **龙胆泻肝汤** 《兰室秘藏》方。龙胆、泽泻、木通、车前子、当归、柴胡、生地黄(近代方有黄芩、栀子)。

5. **乌梅丸** 《伤寒论》方。乌梅、黄连、黄柏、人参、当归、附子、桂枝、蜀椒、干姜、细辛。

6. **硝石矾石散** 《金匮要略》方。硝石、矾石。

7. **一贯煎** 《柳洲医话》方。沙参、麦冬、当归、生地黄、枸杞子、川楝子。

积　　聚

【学习要求】

1. 了解积聚的概念及与癥瘕的关系。

2. 掌握积聚的病因病机。

3. 了解黄疸、胁痛、臌胀与积聚的关系。

4. 重点掌握积聚的证治。

【自学时数】3学时

（一）概述

1. 命名　积聚是腹内结块、或胀或痛的病证。积和聚在病情轻重与病机变化上不尽相同,积者有形,固定不移,胀、痛均有定处,病属血分,乃为脏病;聚者无形,聚散无常,胀、痛均无定处,病属气分,乃为腑病。

一般说,聚病较轻,为时尚暂,故易治;积病较重,为时较久,积而成块,故难治。

在文献中,又有癥瘕之名,大抵属于积聚之类。如《诸病源候论·癥瘕候》:"癥瘕者,皆由寒温不调,饮食不化,与脏器相搏结所生也。其病不动者,直名为癥;若病虽有结而可推移者,名为瘕。瘕者,假也,谓虚假可动也。"由此可知,癥与积都具有形可征、坚硬不移的特点,瘕与聚皆有聚散无常的症状。因此,积与癥、聚与瘕均为同一类疾病。另外,《诸病源候论》记载的"癖块"、《太平圣惠方》记载的"痃癖"、《医宗必读》记载的"痞块"等,按其病机与症状,均可归入积聚的范围。

2. **沿革** 积聚之名，在《黄帝内经》中就已出现。《灵枢·五变》说："黄帝曰：人之善病肠中积聚者，何以候之？少俞答曰：皮肤薄而不泽，肉不坚而淖泽，如此则肠胃恶，恶则邪气留止，积聚乃伤，脾胃之间，寒温不次，邪气稍至，蓄积留止，大聚乃起。"在《黄帝内经》中，其证候与积聚相近者，还有"伏梁""息积""瘕""肥气""贲""肠覃""息肉"等病名，并与妇科之"石"加以区别。

关于本病证的发生，《灵枢·百病始生》说："卒然外中于寒，若内伤于忧怒，则气上逆，气上逆则六输不通，湿气不行，凝血蕴裹而不散，津液涩渗，著而不去，而积皆成矣。"对于本病证的治疗，是书提出了总原则："察其所痛，以知其应，有余不足，当补则补，当泻则泻，毋逆天时，是谓至治。"为后世认识本病证奠定了基础。《难经》有关积聚的认识又前进一步，指出："病有积有聚，何以别之？然。积者，阴气也，聚者，阳气也，故阴沉而伏，阳浮而动。气之所积名曰积，气之所聚名曰聚，故积者五脏所生，聚者六腑所成也。积者，阴气也，其始发有常处，其痛不离其部，上下有所终始，左右有所穷处；聚者，阳气也，其始发无根本，上下无所留止，其痛无常处，谓之聚。故以是别知积聚也。"这对于积与聚鉴别的认识已是很深刻。另外，该书还按五脏区分积聚，并定其名称，如："肝之积，名曰肥气，在左胁下如覆杯，有头足，久不愈，令人发咳逆痎疟，连岁不已；心之积，名曰伏梁，起脐上，大如臂，上至心下，久不愈，令人病烦心；脾之积，名曰痞气，在胃脘，覆大如盘，久不愈，令人四肢不收，发黄疸，饮食不为肌肤，俗呼为食劳黄也；肺之积，名息贲，在右胁下，大如覆杯，久不愈，令人洒淅寒热，咳喘，发肺痈；肾之积，名曰贲豚，发于少腹，上至心下，若豚状，或上或下无时，久不已，令人喘逆，骨痿少气。"这种分类方法对后世也有很大启示。

《金匮要略》将积聚的脉诊加以总结，《济生方》又把五脏之积的证候予以补充，使之更加具体和完整。《河间六书》以癥瘕代积聚，并将癥瘕的概念进行了描述，指出："癥，腹中坚硬，按之应手，谓之癥也。《圣惠方》谓：癥犹征也……瘕，腹中虽硬，而忽聚忽散，无有常准。故《圣惠方》云：瘕犹假也，以其病瘕未成癥也。"《儒门事亲》认为，前人治疗积聚之法独隐，因而予以补设，其宗《黄帝内经》之旨而发挥，指出："《内经》曰：木郁达之，火郁发之，土郁夺之，金郁泄之，水郁折之。王太仆曰：达谓吐，发谓汗，夺谓下，泄谓利小便，折谓折其冲逆。……故予尝以独圣散吐肥气，揣以木架，必燠室中，吐兼汗也，……续以磨积之药调之。尝治伏梁，先以茶调散吐之兼汗，以禹功、导水夺之，继之以降火之药调之。又尝治痞气，万举万全，先以瓜蒂散吐其酸苦黄胶腥腐之物三二升，次以导水、禹功下二三十行，末以五苓淡剂等药调之。又尝治息贲，用瓜蒂散，不计四时，置之燠室中，更以火一炉，以助其汗，吐汗下三法齐行，此病不可逗留，久则伤人。又尝治贲豚，以导水通经，三日一下之，一月十下，前后百行，次用活血化气磨积之药调之，此积虽不伤人，亦与人偕老。"其所用之法均为峻猛，临床时对于邪盛而正未衰者可供参考。《活法机要》则指出："壮人无积，虚人则有之。"故治疗不主张过用峻猛之品，说："脾胃怯弱，气血两衰，四时有感，皆能成积，若遽以磨坚破结之药治之，疾似去而人已衰矣。干漆、硇砂、三棱、大黄、牵牛之类，用时则暂快，药过则依然。气愈消，疾愈大，竟何益哉！故善治者，当先养正，则积自除……此治积之一端也，邪正盛衰，固宜详审。"以补益入手治疗积聚，纠前人之偏也。

《丹溪心法》针对积聚的病理变化,阐述其证治见解说:"痞块,在中为痰饮,在右为食积,在左为血块。气不能作块成聚,块乃有形之物也,痰与食积死血而成也。用醋煮海石、醋煮三棱、莪术、桃仁、红花、五灵脂、香附之类为丸,石碱白术汤吞下。……治块,当降火消食积,食积即痰也。行死血块,块去须大补。凡积病不可用下药,徒损真气,病亦不去,当用消积药使之融化,则根除矣。"这些见解,对指导临床尚属切用,对后世影响亦大。

《医学入门》结合临床治疗心得,对于积聚的治疗和调护提出很中肯的看法,指出:"积初为寒,宜辛温消导,大七气汤、乌白丸之类;久则为热,宜辛寒推荡,木香槟榔丸、通元二八丹之类。有虫者,妙应丸,外治三圣膏、三棱煎、神效阿魏散之类。又阳虚有积易治,惟阴虚难以峻补;痞积又忌滞药,止宜早服滋补药中加鳖甲、龟板、秋石丹,午服枳术丸大安丸,或醋鳖丸,善消融化为妙。若痞积滞冷贯脐,误为沉寒痼冷,投以姜附热药,初服甚与病情相宜,久则痞积益甚,真气伤而阴血烁矣。但硫附固不可服,如知、柏、门冬寒凉伤脾滞气,亦所不宜。古云:衰其大半而止,又云:养正积自除,皆为虚损有积而言也。平补之外,更能断厚味、节色欲、戒暴怒、正思虑,庶乎万全。"

《医宗必读》介绍了作者治疗经验,可供参考。其说:"余尝制阴阳二积之剂,药品稍峻,用之有度,补中数日,然后攻伐,不问其积去多少,又与补中,待其神壮则复攻之,屡攻屡补,以平为期,此余独得之诀,百发百中者也。"在用药上也颇具匠心,多有心得,指出:"酒积轻者,葛根、神曲、黄连、白豆蔻,甚者用甘遂、牵牛。气积轻者,木香、枳壳、厚朴、橘红,甚者枳实、牵牛。血积轻者,干漆、桃仁、牡丹、归尾、赤芍药、红花,甚者大黄、虻虫、水蛭、穿山甲、花蕊石。痰积轻者,半夏、瓜蒌,甚者滚痰丸;老痰,海石、瓦楞子;痰在皮里膜外,白芥子。水积轻者,五苓散,甚者商陆、甘遂、芫花。茶积轻者,姜黄、芝麻,甚者茱萸、椒、姜。癖积轻者,三棱、莪术,甚者巴霜、大黄。谷积轻者,麦芽、谷芽、神曲、砂仁、甚者鸡内金。肉积轻者,山楂、阿魏,甚者硇砂、硝石。蛋积,白豆蔻、橘红、豆豉、姜汁。菜积,丁香、肉桂、麝香。面积,萝卜子、姜酒煎。鱼鳖积,紫苏、橘皮、木香、姜汁。狗肉积,杏仁、山楂。虫积,雄黄、锡灰、槟榔、雷丸、芜荑、榧子、使君子。疟积,鳖甲、草果。"这些用药心得,在临床中仍可借鉴。

《景岳全书》集前人治疗积聚之经验,结合个人体会而加以概括,指出:"经曰:坚者削之,留者攻之,结者散之,客者除之,上之下之,摩之浴之,薄之劫之,开之发之,适事为故。凡治积聚之法,如经所云者,亦既尽矣。然欲总其要,不过四法,曰攻、曰消、曰散、曰补,四者而已,详列如下。

凡积坚气实者,非攻不能去,如《秘方》化滞丸、化铁丹、迂仙丹、感应丸、大硝石丸、三花神佑丸、赤金豆、百顺丸之类,皆攻剂之峻者也;又如三棱丸、胜红丸、阿魏丸、助气丸、红丸子、温白丸之类,皆攻剂之次者也。凡不堪攻击,止宜消导渐磨者,如和中丸、草豆蔻丸、保和丸、大小和中饮之类是也。若积聚下之不退而元气未亏者,但当以行气开滞等剂,融化而潜消之。无形气聚,宜散而愈者,如排气饮、神香散、指迷七气汤、十香丸、四磨饮之属是也。

凡积痞势缓,而攻补俱有不便者,当专以调理脾胃为主,如洁古之枳术丸,乃其宜也。余复因其方而推广之,近制芍药枳术丸,兼肝脾以消膨胀,除积聚,止腹痛,进饮食,用收缓功,其效殊胜彼。再如大健脾丸、木香人参生姜枳术丸,皆调补脾之妙剂,所当择用者也。

凡脾肾不足,及虚弱失调之人,多有积聚之病。盖脾虚则中焦不运,肾虚则下焦不化,正气不行,则邪滞得以居之。若此辈者,无论其有形无形,但当察其缓急,皆以正气为主。凡虚在脾胃者,宜五味异功散,或养中煎、温胃饮、归脾汤之类主之;虚在肝肾者,宜理阴煎、肾气丸、暖肝煎之类,酌而用之,此所谓养正积自除也。其或虚中有滞者,则不妨少加佐使。

治积之要,在知攻补之宜,而攻补之宜,当于孰缓孰急中辨之。凡积久而元气未损者,治不宜缓,盖缓之则养成其势,反以难制。此其所急在积,速攻可也。若积聚渐久,元气日虚,此而攻之,则积气本远,攻不易及,胃气切近,先受其伤,愈攻愈虚,则不死于积而死于攻矣。此所重在命,不在乎病,所当察也。故凡治虚邪者,当从缓治,只宜专培脾胃以固其本,或灸或膏,以疏其经,但使主气日强,经气日通,则积痞自消。斯缓急之机,即万全之策也,不独治积,诸病亦然。

凡坚痞之积,必在肠胃之外、募原之间,原非药力所能猝至,宜用阿魏膏、琥珀膏,或水红花膏、三圣膏之类以攻其外,再用长桑君针法以攻其内,然此坚顽之积,非用火攻,终难消散,故莫妙于灸。余在燕都尝治愈痞块在左胁者数人,曾以灸法收功。"

张氏之论,于现时之临床也当遵用。综上所述,前人对积聚的认识是极为深刻的,无论是病因病机、证候特点、治疗方法,以及选方用药、调护宜忌,所积累的知识确是宏丰而实用的。温故而知新,这对于今日研究治疗积聚这一顽疾,无疑是非常宝贵的。

3. **范围** 西医的胃肠功能紊乱,不完全性肠梗阻,幽门梗阻,肝脾大,内脏下垂,肠结核,腹腔肿痛等,均可参考本证进行辨证论治。

(二)病因病理

积聚的发生,有一逐渐发生发展的过程,多与情志不遂、饮食所伤、淫邪所客以及病后体虚,或黄疸、胁痛、疟疾等证失治、误治而致经久不愈,引起肝脾受损,脏腑失和,气机阻滞,瘀血内停,或兼痰湿凝滞,而成积聚。

积聚的发生主要关系到肝、脾两脏。一般而言,聚证以气机阻滞为主,积证以瘀血凝滞为主,但两者都可兼挟痰湿。而气血相关,气滞日久可致血瘀,血瘀不消亦必阻滞气机,故积与聚在病机上既有区别,亦有联系。聚证延久,常致积证;积证不化,每多胀痛,积、聚同病。另外,积聚日久,肝脾功能障碍,则可导致正气亏虚。故本证一般初病多实,久病多虚,或虚实夹杂。

其积聚病因病机分述如下:

1. **情志不遂,气滞血瘀** 忧思恼怒,肝脾受损。肝伤则气机不畅,气为血帅,气滞日久则致血脉瘀阻,日积月累,气血凝滞,而成积聚;脾伤则运化失司,水谷不化精微而成痰浊,痰浊阻塞血脉,则血液行涩,痰瘀互结,搏于腹中则致积聚。正如《济生方·积聚论治》所说:"有如忧思喜怒之气,人之所不能无者,过则伤乎五脏,……乃留结为五积。"

2. **饮食不节,滋生痰浊** 由于饮酒太过,或嗜食肥甘厚味、煎炸辛辣之品,或饮食无制,饥饱不调,起居无常,使脾胃受损,运化之职失司,以致湿浊内生,凝结成痰。痰阻气机,气血失和,气、血、痰互相搏结,阻于腹中,结成积聚。正如《卫生宝鉴》所说:"凡人脾胃虚弱,或饮食过常,或生冷过度,不能克化,致成积聚结块。"

3. **邪气所客,留着不祛** 寒湿或湿热等外邪侵犯机体,客于腹中,留而不散,蓄久成聚,聚久致积。正如《金匮翼·积聚统论》所说:"积聚之病,非独痰、食、气、血,即风寒外感,亦能成之。然痰、食、气、血,非得风寒,未必成积;风寒之邪,不遇痰、食、气、血,亦未必成积。"说明外感邪气也能导致积聚的形成。

4. 黄疸、胁痛、疟疾、感染血吸虫等 每因湿浊蕴结,气血不和,导致肝脾不和,气滞、血瘀、痰凝相互影响,胶结不化,搏结腹部而成积聚。

总之,本病证的病因虽多,但其病位主要责之肝、脾,病机变化与气滞、血瘀、痰凝三者密切相关。同时,本病证的形成与正气的强弱也有密切关系。一般而言,初病,多以气滞、湿阻、血瘀为患;久病,多为痰瘀互结、正气亏虚为害。若肝脾统藏失职,或瘀热灼伤血络,可致出血;若湿热蕴积中焦,熏蒸肝胆,可出现黄疸;如水湿停留,则可出现腹满、水肿等证。

现将积聚的病因病理图示如下(图 4-13)

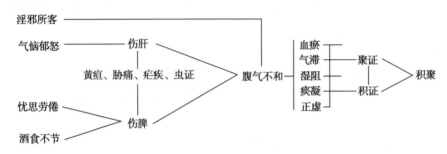

图 4-13　积聚病因病理示意图

(三)辨证论治

积聚之证,起病多缓,发展亦慢,且与黄疸、胁痛、疟疾、虫证、臌胀等证互相联系,互相转化。就积聚本身而言,初病为聚,尚属无形,延久成积,病已成形,两者亦难绝对分开,故每以积聚并称。临证时应根据病史长短、证候特点、病理变化,宜将其分为初、中、末三期进行辨证施治。在辨证时,宜辨其偏于气滞,或偏于血瘀,或偏于湿阻、食积,或偏于痰凝,或偏于正虚,并应结合积聚部位,或在腹,或在胁下,确定病位,从脏腑特点予以考虑。

1. 辨证要点

(1)辨初、中、晚三期:积聚初起,肝脾同病,每致气滞、血瘀、湿阻停积。停积于腹部,脾胃所属,以气滞、食积、湿阻为主;停积于胁下,肝脾所属,以气滞、血瘀为主。病至中期,气滞血瘀,湿聚成痰,气、血、痰三者凝结成块,亦可结于腹中或结于胁下。病及晚期,邪势未衰,正气已伤,正虚邪恋,为本虚标实之证。

(2)辨在气、在血、属湿、属痰、属虚:本病证之初,多先见气滞,以胀痛为主,时聚时散,病无定处。病久入络,症见血瘀,痛有定处,触有包块,质地多硬。脾病易生湿浊,脘腹痞闷,纳呆便溏,面色晦暗,肢体酸困。湿聚日久,凝结成痰,或咯吐可见,或肿胀有形,质地钝厚,触之活动。邪气稽留日久,正气耗伤,或气阴虚,或气血虚,或阳气虚,表现各异。

2. 积聚与证、臌胀的鉴别 积聚以腹内有结块、或胀或痛为特点。聚者聚则成形,散则无迹;积者有形可循,长久不消。

痞证为患者自觉脘腹堵闷不舒,始终无形迹可及。痞有虚实之分,当以食前、食后测之:食前饥时痞满者为虚,食后饱时痞满者为实。

臌胀以腹胀大、皮色苍黄、腹皮脉络暴露为特征。臌胀虽有气鼓、血鼓、水鼓、虫蛊之分，总以腹中有移动性浊音或腹部按之如囊裹水所独具，且每为积聚失治、误治后演变而成。

3. 治则要点

（1）根据积聚在临床上变化规律，其初起常以气滞、血瘀、湿阻为患，治当宜行气、活血、化湿为主；中期常以气结、血瘀、痰凝为患，治当宜行气、化瘀、消痰为主；晚期常见邪盛正衰，治当宜扶正祛邪、攻补兼施为法。

（2）积聚日久，损伤气血，故在治疗上要始终注意保护正气，攻伐之药，用之不宜太过，以免伤正。正如《素问·六元正纪大论》所说："大积大聚，其可犯也，衰其大半而已。"

（3）聚轻而积重。聚证病在气分，治重调气；积证病在血分，治重活血。聚证之时当抓紧治疗，尚易取效；由聚成积，终属难治。

4. 分型证治

（1）初期

主症：腹中胀痛，气聚攻窜，可随情绪变化而聚散。

兼症：纳呆恶心，甚则呕吐痰涎，便秘行涩，或胁下胀闷不舒。

舌脉：舌质暗，苔白腻，脉象弦滑。

分析：气血不和，运行滞涩，结于腹中，故腹中胀痛，气聚攻窜；情志不遂则气机不利，故症情加重，情志舒畅则气通而散；肝脾俱伤，运化失司，湿浊内生，阻碍气机升降，故纳呆恶心，甚则呕吐痰涎，便秘行涩，或见胁下胀闷不舒；气血不畅，则舌暗，湿浊内停则苔腻，脉象弦滑亦为肝脾不和之象。

治法：理气活血，化湿消聚。

方药：木香顺气散加减。方中大队理气药，疏理上中下三焦气机。枳壳偏上焦，木香、陈皮、青皮偏中焦，川楝子、乌药偏下焦，务实气机转动，则胀痛得消，气聚能散。川芎为血之气药，香附为气中血药，两者相合，调和气血；砂仁、苍术化湿醒脾；少佐肉桂辛热助通，能使聚消痛止。若胁下胀闷较重，为肝气郁结为甚，也可加柴胡、赤芍、郁金或片姜黄，以加强疏肝理气之力，或以柴胡疏肝散化裁为治。若呕吐痰涎较多，为痰饮不化，可合小半夏加茯苓汤，或合苓桂术甘汤为治；痰饮化热，也甘遂半夏汤为治。若口干而苦，舌边尖红，苔薄黄而腻，加左金丸以泄肝清热。

若食滞湿阻，腑气不通，也可选用六磨饮。方以大黄、枳实、槟榔化滞通腑，沉香、木香、乌药通利气机。若挟痰浊阻滞，也可配合用半夏厚朴汤治之。方中厚朴、紫苏行气宽中，半夏、茯苓化痰散结，则痕聚可散。若病情迁延，瘀血明显，舌暗而有瘀斑，也可配合失笑散化裁为治。若病程日久，肝旺脾虚，神疲便溏也可加党参、白术以益气补脾。

处方举例：炒枳壳 10g，广木香 10g，青皮、陈皮各 6g，乌药 10g，川芎 10g，制香附 10g，清半夏 10g，苍术 10g，砂仁 3g（后下），厚朴 10g，炒赤芍 12g。

（2）中期：

主症：腹中积块，固定不移，胀痛有定处。

兼症：面暗形瘦，纳少痰黏，时有寒热，肌肤甲错，女子或有经闭。

舌脉：舌青紫，或有瘀斑，苔腻，脉弦滑或细涩。

分析:气聚日久,渐成积证,气滞、血瘀、痰凝结于腹中,故腹中积块,固定不移,胀痛有定处;肝脾不和,气血行涩,运化失健,化源不充,故面形瘦,纳少痰黏,肌肤甲错;气结血瘀,营卫失和,故时有寒热;肝郁血瘀,则女子经闭;舌青紫而有瘀斑,脉细涩,均为血瘀气结之象;苔腻为痰浊内停,脉弦滑则为肝脾不和之征。

治法:行气活血,化痰消积。

方药:膈下逐瘀汤加减。方中桃红四物汤,去生地黄,加牡丹皮增强养血活血、散结消积之力,五灵脂祛瘀止痛,枳壳、乌药调理气机,香附、延胡索入血行气以止痛,使气行则血行,以助祛瘀之力。并可加半夏、土贝母、橘红、茯苓、三棱、莪术增强化痰消积之功。

若积聚证而兼见寒热、身痛、苔白、脉浮等症,乃外有风寒之邪,宜予宣表理气、通滞消积,可用五积散。本方汇集解表、散寒、祛湿、化痰、行气、利水、活血、通络、温中、止痛之药于一炉,对于积聚初起又兼外感,气机不利所导致的表里同病,多种病邪阻于腹中的证候,能使其表里同治,诸邪得以消散,对于积聚而病理比较复杂者,尤为适宜。

若气滞血阻较甚,兼有寒象者,也可用大七气汤,方中青皮、陈皮、桔梗、香附、藿香行气散结,桂心、三棱、莪术温通血络、软坚散结。

若积块坚硬,作痛拒按,可吞服鳖甲煎丸以化瘀软坚止痛;若女子经闭不行,肌肤甲错,可吞服大黄䗪虫丸以破瘀消积通经。以上二方,可与六君子汤间服,以补益脾之气,为攻补兼施之法。在此阶段,气结血瘀痰凝较重,积块肿大渐增,坚硬、疼痛,还可以用虫类破瘀消积之品,如䗪虫、鼠妇、蛴螬、鳖甲、牡蛎、海藻等治之,以增加疗效。

若积块肿大,灼热作痛,舌红苔黄,也可加用清热解毒药,如连翘、蒲公英、半枝莲、白英、白花蛇舌草等,也有积极意义。痰浊较重,可加生薏苡仁、瓜蒌、土贝母、半夏、黄药子等消痰散结之品。

处方举例:全当归 10g,赤芍、白芍各 10g,川芎 10g,桃仁 10g,红花 6g,三棱 6g,莪术 6g,青皮、陈皮各 10g,牡丹皮 10g,土贝母 10g,清半夏 10g,茯苓 15g。

(3) 晚期

主症:积块坚硬,长久不消,疼痛逐渐加剧,正气渐衰。

兼症:面色萎黄或黧黑,饮食锐减,肌肉瘦削,神疲肢怠,口舌干燥,五心烦热;心悸不宁,少寐多梦;或畏寒肢冷,便溏溲清。

舌脉:舌体瘦、嫩红少苔,有瘀点,或舌淡紫而胖,苔薄腻,脉象弦细或沉细。

分析:积块日久,痰瘀阻滞,故坚硬渐增,长久不消,疼痛日益加剧;中气大伤,运化无权,故饮食锐减,形体瘦削,神疲肢怠;若气阴两虚,故见口舌干燥,五心烦热;若气血俱虚,故见心悸不宁,少寐多梦;若阳气衰少,故见畏寒肢冷,便溏溲清;舌体瘦、嫩红少苔,有瘀点,脉弦细,为气阴两虚夹瘀之象;舌淡紫而胖、苔薄腻,脉沉细,为气血俱虚或阳气大衰而夹瘀之征。

治法:扶正祛邪。

方药:八珍汤合化积丸化裁。前方用四君、四物以大补气血。后方用香附、苏木、五灵脂理气化瘀,用三棱、莪术、阿魏、浮海石等软坚散结。两方合用,扶正祛邪,标本兼顾。

若气阴两虚,而见虚火明显时,可将八珍汤易为益胃汤加太子参、黄精等益气养阴。若阳气已衰,阴寒内生,可合附子理中汤化裁为治,增强温中健脾之力。若脾弱胃强,脾寒胃热,口苦苔黄,便溏脉弱时,也可用半夏泻心汤或温脾汤化裁,进行调治。若久病及肾,阴阳两虚,腰膝酸软,头晕目眩,畏寒蜷卧者,当阴阳双补,选用补天大造丸与化积丸,交替服用。

积证不论病程长短,均可配合外治法,目前临床上一般采用阿魏膏或水红花膏,有助于消积散瘀。

处方举例:人参粉 3g(冲),茯苓 10g,炒白术 10g,全当归 10g,赤芍、白芍各 10g,川芎 10g,三棱 6g,莪术 6g,制香附 10g,炒五灵脂 10g,生蒲黄 10g(包煎),三七粉 3g(冲)。

总之,积聚是指腹内结块,或胀或痛的一种疾病。积是有形的,固定不移,疼痛有一定的部位;聚是无形的,聚散无常,疼痛没有固定的部位。形成积聚的病理因素是气滞、血瘀、痰结,而正气亏虚则是其发病的内在因素。在治疗时,聚证以理气为主,积证以理血为主,并分早、中、末三期分而治之。治疗积聚,临证时常用化瘀散结的药物,以消除它实的一面。但积聚形成,正气必虚,往往虚中夹实,实中夹虚,因此治实应当照顾虚的一面,补虚应当注意实的一面。如果需要用攻法,不能太过,否则,滥用攻伐的药物,积聚虽然渐消,但是脾胃损伤,正气衰惫,反而引起严重后果。所以,在临床中,必须正确处理"正"与"邪""补"与"攻"之间的关系,或先攻后补,或先补后攻,或寓补于攻,或寓攻于补,随证施治,灵活运用,使正气渐复,邪气渐衰,促进疾病向好的方面转化。

【复习思考题】

1. 积聚的概念是什么?它和癥瘕有什么关系?

2. 积聚的病机关键是什么?与哪些脏器关系最密切?

3. 试述积聚的证治规律。

4. 试述积聚与黄疸、胁痛、臌胀等病证的关系。

【附方】

1. **木香顺气散** 验方。木香、青皮、橘皮、甘草、生姜、枳壳、川朴、乌药、香附、苍术、砂仁。

2. **柴胡疏肝散** 《景岳全书》方。柴胡、枳壳、芍药、甘草、香附、川芎。

3. **小半夏加茯苓汤** 《金匮要略》方。半夏、生姜、茯苓。

4. **苓桂术甘汤** 《金匮要略》方。茯苓、桂枝、白术、甘草。

5. **甘遂半夏汤** 《金匮要略》方。半夏、甘遂、芍药、甘草。

6. **左金丸** 《丹溪心法》方。黄连、吴茱萸。

7. **六磨饮** 《证治准绳》方。沉香、木香、槟榔、乌药、枳实、大黄。

8. **半夏厚朴汤** 《金匮要略》方。半夏、厚朴、紫苏、茯苓、生姜。

9. **失笑散** 《太平惠民和剂局方》方。五灵脂、蒲黄。

10. **膈下逐瘀汤** 《医林改错》方。五灵脂、当归、川芎、桃仁、牡丹皮、赤芍药、乌药、延胡索、甘草、香附、红花、枳壳。

11. **五积散** 《太平惠民和剂局方》方。白芷、橘皮、厚朴、当归、川芎、白芍药、茯苓、桔梗、苍术、枳壳、半夏、麻黄、干姜、肉桂、甘草、生姜。

12. **大七气汤** 《医学入门》方。青皮、陈皮、桔梗、藿香、官桂、甘草、三棱、莪术、香附、益智仁、生姜、大枣。

13. **鳖甲煎丸** 《金匮要略》方。鳖甲、乌扇、黄芩、柴胡、鼠妇、干姜、大黄、芍药、桂枝、葶苈子、石韦、厚朴、牡丹皮、瞿麦、紫葳、半夏、人参、土鳖虫、阿胶、蜂房、赤硝、蜣螂、桃仁。

14. **大黄䗪虫丸** 《金匮要略》方。土鳖虫、干漆、生地黄、甘草、水蛭、白芍、杏仁、黄芩、桃仁、虻虫、蛴螬、蛴螬虫、大黄。

15. **六君子汤** 《妇人大全良方》方。人参、炙甘草、茯苓、白术、陈皮、制半夏。

16. **八珍汤** 《正体类要》方。人参、白术、茯苓、甘草、当归、白芍、川芎、熟地黄。

17. **化积丸** 《类证治裁》方。三棱、莪术、阿魏、浮海石、香附、雄黄、槟榔、苏木、瓦楞子、五灵脂。

18. **益胃汤** 《温病条辨》方。沙参、麦冬、生地黄、玉竹、冰糖。

19. **附子理中汤** 《太平惠民和剂局方》方。炮附子、人参、白术、炮姜、炙甘草。

20. **半夏泻心汤** 《伤寒论》方。半夏、黄芩、干姜、人参、炙甘草、黄连、大枣。

21. **温脾汤** 《备急千金要方》方。附子、人参、大黄、甘草。

22. **补天大造丸** 《医学心悟》方。人参、白术、当归、酸枣仁、炙黄芪、远志、白芍、山药、茯苓、枸杞子、紫河车、龟甲、鹿角、大熟地。

23. **阿魏膏** 《景岳全书》方。羌活、独活、玄参、官桂、赤芍、穿山甲片、苏合油、生地黄、鼠矢、大黄、白芷、天麻、红花、麝香、土木鳖、黄丹、芒硝、阿魏、乳香、没药。

24. **水红花膏** 《景岳全书》方。红蓼子、大黄、朴硝、山药、石灰、酒醋。

臌　胀

【学习要求】

1. 了解臌胀的概念和特征。

2. 了解古代医家对臌胀病机的认识。

3. 掌握臌胀病机变化的特点和脏腑功能障碍的关系。

4. 掌握臌胀辨证论治规律。

5. 了解臌胀与水肿的鉴别。

6. 掌握逐水法在臌胀治疗中的要点和注意事项。

【自学时数】4学时

（一）概述

1. **命名**　臌胀是以腹部胀大如鼓，或腹部中空外急、击之如鼓而得名。以腹胀大、皮色苍黄、腹皮青筋暴露、四肢枯瘦为特征。本病在古代文献中名称繁多，如水蛊、蛊胀、膨脖、蜘蛛蛊、单腹胀等。前人根据本病的病因病机及临床表现加以分类，有气鼓、血鼓、水鼓、虫鼓等。

2. **沿革**　臌胀之名，在我国最早的医学文献《黄帝内经》中就已经出现。《素问·宣明五气论》说："黄帝问曰：有病心腹满，旦食则不能暮食，此为何病？岐伯对曰：名为鼓胀。"《灵枢·水胀》进一步指出臌胀的证候特征，说："黄帝曰：肤胀何以候之？岐伯曰：肤胀者，寒气客于皮肤之间，空空然不坚，腹大身尽肿，皮厚，按其腹，窅而不起，腹色不变，此其候也。""鼓胀何如？岐伯曰：腹胀身皆大，大与肤胀等也，色苍黄，腹筋起，此其候也。"对于臌胀的治疗，已经提出用鸡矢醴，可以被视为臌胀证治的雏形。《金匮要略·水气病脉证并治》中，把臌胀归于水气病，并加以论述，指出："肝水者，其腹大，不能自转侧，胁下腹痛，时时津液微生，小便续通。""脾水者,其腹大,四肢苦重,津液不生,但苦少气,小便难。""肾水者,其腹大,脐肿腰痛,不得溺,阴下湿,如牛鼻上汗,其足逆冷,面反瘦。"可见肝水、脾水、肾水三者皆可出现腹大的症状,说明了腹大与肝、脾、肾三脏的功能失调有着非常密切的关系。

《诸病源候论》对臌胀病理的认识也进行了深入的探讨,指出:"腹胀者,由阳气外虚,阴气内积故也。阳气外虚,受风冷邪气,风冷,阴气也,冷积于腑藏之间不散,与脾气相壅,虚则胀,故腹胀而气微喘。""久腹胀者,此由风冷邪气在腹内不散,与脏腑相搏,脾虚故胀。其胀不已,连滞停积,时瘥时发,则成久胀也。"这里指出臌胀的形成与脾虚、脾阳虚的基础上产生的内寒,引起气机塞滞有关,说明臌胀是一种本虚标实之证。

《备急千金要方》则对臌胀发展过程中有水、无水时治疗的法则加以严格区别,指出:"又有蛊胀,但腹满不肿;水胀,胀而四肢面俱肿大。医者不善诊候,治蛊以水药,治水以蛊药,或但见胀满皆以水药,如此者,仲景所云愚医杀之。"《仁斋直指方》对臌胀分类及预后的认识已颇有心得,指出:"失饥伤饱,痞闷停酸,朝则阴消阳长,谷气易行,故能食;暮则阴长阳消,谷气难化,故不能食,是为谷胀。脾土受湿,水渍于脾胃而溢于体肤,辘辘有声,怔忪喘息,是为水胀。七情郁结,气道壅塞,上不得降,下不得升,身体肿大,四肢瘦削,是为气胀。烦躁漱水,迷忘惊狂,痛闷呕逆,小便多,大便黑,妇人多有之,是血胀。久病赢乏,卒然肿满,喘息不得,与夫脐心突起,或下利频频,未见一愈者耳。"可以看到臌胀分类的端倪。

《河间六书》阐述热盛致胀的病机,曰:"腹胀大,鼓之如鼓,气为阳,阳为热,气甚则如是也。肿胀热盛于内,则气郁而为肿。阳热气甚,则腹胀也。火主长而茂,形貌彰显,升明舒荣,皆肿胀之象也。浊气在上,则生䐜胀,此阴阳返则气结不散,胀满如饱,吴茱萸汤主之。"

《东垣十书》虽然对臌胀形成的分析颇多,但治法多以寒热分治,创立中满分消丸与中满分消汤,其说:"或伤酒湿面及厚味之物,膏粱之人,或食已便卧,使湿热之气不得施化,致令腹胀满,此胀亦是热胀,治热胀分消丸主之。如或多食寒凉及脾胃久虚之人,胃中寒则胀满,或脏寒生满病,以治寒胀中满,分消汤主之。"中满分消丸及中满分消汤治疗臌胀,对后世影响极大,至今在临床上仍被医家所喜用。

《丹溪心法》也认为,臌胀是湿热为病,除与脾胃有关外,与心肺肝肾的关联是其新观点,治疗上力戒通利之法,指出:"此病之起,或三五年,或十余年,根深矣,势笃矣,欲求速效,自求祸耳;知王道者,能治此病也。或曰:胀病将终不可与利药耶?余曰:灼知其不因于虚,受病也浅,脾胃尚壮,积滞不痼,而又有可下之证,亦宜略与疏导……"确可谓经验之谈,对临床很有指导意义。《证治要诀》对臌胀的名称加以推究说:"蛊与鼓同,以言其急实如鼓,非蛊毒之蛊也,俗谓之膨脝,又谓之蜘蛛病,所感不同,止是腹大而急,余处皮肉如常……"《医门法律》说:"胀病亦不外水裹、气结、血凝,……"阐述臌胀病理之偏实一面,说理很透彻,而且认识到积聚失治误治是臌胀的病因。

《石室秘录》将臌胀分为水鼓、气鼓、血鼓、食鼓、虫鼓五类,对每一类臌胀的证治也进行深入总结,指出:"水鼓,满身皆水,按之如泥者是,……方用决流汤,牵牛、甘遂各二钱,肉桂三分,车前子一两,水煎服,……故二剂逐水之后,断宜屏绝,须改用五苓散调理二剂,又用六君子汤以补脾可也。更须忌食盐,犯则不救。气鼓,乃气虚作肿,似水鼓而非水鼓也,其证一如水鼓之状,但按之皮肉不如泥耳……此等气鼓,必须健脾行气,加利水之药,则可救也，……宜消气散，白术、薏仁、茯苓各一两，肉桂、甘草各一分，枳壳五分，山药五钱，人参、车前子、萝卜子、神曲各一钱，水煎服，日日一剂。……虫鼓，惟小腹作痛，而四肢浮胀不十分之甚，面色红而带点，如虫蚀之象，眼下无卧蚕微肿之形，此是虫鼓也，必须杀虫可救。……方用消虫神奇丹，雷丸、神曲、茯苓、白矾各三钱，当归，鳖甲（醋炙）各一两，地栗粉一两，取汁一茶瓯，车前子五钱，水煎服，……但此药服二剂后，必须服四君六君汤去甘草，而善为之调理也。血鼓之证，其由来渐矣，或跌闪而血瘀不散，或忧郁而血结不行，或血邪而血蓄不发，遂至因循时日，留在腹中，致成血鼓，饮食入胃，不变精血，反去助邪，久则胀，胀则成鼓矣。……宜消瘀荡秽汤，水蛭三钱，必须炒黑，大约一两炒黑，取末用三钱，当归二两，雷丸、红花、枳实、白芍、牛膝各三钱，桃仁四十粒去皮尖捣碎，水煎服，……切勿再与二剂，当改用四物汤调理，于补血内加白术、茯苓、人参，补气而利水，自然痊愈。"后世，在此基础上不断探索与总结，积累了丰富的知识，以供临床和科研工作中参考。

3. 范围　本病主要见于西医的肝硬化腹水。另外，结核性腹膜炎、膜腔内肿瘤等疾病发生腹水而出现类似臌胀的证候时，亦可参考本篇进行辨证施治。

（二）病因病机

臌胀的发生，其来势缓慢，故致病之因虽与酒食不节、情志所伤、血吸虫感染等有关，但它的直接原因当责之于黄疸、胁痛、积聚等病证失治、误治之后，迁延日久，使肝、脾、肾三脏功能失调，气、血、水瘀积于腹内，以致腹部渐胀大，而成臌胀。

考证历代文献对臌胀病机的认识，归纳起来可有三种学说。

1. 湿热论　其代表医家为李东垣、朱丹溪。

李东垣在《兰室秘藏》中指出："风寒有余之邪，自表传里，寒变为热而作胃实腹满，仲景以大承气汤治之。亦有膏粱之人，湿热郁于内而成胀满者。……或食已便卧，使湿热之气不得施化，致令腹胀满。"李东垣所说的湿热，是中焦脾胃之气不能施化，以致水湿不运，蕴而生热，湿热交并于中，以致腹大胀满。

朱丹溪在《格致余论》中指出："脾具坤静之德，而有乾健之运，故能使心肺之阳降，肝肾之阴升，而成天地交之泰，是为无病之人……脾土之阴受伤，转输之官失职，胃虽受谷，不能运化，故阳自升，阴自降，而成天地不交之否，于斯时也，清浊相混，隧道壅塞，气化浊血，瘀郁而为热，热留日久，气化成湿，湿热相生，遂生胀满，《经》曰鼓胀是也。"朱丹溪所说的湿热，不仅是脾胃失职，尤在于阴阳上下不交之痞膈，所以，他提出臌胀最根本的治法，不能单独着手于脾胃，还需要使肺中之阳气能下降以制下焦的肝木，使肾中之阴水上升，以济上焦的心火，于是木无邪以加于土，土散精以滋养于肺，上下相交，清浊攸分，自无湿热产生之余地，脾自能秉其乾运之功，运化无阻，胀满遂从根本上得以解决。

2. 火衰论　其代表医家为赵养葵、孙一奎。

赵养葵在《医贯》中指出："中满者，其症悉与鼓胀水肿无异，何故属之气虚？曰：气虚者，肾中之火气虚也。中满者，中空似鼓，虚满而非实满也，大略皆脾肾两虚所致。"赵养葵认为，臌胀源于火衰，火衰则是脾肾阳虚，而主要的是指肾中的元阳虚衰，也就是命门火衰。治疗方面，他提出脾肾分治的方法。

孙一奎在《赤水玄珠》中指出；"胀满之疾，谷食不消，小便不利，腹皮胀急而光，内空空然如鼓是矣。俗知谓之鼓胀，不察其致之者有由也。《内经》曰：'胀取三阳'，三阳者，足太阳寒水膀胱经也。……可见小便之不利，由下焦原气虚寒，以致湿气壅遏于肤里膜外之间，不得发越，势必肿满。是肿满之疾，起于下元虚寒也，若非温补下元，则小便何能独利。"孙一奎也倡导臌胀源于火衰之论，治疗贵在补火，只不过他是脾肾同治，自拟壮元汤就是此意。

3. 水裹气结血凝论 其代表医家是喻嘉言。

喻嘉言在《医门法律》中指出："凡有癥瘕、积块、痞块，即是胀病之根，日积月累，腹大如箕，腹大如瓮，是名单腹胀。"又说："胀病亦不外水裹、气结、血瘀。"喻氏之言，对气滞、血瘀、水停与臌胀的关系给予充分的肯定，而气、血、水三者，病常相因，互相影响，使三焦气化不利，浊邪聚于腹中，则成臌胀。

由于历史条件的限制，上述三种观点各从不同的侧面对臌胀病理进行了论述。我们通过对臌胀患者的临床观察，探究其病机变化，发病之初，尚可责之气滞、血瘀、湿阻；臌胀已成，腹水明显时，则多是气滞、血瘀、水停、正虚四者俱见，只能从主执次，敦重敦轻论之，不可偏执一端；病至晚期，水湿泛滥，正气虚惫，或招致外感，或吐血，或便血，或烦躁、神昏、抽搐等，变化多端，病机更趋复杂。

臌胀的形成、与气、血、水三者息息相关，而此三者在体内运行正常与否，又与肝、脾、肾的功能密切相关。肝为刚脏，体阴而用阳，肝气失于疏泄、条达则气机不利，壅滞于腹中则生臌胀。另外，肝郁不舒，则横犯脾土，以致运化失常，水湿停留，积蓄腹中，也生臌胀。气与血关系密切，气为血之帅，气行则血行，气止则血止，即气滞可以导致血瘀，气血运行不畅，则津液不能疏布，日积月累，著而不去，聚于腹中，而腹胀且大；气滞血瘀又可以影响到三焦的气化功能，以致三焦不利，水液停聚。同时，肝病及脾，脾伤则运化失司，水谷不化精微而成湿浊，湿凝为水，水停于腹则成臌胀。病之日久，尚可累及于肾，肾病则开合不利，二便失司，会进一步加重水液停留。若肾阳不足，无以温煦脾土，肾阴亏损，肝木亦少滋荣，这样肝病及脾，脾病及肾，如此反复，使实者愈实，虚者愈虚，气滞、血瘀、水停、正虚交织在一起，构成了臌胀的病机变化的实质。

在臌胀形成过程中，气滞、血瘀、水停互为因果是邪实的主要内容，正虚是气滞、血瘀、水停发展的必然趋势。所涉及的脏腑主要是肝、脾、肾。其病的性质是实中夹虚，虚中有实，虚实夹杂，而成本虚标实之证。

现将臌胀病因病理归纳如下（图4-14）。

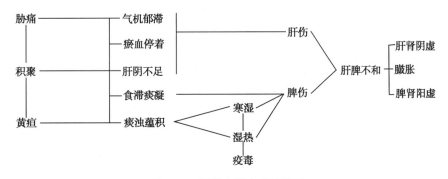

图4-14 臌胀病因病理示意图

（三）辨证论治

1. **辨证要点**　臌胀为本虚标实之证,其标实又有气滞、血瘀水停的侧重,其本虚也有脾气虚、气阴两虚、脾阳虚、脾肾两虚、肝肾阴虚的不同。因此,其主症虽然都以腹大如鼓、胀满不适为主,但临床表现尚有差异。偏于气滞,兼症常有两胁胀满,善太息,嗳气,或得矢气后腹胀稍缓,口苦,脉弦等;偏于血瘀,兼症常有四肢消瘦,腹皮脉络显露,胁下或腹部痞块,面色黧黑,面颊、胸臂血痣或血缕,肌肤甲错不润,朱砂掌,唇及爪甲色暗,舌边尖瘀点、瘀斑等;偏于水停,兼症常有腹胀之形,如囊裹水,或腹中有移动性浊音,周身困乏无力,溲少便溏等;偏于脾气虚,兼症常有面色萎黄,神疲乏力,纳少不馨舌淡,脉缓等;偏于气阴两虚,兼症除脾气虚症外,还可见口干不欲饮,知饥而不能纳,形体消瘦,五心烦热,肌肤槁热,舌红体瘦少津等;偏于脾阳虚,兼症常有面色苍黄,畏寒肢冷,大便溏薄,舌淡体胖,脉沉细无力等;偏于脾肾两虚,兼症除有脾阳虚症外,还可见腰膝冷痛,男子阴囊湿冷,阳痿早泄,女子月经后期,量少色淡等;偏于肝肾阴虚,兼症常有头晕耳鸣,腰膝酸软,心烦少寐,颧红烘热,齿鼻衄血,舌红少苔,脉弦而细等。

2. **臌胀与水肿的鉴别**　臌胀、水肿早期尚能鉴别清楚,晚期鉴别甚难。

现将臌胀、水肿早期的鉴别归纳如下(表4-8)。

表 4-8　臌胀、水肿早期的鉴别

	鼓胀	水肿
肿胀	腹大坚满 四肢不肿或枯瘦	颜面、四肢肿胀 腹平而软
兼症	腹皮脉络显露、颈、胸血痣、吐血、便血、黄疸、发热、烦躁、神昏	胸闷、心悸、气喘、恶心、呕吐、烦躁、嗜睡
病位	肝、脾、肾	肺、脾、肾
病理	气滞、血瘀、水停、正虚互结于腹	水湿泛滥,溢于肌肤
治则	理气消胀,活血化瘀 利湿逐水,扶正固本	发汗,利尿,攻逐,健脾 温肾,化瘀
常用方剂	木香顺气丸、中满分消丸调营饮	越婢加术汤、疏凿饮子、五苓散、参苓白术散

3. **治则要点**　对于臌胀的治疗,应按照气滞、血瘀、水停、正虚的不同侧重,在理气消胀、活血化瘀、利尿逐水、扶正培本诸法中化裁,早期以祛邪为主,中期和晚期均宜攻补兼施;中期以利水消胀为目的,晚期以防治严重兼症为重点。

4. **分型证治**　臌胀的证治,根据病程和正邪关系,分为初期、中期、晚期。一般发病初期,多肝脾失调,气滞血瘀,湿阻互结于腹;由于初期失治误治,正气渐伤,转入中期,正虚而邪盛;至晚期,正气渐衰,各种严重兼症相继出现,病机变化错综复杂。

（1）早期证治

主症:腹大胀满,叩之如鼓,持久不减。

兼症:胁下胀满疼痛,纳少不馨,食后脘腹胀满益甚,以嗳气或矢气为快,肢体沉困乏力,小便短少。

舌脉：舌质暗，或有瘀点，苔白腻，脉弦滑。

分析：黄疸、胁痛、积聚等病证，失治或误治，以致肝脾不和，肝气郁滞，脾运不健，使气滞不畅，血脉瘀阻，湿浊停留而充塞于腹中，故腹大胀满；因气滞血瘀偏重，而湿浊尚轻，故腹胀而叩之如鼓；由于病之根深势笃，故持久不减；肝失条达，络气痹阻，故胁下胀或疼痛；脾胃不健，纳运失司，故纳少不馨，食后脘腹胀满益甚；嗳气或矢气后，气机稍动，故自觉为快；气壅湿阻，水道不利，故肢体沉困乏力，小便短少；舌暗或有瘀点，苔白腻，脉弦滑，也是气血瘀滞、湿浊蕴积之征。

治法：理气和血，行温散满。

方药：以木香顺气散为主方。方中枳壳、木香、青皮、陈皮、川厚朴、乌药，上中下三焦气机一起疏理；再配合香附、川芎、桂心，气血并调，以期气血调畅而消腹胀；苍术、砂仁理脾行湿以散满，甘草和中。

若胁下胀满或疼痛明显时，可加柴胡、郁金、延胡索、苏木等疏肝理气止痛之品；若胁下痞块、痛如针刺，可加赤芍、丹参、三棱、莪术、生牡蛎等活血行瘀、软坚散结之品；若纳食少馨，食后脘腹胀满，可加保和丸或越鞠保和丸包煎，以消食导滞；若肢体沉困，小便短少，可加车前子、泽泻、猪苓、茯苓等化湿利水药物；若腹胀明显时，也可加黑白牵牛子、大腹皮、大腹子、莱菔子、薤白等以下气除满消痞。

处方举例：炒枳壳 10g，木香 10g，青皮 6g，陈皮 10g，厚朴 10g，台乌药 10g，制香附 10g，川芎 6g，苍术 10g，砂仁 3g（后下），大腹皮、大腹子各 10g。

（2）中期证治

主症：腹大坚满，撑急，动之有振水声，或按之凹陷。

兼症：面色苍黄无华，神疲肢怠，脘腹痞胀，不敢进食，口渴不欲饮，颈部、面颊或胸背部散在红痣血缕，腹皮脉络怒张，手掌赤痕，大便或秘或溏，小便短少。

舌脉：舌质淡胖，有齿痕，或紫暗，或有瘀斑、舌苔厚腻，脉细滑。

分析：臌胀迁延，气、血、水蓄积腹中，日趋严重，故腹大坚满撑急，昼夜不休，痛楚难忍；水湿停蓄腹中，故动之有振水声，或按之凹陷；病邪久羁，肝脾肾败伤，面色苍黄无华，神疲肢怠；脾胃不运，气机转枢不利，则脘腹痞胀，不敢进食，进食则胀益甚；水湿不化，水精不布，故口渴不欲饮，大便或秘或溏，小便短少；血脉瘀阻，故面颊、颈部或背部散在红痣血缕，腹皮脉络怒张，手掌赤痕；舌质淡胖，有齿痕，或紫暗，或有瘀斑，舌苔厚腻，脉细滑，为肝脾肾三脏功能失调，正气败伤，气、血、水邪势盛之象。

治法：扶正、行气、化瘀、利水，标本兼顾。

方药：扶正消臌方（自拟方）。方中黄芪、黄精用量宜大，健脾益气以扶正。虽然肝脾肾三脏俱伤，主治当从后天脾胃调治入手，以资化源。木香、大腹皮、大腹子、抽葫芦，行气消胀，兼可利水。益母草、泽兰、水红花子，活血祛瘀，也兼除湿。白术、猪苓、茯苓、车前子（草），专司利水除湿。诸药相合，扶正祛邪，标本兼顾，以期消除胀满。

若腹水明显，舌苔白腻，可加干姜、桂枝，或肉桂、附子，振奋脾阳；也可再加泽泻、赤小豆、防己等增强除湿利尿之力。若湿蕴化热而发黄，则应加茵陈、土茯苓、金钱草等清利湿热之品;若小便赤涩不利,可加滑石、通草、蟋蟀粉以利窍行水。若气阴两虚,舌质嫩红,可加沙参、玉竹、麦冬以养阴益胃。若气血两虚,舌淡,心悸少寐,可加当归、何首乌、阿胶等以养血宁心。若湿浊中阻,胃失和降,恶心呕吐,可加半夏、陈皮、生姜、竹茹等和胃降逆。若湿浊化热,还可加黄芩、黄连等清化中焦湿热,黄柏、山栀子等清利下焦湿热。若腹水胀满太甚,伴见喘促不宁,可加麻黄、杏仁、桔梗以宣肺利水,或桑白皮、葶苈子泻肺利水,或枇杷叶、瓜蒌皮润肺利水。

若腹水严重,常法治疗不效时,也可以选用攻逐利水的方法。使用这一治法,应该掌握如下原则:腹水严重,腹胀撑急难忍;患者尚能承受攻逐之力,脾肾未败;中病即止,或腹水退其七八即止;攻逐之后,调理脾胃收功,以巩固疗效。常用方剂以舟车丸、十枣汤化裁为用。

处方举例:炙黄芪 30g,黄精 30g,木香 10g,大腹皮 10g,抽葫芦 20g,益母草 12g,水红花子 20g,猪苓 20g,茯苓 20g,车前草 30g,泽兰叶 10g。

(3)晚期证治:包括邪气未净,而以正虚为主,以及并发症,如昏迷、吐血、便血等。

1)正虚邪恋

主症:腹大胀满不舒,早宽暮急,神倦懒动,气短声怯,骨瘦如柴。

兼症:面色苍黄或㿠白,或腰膝冷痛,畏寒肢冷,男子阳痿,女子停经;或五心烦热,肌肤甲错,头晕耳鸣,少寐盗汗等。

舌脉:舌质或淡胖,或嫩红而胖,舌苔腻,脉沉细,或弱,或弦。

分析:气、血、水停留日久,脾肾败伤,无以化气,进一步加重水湿的蓄积,故仍见腹大胀满不舒,随正气消长而有早宽暮急的变化;正气亏虚,则神倦懒动,气短声怯;化源不充,精血难生,则骨瘦如柴,面色苍黄或㿠白;若偏脾肾阳虚,阳衰阴盛,则见腰膝冷痛,畏寒肢冷,男子阳痿,女子停经,舌淡胖,脉沉细无力;若偏于肝肾阴亏,阴虚火旺,则见五心烦热,肌肤甲错,头晕耳鸣,少寐盗汗,舌嫩红而胖,脉沉细而弦。

治法:温补脾肾,或滋补肝肾为主。

方药:温补脾肾,以附子理中丸合《济生方》肾气丸化裁;滋补肝肾,以麦味地黄丸为主。附子理中丸以温中健脾、振奋中阳为主,《济生方》肾气丸以温肾助阳、化气行水为主。脾肾阳虚者,两方可以交替服用。麦味地黄丸能将肝脾肾之阴一齐补养。

正虚为主,治疗时只宜缓图,不可求其速效,更不能以治标法投之,再伤正气。正虚也可由于添加诱因,变为本虚标实之证,又当以中期之法处理。

处方举例:炙附片 6g,炮姜 6g,党参 10g,生地黄、熟地黄各 10g,山茱萸 10g,茯苓 15g,泽泻 10g,牡丹皮 10g,炒白术 10g,淮山药 10g。

2)吐血、便血

主症:轻者,呕吐时,呕吐物中夹有鲜血或血块,或大便色黑;重者,吐血盈碗盈盆,或大便暗红而溏薄。

兼症:口干口苦,胃脘灼热,肠鸣腹胀,或心悸气短,汗出肢冷。

舌脉:舌红、苔黄,或舌淡,脉弦滑而数,或沉细而数。

分析:肝脾不和,中焦气机阻滞,蕴久化热,热迫血络,故吐血、便血,口干而苦,胃脘灼热,肠鸣腹胀;若气随血耗,气血不足,故心悸气短,汗出肢冷;舌红、苔黄、脉弦滑为热盛于中之象,舌淡、脉沉细而数为气血耗伤之象。

治法:泄热宁络,凉血止血;气血耗伤者合益气固脱为法。

方药:大黄白及粉,凉开水调为糊状,慢慢吞服。药用大黄粉2g,白及粉6~9g,每日2~3次。若吐血、便血来势猛烈,病位在贲门上下者,可先用三腔管送入胃中,令胃囊充气,再吞服大黄白及粉半次量,再将食管囊充气压迫,以增加止血功效。若气血耗损,汗出肢冷时,于上方加人参粉3g以益气固脱,或服黄土汤也可。

处方举例:大黄粉2g,白及粉6g,凉开水调成稀糊状,缓缓吞服,每日2~3次。

3)昏迷

主症:先见烦躁不宁,逐渐嗜睡,终至昏迷;或先语无伦次,逐渐嗜睡,终至昏迷。

兼症:脘闷纳呆,恶心呕吐,腑行不畅。

舌脉:舌红、苔黄腻,或舌红、苔腻,脉滑。

分析:湿热蕴积,蒙闭心包,故先烦躁不宁,逐渐嗜睡,终至昏迷;舌红,苔黄腻,脉滑,也是湿热之象。若为痰湿壅盛,蒙闭心包,故先见语无伦次,逐渐嗜睡,终至昏迷;舌红、苔腻,也是痰浊之象。中焦气机不利,胃失和降,故脘闷纳呆,恶心呕吐,腑行不畅。

治法:醒神开窍。

方药:湿热蒙闭心包者,用局方至宝丹,研化,吞服或鼻饲,以清热凉开透窍;痰湿蒙闭心包者,用苏合香丸,研化,吞服或鼻饲,以芳香温开透窍。

在有清开灵注射液时,也可用清开灵20ml加入5%葡萄糖盐水500ml中静脉滴注,每日1~2次。清开灵,治疗湿热蒙闭心包者最佳。

处方举例:局方至宝丹1丸研化,鼻饲,每日2次。

本病的治疗中,精神与生活的调护也是极为重要的,正如《杂病源流犀烛》指出"先令却盐味,厚衣衾,断妄想,禁忿怒",实属经验之谈,切切不可不遵。

【复习思考题】

1. 臌胀的病机变化应如何认识?

2. 试述臌胀的常见证型及证治规律。

3. 如何掌握逐水法在臌胀治疗中的使用要点?

4. 臌胀平时应如何进行调护?

【附方】

1. **木香顺气散** 验方。木香、青皮、橘皮、甘草、生姜、枳壳、川厚朴、乌药、香附、苍术、砂仁。

2. **保和丸** 《丹溪心法》方。神曲、山楂、茯苓、半夏、陈皮、连翘、莱菔子。

3. **扶正消臌方** 自拟验方。黄芪、黄精、木香、大腹皮、大腹子、抽葫芦、益母草、泽兰、水红花子、白术、猪苓、茯苓、车前子(草)。

4. **舟车丸** 《景岳全书》录自刘河间方。黑丑、甘遂、芫花、大戟、大黄、青皮、陈皮、木香、槟榔、轻粉。

5. **十枣汤** 《伤寒论》方。芫花、甘遂、大戟。

6. **附子理中丸** 《太平惠民和剂局方》方。炮附子、人参、白术、炮姜、炙甘草。

7. 济生肾气丸 《济生方》方。地黄、山药、山茱萸、牡丹皮、茯苓、泽泻、炮附子、桂枝、牛膝、车前子。

8. 麦味地黄丸 《医级》方。熟地黄、山茱萸、山药、泽泻、牡丹皮、白茯苓、麦冬、五味子。

9. 黄土汤 《金匮要略》方。甘草、干地黄、白术、炮附子、阿胶、黄芩、灶心土。

10. 至宝丹 《太平惠民和剂局方》方。朱砂、麝香、安息香、金银箔、犀角、冰片、牛黄、琥珀、雄黄、玳瑁。

11. 苏合香丸 《太平惠民和剂局方》方。白术、青木香、犀角、香附、朱砂、诃子、檀香、安息香、沉香、麝香、丁香、荜茇、苏合香油、熏陆香、冰片。

虫　证

【学习要求】

1. 了解虫证的概念。

2. 熟悉虫证的病因病机和辨治要点。

3. 掌握蛔虫病、绦虫病、钩虫病、蛲虫病及姜片虫病的临床表现和主要治疗方药。

【自学时数】3 学时

(一)概述

1. 病名　虫证是指寄生于人体的各种虫类所引起的病证。本篇重点讨论蛔虫病、绦虫病、钩虫病、蛲虫病及姜片虫病,此为 5 种常见的人体肠道寄生虫虫证。

虫证为临床常见病、多发病之一,尤以农村最多见。正如《景岳全书·诸虫》所说:"虫之为病,人多有之。"上述 5 种肠道寄生虫对人体的危害,常因感染的虫种不同,感染的时间、感染的程度以及治疗情况的不同,其临床表现和轻重程度有许多差别。一般初始阶段,由于寄生虫的数量少或感染时间短,感染程度轻,不一定产生症状。随着虫体对脾胃的损伤,致脾胃运化无权,脏腑气机郁滞,而见腹胀腹痛,食欲不振,甚则有异嗜。后期由于虫体吸吮水谷精微,耗伤气血,不荣肌肤,而见面色萎黄、精神萎弱、形体消瘦。

总之,临床常见的共同症状是面黄肌瘦,精神倦怠,食欲不振,或有腹痛,或有异嗜。正如《景岳全书·诸虫》所说:"虫之为病,其类不一,或由渐而甚,或由少而多,及其久而为害,则为腹痛食减,渐至羸瘠而危者有之。"

2. 沿革　中医学对多种寄生虫病的病因、病理、症状、治疗等方面都有记载和宝贵的经验,尤其对蛔虫、绦虫及蛲虫等肠道寄生虫的认识更为深刻,并早已寻找到有效的治疗药物。

远在 2000 多年前,古医籍中对蛔虫病已有较详细的记载。如《素问·咳论》说:"胃咳之状,咳而呕,呕甚则长虫出。"又说:"脾咳不已,胃受之也。胃寒则呕,呕甚则肠气逆上,故蛔出。"《灵枢·厥病》指出:"肠中有虫瘕及蛟蛕,……心肠痛,憹作痛,肿聚,往来上下行,痛有休止,腹热喜渴涎出者,是蛟蛕也。"以上生动地叙述了吐蛔及蛔虫在肠道寄生、移行所引起的特殊表现。

汉朝,《伤寒论》《金匮要略》分别讨论了蛔虫病的证治,并重点描述蛔厥证。如《伤寒论·辨厥阴病脉证并治》指出:"蛔厥者,其人当吐蛔。今病者静,而复时烦者,此为藏寒,蛔上入其膈,故烦,须臾复止,得食而呕又烦者,闻食臭出,其人常自吐蛔。蛔厥者,乌梅丸主之。"

《金匮要略·跗蹶手指臂肿转筋阴狐疝虫病脉证治》又指出："蚘虫之为病,令人吐涎,心痛,发作有时,毒药不止,甘草粉蜜汤主之。"书中还谈及"肉中有如朱点者,不可食之""食生肉,饱饮乳,变成白虫",说明当时不仅能诊治蛔虫病、蛔厥证,而且对人吃了未煮熟的、含有囊虫的猪肉(即"米"猪肉)或牛肉可引起虫证已有认识。

后世医家,对寄生虫的形状、虫证的病因病机及其证治都有研究。如《诸病源候论》有"三虫候""九虫候"的论述,曰:"九虫者,一曰伏虫,长四分;二曰蚘虫,长一尺;三曰白虫,长一寸;四曰肉虫,状如烂杏;五曰肺虫,状如蚕;六曰胃虫,状如虾蟆;七曰弱虫,状如瓜瓣;八曰赤虫,状如生肉;九曰蛲虫,至细微,形如菜虫……"其伏虫、蚘虫、白虫、蛲虫,相当于现代医学所说钩虫、蛔虫、绦虫、蛲虫。并且指出虫证的病因病机与"脏腑虚弱""损人精气"有关。在《寿世保元》《证治汇补》《张氏医通》及《医学心悟》等书,对虫证的临床表现记载更为全面、细致。如《寿世保元·九虫形状》说:"诸般痞积,面色萎黄,肌体羸瘦,四肢无力,皆缘内有虫积,或好食生米,或好食壁泥,或食茶炭咸辣等物者,是虫积。"《医学心悟》也说:"病人嗜食甘甜或异物,饥时则痛,唇之上下有白斑点者,虫也。"可见虫证常有的症状,诸如腹痛、进食改变和异嗜的怪癖、面黄肌瘦等早已为历代医家所熟悉。

古人对虫证的病因病机亦有较深刻的认识。如《景岳全书》根据临床观察总结说:"在古方书,虽曰由湿、由热、由口腹不节、由食饮停积而生,是因皆有之矣。然以常见验之,则凡脏强气盛者,未闻有虫,正以随食随化,行化之迟,所以停聚而渐致生虫耳。"说明虫证的发生,不仅与饮食不洁有关,还和脾胃虚弱有关。有关虫证的治疗,早已摸索出有效的方药。如《伤寒论》《金匮要略》以乌梅丸治蛔厥,一直沿用到现在,《备急千金要方》用槟榔治绦虫,《外台秘要》用苦楝汤驱虫常为今人所袭用。综上所述,中医对虫证的认识是日趋全面、深入,治疗方法确切、有效。

3. 范围　虫证所介绍的内容,主要包括现代医学中常见的肠道寄生虫病,如蛔虫病、绦虫病、蛲虫病、钩虫病及姜片虫病。

(二) 病因病理

虫证的病因主要是饮食不洁及脾胃不和、脾胃虚弱。

饮食不洁,系指因误食沾有蛔虫卵、蛲虫卵、绦虫卵的食物;或手指、衣被等附着虫卵,不慎进入口中;或误食未煮熟的猪肉、牛肉,由于肉内所藏虫的囊尾蚴未经煮死,随肉而进入人体内;或误食被姜片虫囊蚴附着、污染的生菱角、生荸荠等水生植物。这样,虫卵或囊蚴经口进入人体,通过一定的移行途径,发育为成虫,寄生在肠道而引起虫证。钩虫病则不是经口感染,是在人体皮肤接触泥土时,钩蚴钻入皮肤,经血脉而至肺,再经气道、咽喉而被吞咽到肠胃,最后钩蚴在小肠发育为成虫。脾胃不和、脾胃虚弱,系指因饮食不节,脾胃不和,而损伤脾胃,产生胃肠湿热或脏腑虚损,致使诸虫得以生存繁衍。

从以上所述不难看出,寄生虫虫卵、囊蚴、钩蚴的感染是造成虫证的体外条件,是外因;脾胃不和、脾胃虚弱是虫卵、囊蚴、钩蚴赖以生存、衍变、繁殖和成虫致病的体内条件,是内因。外因是致病的条件,内因是致病的基础,外因通过内因起作用。如蛔虫病,误食虫卵沾污的食物是致病的一个先决条件,没有这个条件,就不会引起蛔虫病,但这一致病原因,仅仅是先决条件,而不是绝对条件。因为虫卵进入体内能否生存繁衍以至致病,还要依脾胃的虚实来决定,如果人体脏腑气实,脾胃健运,虽然虫卵误入口中,但虫卵与虫随食随化,难以为生,则不为害;如果脏腑气虚,脾胃失和,特别是脾胃俱虚,运化失司,则湿热内生,而湿热遏郁正为诸虫生存繁衍的良好环境。再者,由于脾胃功能紊乱,不能制约蛔虫,使虫不安其位,导致气机阻滞,气滞食停,气滞血瘀,日久气血渐耗,终可造成因虫而病,于是各种病证逐渐生成并显现。而诸虫在人体内寄生,产生病证,又可加重脾胃虚弱,脏腑不实,故二者互为因果。有关虫证病因病机的记载,《奇效良方·诸虫门》曰:"九虫皆由脏腑不实、脾胃皆虚,杂食生冷、甘肥、油腻、卤咸等物……或食瓜果与畜兽内脏遗留诸虫子类而生。"

（三）辨证论治

1. **蛔虫病**　本病初起,由于寄生于人体肠道的蛔虫数量尚少,正气未见明显损伤,可无任何症状,或虽偶有不适,也易被忽视。日久湿热内蕴,蛔虫滋生,数量增多,扰乱脾胃气机,吸食水谷精微,遂致脾胃不和、肝脾不和、脾胃虚弱,而见腹痛时作,胃脘嘈杂,嗜食或厌食,夜寐不安,甚或吐虫、便虫、腹中虫瘕,以致面黄肌瘦。

（1）辨治要点

1）辨证要注意细审病之新旧虚实,分清属寒、属热或寒热错杂,并注意有无蛔厥、关格等并发症。

2）治疗原则应该根据病情轻重、病势缓急及病证虚实,选用驱虫、安蛔、调补脾胃等法。一般蛔虫患者,初病体实,应以驱虫为主,以断其根;若虽病久,体虚不著,仍宜先行驱虫,然后调补脾胃;若日久体虚,气血亏耗,不任攻伐,需先调补脾胃,壮其气血,待正气恢复,再予驱虫,或酌情施以驱虫扶正兼顾之法。

注意在蛔虫病发作之时,不宜驱虫,以免激惹蛔虫,乱窜孔窍,或缠结成团。宜先安蛔,再行驱虫,且不宜在短时间内连续驱虫。

（2）分型论治

1）蛔虫证

主症:脐周腹痛,时作时止,或轻或重,胃脘嘈杂,嗜食或厌食,甚或吐虫、便虫、腹中虫瘕,以致面黄肌瘦。

兼证:鼻孔作痒,睡中龂齿、流涎,面颊常见圆形白斑,或下唇内侧有白色粟粒状唇疱,或舌面有红小点,或指甲白斑,或眼巩膜蓝斑。

属热者,腹痛时作,不欲饮食,食则吐蛔,身热面赤,心烦口渴,溲赤便秘,舌红脉弦数;属寒者,腹痛绵绵,喜温喜按,手足不温,面色苍白,呕恶吐涎,吐虫或便虫,溲清便溏,舌淡脉沉弱;属寒热错杂者,腹痛时作,喜温喜按,四肢逆冷,神疲便溏,心烦喜呕,或吐蛔虫,或口渴欲饮,得食痛甚,或得食即呕,舌苔多黄,脉弦。

分析:蛔虫内居肠道,扰乱胃肠气机,故胃脘嘈杂,脐周腹痛;虫安暂伏,气机疏通,则痛止如常;蛔虫不安,或上扰吐虫,或下行便虫,或团聚成瘕;虫在肠道,吸吮水谷精微,耗伤气血,则能食而面黄肌瘦;虫扰肠中,损伤脾胃,土不健运、化源不足,则厌食而面黄肌瘦。

又手阳明大肠经入下齿中,环口唇,挟鼻孔;足阳明胃经起于鼻旁,入上齿中。虫居肠胃,扰乱气机,胃肠失和,且湿热内生,循经上熏,则鼻孔作痒,睡中龂齿、流涎,并见面颊、唇内、舌面虫斑;眼巩膜属肺,肺与大肠相表里,而见巩膜虫斑。

蛔虫性动好窜,喜温喜暖,又好团聚,故逢热遇寒,或寒热错杂,均可致虫在胃肠移行、妄动。如肝胃热盛,蛔虫上扰,气机郁滞,甚则上逆,而见腹痛时作,不欲饮食,食后吐蛔,且身热面赤,心烦口渴,溲赤便秘,舌红脉弦数;如中阳不足,寒自内生,蛔虫窜动,而见腹痛,呕恶吐涎,吐虫或便虫,且手足不温,面色苍白,溲清便溏,舌淡脉沉弱;如胃热脾寒,虫不安位,或聚结成团,阻滞气机,而见时时腹痛。脾主运化,又主四肢,脾寒不运,则腹痛喜温喜按,四肢逆冷,神疲便溏;胃主纳谷,以降为顺,胃热气逆,则心烦喜呕,或吐蛔虫,或口渴欲饮,得食痛增,或食入即吐,苔黄脉弦。

治法:以驱虫为主,佐以理气止痛。

方药:追虫丸、化虫丸、使君子散之类加减。上述三方重在驱虫,兼能理气止痛,利湿燥湿。方中雷丸、苦楝根皮、鹤虱、槟榔、使君子、芜荑、黑牵牛子均有杀虫之功,配伍木香理气止痛,配伍茵陈、枯矾利湿燥湿。如兼身热、面赤心烦、口渴欲饮、溲赤便秘,加胡黄连、黄柏以清肝胃之热;如兼手足不温,畏寒神疲,面色苍白,溲清便溏,加干姜、川椒、荜茇以温中祛寒;如兼腹痛喜温,神疲便溏,又兼心烦喜呕,口渴吐蛔,可合用乌梅丸,寒热并用,清上温下,邪正兼顾;如腹胀甚,加川楝子、枳壳以行气止痛;如大便秘结,加枳实、大黄、芦荟以泻下通腑;如脘腹胀满,嗳腐吞酸,不思饮食,加鸡内金、炒莱菔子、焦三仙以消导食积;如虫病已久,面黄肌瘦,神疲体弱,或驱虫之后,脾胃运化尚未恢复,则用香砂六君子汤健脾和胃。

处方举例:使君子 10g,苦楝根 10g,炒莱菔子 10g,槟榔 10g,鹤虱 10g,木香 9g。

2) 蛔厥证

主症:突发胃脘及右胁腹剧痛阵作,有钻顶感,痛引肩背。

兼症:恶心呕吐,甚则吐蛔,汗出肢冷。

舌脉:舌苔薄黄,脉象沉弦或沉伏。

分析:蛔虫喜温,畏寒怕热,喜钻孔窍,故在脾胃虚寒、膈上郁热之时,蛔虫不安其位,或避寒就温,或畏热乱窜。若蛔虫上窜膈间,可随胃气上逆而从口吐出;若蛔虫钻入胆道,可致肝胆郁滞,气机受阻,血行不畅,不通则痛,症见胃脘及右胁腹剧痛突发、阵作;又足少阳胆经循肩背,故肝胆郁滞作痛,常引肩背而痛;痛剧气机逆乱,则出汗出肢冷;胃气上逆,则恶心呕吐,甚至吐蛔。舌苔薄黄为膈上郁热,脉沉弦或沉伏为痛剧所致。

治法:安蛔止痛。

方药:乌梅丸合金铃子散加减。由于蛔虫有得甘则动、得酸则静、得辛则伏、得苦则下的特性,故临床治疗因脾胃虚寒、膈上郁热所致之蛔厥证,常以乌梅丸为主方。取其寒温并用,正邪兼顾,集酸苦辛味于一方,重在安蛔止痛。方中乌梅味酸以制蛔为主药;蜀椒、细辛辛能伏虫而温脏寒,黄连、黄柏苦能下蛔而清泄胃热,均为辅药;配伍干姜、桂枝、附子温脏祛寒,人参、当归补益气血,以为佐使。更用川楝子、延胡索理气止痛。两方共奏安蛔止痛之功。如患者寒重热轻,可将黄连、黄柏减量或不用;如患者热重寒轻,可将桂枝、附子、干姜、细辛减量或不用。

处方举例:乌梅 15g,蜀椒 10g,细辛 3g,干姜 6g,桂枝 6g,制附子 5g,黄连 6g,黄柏 10g,木香 9g,川楝子 10g,延胡索 10g。

3）关格证

主症:腹痛腹胀,呕吐便秘,不转矢气。

兼症:腹部攻撑,拒按,并有虫瘕。

舌脉:舌苔黄或黄腻,脉弦。

分析:蛔虫性喜团聚,每逢胃肠寒热不适,虫不安位,聚结成团,形成虫瘕,阻滞肠道,气血不畅,则腹痛腹胀;虫瘕滞留不散,气机阻塞,腑气不通而致关格,腹部攻撑,呕吐便秘,矢气不行;虫聚有形,而致虫瘕,触之拒按;脉弦为腹痛之征,苔黄或黄腻为虫积化热之象。

治法:攻下驱虫。

方药:复方大承气汤为主。方用大黄、芒硝泻热通便,辅以厚朴、枳壳行气除满,佐以桃仁、赤芍活血化瘀,莱菔子消食降气。诸药合用,行气活血,导滞通便,以收清热通闭之功。方中可加槟榔、苦楝根皮、黑白牵牛子等药,以驱虫下气;或待腹痛缓解,另服驱虫剂以杀虫。

在治疗过程中,应密切观察病情变化。若腹痛腹胀不减,或反加剧,或疼痛由阵作转为持续剧痛,或腹部切诊由腹软、压痛转为板硬、压痛加重,乃至反跳痛,或见肢冷汗出,心悸脉数,均属病变恶化,当请外科会诊,酌情采用手术治疗。

处方举例:大黄 10g(后下),芒硝 10g,厚朴 10g,枳壳 10g,桃仁 10g,赤芍 10g,莱菔子 10g,槟榔 12g,苦楝根皮 10g。

（3）单方验方

1）使君子 15~20 粒,去壳取仁,炒黄,每早空腹嚼服,连服 2~3 天,用于蛔虫病轻证。

2）使君子肉粉 4g,生大黄粉 0.5g,此为 1 次剂量,每日 3 次,饭前 1 小时服,连服 3 天。

3）苦楝皮 6~15g,或鲜品 30~60g,水煎取汁,空腹顿服。

4）南瓜子 60~120g,连壳或去壳后研细粉,用冷开水调服,或去壳后嚼服。

5）生丝瓜子(黑的有效,白的无效),去壳取仁,空腹嚼服,或将瓜子捣烂装入胶囊内服用。每日服 40~50 粒,每日 1 次,连服 2 天。

6）贯众 15g,水煎服。

7）使君子 10g,苦楝皮 10g,南瓜子 10g,槟榔 15g,水煎服。

8）食用醋 60ml,加温水 60ml,顿服,或醋 60ml,加花椒少许,加热煮沸后,滤除花椒顿服,用于蛔厥引起的腹痛。

9）槟榔粉 8g,生大黄粉 4g,黑白牵牛子粉 4g,以蜜加温调和,分数次,于 1~2 小时内服完,用于蛔厥证。

10）胆道驱虫汤(遵义医学院方):木香 15g,槟榔 30g,大黄 9g,使君子 15g,苦楝皮 15g,厚朴 9g,延胡索 15g,水煎服,主治蛔厥证。

11）蛔厥证外用方:大黄 45g,芒硝 45g,冰片 1.5g,研末醋调,外敷右上腹部痛处。

2. **绦虫病** 凡因猪绦虫或牛绦虫寄生于人体小肠而引起疾病,谓之绦虫病。即古代医籍所记载的寸白虫病。古人将绦虫称为寸白虫或白虫,系指成熟的虫体节不断脱落,随粪便排出,可见寸白虫实为被排出体外的绦虫体节。绦虫病是由于人进食半生不熟的、含有囊虫的猪肉或牛肉所致,囊虫进入人体,吸附在肠壁上,逐渐生长发育为成虫。由于绦虫盘踞肠内,吸食水谷精微,扰乱胃肠运化,可致腹痛、腹胀、消瘦、乏力等症状,但也有的患者症状不明显。从其粪便内或衬裤上发现绦虫脱落的体节,并有进食未熟的猪肉或牛肉史而提示有此病。其中医辨证论治如下。

主症:上腹部或全腹隐痛,腹胀,有时粪便内或衬裤上发现白色节片,久则消瘦乏力。

兼症:腹泻。肛门作痒,食欲不振或亢进。

舌脉:早期一般无异常,日久则舌质淡、脉细。

分析:由于绦虫居肠中,阻滞气机,扰动不安,则腹痛腹胀;脾胃运化失司,则腹泻,食欲不振;虫体生长发育,体节不断脱落,随粪便排出体外,则在粪便内或衬裤上,以致被褥上发现白色节片,或肛门作痒;虫食水谷精微,导致化源不足,气血耗伤,故日久消瘦乏力;水谷精微被虫吸食,人体需多食以自养,故食欲亢进;舌淡脉细,为气血两虚之征。

治法:先驱绦虫,再调脾胃。

方药:中药对杀虫驱绦有良好效果,在投药时,常配伍泻下药以促进虫体排出。驱绦虫可酌选下列单方验方。

(1)槟榔 60~120g,切碎,加水 500ml,文火煎 1~2 小时,于清晨空腹顿服。服后 4 小时无大便排出者,继服芒硝 10g。

(2)槟榔 60~120g,南瓜子 60~120g。先将南瓜子去壳嚼服,或水煎服,1~2 小时后服槟榔煎剂。

(3)雷丸,研粉,每次 20g,每日 1 次,连服 3 天。

(4)生槟榔 9g,生雷丸 3g,研细末为 1 次量,每小时服 1 次,连服 4~5 次。

另用鲜石榴根皮 45g 煎水,分 4~5 次冲服散剂。如服最后 1 次未见腹泻者,再用芒硝 30g,煎汤顿服,以助泻下。

(5)仙鹤草(冬季或深秋采集)30~60g,洗净,刮去外皮,晒干,碾粉,早晨用温开水冲服。

(6)石榴根皮 25g,水煎服。胃病患者不宜选用此药。

(7)南瓜子槟榔煎剂:新鲜南瓜子 45g,新鲜石榴根皮 15g,槟榔 24g,黑牵牛子 9g,水煎,晨起空腹顿服,药后可进食。服药前晚可先吃一些酸味水果,如葡萄、山楂等则效果更好。

(8)鲜山楂 1 000g,或干品 250g。洗净去核,自下午 2 时开始零食,约于晚 10 时食用完,当晚禁食,次日早晨用芒硝 6~9g 开水冲服,卧床休息。待欲大便时,尽量坚持一段时间,然后可排出完整虫体。

驱除绦虫,务必驱尽,须连头节同时排出,方能彻底治愈。为了驱虫顺利,可在服药后排便时,令患者坐在坐便器上,于其内放温水适量,水温保持 36~37℃ 为宜。此法有利于排出完整的绦虫,避免虫体遇冷收缩而致驱虫不彻底。如头节及颈节未被驱出,仍能继续生长。一般驱虫治疗经 3~4 个月后未再排出节片者,视为治愈;如再有节片排出,应当予以重复驱虫治疗。在驱虫之后,可予参苓白术散调理脾胃,气血虚弱者用归脾汤补养气血,以善其后。

3. 蛲虫病 蛲虫病是蛲虫寄生在人体肠道所引起的疾病。由蛲虫卵直接或间接地经口进入胃肠,在肠内发育为成虫而致病。由于该虫寄生于结肠、直肠等处,雌虫常于夜间移行至肛门附近产卵,而致肛门发痒,夜卧不安,甚至扰乱脾胃运化,胃肠气机郁滞,而纳减、腹痛,日久耗伤气血,而身体消瘦。其中医辨证论治如下。

主症:肛周奇痒,夜间尤甚,寐亦不安,时或在患者睡后于肛门周围见到细小蠕动的白色小虫,病久形体消瘦。

兼症:纳食减少,腹痛腹泻,或粪便中夹有小虫体。

舌脉:无特殊改变。

分析:由于误食沾有虫卵的食物,或手指沾染虫卵,随饮食入口,遂在肠内发育成虫,寄生于结肠、直肠,雌虫夜间移行至肛门产卵,故蠕动作痒,寐而不安;蛲虫栖息于肠,脾胃运化失调,故纳减腹泻;气机郁滞,不通而腹痛;生化乏源,损伤气血,故形体消瘦。

治法:驱虫止痒。

方药:追虫丸加减。

本方有驱虫除湿、理气通腑之功,对多种肠道寄生虫病均有较好的疗效,亦可选用对蛲虫有驱除作用的药物 2~3 种来进行治疗。以下单方验方可供参考。

(1) 使君子大黄粉:有 2 种服法。

1) 使君子与大黄剂量之比为 8∶1,二者共为细面,每服 1.5~3g,空腹服,连服 6 天。

2) 使君子粉 10g,分 2 次服,每日下午 2 时、晚 8 时各服 1 次,连服 3~6 天,大黄粉 1~3g,用开水沏泡 30~40ml,于每早空腹服,共 3~6 天。

(2) 雷丸粉 10~15g,每早空腹服,连服 3 天为 1 个疗程,停药 1 周后,可再服 1 个疗程。

(3) 槟榔、石榴皮、南瓜子(打碎)各 10g,水煎,空腹顿服,连服 3 天。

(4) 槟榔 30g,水煎,每日 1 剂,分 2 次服。

(5) 苦楝根皮 9g,槟榔 12g,鹤虱 12g,水煎服,连服数天。

(6) 使君子肉炒熟研粉,每次 1.5~2g,每日 3 次,连服 15 天为 1 个疗程,根据病情,隔 1 个月再服 10 天。

(7) 本病除内服中药治疗外。尚可选用以下列外治法。

1) 百部煎灌肠:百部 30~60g,加水 200ml,煎水至 50~100ml,或加米醋 50~100ml,于临睡前做保留灌肠,连续 10~12 天为 1 个疗程。

2) 槟榔、使君子等分,研末,油调涂肛门。

3) 雄黄粉,适量,或加槟榔、使君子等分,研细,用植物油少许调匀,外敷肛门周围,翌晨洗去。

4) 韭菜:每晚睡前,用韭菜煎汤洗肛门,或以韭菜打汁滴入肛门内,每次 3~5 滴。

5) 苦楝根皮 60g,浓煎熬膏,睡前涂肛门处,连用 5 天。

6) 百部 15g,萆薢 30g,煎汤外用,每晚洗肛门处,连洗 5 天。

7) 煤油外涂:用脱脂棉少许,蘸上煤油,临睡前塞入肛门内,翌晨取出,连用 3~5 天。

8) 百部 30g,乌梅 15g,煎汤,每晚作保留灌肠,10 天为 1 个疗程。

9) 大蒜 90g,捣碎,用冷开水浸 24 小时,过滤取汁,每晚用 20~30ml 做保留灌肠,10 天为 1 个疗程。

4. 钩虫病 钩虫病是由于钩虫寄生于人体小肠所引起的疾病,在我国南方农村较为多见。因其主要症状为好食易饥,倦怠乏力,肤色萎黄,面肢浮肿,所以中药文献称本病为黄胖、黄肿病、疳黄、饕餮黄、脱力黄,民间俗称桑叶黄、懒黄病、黄病。戴思恭称之为"农民黄疸病"。《诸病源候论·九虫候》记载:"伏虫,长四分。""伏虫,群虫之主也。"此伏虫即指钩虫。

钩虫病患者是本病的传染源,钩虫卵随人粪便排出体外,在适当温度、湿度下,迅速发育成感染性钩蚴,当人体皮肤接触含有钩蚴的泥土时,钩蚴从皮肤钻入,通过血脉而内舍于肺。再经气道至咽喉,而后吞咽到胃肠,在小肠发育为成虫。主要病理为扰乱胃肠气机,吸食并耗伤人体精微,而出现脾胃受损、胃肠失调及气血亏虚的改变。

(1) 辨治要点

1) 辨明病性:本病初起皮肤受邪,患者每有手足接触泥土史,以及局部皮肤发痒、灼热、丘疹或疱疹等表现;数天之后,可见胸闷哮咳、喉痒,其哮咳多呈阵发性连续性,且用药效果不著,经过数天常能自愈;咳止以后,逐渐出现面色萎黄、善食易饥、腹胀便溏、异嗜生米、泥土、菜叶等,心悸头晕,倦怠无力,精神萎靡。儿童患者可影响发育及智力,女性患者可致月经不调,孕妇易流产或早产。因此应当细审病史、发病经过、证候表现,以辨明病性。如能配合大便检查,找到钩虫卵,则有利早期确诊。

2) 审察轻重:本病后期,轻者伤及脾胃,证见善食易饥,腹胀便溏,倦怠乏力。重者损及心肾,出现水肿、异嗜、心悸头晕,甚至影响小儿发育,女性月经不调、经闭。

3) 治法:以驱虫为主,病久体虚者,重证先补虚后驱虫,轻证驱补兼施。

(2) 分型论治

1) 轻证

主症:面色萎黄少华,善食易饥,腹胀乏力。

兼证:大便溏泻,恶心呕吐。

舌脉:舌质淡、苔薄白或白,脉濡。

分析:虫邪进入肠胃,扰乱气机,脾胃受损,升降失司,故腹胀便溏,恶心呕吐;虫积肠中,吸吮精血,又脾失健运,生化乏源,故善食易饥,面色萎黄少华,倦怠无力;舌淡,苔薄白或白,脉濡,为脾虚湿滞、气血不足之征。

治法:杀虫为主,燥湿健脾。

方药:据国内有关报道,中药榧子、槟榔、雷丸、苦楝根皮、百部、鹤虱、红藤、贯众、马齿苋等均有一定的驱钩虫作用,可酌情选用 2~3 种与平胃散合方治疗。方中苍术燥湿运脾,厚朴除湿散满,橘皮理气调中,甘草、姜、枣调和脾胃,配伍驱钩虫药以治本。如便溏呕恶,加茯苓、半夏和胃运脾;如面黄肌瘦,加白术、党参健脾益气。

以下驱钩虫单方验方可供参考。

①苦楝根皮 30g,槟榔 15g,水煎,于睡前空腹 1 次服,连服 2 天。

②榧子 30g,槟榔 30g,红藤 30g,贯众 5g,水煎,随药吃蒜 2~3 瓣,每日早晚空腹各服 1 次,连服 2 天。

③南瓜子仁 120g,每次嚼食 60g,1 日服完。

④雷丸粉 120g,分成 5 包,每次 1 包,每日 1 次,连服 5 天;或雷丸粉 30g,分成 6 包,每次 1 包,每日 3 次,连服 2 天;或雷丸粉 30g,分成 3 包,每次 1 包,每隔 6 小时 1 次,凉开水调服。

⑤榧子 30~40 个,炒熟去壳,于空腹时 1 次嚼服,连服至大便虫卵消失为止。

⑥榧子仁、使君子仁,炒黄嚼食。每次榧子 20~30 粒,使君子 20 粒,同时服用,每日 1 次。

⑦贯众 30g,苦楝根皮 15g,土荆芥 15g,紫苏 15g,水煎,每日 1 剂,连服 3 天。

⑧新鲜马齿苋 90g,加水 2 碗,慢火煎剩 8 分,去渣后加白醋 15g,白糖 15g,每晚睡前服,连服 2 天。

⑨榧子 21g,槟榔 21g,红藤 21g,百部 21g,苦楝根皮 21g,雄黄 3g,大蒜 9g 取汁,共研末为丸(散剂亦可)。服法:上方分 3 日 9 次或 2 日 6 次空腹服,每次约服 12g(散剂约为 9g),用米汤送下,可减少恶心呕吐反应,忌食荤油。如为煎剂服,则将大蒜捣汁混入煎剂内,分 2 日 6 次服。

2) 重证

主症:颜面肌肤萎黄或苍白无华,面足、全身水肿,甚则可有腹水,神疲倦怠,心悸气短。

兼症:异嗜生米、泥土、茶叶等,或腰膝酸软,眩晕耳鸣,形寒肢冷,男子阳痿,女子经闭。

舌脉:舌质淡、脉虚弱。

分析:虫食水谷精微,损耗人体气血,气血亏虚,则神疲倦怠,心悸气短,颜面、肌肤萎黄,以致苍白无华;脾虚不运,水湿泛滥,则面足、全身浮肿,甚至腹水;舌淡,脉虚弱,为气血亏虚之象;虫扰气机,脾胃功能失常,则异嗜生米、泥土、茶叶;若病久及肾,肾阴不足,阴虚阳亢,则腰膝酸软,眩晕耳鸣;肾阳虚衰,则形寒肢冷,男子阳痿;冲任不调,则女子经闭。

治法:补益气血,兼顾杀虫。

方药:八珍汤加减。本方由四物汤与四君子汤组成,有双补气血的功效。如水肿明显,可加茯苓皮、大腹皮、泽泻以健脾利湿;如神疲倦怠,气短乏力著,加黄芪,并重用党参以补气;如肾虚阳痿,形寒肢冷,可合用金匮肾气丸;如腰膝酸软,眩晕耳鸣,可合用杞菊地黄丸;对重证患者,除补益扶正外,只要体力尚可支持,即当兼顾杀虫。杀虫可选本章"轻型"中所介绍的杀虫药,及驱钩虫的单方验方,亦可酌选下列驱补双施之剂。

归矾丸:煅皂矾 60g,当归 60g,茵陈 30g,槟榔 30g,红花 15g,共为细末,炼蜜为丸如梧子大。每次服 10g,每日 3 次,饭前温水送下。适用于血虚偏重而黄胖浮肿者。

枣矾丸:皂矾 120g(砂锅中煅红,以醋淬之),制苍术 120g,姜厚朴 90,当归 120g,陈皮 60g,共为细面,黑枣 1 000g(熟去皮核),和药面为丸如梧子大,每次服 9g,每日 2~3 次,饭后姜汤或温水送下。适用于脾虚血亏而黄肿腹胀者。

豆矾丸:黄豆 250g(炒熟),煅皂矾 120g,共为细面,陈曲打糊为丸,如梧子大,每次服 6g,每日 2 次,饭后温水送下。适用于脾虚而水肿者。

驱补兼施治疗后,乃宜继服补益气血之剂,或采用补虚与杀虫交替治疗的方法。

5. **姜片虫病** 姜片虫病是姜片虫寄生在人体小肠所引起的疾病。由进食生菱角、生荸荠等水生植物,被附着的姜片虫囊蚴感染而致病。成虫寄生在小肠,吸食水谷精微,并引起脾胃功能失调。临床表现无特异性。轻者无自觉症状,重者可见脾胃失调诸症。本病确诊主要靠大便检出姜片虫卵,或肉眼看到排出体外的姜片虫。治疗以驱虫为主,佐以健脾和胃。其中医辨证论治如下。

主症:一般无自觉症状,或轻度腹痛、腹泻或恶心呕吐。病久脾胃虚弱者,精神倦怠,腹胀水肿。

分析:虫扰胃肠,气机郁滞,升降不利,脾失健运,则腹痛腹泻;胃气上逆,则恶心呕吐;日久脾胃受损,水湿泛溢,生化乏源,则精神倦怠,腹胀浮肿。

治法:驱虫为主,佐以健脾和胃。

方药:宜先驱虫,后调脾胃。如腹痛腹胀,神倦水肿明显者,当先健脾和胃,再予驱虫,或驱虫扶正兼顾。驱虫可选用以下单方验方。

(1)槟榔 50g,加水 500ml,浸 1 夜,文火煎 1 小时,取汁,早晨空腹服,连服 2~3 日。若合黑牵牛子 1.5~2g 研粉内服,疗效更佳。

(2)槟榔 9g,大黄 6g,黑牵牛子、白牵牛子各 1.5g,共研细末,分 2 包,每日 1 包,空腹服。

(3)百部根 240g,石榴皮 90g,槟榔 240g,清水浓煎 3 次,去渣再熬,用红糖 500g 收膏,每日 3 次,每次 30g,开水冲服。

健脾和胃用香砂六君子汤。如水肿,可加车前子、泽泻以利水消肿。

综上所述,虫证的致病原因主要由虫卵的感染,或感染性幼虫和囊尾蚴的感染造成。发病多与饮食不洁有关,如绦虫病每有进食不熟的含有囊尾蚴的猪肉、牛肉史,钩虫病常与接触"粪毒"相关,而内因均是湿热积滞肠胃,脾胃失和,或脾胃虚弱。

蛔虫病、绦虫病、蛲虫病、钩虫病及姜片虫病为 5 种常见的肠道寄生虫病,其发病特点、临床表现各不一样,蛔虫病多有腹痛,为绕脐痛,呈阵发性;蛲虫病每见肛门周围瘙痒;钩虫病从"粪毒"到"哮咳",最后形成"黄胖",常致气血不足;绦虫病和姜片虫病,一般症状较轻,仅有轻微腹痛腹泻,时见粪便中排出虫体。所以虫病的早期诊断,均需依靠大便检查,检出虫卵或虫体即可确诊。

虫证的治疗,一为驱虫(杀虫),一为健运脾胃、补益气血。应根据病情的轻重缓急,采用相应的治法。一般蛲虫病较轻,病情简单,多数患者单用驱虫法即效;蛔虫、绦虫及姜片虫病,每每损伤脾胃,故在驱虫前后常需健脾调胃,以利康复。钩虫病能致脾虚湿停,又耗伤气血,因此除驱虫治疗,还应注意补益气血,或燥湿健脾。

对于虫证的预防,首先要把住"病从口入"一关,注意饭前便后洗手,不吃不洁净的食物及未熟的猪肉、牛肉;积极搞好个人卫生,如勤洗换衣裤,勤剪指甲等,应做到有病早治,无病预防,减少虫证的发病率。

【复习思考题】

1. 蛔虫病、绦虫病、蛲虫病及钩虫病如何诊断? 并简述主要治法。

2. 驱虫治疗的注意事项。

【附方】

1. **追虫丸** 《证治准绳》方。槟榔、雷丸、南木香、苦楝根、皂荚、黑牵牛子、茵陈。

2. **化虫丸** 《太平惠民和剂局方》方。槟榔、鹤虱、苦楝根、枯矾、炒胡粉。

3. **使君子散** 《证治准绳》方。使君子、甘草(胆汁浸)、芜荑、苦楝子。

4. **乌梅丸** 《伤寒论》方。乌梅、黄连、黄柏、人参、当归、附子、桂枝、蜀椒、干姜、细辛。

5. **香砂六君子汤** 《时方歌括》方。木香、砂仁、陈皮、半夏、党参、白术、茯苓、甘草。

6. **金铃子散** 《素问病机气宜保命集》方。川楝子、延胡索。

7. **复方大承气汤** 天津南开医院协定方。厚朴、莱菔子、枳壳、桃仁、赤芍、大黄、芒硝。

8. **参苓白术散** 《太平惠民和剂局方》。人参、茯苓、白术、桔梗、山药、甘草、白扁豆、莲子肉、砂仁、薏苡仁。

9. **归脾汤**　《济生方》方。党参、黄芪、白术、茯神、酸枣仁、龙眼、木香、炙甘草、当归、远志、生姜、大枣。

10. **平胃散**　《太平惠民和剂局方》方。橘皮、厚朴、苍术、甘草、生姜、大枣。

11. **八珍汤**　《正体类要》方。人参、白术、茯苓、甘草、当归、白芍、川芎、熟地黄、生姜、大枣。

12. **金匮肾气丸**　《金匮要略》方。桂枝、附子、熟地黄、山茱萸、山药、茯苓、牡丹皮、泽泻。

13. **杞菊地黄丸**　《医级》方。熟地黄、山药、山茱萸、茯苓、泽泻、牡丹皮、枸杞子、菊花。

汗　证

（一）概要

1. **病名**　汗证是指人体阴阳失调、营卫不和、腠理开合不利而引起汗液外泄的病证。根据汗出的性状，一般分为自汗、盗汗、脱汗、战汗、黄汗等。时时汗出，动则益甚者为自汗；睡中汗出，醒来即止者为盗汗；大汗淋漓或汗出如油，肢冷息微者为脱汗；急性外感热病中，突然恶寒战栗，而后汗出者为战汗；汗色发黄而染衣者为黄汗。

2. **沿革**　《黄帝内经》对汗证已有一定的认识，指出，汗液为血所化生，而血为心所主，故《素问·宣明五气论》云："心为汗。"同时指出，汗与其他脏腑功能失调亦有密切关系，如《素问·经脉别论》云："饮食饱甚，汗出于胃；惊而夺精，汗出于心；持重远行，汗出于肾；疾走恐惧，汗出于肝；摇体劳苦，汗出于脾。"关于出汗的原因，《黄帝内经》认为是人体阳气蒸发阴液所致。《素问·阴阳别论》云"阳加于阴谓之汗"，即是此意。另外，腠理不密也是汗出的重要因素，如《灵枢·五癃津液别》云："天暑衣厚则腠理开，故汗出。"出汗不仅是一种病理现象，也是人体祛邪外出、调节人体阴阳平衡的手段。《素问·热论》云："暑当与汗皆出，勿止。"汗出还是预测病情演变的重要指征。如《素问·举痛论》云："炅则腠理开，荣卫通，汗大泄，故气泄。"更有甚者，《灵枢·经脉》云："六经气绝，则阴阳相离，离则腠理发泄，绝汗乃出。"观察汗出判断病情的吉凶，极为重要，《灵枢·热病》云："热病已得汗，而脉尚躁盛，此阴脉之极也，死；其得汗而脉静者，生。热病者，脉尚盛躁而不得汗者，此阳脉之极也，死；脉盛躁得汗静者，生。"上述可见《黄帝内经》对汗的生理病理、预后转归均做了明晰的论述。

汉代张仲景著《伤寒论》《金匮要略》，对外感病的汗出（主要论自汗，较少涉及盗汗、黄汗等）阐述深刻，其将外感病汗证分类为漐漐汗出、自汗出、大汗出、手足濈然汗出、额汗、头汗出、汗出而喘、盗汗等，并根据出汗的性质、程度、部位等推断病理机制。在六经辨证的思想指导下，指出外感病的汗证可因邪在表、可因邪入里、可因其寒、可因其热、可因于实、可因于虚，仲景拟定的许多名方，如调和营卫的桂枝汤、清热生津的白虎汤、通下泄火的承气汤、清利湿热的茵陈蒿汤、回阳固脱的四逆汤等，仍为今日治疗汗证所常用。《金匮要略》对黄汗的证因脉治做了系统的阐述。仲景之说虽是从外感病谈起，却对后世全面认识汗证很有启发。

《类证活人书》就外感病自汗的病因病理做了进一步分析，指出："伤寒……自汗者九证，卫不和，伤风，风温，中湿，中暑，阳明病，亡阳，柔痉，霍乱，皆自汗。"并指出："虽然少阴不得有汗,而少阴亦有反自汗出之证。"

《伤寒明理论》将自汗、盗汗的定义阐述得极为中肯。其云:"自汗者,谓不因发散而自然汗出者是也。""盗汗者,谓睡而汗出者也……不睡则不能汗出,方其睡也,漐漐然出焉,觉则止而不复出矣。"对于自汗、盗汗的病理,明确指出:"自汗之证,又有表里之别,虚实之异焉。""伤寒盗汗者,非若杂病之虚,是由邪气在半表半里使然也。"

金元医家论自汗、盗汗多从杂病。朱丹溪指出:"自汗,系气虚、血虚、湿、阳虚、痰。"治疗则遵李东垣之方法,云:"东垣有法有方,人参、黄芪,少佐桂枝;阳虚,附子亦可少用,须小便煮;火气上蒸胃中之湿,亦能汗,凉膈散主之。"并指出:"自汗大忌生姜,以其开腠理故也。""盗汗系血虚、阴虚。"治疗"用当归六黄汤,甚效,但药性寒,人虚者只用黄芪六一汤;盗汗发热,因阴虚,用四物加黄柏;兼气虚,加人参、黄芪、白术。"可谓是临床中获得的经验之谈。

明清时代,治疗汗证的方法不断丰富,不仅有复方,而且有单方验方;不仅有内服药,而且有外敷药。其中《证治要诀》一书记之较详细。明代李中梓将汗证按杂病与伤寒分别论述,眉目清晰,很有参考价值。《景岳全书》总结前人经验,提出"自汗、盗汗,亦各有阴阳之证,不得谓自汗必属阳虚,盗汗必属阴虚"之说,统括杂病、伤寒,自汗、盗汗于一炉加以论证论治,也具特色,其对汗证的辨证施治对后世多有启发。其对战汗的证治已较系统,指出:"凡伤寒欲解,将汗之时,若是正气内盛,邪不能与之争,汗出自不作战,所谓不战,应知体不虚也。若其人本虚,邪与正争,微者为振,甚者为战;正胜邪则战而汗解矣。"《温疫论》对战汗的论述更为全面,用药的掌握也更加细微。

3. **范围**　本证可见于多种内科杂病及传染病之中,且可作为主要症状。如甲状腺功能亢进、自主神经功能紊乱、风湿热、结核病、一时性低血糖、虚脱、休克,及某些传染病等的异常汗出,均可参考本证辨证论治。

(二) 病因病理

出汗是人体的生理现象,如天气炎热、穿衣过厚、过饮热汤、劳动奔走或服发散药等均可汗出,其量不多,人体无明显不适,均系正常。发汗又是祛邪的一种方法,外感病,邪气在表,常需通过发汗以祛邪疗病。缘汗为心之液,精气所化,所以不可过泄,太过则伤正气而为病。

汗证的发生,《黄帝内经》提出"阳加于阴"和"腠理开"可致,其因"饮食饱甚……惊而夺精……持重远行……疾走恐惧……摇体劳苦"。《伤寒论》专论外感病之汗,由于邪由表及里,正邪相争,其病理表现为营卫不和、里热炽盛、阳明腑实、湿热熏蒸、阳虚外越等。后世医家将汗证按外感热病、内伤杂病,自汗、盗汗等分别论述。从金元以后对杂病之汗论述尤多,正如《医学正传》云:"自汗者……属阳虚,卫气之所司也……盗汗者……属阴虚,荣血之所生也。"《景岳全书》云:"以余观之,则自汗亦有阴虚,盗汗亦多阳虚也,……不得谓自汗必属阳虚,盗汗必属阴虚也。然则阴阳有异,何以辨之?曰:但察其有火无火,则或阴或阳,自可见矣。盖火盛而汗出者,以火烁阴,阴虚可知也;无火而汗出者,以表气不固,阳虚可知也。"

纵观历代医家对汗证病因病理的认识,由于其角度相异,必然存在各种不同的看法。现归纳为营卫不和、里热炽盛、湿热蕴蒸、阴虚火旺、阳气式微、正邪交争等几种来论述。

1. **营卫不和**　卫气有固护津液、不使妄泄的作用,其为肺所主。肺气不足之人,肌表疏松,腠理不固而汗自出。《证治准绳》指出:"肺气微弱,不能宣行荣卫而津脱者,如是自汗……"风邪侵袭表虚之体,或湿邪浸于肌肤,皆可使营卫不和,卫外失司则恶风而汗出。《伤寒论》云:"太阳病,头痛,发热,汗出,恶风,桂枝汤主之。"亦有寒邪入里化热,或感受风温、暑邪,首先犯肺,肺卫蕴热,腠理开泄而汗出。《伤寒论》指出:"风温为病,脉阴阳俱浮,自汗出,身重……"

2. **里热炽盛** 风寒入里化热或感受风温、暑热,邪客于肺,肺热内炽,蒸发津液则大汗出。《素问·举痛论》指出:"炅则腠理开,荣卫通,汗大泄……"若里热久蕴,肺胃热盛,津伤肠燥,亦可迫津外泄而作汗。亦有因饮食不节,过食辛辣、炙煿之人,胃肠积热,每易汗出。

3. **阴虚火旺** 心主血,肾主精,精神过用,起居不慎,亡血失精,致血虚精亏,虚火内生,阴津被扰,不能自止,外泄作汗。《证治准绳》指出:"虚劳之病,或得于大病后阴气未复,遗热尚存;或得之劳役,七情色欲之火衰耗阴精;或得之饮食药味,积成内热,皆有以伤损阴血,衰惫形气。阴气既虚,不能配阳,于是阳气内蒸,外为盗汗。"若久患失眠之人,心血暗耗,心神被扰,以致阴不济阳,每于情绪波动之时而汗自出。

4. **阳气式微** 《素问·生气通天论》云:"阳者,卫外而为固也。"久病、重病,正气耗伤,化源不充,则阳气衰弱,不能敛阴,汗液妄泄,甚者可发生亡阳之变而绝汗出。气虚乃阳虚之渐,故肺气虚、心气虚、心阳虚、脾气虚、脾阳虚、肾阳虚均因津液失于固护而汗出。若高热、暴泄而阴竭者,阴阳离绝也可导致亡阳汗脱之变。《石室秘录》云:"妄下伤阴,或克伐太过,或泄泻不止,以致阴竭于下,则阳脱于上,小水不通,而上见头汗则大危矣。"

5. **湿热蕴蒸** 饮食不节,或外感湿邪,损伤脾胃,脾胃失运,湿浊中阻,蕴久化热,湿热熏蒸肌表,则可为自汗。上蒸于头则头汗出;旁达四末则为手足汗出;湿热蕴于肝胆,胆汁随汗液外渍,则见汗出色黄,而为黄汗;湿热久蕴,阴血已伤,则可为盗汗。

6. **正邪交争** 在急性热病中,由于失治误治,或正气素虚,病邪羁留不去,当正气渐充之时,正欲拒邪外出,则正邪相争于肌表,常先战栗而后汗出,病邪可解。

上述病理变化可以单一出现,亦可二者相兼,而且可以相互转化,当从证求因。

(三)辨证论治

汗证之由,虽外感、内伤二者皆可为病,但不可固执一端,分而论之。因为外伤之汗为邪气在表,然停留短暂,旋即入里,或化热,或损阴,或伤阳,与内伤之汗类同。依临床之需要,将汗证按其性状分为自汗、盗汗、脱汗、黄汗、战汗五类加以阐述。

1. **辨证要点** 汗证当分虚实、辨寒热。

所谓虚实之分,应正邪合参。邪气盛多实,或在表,或在里,或为寒,或为热;正气衰多虚,或气虚,或血虚,或阴虚,或阳虚;正衰邪盛,则虚实夹杂。

所谓寒热之辨,乃阳气衰则寒,阳气盛则热。《医宗必读》云:"因寒气乘阳虚而发者,所出之汗必冷;因热气乘阴虚而发者,所出之汗必热。"《证治准绳》亦云:"其汗冷之义,即《黄帝内经》所谓阴胜则为寒,汗出,身上清也,非独为自汗,虽盗汗亦然。其温汗之义,殆以所乘之热,将同于伤寒郁热在表里而汗者也。"

自汗有虚有实、有寒有热,法当细辨;盗汗以虚热多见,然气虚、阳虚、湿热亦间而有之;脱汗以阳虚为主,阴竭亦可见之;黄汗多系湿热;战汗则常发于虚人外感。

治疗汗证,当根据虚者补之、脱者固之、实者泄之、热者清之、寒者温之的原则,汗出过多还应配合外用药扑之。

2. 分证论治

(1) 自汗:分营卫不和、肺脾气虚、热淫于内三型。

1) 营卫不和

主症:汗出恶风,周身酸痛或微发热,头痛,苔薄白,脉浮缓。

分析:体弱之人,风邪外束,营卫失和,腠理不固,故汗出恶风,周身酸痛;邪正相搏,故头痛发热;苔薄白,脉浮缓,为风邪在表之象。

治法:疏风和卫。

方药:以桂枝汤为主。方中桂枝解肌发表,白芍和营敛阴,桂枝、白芍同用,调和营卫以使腠理固密;佐以姜、枣、甘草和中。若汗多身重,苔薄腻,为夹湿,可加防风、苍术以祛风化湿,湿化则汗自止。

若风温犯肺,肺卫失和,症见发热汗出,口干而咳,又当以辛凉清解为治,宜桑菊饮加淡豆卷、金银花、连翘;暑热伤气,汗出口渴者,以辛凉重剂白虎汤加鲜荷叶、西瓜翠衣清暑泄热。

另外,临床上常见久患失眠之人,每于情绪波动之时,每易自汗时出,为心之阴阳失调所致。《黄帝内经》云"损其心者,调其营卫",治以桂枝加龙骨牡蛎汤。

转归:邪气在表之汗,邪解则汗自止,收效多速。若失治误治,则邪由表入里,每易化热。阴阳失调的汗出常需较长时间的调理,并配合精神的调养才能获愈。

2) 肺脾气虚

主症:久病咳喘,体弱纳少,汗出恶风,动则益甚,面色萎黄不华,脉细弱,舌苔薄白。

分析:肺主皮毛,脾主肌肉。咳喘日久伤及肺气,久病体弱纳少则脾气不充,肌表不实,皮毛不固,腠理疏松,故稍一活动自汗而出,畏寒恶风;动则气耗,气不摄津,故汗出益甚;脾运不健,则饮食少思,面色萎黄;苔薄白,脉细弱,为气虚之征。

治法:益气固表。

方药:玉屏风散主之。方中黄芪宜生用,益气固表止汗,白术健脾化湿以实表,少佐防风走表而助黄芪固表之功、白术化湿之力。汗多者加麻黄根、浮小麦、糯稻根、煅龙骨、煅牡蛎以止汗敛阴;气虚甚者加党参、黄精、炙甘草以健脾益气。

若手足时时汗出,缘于脾主四肢,气虚不能达于四末,气不摄阴者,宜黄芪建中汤治之。

转归:本证汗出,病程较长,正气虚弱,难取速效。调补适当,身体渐复,汗出自止。治之不当,则进而阳虚、肾虚,病情日渐深重。

3) 热淫于内

主症:发热汗出,或不发热,蒸蒸汗出,或但头汗出,或手足汗出,口渴喜冷饮,烦躁不宁,或便干不通,脉洪大或滑数,舌红苔黄。

分析:表邪不解入里化热,故见发热汗出;若脾胃素有蕴热,热蒸外越,腠理开泄,故汗出蒸蒸;若热盛上壅,津液上凑则头汗出;若热聚于胃,津液旁达,则手足汗出;内热灼津,则口渴喜冷饮;热扰神明,则烦躁不宁;若邪热内结,腑气不通,则大便干结;舌红苔黄,脉洪大或滑数,为里热炽盛之象。

治法:清里泄热。

方药:以白虎汤为主方。方中生石膏清热除烦,知母清热护阴,佐以粳米、甘草养胃和中。若汗多,口渴明显,加鲜芦根、天花粉、石斛等清热生津之品;热结而便秘者,当遵《黄帝内经》"阳明病,发热汗出,此为热越……急下之"之意,可用小承气汤为治;若热盛夹湿,踞于少阳,疏泄太过,亦可见时汗出,口苦而黏,往来寒热,可用柴白汤加减。

转归:本证正盛邪实,只要治疗得当,则热泄腑通,汗出可止,否则热踞腑结,进一步耗伤阴液,妨碍脾运,致气阴俱伤。

(2) 盗汗

1) 心血不足

主症:心悸失眠,睡则汗出,气短神疲,面色不华,舌淡,苔薄脉虚。

分析:劳心失血,心血过耗,血少则心神不宁,故心悸少眠,神气浮越,则睡中盗汗。气血不充,故面色不华,气短神疲;舌淡,脉虚,为血虚之征。

治法:补血养心。

方药:以《类证治裁方》柏子仁汤为主方。方中人参、白术、大枣、半夏健脾益气以资化源,牡蛎、五味子、麻黄根敛阴之汗。若盗汗偏于气虚、阳虚,兼有畏寒肢冷、倦怠懒言、脉细而沉等症,《景岳全书》云:"人之寤寐,总由卫气之出入。卫气者,阳气也,人于寐时,则卫气入于阴分,此其时非阳虚于表者而何?"治宜益气固表,可用人参建中汤治之。

转归:本证汗出缘于血虚,治当从其根本。脾为气血生化之源,脾健则血生。不可过用滋腻之品,脾胃若伤,新血难生。

2) 阴虚火旺

主症:久咳虚喘,虚烦不眠,寐则汗出,形体消瘦,骨蒸潮热,五心烦热,女子月经不调,男子梦遗,舌红少苔,脉细弦。

分析:肺痨久咳,或生活失宜,亡血失精,阴血亏耗,虚火内炽,迫液外泄,故见入夜盗汗,形体消瘦,骨蒸潮热,五心烦热;热扰神明,则虚烦少寐;阴虚火旺,相火妄动,引起女子月经不调,男子梦遗;舌红少苔,脉象细弦,亦为阴精衰少之象。

治法:滋阴降火。

方药:轻者用当归六黄汤。方中当归、生地黄、熟地黄滋阴养血,需重用生地黄、熟地黄以制阳光;黄连、黄芩清心肺之火,虚火甚时,此二味用量宜小;黄柏泻相火而坚阴;黄芪益气固表,以其气随汗泄而散故也。

若系久病肺肾阴亏者,可用麦味地黄丸主方,加龙骨、牡蛎、糯稻根以敛汗。骨蒸潮热者,加知母、地骨皮、青蒿、龟甲、鳖甲等以滋阴除蒸。

转归:阴虚火旺,治之重在滋阴。阴津得复,虚火自息,汗液收敛,治宜缓图。滋阴之品,偏凉多腻,应防其碍胃伤脾。若脾胃受伐,则气阴俱伤,疾病更难恢复。

3) 邪恋少阳主症:往来寒热,眠则汗出,口苦或黏,胸胁作痛,恶心纳呆,舌边尖红,苔薄黄或薄黄腻,脉弦滑或濡滑。

分析:外感初起,失治误治,邪伏少阳,故寒热往来;眠则卫气引于阴,腠理疏松,邪热迫津外出,故而盗汗。正如《伤寒明理论》云:"伤寒盗汗者,非若杂病之虚,是由邪气在半表半里使然也。"肝胆郁热,络脉不和,故胸胁作痛,口苦恶心;若兼夹湿邪,则口黏纳呆,胸闷泛恶;邪热踞于少阳,故舌边尖红而苔黄,脉象弦滑;若有湿热,则脉濡滑,苔黄而腻。

治法:和解少阳。

方药:小柴胡加石膏汤。方中柴胡、黄芩、生石膏和解少阳、清泄肝胆之郁热,半夏、生姜和中止呕,柴胡合生姜祛邪于少阳而外出,黄芩、半夏清肝胆之热而和中,甘草、大枣调和诸药,亦兼益胃。若为湿热留恋,又当佐以芳化清利之品,如藿香、佩兰、豆卷、白豆蔻、薏苡仁等治之。

转归:本证多为表邪失治而成,治当和解,使邪从表出,治疗得当,收效亦速。否则邪恋日久,传里伤正,而缠绵难愈。

(3)脱汗 主症:急性病或各种危重病证,突然大汗淋漓,或汗出如油,精神疲惫,四肢厥冷,声短息微,舌卷无津,脉微欲绝或脉大无力。

分析:急病或重病耗伤正气,阴液骤竭,阳气暴脱,阴阳离绝,故见突然大汗淋漓或汗出如油,精神疲惫,四肢厥冷,声短息微;脉微欲绝或散大无力,舌卷无津为阴阳将脱之象。

治法:益气固脱,回阳敛阴。

方药:生脉散加附子,急煎频服,或静脉滴注。方中人参大补元气,五味子敛阴止汗,麦冬养阴清热,附子温肾回阳。四药合用,药少力专,共奏回阳敛阴、固脱止汗的功效。汗多时还可加生龙骨、生牡蛎、麻黄根等止汗之品;亦可外用止汗粉外扑,内外合治,收效更快。

转归:脱汗乃危重之证,治疗及时得当,则可迅速转危为安,失治误治则有碍性命,不可草率从事。

(4)战汗

主症:急性热病中,症见发热口渴,躁扰不宁,突然全身战栗,而后汗出,苔薄黄,脉浮数。

分析:温邪客于气分,故见发热口渴,躁扰不宁;正气抗邪外出,邪正交争,常可发生战栗;正气胜邪则汗出病进,脉静身凉,烦渴自除;苔薄黄,脉象浮数,为热在气分之象。

治法:当根据具体情况分别处理。

方药:战汗顺利者可不必处理。若战而汗不出者,可饮热米汤或热开水,也可覆盖棉被安卧以助其作汗;若仍不汗者,系正虚者,用人参、生姜煎汤服之,以扶正祛邪;若汗出过多,精神衰败,四肢厥冷者,应按脱汗处理。

战汗之后病情反复,三五日再发热者,若已无表证,里邪未祛,可用下法,以增液承气汤加减治之;若表证尚存,里气壅闭,表里同治,以凉膈散加减为治;若汗之后,余邪未尽,战汗复作,可用柴胡清燥汤和解之。即小柴胡汤去半夏加陈皮、知母、天花粉组成,本方具有和解余邪、清热生津作用,对余热未清、津液已伤时颇为适宜。

转归:战汗为邪正交争之象,治当扶正祛邪,正胜则邪退,战后汗出而病愈。若正不胜邪,则病情危笃,需防暴脱;或邪气久羁,正气消耗,预后亦差。汗出过多,精神衰败,四肢厥冷者已成脱汗,应按脱汗处理。

(5)黄汗

主症:发热汗出,色正黄如柏汁,染衣着色,口渴不欲饮,身体水肿,状若风水,苔黄腻,脉沉滑。

分析:湿热素盛,再感外湿之邪,交阻于肌表,故身体水肿;湿热熏蒸肝胆,胆汁随汗液外渍皮肤,故汗出面色黄,染衣着色;湿热中阻,故口渴不欲饮;苔黄腻,脉沉滑,为湿热之象。

治法:清热利湿。

方药:以茵陈五苓散加减。方中茵陈清利湿热以退黄;四苓散化湿利水,使湿从小便排出;桂枝通阳以助化湿之力,若口干引饮,热重于湿者可去此药。也可用麻黄连翘赤小豆汤治之。若汗多表虚,黄芪桂枝五物汤可选用,以其益气固表和营。若表里虚而湿热伤阴时,可用芪茵汤。方中茵陈主清利湿热,淡豆豉、生姜宣化湿邪,黄芪补气固表,白芍、麦冬养阴生津。

转归:本证系湿热为病,取效较慢,治当缓图。治之得当黄汗可愈,治之不当则湿伤气、热伤阴,正虚邪恋,病情迁延难愈。

总之,自汗、盗汗临床多见,常在外感病和内伤杂病中出现,治疗重在调理阴阳。脱汗为危重之证,治要及时方能化险为夷。战汗、黄汗见之较少。汗为心液,精气所化,汗出过多则正气必伤,故治疗汗证,要抓住病机,采取积极措施,调整机体之阴阳,祛除病邪,使之病除汗止。

(四)其他疗法

外用粉剂扑身以止汗。

(1)温粉方:川芎、白芷、藁本各50g,米粉150g。上药为末,用绵包裹,扑于身上。

(2)红粉方:麻黄根、煅牡蛎各50g,赤石脂、龙骨各25g。上药为末,以绢袋盛贮,如扑粉用之。

(3)五倍子为末,以唾液调,填脐中,外用纱布固定之。

(4)仙鹤草30g,大枣15g,煎服,治盗汗。

(5)黑锡丹,用于常自汗出,经年累月者。

(6)白矾20g,葛根20g。煎水洗手足,1日数次,治手足汗出。

(五)预防与护理

汗出太多,伤阴耗气,故预防与护理极为重要。即未汗之时应积极预防,汗已出时宜认真护理。

预防之法,宜加强思想修养,避免郁怒过思,以使心肝气平,不致阴阳失调,疏泄太过。体弱易汗之人,不宜着衣过厚,不宜过劳。体虚外感之时,既要及时祛邪治病,又不宜服发散药过量。平时应注意锻炼身体,循序渐进,增强体质。

护理之法,汗出之时,腠理空虚,每易感邪,故当避风寒,环境宜静。合并高热之时,更宜及时补液,积极退热,以防竭阴亡阳之变。忌食生姜等辛辣之品,以防其开腠理,汗出益甚。

(六)近代研究

1. 中医汗液理论与临床浅述

(作者为广西中医学院季绍良,该文为文献整理。)

(1)中医对汗液的认识:作者根据《素问·阴阳别论》"阳加于阴谓之汗"指出,汗是人体阳气蒸化阴液所化生的一种液体,即汗生于阴而出于阳。阳气有蒸化和固摄阴液的作用,阴津是汗的生成基础。人体通过汗量的增减来调节阴阳,以适应自然界气温的变化。在患病时,机体阴阳的偏盛偏衰都要影响汗的正常分泌而致自汗、盗汗或无汗。他指出,中医不仅把汗液作为反映人体生理病理状态的指标,而且汗是载邪外出的一种手段。根据古人"汗为心之液"之理,强调"夺血者无汗,夺汗者无血"的重要。

(2) 汗液理论的临床应用:将汗法分在表证与在里证两个部分阐述,指出临床所见,阳虚者多自汗,阴虚者多盗汗,但也有阳虚盗汗、阴虚自汗者,必须四诊合参才能辨证无误。脱汗之证当辨亡阴亡阳。亡阳证,汗出凉而不黏,四肢厥冷,脉微欲绝,治宜补气助阳、回阳救逆之法,选四逆汤、参附汤等方化裁。亡阴证,汗出热而黏,四肢温暖,口渴喜饮,脉细数无力,治宜养阴生津、益气固脱之法,用生脉散等方化裁。

(3) 局部出汗的辨证论治:分头汗、半身汗出、手足汗出,指出头汗多为阴虚阳亢或湿热熏蒸所致。阴虚阳亢者,宜滋阴降火,用当归六黄汤化裁;湿热熏蒸者,宜清热化湿,选甘露消毒丹去薄荷、藿香。半身汗出多因气血虚弱,运行不调,治宜益气养营、助阳固卫,用十全大补汤化裁。手足汗出,阴虚者当甘寒养阴,用麦味地黄汤加减;阳虚者用甘温助阳,用金匮肾气丸加减,还可用白矾 20g,葛根 20g,煎水浸洗,1 日数次有效。

2.《伤寒论》汗证初探 本文载于《浙江中医导论》,1980 年 6 期,程聚生。作者将《伤寒论》中的 77 条经文加以归纳分析,指出伤寒病以自汗为多,盗汗较少。自汗按类型可分为大汗出、微汗出;按部位分,有但头汗出、齐颈而还,手足濈然汗出,手足漐漐汗出,额上微汗出,额上生汗等。

作者将伤寒病汗证的病因病机归纳为:风寒袭表,营卫不和,津液因阳浮而外泄;里热炽盛、里热蒸迫,津液外泄;肠腑燥实,热壅于里,因四肢禀于脾胃,津液为热所迫而外泄,故手足濈然汗出;湿热郁蒸于里,邪热不得外达而上越,故但头汗出,身无汗,齐颈而还;阴寒太盛,阳不摄阴,虚阳外越而汗出。

他将《伤寒论》汗证的辨证论治分为六个类型加以整理:营卫不和:包括桂枝汤、桂枝加葛根汤、桂枝加厚朴杏子汤、桂枝加附子汤的证治;里热炽盛:包括白虎汤、白虎加人参汤、栀子豉汤、麻杏石甘汤的证治;肠腑燥实:包括大承气汤的证治;湿热郁蒸:包括茵陈汤的证治;水饮停蓄:包括十枣汤、五苓散、大陷胸汤的证治;虚阳外越:包括四逆汤、通脉四逆汤、通脉四逆加猪胆汁汤的证治。

作者还将《伤寒论》汗证按类证加以鉴别,如自汗出、汗出而喝、大汗出、漐漐汗出、手足濈然汗出、盗汗、额汗、头汗出等。

本篇对我们学习和掌握《伤寒论》汗证的辨证论治很有帮助。

3. 温病之"热"与"汗"

本文载于《浙江中医杂志》1980 年第 7 期,董建华所撰。作者指出,在温病中,注意汗之有无、泄汗多少、有无气味以及汗出时身体反应等,对辨别证候、判断病情、预测转归都有重要意义。

其将温病常见汗证分为无汗、微汗、臭汗、黏汗、战汗并加以论述。

(1) 无汗:略。

（2）微汗：指周身漐漐有汗，为邪郁肺卫，治宜辛凉解表祛邪外出。咳重热轻者以宣肺为主，用桑菊饮；热重咳轻者以清热为主，用银翘散。

（3）大汗：指汗出淋漓不止，为暑温中期，暑热内蒸，治宜清暑益气、生津养阴，白虎汤加味主之。

（4）臭汗：指汗味酸臭，为湿热恋于气分，其有外透之势而未见宣扬，治宜清透气分湿热，薏苡竹叶散主之；若湿热熏蒸肝胆，汗出酸臭色黄则治宜清热利湿，茵陈四苓散主之。

（5）黏汗：指汗出量多，黏而似油，即所谓脱汗、绝汗，治宜益气回阳固脱，生脉散加味主之。

（6）战汗：指身先战栗，而后出汗，为温邪侵入气分，正气与之抗争，治疗应视具体情况分别处理。如汗出病退，脉静身凉，可不必治疗；若战汗之后，热势不退，烦躁，为正气虚弱，热复内陷，属危象，应根据病情轻重给予适当处理。

本篇作者根据多年临床经验，对温病汗泄做了以上分类，颇有见地。

4. 谈谈"汗"的治法

本文载于《新中医》1974年第3期，刘振声整理。作者将汗证分为心阴虚型、阴阳两虚型、营卫不和型。

心阴虚型：症见入睡时不自觉出汗，平时心烦闷。治法用滋养心液，方用甘麦大枣汤。

阴阳两虚型：症见素有自汗，恶寒无热，口不渴，小便清利。治法用补阳兼顾阴液，方用芍药甘草附子汤。

营卫不和型：症见恶寒发热，自汗，脉浮缓，方用桂枝汤调和营卫以止汗。

本文分型虽粗，却为个人之见，可供临证之时参考。

5. 自汗和盗汗的证治

本文载于《辽宁中医》1979年第5期，邱友文撰稿。

本文就杂病中的自汗、盗汗的病因病机以及证治予以探讨。作者指出，自汗、盗汗为临床杂病中所常见的一种病证，多和心悸、失眠、眩晕、耳鸣诸症并见，亦为虚劳、痨瘵、失血证、妇人产后血虚常出现的自觉症状。其将自汗、盗汗的病因病理图示如下（图4-15）。

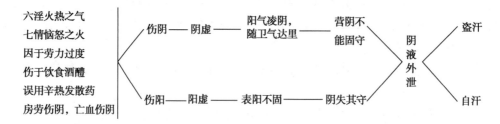

图 4-15　自汗、盗汗的病因病理示意图

作者认为，自汗盗汗的形成有阳虚和阴虚两个方面，非为"阴失其守"，则系"阳失其固"，总系阴阳失其协调之故。

有关自汗、盗汗的辨证论治，作者提出按表里、阴阳与按发病脏腑两种辨证论治方法进行（表4-9）。

表 4-9 表里、阴阳与按发病脏腑两种辨证论治方法

主脏		脉证	治法	方药
心	阴虚	夺汗出,怔忡,失眠,烦热,劳心则甚。	养心安神	归脾汤
	阳虚	多汗出,有时怔忡,脉虚,舌淡润少苔	助阳益气	保元汤加浮小麦
肾	阴虚	腰痛,腰膝无力,寐则汗出,蒸蒸内热,头昏耳鸣	滋阴降火	当归六黄汤去芩、连加五味子、龟甲等
	阳虚	漏汗不已,手足逆冷,腰痛背恶寒,面色㿠白,阳痿多尿	温肾壮阳	桂附八味丸加人参鹿茸
肺	阴虚	咳嗽,痰中带血,盗汗,咽干,脉细数	益肺养阴	百合固金汤或月华丸
	阳虚	汗出,洒淅恶寒,声低气短,少气懒言,咳嗽	益气固表	黄芪六一汤加人参、麻黄根
肝	阴虚	头昏目眩,梦遗,盗汗	柔肝潜阳	七宝美髯丹加减
	阳虚	自汗多,手足逆冷,面色青灰,目不欲视,筋骨懈怠	补脾养肝	黄芪建中汤去生姜加当归、桂心
脾	阴虚	手足肌肤热,善饥,大便干结,汗多,遇劳则甚	滋补脾肺	生脉散加山药、玉竹、薏苡仁、大枣
	阳虚	四肢倦怠,神疲,少气懒言,便溏,自汗	温补脾肾	术附汤加炒干姜,煅龙骨

另外,作者还针对阴虚、阳虚提出具体的脏腑用药。

阴虚　心　可重用:柏子仁、生地黄、当归等
　　　肾　可重用:熟地黄、龟甲、黑大豆等
　　　肝　可重用:白芍、乌梅、酸枣仁、牡蛎、五味子等
　　　肺　可重用:阿胶、五味子、沙参、麦冬等
　　　脾　可重用:玉竹、山药等
阳虚　心　可重用:肉桂、附片
　　　肾　可重用:附片、鹿茸、枸杞子、肉苁蓉
　　　肝　可重用:龙骨、山茱萸
　　　肺　可重用:人参、黄芪、白术等
　　　脾　可重用:白术、大枣、扁豆、茯苓等

总之,作者认为自汗盗汗一证,虚是总的病机,重在识别阴虚、阳虚。此外,还可有阴虚火旺及阴阳两虚证者。

作者对自汗、盗汗属虚的一面进行了系统的整理,但完全排除了实证的可能性,有待商榷。

6. 我对战汗证的一点体会

本文载于《中医杂志》1961 年第 5 期,刘渡舟撰写。

作者对战汗的病因病理、临床表现、证候属性、预后转归、治疗法则均有详细讨论。作者认为,战汗的发生多因外感热病失治,邪热稽留日久不去,其人抵抗力强,不为邪衰,俟伏郁

之邪渐溃,则作战汗而解。……亦有其人正气怯弱,但尚有拒邪能力,而转成战汗之机。两者有所不同,前者属实,后者属虚。作者认为,战汗的寒战症状属热而不属寒,主热郁之甚,阴阳相争,火极反呈水化的反应。对战汗的属性,作者指出,以先战后汗、先寒后热为顺,若单纯寒战或心悸不止,而绝不见汗者,则为阳虚、阴盛,正气不能拒邪外出,颇不易治。如同时出现神昏不省人事,眼前发黑,时时眩冒,亦属垂危挣扎之象。战汗的治疗方面,作者指出,正值战汗期间,不主张急之给药,此时宜频与热米汤,以汗为期,达到战汗作解。若其人六脉俱浮,纵使有昏冒现象,亦为欲作战汗而解之兆,当与热姜汤助其作汗,慎勿妄投他药。如患者始终战栗而汗不出,则必凭脉辨证,找出不汗之因:若为热邪郁伏于内,不用清凉之剂,则不能出表而为汗;若为阳气素虚,可用温补之剂,助阳以透汗,如大建中、人参养荣皆可用;亦有精血亏损,缺乏作汗之资,则以滋阴生液之剂以资汗源,如六味地黄合生脉,大剂多服。

总之,表气闭郁者,则助以微汗;里热凝滞者,济以微下;阳虚者宜温,阴虚者宜滋。务使表里通畅,营卫调达,邪气出表,正气恢复。

7. 止汗汤治疗肺结节盗汗 161 例

本文载于《新医药》1979 年第 5 期。

止汗汤组成:生黄芪、生牡蛎、浮小麦各 30g,生地黄、熟地黄各 15g,当归、炒黄柏、炒黄芩、麻黄根各 9g,炒胡连 6g,水煎服,每日 1 剂。此方为当归六黄汤合牡蛎散化裁乃成。盗汗严重者,可加白芍 12g,牡丹皮 9g,五味子 6g,有效率达 96%。

8. 湿热盗汗 1 例治验

《广西医药》1980 年第 2 期,郑家鉴报道。

患者林某,男,25 岁,工人。平素嗜酒,又值暑时,突患盗汗,兼见头晕,体倦,烦热纳减,口干饮少,小溲短赤,大便正常,面色略黄,舌红苔薄根腻,脉濡而数,诊为湿热盗汗,治用芳香透泄、淡渗清利之法。处方:藿香叶 6g,薏苡仁 15g,滑石 15g,赤茯苓 9g,蚕沙 9g,大豆卷 12g,白蔻仁 3g。日服 1 剂,连服 6 剂而愈。

作者指出,盗汗一证,阴虚为多。本例为内外之湿互结,郁而化热,湿热郁蒸,迫汗外出。因卫气昼行于阳,夜行于阴,白日卫气固表,汗无从泄;夜间入睡,卫气行阴,腠理疏松,湿热迫蒸而汗出。

本文用芳化清利治疗盗汗的途径,对临床施治很有启发。

小结:汗证在临床上并不少见。中医学文献中的有关记载极为丰富,汉唐以前对外感病之汗论述较多,金元以后对内伤杂病之汗论述颇详。历代医家从不同角度对汗证做了各种分类,其中以自汗、盗汗为多,临床意义亦大,而脱汗、战汗、黄汗次之,故今将上述五类汗证分别加以阐述。

汗证病理缘于阴阳失调。责之阳者,或因其虚:表阳虚则不固,里阳虚则不摄;或因其实:里热则蒸津外泄。责之阴者,或因其虚:阴虚则火旺,亦可迫液外泄;或因其实:里寒则不敛津。归纳起来可分为营卫不和、里热炽盛、阴虚火旺、阳虚式微、湿热蕴蒸、邪正交争。

汗证辨证当分虚实、辨寒热。自汗有虚有实、有寒有热;盗汗以虚热多见,气虚、阳虚、湿热亦间有之;脱汗以阳虚为主,阴竭亦可见之;黄汗多系湿热;战汗则常发于虚人外感。

治疗汗证,当根据虚者补之、脱者固之、实者泄之、热者清之、寒者温之的原则。汗出过多还可配合外用药扑之。

汗证的护理亦很重要,应予以足够重视。

血　证

(一) 概述

1. **命名**　凡血液不循常道,上溢于口鼻诸窍,下出于二阴,或渗出于肌肤的疾病,统称血证。

2. **沿革**　中医学对血的认识,早在《灵枢·决气》中就有所记载:“中焦受气取汁,变化而赤,是谓血。”又说:“心主血,肝藏血,脾统血。”这些说明血为水谷的精微变化而成,其生化于脾,藏受于肝,总统于心,运行在经脉之中,环周不息,营养全身肌肤、筋骨、脏腑。如果阴阳有所偏胜,劳力有所偏伤,则经脉中的血可从偏衰、偏伤之处而流溢于外,故《灵枢·百病始生》说:“卒然多食饮,则肠满;起居不节,用力过度,则络脉伤。阳络伤则血外溢,血外溢则衄血;阴络伤则血内溢,血内溢则后血。”《张氏医通》根据《黄帝内经》的理论做出进一步阐明,认为:“从上溢者,势必假道肺胃;从下脱者,势必由于二肠及膀胱下达耳。盖出于肺者,或缘龙雷亢逆,或缘咳逆上奔,血必从之上溢。”可知,阳络、阴络之辨,乃指上下部位而言,不能认为血从上溢者一概属阳、属腑,下溢者一概属阴脏,而简单地加以划分。

3. **范围**　血证的范围相当广泛,现代医学中,许多急慢性疾病所引起的出血症状均可属于本证范畴,本章仅介绍咳血、吐血、衄血、便血、尿血等内科常见的几个血证。

(二) 病因病理

出血的病因,大多数为火盛与气虚所致。如《景岳全书》说:“动者多由于火,火盛则迫血妄行;损者多由于气,气伤则血无所藏。”气为血帅,血随气行,或火旺而气逆血溢,或寒凝而气滞血瘀。《备急千金要方》对血证提出气虚挟寒的看法。认为:“亦有气虚挟寒,阴阳不相为守,荣气虚散。血亦错行。所谓阳虚者阴必走是耳。”就临床所见。出血属于热者较多,属于虚寒者乃属少数。究其病因,大概有以下几点。

1. 外感风邪,肺有燥热,风热相搏,肺失清肃,肺络受伤,以致咳血衄血。如《临证指南医案》说:“若夫外因起见,阳邪为多,盖犯是证者,阴分先虚,易受天之风、热、燥、火也。”

2. 饮酒过多,过食辛燥之品,以致燥热蕴积于胃肠,化火灼伤血络而外溢,形成吐血、衄血、便血。如《临证指南医案》说:“酒热戕胃之类,皆能助火动血。”

3. 劳倦内伤,情志过用,均可损伤肝脾。过劳伤脾,脾不统血,气失统摄,或上逆而吐血、衄血,或下注而便血;而郁怒伤肝,肝火犯胃,损伤胃络,热迫血而上逆,遂致吐血。

4. 久病或热病之后,肾阴亏损,虚火妄动,以致热迫血而下行,形成尿血;或因烦劳过度,心火亢盛,暗伤肾阴,热移膀胱,也可引起尿血。

此外,内有瘀血,血脉流行不畅,致血不循经,亦可发生出血。如果瘀血不去,出血也不易止。所谓“瘀血不去,新血不生。”故治疗上有祛瘀生新之法。

(三) 辨证论治

根据上述的病因,结合临床实际,按咳血、衄血、吐血、便血、尿血的分类叙述如下。

分证论治

（1）咳血：咳血由肺而来，必经气道咳嗽而出，痰血相兼，或痰中带有血丝，或纯血鲜红。间夹泡沫，亦有不咳而咯出者，谓之咯血，治同咳血。在临床上，常因肺阴不足，感受风燥之邪，或肝火犯肺，肺失清肃，损伤肺络，以致咳血。故在治疗方面，应以清热润肺、平肝宁络、凉血止血主要治法。

1）风热伤肺

主证：喉痒咳嗽，痰中带血，口干鼻燥，或有身热。

舌脉：舌红，苔薄黄，脉浮数。

分析：风热伤肺，或秋令燥胜，燥热上犯，肺失清肃，化火伤阴，故喉痒咳嗽；热伤阳络，络伤血溢，故咳则血随痰出；口干鼻燥，舌红，是风热上受、津液内伤之征；或有身热，苔薄黄，脉浮数，均为风热内郁、肺卫不得宣达之象。

治法：清热润肺，宁络止血。

方药：桑杏汤加减。本方用桑叶、杏仁、贝母清肺治咳，沙参、梨皮润肺生津，香豆豉、山栀子解表退热，如无发热者可除去，并须加入茅根、牡丹皮、茜草、侧柏叶等以凉血止血。如咳血较多，再加黄芩、知母、海蛤壳、枇杷叶等以清肺宁络。

2）肝火犯肺

主证：咳嗽阵作，痰中带血，或见纯血鲜红，咳时胸胁牵痛，烦躁易怒，大便干燥。

舌脉：舌质红，苔薄黄，脉弦数。

分析：肝火上升迫肺，故咳嗽阵作；肝之脉络布于两胁，肝火偏旺，脉络壅滞，故咳则胸胁引痛；阴虚火旺，灼伤阳络，而咳嗽痰中带血，甚则纯血鲜红；肝旺，则烦躁易怒；肠中燥热，故大便干燥；舌质红，苔薄黄，脉弦数，均为阴虚肝火旺之证。

治法：清肺平肝，和络止血。

方药：泻白散合黛蛤散加味。二方合用有平肝作用，可加入鲜生地、牡丹皮、黄芩、白茅根、藕节、仙鹤草之类凉血止血药物。如血出如涌，其色鲜红，为肺络损伤的重证，前方再加参三七末调服；如两足厥冷，可用热水洗足后，外用附子打烂，贴涌泉穴，以引火归原，导血下行。

（2）衄血：是指鼻、齿、耳、舌以及皮肤等部位不因外伤而出血的病证。由于出血的部位不同，所以有鼻衄、齿衄、舌衄、耳衄、肌衄等名称之别。

《张氏医通》认为："衄血种种，各有所从，不独出于鼻者为衄也。"衄血是血液不循常道，上溢于口鼻诸窍，渗出于体外。鼻为肺窍，龈属胃络，肺胃热盛，迫血妄行，或肝肾阴虚，虚火上炎，损伤脉络，血上逆于清道，而成以衄血。临床上以鼻衄和齿衄为多见。辨证有虚热和实热之分，治疗以清热养阴、凉血止血为主要方法。

1）肺热

主证：鼻燥衄血，口干咽燥，或兼有发热、咳呛等证。

舌脉：舌质红，苔薄，脉数。

分析：鼻为肺窍，若肺有蕴热，血热妄行，上循其窍，故鼻燥而衄血。风热之邪上受，肺气不宣，则发热，呛咳；口干咽燥，舌红，脉数，均为阴虚热炽所致。

治法:清泻肺热,凉血止血。

方药:桑菊饮加牡丹皮、白茅根之类。本方有清肺泄热之功,加茅根、牡丹皮、墨旱莲以凉血止血。如无发热表证而肺热盛者,去薄荷、桔梗,加黄芩、山栀子;如血去阴伤,口渴,舌红,加玄参、麦冬之类,以滋阴凉血;如肝火偏旺,头痛目赤者,加龙胆、黄连、山栀子,以清肝泻火。

2) 胃热

主证:鼻衄或齿衄,血色鲜红,口渴引饮,口臭,便秘。

舌脉:舌红,苔黄,脉数。

分析:饮食辛燥,热蕴于胃,血热妄行,上循其窍,而见鼻衄或齿衄,其色鲜红;胃热伤阴,则口渴引饮,胃热上蒸,故胸闷,口臭;苔黄,舌红,脉数,为阳明热盛、消灼阴液之象。

治法:清胃泻火,凉血止血。

方药:石膏地黄煎加减。本方加山栀子、牡丹皮以清胃泻火凉血。如大便秘结,加大黄、瓜蒌以通腑,引热下行;口渴加天花粉、茅根、石斛以养阴生津;如齿衄,血色淡红,龈浮齿摇而微痛者,属肝肾阴亏、虚火上浮,宜重用滋阴潜阳以止血,前方加入阿胶、龟甲、牡蛎之类;若见发热、烦躁、头痛、鼻衄、齿衄、皮肤瘀斑,为热毒内迫营血,前方合犀角地黄汤以清热解毒、凉血止血。

3) 气血亏虚

主证:齿、鼻衄血,甚或皮肤瘀斑,面色㿠白,神疲乏力,头晕,耳鸣,心悸,夜寐不宁。

舌脉:舌淡红,脉细无力。

分析:由于气血亏虚,气虚不能摄血,血无所主而妄行于外,故见齿、鼻衄血,皮肤瘀斑;血虚,而见面色㿠白、头晕、心悸;舌淡,脉细无力,均为气血亏虚之征。

治法:补气摄血。

方药:人参养营汤或归脾汤。二方均为补气益血之剂。前方有温补气血的作用,后方有健脾养心、益气补血的功能。

(3) 吐血:其出血由而胃而来,从口而出,甚则盈碗,其量甚多;若血随呕吐而出,血色紫暗,夹有食物残渣,亦称呕血。临床上吐血与呕血不易区别。吐血一证,虽属胃的疾病,但往往由于他脏的影响而导致胃络受伤,引起吐血。如《诸病源候论》说:"上焦有邪则伤诸脏,脏伤则血下入于胃,胃得血则闷满气逆,气逆故吐血也。"可见不论何种原因,直接的或间接的皆能导致胃络受伤,血从口中而出。

本证多因胃中积热,或肝郁化火,逆乘于胃,阳络损伤所致。亦有劳倦过度,脾胃受伤,气不摄血,因而吐血、便血同时出现。治疗上,以降逆、清火、凉血止血、益气摄血为大法。如《先醒斋医学广笔记》认为,治吐血有三个大法"宜行血不宜止血",行血乃使血循经络,不致瘀蓄;"宜补肝不宜伐肝",伐肝则损伤肝体,使肝愈虚而血不藏;"宜降气不宜降火",气有余便是火,故降气即所以降火。上述理论,在治疗上有一定的参考价值。

1) 胃中积热

主证:脘腹胀闷,甚则作痛,吐血鲜红或紫暗,或夹有食物残渣,口臭,便秘或大便色黑。

舌脉:舌红,苔黄腻,脉滑数。

分析:嗜酒或辛辣之物,热积伤胃,胃失和降,食不得化,故脘腹胀闷,甚则作痛;热伤胃络则吐血鲜红,或瘀结而色紫暗;胃中饮食不化,随呕吐而出,故夹有食物残渣;大便秘结,为胃热耗津;若脉络受损,则血随大便而下,色黑如柏油样;舌红,苔黄腻,脉滑数,均为胃有积热、灼伤阴血之征。

治法:清胃泻火,化瘀止血。

方药:泻心汤合十灰散加减。前方用大黄、黄连、黄芩苦寒泻火,后方用茜草、侧柏叶、牡丹皮、大蓟、小蓟等凉血止血,兼能化瘀。方中,大黄为治胃有实热而吐血的要药。《血证论》说:"大黄一味,能推陈致新……,既速下降之势,又无遗留之邪。"

如吐血不止。服苦寒药未能见效时,为虚火上逆,可用侧柏叶汤加减,以降逆止血。此方寒温同用,止血化瘀,引火下行,合十灰散用之,效力更佳。

2)肝火犯胃

主证:吐血鲜红或带紫,口苦胁痛。善怒,寐少梦多,烦躁不宁。

舌脉:舌质红绛,脉象弦数。

分析:暴怒伤肝,肝火犯胃,胃络受伤则吐血;肝胆之火上逆,故口苦,胁痛,善怒;热扰心神,故出现心烦不宁,多梦少寐;舌质红绛,脉弦数,为肝火上逆、阴液亏耗之象。

治法:泻肝火,清胃热为主。

方药:龙胆泻肝汤加减。本方龙胆泻肝胆之实热,合黄芩、栀子苦寒泻火,牡丹皮、生地黄凉血止血,可加入白茅根、藕节等。如吐血不止者,加花蕊石或参三七以化瘀止血。

如暴吐血,血出甚多,宜清热凉血,可用犀角地黄汤,并以参三七研末调服;若血出过多而见脱象,见面色苍白、四肢厥冷、汗出、脉微等,急服独参汤以益气固脱。在吐血时,应使患者情绪安宁,静卧少动,以防病情加重。

本证除药物治疗外,必须饮食适宜,防止暴饮暴食,忌辛辣刺激之品,宜食容易消化之物,并要注意精神因素及生活起居的适当调节。

(4)便血:凡血从大便而下,在大便前后下血,或单纯下血者,统称为便血。《金匮要略》有远血、近血之分。《景岳全书》指出:"血在便后者,其来远,远者或在小肠,或在于胃。"又说:"血在便前者,其来近,近者或在广肠,或在肛门。"后来者又以血色之清浊,而立肠风、脏毒之名。如《证治要诀》说:"血清而色鲜者为肠风,血浊而暗者为脏毒。"也有认为,大便色黑或紫暗为远血,而便血鲜红为近血。其中包括痔在内,应详细检查。

本证多因脾不能统摄,或湿热下注大肠,损伤阴络所致,治疗以益气补脾、清化湿热为主要方法。

1)脾胃虚寒

主证:便血紫暗,甚则黑色,腹痛隐隐,喜热饮,神疲懒言,便溏,面色不华。

舌脉:舌质淡,脉细。

分析:脾胃虚寒,中气不足,脾不统血,而血溢于肠内则便血,其色紫暗,甚则色黑;气虚有寒,故腹部隐痛,喜热饮,面色无华,神疲懒言,便溏;舌淡脉细,均为脾阳虚弱、气血不足之象。

治法:健脾温中。

方药:黄土汤加减。方中灶心土、白术、附子温阳健脾,阿胶、地黄养血滋阴,黄芩苦寒坚阴而起反佐作用,甘草和中。可加入地榆、槐花止血,炮姜以温阳止血。若下血日久未止,怯寒神疲,或肛门下坠,舌质淡红,脉细弱者,为气虚下陷,可用补中益气汤以补气升阳,或归脾汤以引血归经。

2) 湿热蕴蒸

主证:下血鲜红,或先血后便,大便不畅。

舌脉:舌苔黄腻,脉象濡数。

分析:由于饮酒嗜辛,胃肠蕴积湿热,下注大肠。灼伤阴络,故血色鲜红,先血后便;气机失和,传导失常,故大便不畅;口苦,苔黄腻,脉濡数,是湿热蕴蒸之象。

治法:化湿和营,清热止血。

方药:赤小豆当归散合地榆散加减。方中黄芩、黄连、栀子以清热,茯苓、赤小豆以利湿解毒,地榆、茜草、当归以止血养血。全方具有化湿和营、清热止血的作用。

若血下如溅,舌红脉数,亦称肠风,其实多属痔血,用槐花散与地榆散同用,有凉血止血之功;若血下污浊,亦称脏毒,属于肠中湿热伤于血分,可用地榆散加苍术、黄柏,或用脏连丸吞服为助;如便血过久,营阴已亏,湿热未清,可用驻车丸以和营清热,虚实兼顾。

(5) 尿血:指小便中混有血液,或伴有血块夹杂而下,多无疼痛之象,不若血淋之点滴涩痛、其痛难忍。故一般以痛为血淋,不痛为尿血。

尿血多因热蓄肾与膀胱,但心肝之火亦能下移膀胱,损伤脉络,致营血妄行而尿血,或因脾肾两虚,固摄无力,以致尿血。临床上有虚实之分,实者多属暴起,尿血鲜红,一般有尿道热涩感觉;虚者多属病久不愈,尿血淡红而无热涩之感。在治疗上,以清泻火、滋阴凉血、补益脾肾为主要方法。

1) 火旺阴亏

主证:小便短赤带血,目眩耳鸣,腰腿酸软。

舌脉:舌质红,脉细数。

分析:下焦有热,肾与膀胱为热熏灼,脉络受伤,故小便短赤带血;血去阴伤,阴虚阳浮,上扰清窍,故目眩耳鸣;肾主骨,腰为肾之府,肾虚则腰腿酸软;舌红,脉细数,为阴虚火旺之象。

治法:滋阴清火,凉血止血。

方药:知柏八味丸合小蓟饮子加减。前方为滋阴降火之剂,后方有凉血滋阴、清利膀胱的作用。如耗伤肾阴,阴虚火旺者,并用大补阴丸吞服,滋阴清火,兼有止血作用。

2) 脾肾两亏

主证:小便频数带血,其色淡红,饮食减少,精神倦怠,面色萎黄,腰脊酸痛,头痛耳鸣。

舌脉:舌质淡,脉虚弱。

分析:由于劳倦伤及脾肾二脏,脾虚不能统血,肾虚固摄无力,故小便频数;血色淡红,脾不健运,气血不足,故面色萎黄,食少困倦;肾脏精血不足,故腰脊酸痛,头晕耳鸣;舌质淡,脉虚弱,均为脾肾虚弱之象。

治法:健脾益气,补肾固摄。

方药:补中益气汤合无比山药丸加减。前方补肾以固摄血,后方补肾以固摄。如日久尿血不止,可加牡蛎、龙骨、金樱子之类。

本篇讨论了血证中的咳血、衄血、吐血、便血、尿血 5 种病证,名虽各异,总由于血不循经而妄行,阳络伤则血外溢,阴络伤则血内溢。出血过多,大多色泽不荣,故《灵枢》说"血脱者色白,天然不泽",故面色㿠白者多为亡血。亡血之人,因血去过多,则气无所附,而元气亦虚,其脉多芤,失血之脉,总以细弱和缓者为易治,数大弦急者为难治。

(四)草药单方

1. 咳血蒲黄炭 100g,每服 9g,冷开水送服。

2. 吐血大蓟 50g,水煎服。每日 1 剂,或鲜大蓟 1 斤,捣烂。用白布包好,榨取药汁,加白糖适量,冷开水送服。轻者 1 剂,重者数剂,孕妇忌用。据各地报道,本品对吐血、衄血、尿血、便血九窍出血均可适用。

3. 衄血莲藕根 150g,加水煎,每日 3 次内服。

4. 便血苎麻根 50g,水煎加盐少许,内服。

5. 尿血茅草根 100g,水煎服,每日 3 次。连服 2~3 天,或墨旱莲 9g,水煎,空腹服。

(五)病例举例

案 1

葛某,女,29 岁。经月呛咳,自非外感;因频咳损伤阳络,痰带血出;脉弦细而数,可知肝火犯肺,肺络伤而咳血;如呛咳不愈,则咯血不止。当轻清以和上焦,兼用平肝降火之法,肺气得清,病患可却。

桑叶皮各 9g,地骨皮 9g,生甘草 3g,川贝母 1.5g,蒸百部 9g,丹参 9g,黄芩 9g,黛蛤散 12g(包煎)。

按:本例属于燥热咳嗽引起咯血,宜用润肺之法。但因日久不愈,肺失清肃,肝火上扰,故脉弦细而数。必须加入平肝降火,如黄芩、黛蛤散之类,使火降而咳渐愈,肺气得清,则咳血可止。服药后病情减轻,还须继续治疗,以防复发。

案 2

金某,女,24 岁。初诊:齿虽属肾,而齿龈属胃。胃火内炽,故齿龈肿痛,衄血鲜红,多日未止,口干喜饮,头胀便秘,脉来弦滑,舌苔薄黄而燥。为阳明气火有余、少阴真水不足。玉女煎合调胃承气法。

生石膏 50g(杵,先煎),知母 9g,大熟地 24g,盐水炒怀牛膝 6g,生锦纹 6g,麦冬 12g,生甘草 3g,鲜茅根 50g,墨旱莲 8 钱,淡子芩 6g,茜草 12g,芒硝粉 6g(冲)。

复诊:大便已下,衄止,齿龈肿痛亦瘥。头胀虽减,口干舌燥如故,苔薄黄,脉滑数。再拟滋阴清热。原方去大黄、芒硝粉、黄芩、茅根、墨旱莲、牛膝、茜草,加鲜石斛 12g(劈,先煎),甘菊 6g,玄参 9g,天花粉 9g,鲜竹茹 9g。

按:本例为阳明热炽而引起的齿衄,方用玉女煎。以石膏、知母清泄胃火,熟地黄、麦冬养阴滋肾,合调胃承气导热下行。服后便通火降,衄止肿消。

案 3

陈某,男,40 岁。初诊:便下紫褐,已近匝月,形寒畏冷,脘部隐痛,得温则减,胃纳欠佳,面色少华,脉来细,舌苔白薄。此属远血,病在肝脾,肝虚不能藏血,脾虚不能统血,藏统失司,血不归经,溢于下则为便血。治仿《金匮》黄土汤法。

灶心土 15g(包煎),炒白术 7.5g,炒白芍 12g,淡子芩 1.5g,炒阿胶珠 9g,槐米炭 9g,大熟地炭 15g,炮姜 1.5g,炙黑甘草 1.5g,地榆炭 9g,仙鹤草 15g。

二诊:前用黄土汤加味,脘痛已止,而便色仍然紫黑,精神委顿,脉来较前有神,苔白薄。脾虚夹寒,阴阳不相为守,病已日久,药力一时难达,仍守原法出入。原方去黄芩、仙鹤草,加当归 9g,墨旱莲 15g。

三诊:大便转黄,而胃纳依然不佳,形寒怯冷如故,脘腹不时隐痛,头昏,四肢乏力,脉象弦细,阴络之血虽止,而留瘀未尽。原方去灶心土、地榆炭、槐米炭、当归、白芍,加蒲黄炭 9g(包煎),茯苓 9g,陈皮 1.5g。

按:景岳云"脾胃气虚,大便下血者,其血不甚鲜红,或紫或黑",即《金匮》所谓之远血。肝脾为病,血不归经,下渗大肠,则成便血。肝虚宜柔和,脾虚宜温运,初诊用黄土汤加味,意即在此。综合方意,乃温清兼施,气血双顾。二诊:血未尽止,正如方案所云"病已日久,药力一时难达",故仍以原法踵步。三诊:血止留瘀未净,又加蒲黄炭一味,止中有行,意在一药两用。

案 4

谭某,男,68 岁。素有咳嗽,最近复发,咳而气急,发作 2 天之后,未经治疗而自止。继则少腹胀满疼痛,尿意急迫,夜间尤甚,有 10 余次,淋漓不尽,溺出全血,且多为紫黑瘀块,但尿痛不甚,腰酸乏力,每次小便后少腹胀满疼痛之势得暂时缓解。平素嗜酒,除间有咳嗽外,无其他明显疾病。脉象滑数,舌质淡红,苔垢腻而黄。由于长期大量饮酒,湿热蕴积,脏腑脉络受伤,络破血溢,下注膀胱,故少腹急满疼痛而尿出全血。宗《金匮》"热在下焦者则尿血",论治以清热利湿为主。

小蓟 12g,炒蒲黄 9g(包煎),藕节炭 3 枚,木通 3g,猪苓、赤苓各 9g,六一散 12g(包),泽泻 9g,乌药 9g,萹蓄 12g,琥珀粉 1.5g(分吞)。

服药 2 剂后,自觉尿血减轻,尿痛、腰酸相应好转。小便化验结果,红细胞(++++)。舌苔如前,脉弦滑数。湿热蕴结于营分。改用凉血祛瘀为治。前方蒲黄、藕节改生用,去猪赤苓、泽泻、六一散、乌药等药,加生山栀子 9g,黄柏 6g,牡丹皮 6g,石韦 9g。

此方连服 7 剂后,小便畅利,已呈淡黄色,舌苔黄腻渐化,脉弦数渐和,小便化验红细胞 5~6 个。继续用前方。10 天以后,来诊治外感咳嗽,据述上次治疗后,偶有小便淋痛,但尿血并无发作之象,精神感到愉快。

按:第 1 方蒲黄、藕节之止血,炒炭用,效果不显,以后改为生用,临床症状与实验室检查均有明改变。因此体会到,蒲黄、藕节等凉血化瘀药均以生用为宜。就临床所见,除上例纯属湿热蕴积以外,多见肾阴亏耗,湿热下注,为实少虚多之证。舌质偏红,脉形细弱,应用知柏地黄为主加入凉血止血之药,如小蓟、蒲黄、藕节,侧柏叶之类,多能见效。

(六)文献摘录

《灵枢·百病始生》:"阳络伤则血外溢,血外溢则衄血;阴络伤则血内溢,血内溢则后血。"

《金匮·吐衄下血》:"吐血不止者,柏叶汤主之。""下血,先便后血,此远血也,黄土汤主之。""下血,先血后便,此近血也,赤小豆当归散主之。""心气不足,吐血、衄血,泻心汤主之。"

《景岳全书·吐血证治》:"凡治血证,须知其要。而血动之由惟火与气耳。故察火者,但察其有火无火;察气者,但察其气虚气实。知此四者,而得其所以,则治血之法无余义矣。"

痰　证

痰证是指由于体内分泌一种黏液性有害物质(即痰)阻碍脏腑功能正常活动而产生的各种病证。痰的产生原因很多,一般由于水谷运化失常,水湿凝聚而成。临床有外痰与内痰之分。外痰即有形之痰,咳吐可见;内痰即无形之痰,从症状测知。本篇所论述的内容,是临床常见的几种痰证,外痰与内痰均有。

痰之为病,临床一般分热痰、寒痰、湿痰、风痰、郁痰、食痰、顽痰、虚痰等痰。痰证发生与肺、脾、肾、关系最为密切。正如《医学入门》所说:"痰原于肾,动于脾,客于肺。"

至于治痰之法,当察其禀赋厚薄、病邪浅深,然后决定治法,是先攻后补,还是攻补兼施,不可见痰之证,不辨虚实,一味攻逐,以免伤及正气。

现代医学中的急慢性支气管炎、咳喘、咽喉炎、食管炎、耳源性眩晕、脑血管病后遗症、神经症、精种分裂症、甲状腺肿大等病,均可参考本证治方法。

(一)病因病理

痰是病理变化的产物,《景岳全书》云:"痰即人之津液,无非水谷之所化,此痰亦既化之物,而非不化之属也,但化得其正,则形体强,营卫充;而痰涎本皆血气,若化失其正,则脏腑病,津液败,而血气即成痰涎。"痰、饮同类,所不同者,痰较稠黏,饮较清稀,故有稠为痰、清稀为饮之说。它的产生与肺、脾、肾三脏关系至为密切。因肺主治节,脾主运化,肾主开阖,在正常情况下,水谷精微通过三焦之气化,或化为津,或化为血,以营养全身;无用之物变为汗,或变为气,或变为溺,而排出体外,所以无痰之生。如果人体为外邪内侵,或七情所伤,饮食劳倦,生活失宜等外在因素导致三焦气化不利,肺、脾、肾三脏失去正常的生化输布功能,水谷不化精微,先化为饮,渐聚成痰,便可发为各种病症。正如《圣济总录》中说:"三焦者,水谷之道路,气之所终始也,……若三焦气塞,脉道壅闭,则水饮停积,不得宣行,聚成痰饮。"李用粹在《证治汇补》一书中对痰的发生原因谈得更为详细,他说:"人之气道,贵乎清顺,则津液流通,何痰之有?若外为风、暑、燥、湿之侵,内为惊、怒、忧、思之扰,饮食劳倦,酒色无节,营卫不清,气血浊败,熏蒸津液,痰乃生焉。"说明了痰证的产生,是其内因、外因相合而成。

综上所述,痰证发生有以下几种原因。

1. 脾失健运　外受湿邪,或饮食不节,或思虑劳倦,中焦脾胃受伤,运化无权,水湿内停,凝聚而成痰湿。痰湿亦有虚实之分。痰湿蕴郁,可以寒化,也可热化。寒化之痰即寒痰,近似痰饮;热化之痰即热痰,或为火痰,热与火只是程度轻重而已;热痰、火痰伤津可为燥痰;若痰为伤食所得,或因食之不当所引发者为食痰;若因肝气怫郁,而影响脾气之运化,聚湿为痰,或情志不遂,气郁化火,煎熬津液成痰,此为郁痰;若因感受风邪,痰窜经络,阻碍气血流通,而发生肢体麻木偏瘫,或痰气郁结化热生风,闭塞清窍而突然昏仆,不省人事,此为风痰;若痰浊凝结,日久不化而发生各种奇异病症,称之顽痰,或老痰。

痰之为物,随气升降,无处不到,故依所聚部位的不同,而症状亦各异。

2. 肺失宣肃 外感风寒或风湿之邪,侵袭肺卫,气失宣肃,治节无权,痰遂生焉。若因脾虚及肺,肺气不足,则痰浊壅盛,故有"脾为生痰之源,肺为贮痰之器"之说。若肾亏及肺,肺阴不足,虚火煎液亦可生痰。

3. 肾精亏损 肾寄元阴元阳,主司开阖。肾阳不足,一则开阖不利,水湿上泛,聚而为痰;一则命门火衰,不能温运脾阳,水谷不化精微,亦可生湿成痰。肾阴亏耗,虚火内炽,灼津为痰。

（二）辨证论治

临床痰证涉及范围很广,辨证应根据不同病因、症状、病位,明确其主要受病的脏腑、病情的寒热虚实。如痰阻气道,肺胃之气不能通降则咳喘、咽喉梗阻;痰浊中阻,气机升降失调则眩晕,呕吐嗳膈;痰扰心神则心悸不宁,甚至精神异常;痰窜经络则肢体麻木或半身不遂等。此外,颈间瘿瘤瘰疬等病的发生,与痰也有密切关系。

关于痰的分类,方法繁多。《景岳全书》中提出,将痰分为虚实二类。其云:"痰有虚实,不可不辨……盖虚实二字,全以元气为言。凡可攻者便是实痰,不可攻者便是虚痰,……但察其形气、病气,尽属有余者,即实痰也……但察其形气、病气,本无有余者,皆虚痰也。"这对痰证的辨证有一定帮助,临床上以本虚标实较多,为其特点。

痰证的治疗,应按"热痰则清之,湿痰则燥之,风痰则散之,郁痰则开之,顽痰则软之,食痰则消之,在胸膈吐之,在肠胃则下之"及"肺虚有痰者,宜保肺以滋其津液;脾虚有痰者,宜培脾以化其痰涎;肾虚有痰者,宜补肾以引其归藏"为原则。

现将内科有关的痰证分述如下。

1. 实痰

（1）痰浊壅肺

主证:咳嗽喘促,胸闷痰多,痰或白或黄,或稀或稠。

舌脉:舌苔白,脉滑。

分析:肺主宣肃,痰浊壅盛,上渍于肺,气机不利而上逆,咳嗽喘促,胸闷痰多;有痰则脉滑苔白。痰有寒化、热化之势。寒痰则痰白而稀,热痰则痰稠色黄。

治法:祛痰肃肺。

方药:以苏杏汤为主。方中二陈汤加苏子和胃化痰,紫苏梗、厚朴、枳壳理气化湿,前胡、杏仁宣肺止咳。痰浊得化,肺得宣肃则咳喘自平。寒痰为主时可合三子养亲汤增强温化之力,热痰为著时可加黄芩、瓜蒌仁、桑白皮、鱼腥草以清肺化痰。

（2）痰阻中焦

主证:胃脘堵闷,嘈杂不饥,呕吐恶心,头目眩晕,肢体沉重,腑行不畅,或腹泻肠鸣。

舌脉:舌苔白腻,脉濡滑。

分析:中焦脾胃为气机升降之枢,痰浊壅滞,清气不升,浊气不降,故胃脘堵闷,嘈杂不饥;浊气上逆,则头目眩晕,呕吐恶心,腑行不畅;若清气下陷,则腹泻肠鸣;痰浊困脾,气不宣达,故肢体沉重;舌苔白腻,脉濡滑,为痰困脾之象。

治法:和胃化痰。

方药:以二陈汤加味。方中半夏化痰降浊,陈皮理气和胃,茯苓理脾化湿,生姜、甘草和中理脾,使脾胃健运,气机调达,则痰浊化矣。呕吐长者,加旋覆花、紫苏梗、竹茹、赭石以降逆止呕;眩晕者,加钩藤、天麻、泽泻、白术、石决明、灵磁石以平肝镇冲;若痰浊为伤食所生,则加麦芽、神曲、焦山楂、炒莱菔子等消导之品;若痰蕴化热,则加黄连、黄芩或山栀子以清火。

(3) 痰郁互结

主证:心悸失眠,易怒善惊,癫狂,痫症,噎膈,或咽喉不利,胸脘痞闷,喜太息,或发瘿瘤瘰疬。

舌脉:舌红,苔厚腻或白或黄,脉弦滑。

分析:情志不遂,气郁化火,炼液成痰,或肝脾不和,脾不健运,痰浊内生,痰郁互结,变生诸证。痰扰神明,心神不宁,故心悸失眠,易怒伤惊,或发癫发痫;郁痰化火,蒙闭清窍,则神志逆乱而狂;痰郁互阻于咽喉,则咽喉不利,吐不出、咽不下,胸脘痞闷喜太息;郁久夹瘀,凝聚食管,则成噎膈;痰郁结于经络,则发瘿瘤、瘰疬;舌苔厚腻,脉弦滑,为痰郁互结之象;若郁痰化火,则苔黄厚而腻脉弦滑数。

治法:解郁化痰,镇心宁神。

方药:以温胆汤加郁金、旋覆花、远志、菖蒲、贝母、龙骨或龙齿、牡蛎、琥珀或朱砂等。方中半夏、竹茹、陈皮理气化痰,郁金、旋覆花、枳壳、贝母、菖蒲以解郁开窍,龙骨、龙齿、牡蛎、远志、茯神、琥珀、朱砂以镇心宁神。若为狂症,加黄连、山栀子、生铁落,或礞石滚痰丸包煎以清心豁痰;若为瘿瘰,加夏枯草、昆布、海藻以软坚散结。

(4) 风痰阻络

主证:口眼㖞斜,半身不遂,肢体麻木,或突然中风,不省人事。

舌脉:舌苔厚腻,脉弦滑。

分析:感受风邪,引动痰浊,流窜经络,气血郁滞,故口眼㖞斜,半身不遂,或肢体麻木;若痰郁化热,热极生风,风痰上壅,清窍闭塞,而发中风。

治法:祛风通络豁痰。

方药:风痰阻络者以牵正散加味为治。方中白附子、僵蚕、半夏、胆南星、橘红以祛风化痰而通络,全蝎、蜈蚣、地龙以息风解痉而通络。气血为风痰所阻,故可加鸡血藤、川芎、当归、赤芍等和血通络之品;风痰闭窍,中风昏仆,当为闭脱,治疗详参"中风证"。

2. 虚痰

(1) 肺虚痰

主证:咳喘日久,动则益甚,易汗畏寒,潮热颧红,痰黏难咯。

舌脉:舌淡红苔薄白,脉细滑而无力。

分析:肺为娇藏,邪气客肺,咳喘日久,损气耗阴,阴伤生虚火,火热灼液为痰,则为燥痰;气耗不布水湿,亦为痰,此为湿痰。燥痰质黏而不易咯出,湿痰量多而较稠。肺主皮毛而卫外,肺虚则卫外不固,而易汗,易于外感;阴伤则潮热颧红;舌淡红苔薄白,脉细滑无力,为肺虚有痰之象。

治法:补肺化痰。

方药:以补肺阿胶散合半贝丸为治。方中阿胶润肺滋阴以补肺肾,马兜铃清肺止咳化痰,杏仁宣肺润燥,牛蒡子利膈滑痰,共治肺热津伤,痰黏难咯,甚至痰中带血。甘草、糯米健脾以补肺,加贝母以散结化痰,半夏以化痰降逆。若肺气也虚者,可加沙参、玉竹、百合等气阴双补。

(2)脾虚痰盛

主证:纳呆少馨,恶心痰多,神疲乏力,面色萎黄不泽,反胃腹泻。

舌脉:舌苔腻,脉细软。

分析:脾为后天之本,主运化输布。脾气不足,水谷不化,聚湿成痰,故纳呆少馨,恶心痰多;化源不足,精微不布,故神疲乏力,面色萎黄不泽;脾气不运,清浊相混,故反胃腹泻;脾虚痰盛,故见舌苔腻,脉细软。

治法:健脾化痰。

方药:以六君子汤为主。方中四君子健脾益气以化痰湿,二陈、生姜专攻化痰和胃。还可加砂仁、豆蔻仁、菖蒲醒脾开胃,薏苡仁、山药、莲子肉理脾化痰。

(3)肾虚痰泛

主证:久病喘咳,呼吸短促,声音低微,痰不易咯出,腰膝酸软,头晕耳鸣,或腰膝冷痛,晨泄尿频。

舌脉:舌红或淡,脉弦细或沉细。

分析:久咳痰喘,暗耗真阴,或肾精过伤,阴虚火旺,灼津为痰,皆可出现肾阴亏损、痰浊不清之证。肾阴不足,则腰膝酸软,头晕耳鸣,呼吸短促,舌红,脉弦细;痰浊不清,则咳喘不宁,痰咯不爽;肾阳不足,温化无权,水泛成痰,或湿痰久踞,久咳久喘,阳气耗散,均可出现肾阳虚衰、痰湿上泛之象。肾阳虚衰则腰膝冷痛,晨泄尿频,舌质淡,脉沉细;痰湿上泛,则痰喘气促,呼多吸少,动则益甚。

治法:阴虚者当以滋阴化痰,阳虚者当以温肾化痰。

方药:滋阴化痰用金水六君煎为治。方中二陈理脾化痰,归地滋阴益肾,若肺肾两虚再以生散合治。

温痰化痰,用《金匮》肾气丸加紫石英、沉香。方中肾气丸温阳助火以化水湿,水湿化则痰自平,治痰之根本。加紫石英、沉香以纳肾定喘。

综上所述,痰证宜分虚实二类。痰之所生,缘于三焦之气化不利,本于正虚,而痰之成,停于体内,多现实证,故临床上以本虚标实为多见。治疗以标本兼顾为妥。治痰也应遵照"治病必求其本"的原则,正如《景岳全书》所说:"如因风、因火而生痰者,但治其风火,风火息而痰自清也;因虚、因实而生痰者,但治其虚实,虚实愈而痰自平也。"临证时,当细察脉症,以定虚实。若但见其痰,治以攻之,或只虑其虚,治以补之,都不够全面。若痰在膈上,大满大实,也可用吐法,中病既止。

另外,痰湿本为阴邪,治痰之药多偏温燥,故用之不当每易耗气损阴,故痰之寒热需要辨清,寒痰宜温燥,热痰宜清化。

（三）文献摘录

《圣济总录》："若三焦者，水谷之道路，气脉之所终始也。若三焦调适，气脉平均，则能宣通水液，引入于经，化而为血，灌溉周身。设三焦气塞，脉通壅闭，则水饮停滞，不得宣行。因之聚成痰饮，为病多端。"

《仁斋直指方》："风搏寒凝，暑烦湿滞，以至诸热蒸郁，啖食生冷、煎煿、腥膻咸醝、动风发气等辈，皆能致痰也。"

《医碥》："痰本吾身之津液，随气运行，气若和平，津流液布，百骸受其润泽，何致成痰为病？气失清肃，而过于热，则津液受火煎熬，转为稠浊；或气失其温和而过于寒，则津液因寒积滞，渐至凝结，斯痰成矣。故痰一也，而因寒因热其源不同。"

《医学心悟》："治痰须理脾，以痰属湿，脾土旺则能胜湿耳。"

《景岳全书》："不知痰之为病必有所以致之者，如因风因火而生痰者，但治其风火，风火息而痰自清也；因虚因实而生痰者，但治其虚实，实愈而痰自平也。""但脾家之痰则有虚有实，如湿太过者，脾之实也；土衰不能制水者，脾之虚也；若肾家之痰，则无非虚。"

张子和："凡人病痰证者有五，一曰风痰，二曰热痰，三曰湿痰，四曰酒痰，五曰食痰。如新暴风痰者，形寒饮冷，热痰者火盛制金，湿痰者停饮不化，酒痰食痰者，饮食过度也。"

王节斋："痰生于脾胃，宜实脾燥湿；又随气而升，宜顺气为先，分导次之；又气升属火，顺气在于降火。热痰则清之，湿痰则燥之，风痰则散之，郁痰则开之，顽痰则软之，食痰则消之，在上者吐之，在中者下之；又中气虚者，宜固中气以运痰，若攻之太重，则胃气虚而痰愈甚矣。"

（四）痰证医案选

1. 冠心病心绞痛（录自《蒲辅周医案》）

苏某，男，45 岁。于 1963 年 12 月 30 日初诊。

1962 年初，心前区有时闷痛，2 月至某医院检查，诊为"冠状动脉粥样硬化心脏病"，而病情逐渐加重，心前区发作性绞痛，每 2~3 天即发 1 次，绞痛时间四五分钟，伴有胸闷憋气，经常服硝酸甘油片，但只能解决发作时的难受，如饮食不节或进食不易消化的食物即诱发，形体发胖，平时吐痰多，容易头晕心跳，大小便尚正常，舌质正红，苔白腻边缘不齐，脉弦滑。由本体湿盛，湿聚为痰以致影响心气运行。治以温脾利湿，和胃涤痰，温胆汤加味。

处方：茯苓 9g，法半夏 6g，橘红 4.5g，炙甘草 3.5g，炒枳实 3g，竹茹 3g，姜南星 3g，白芥子（炒）3g，茅苍术 3g，厚朴 4.5g，生姜 3 片。14 剂，隔日 1 剂。

1964 年 1 月 24 日二诊：效果甚为明显，20 天来心痛仅发 1 次，疼痛程度亦减，发病时未再服西药，咽间痰减少，头晕依然如前，平时胸口憋闷，纳食、二便皆正常。舌正红，苔中心黄腻，脉沉弦滑。仍宜温化痰湿。原方去茅苍术，加远志 3g，九菖蒲 4g。5 剂，隔日 1 剂。

1964 年 4 月 10 日续诊：前方随证略加减 4 次，心区疼痛一直未发，偶于饮后胸脯微闷。最近消化微差一点，自觉饭后胃胀，大小便尚正常，晚间仍头晕，舌淡红，苔秽腻，脉弦缓有力。近来气候阴雨，湿热郁闭，外湿与内湿相应，故胸膈不利。治宜原法加开胸利膈，清利湿热。

处方:茯苓9g,半夏6g,橘红4.5g,炙甘草3.5g,枳实3g,竹茹3g,白芥子3g(炒),远志3g,九菖蒲8分,黄连4g(炒),薤白6g,厚朴4.5g,陈皮3g,麦芽6g,生姜2片。3剂。

1964年4月17日续诊:15号晚间心区疼痛又发作1次,最近2天一般情况尚好,饮食又转佳,二便正常,尚吐少量痰,胸膈发闷,舌红苔黄腻,脉沉弦,仍属痰湿阻滞,胸阳不畅,续宜温化痰湿。

处方:茯苓6g,清半夏6g,橘红4.5g,炙甘草3g,枳实3g(炒),竹茹4.5g,桂枝3g(去皮),白术3g,郁金6g,厚朴4.5g。5剂。

以后病情稳定,未再服,嘱其善自颐养。

2. 痰厥(录自《新中医》1975年第5期)

杨某,女,56岁,农妇。

主诉:每晚天黑时起不知人事,至次晨天亮时始渐苏醒,已发9(夜)次。

病情经过:缘于1973年5月8日下午,自觉身有冷意,便停止家务劳动,于5时许上床休息。不料在7时左右突然牙关紧闭,手脚强直,眼睛直视向上翻,口流稠涎,人事不知。经灌服多种"单方",还是一夜未醒。至次日天亮时始自复。醒后冒汗,讲话不清,但知心里难过。去当地医院治疗后,到次日下午7时又复如是发作,人事不知,同样至次晨才醒。乃抬送至某县医院求治。该院检查:眼睑轻度贫血,血压106/70mmHg。听诊心尖区可闻及2级收缩期杂音,率不快,节律整,双肺(-),肠鸣音存在,未扪及包块,麦氏点压痛(+)。胸透:心肺无特殊。但治后每晚仍照样发作,一连已发9(夜)次。于5月17日邀笔者出诊。

诊察:患者仰于床,面容憔悴,精神疲乏,神识清楚,但语声低弱而欠爽朗。自诉:发作时一点也不知道,醒后头昏沉,全身倦怠,心里不舒服,但无寒热及剧痛等症状,小便但如常,大便干结,曾隔4日才解1次。按其脉象细弦,62次/分,舌苔薄白,舌质微淡。张口验舌时,上下齿间有稠涎为蛛丝样牵拉。

据证分析,是由于痰涎为患,上扰窍则神识不清,郁遏经隧则四肢拘急强直。夜晚亦属阴,机体到夜晚以阴为主,阴与阴遇,所以至暮则痰涎壅盛而病作,早晨阳气渐复而病;左热右冷,系阴阳失调成厥的表现。本病虽与阴胜阳微有关,但痰涎实为致病之主。法宜祛痰,痰祛则正复,自无"痰厥"之患。

处方:控涎丹72粒。

服法:每日服2次,每次服12粒,淡姜汤送下。

按:上药服1次后,是夜发的症状减轻。次日继服,大便中杂下如痰涎甚多,病情续有进步。第3日(夜)未发作,第4夜虽然发1次,但症极轻微。为了祛痰务尽,再给控涎丹60粒,每日2次,每次服10粒。此药还未服完,病即告愈。至今已近2年未复发。

3. 中风

杨某,男性,53岁,工人。

患者以左侧偏瘫4天而入院。入院后查体:意识清楚,血压150/90mmHg,有中枢性面舌瘫,左上肢肌力0级,左下肢肌力2级,左半身痛觉、音震动觉弱,左侧肌张力高,左侧腱反射亢进,左侧可引出霍夫曼征及巴宾斯基征,腰穿:脑脊液无色透明,颅压 140mmHg。

西医诊断为脑血栓形成,为位于颈内动脉系统,患者有慢性胃炎的并发症。中医辨证从起病后有一天半的时间意识昏蒙思睡,左半身不遂,左半身麻木,口眼㖞斜,头晕,大便 4 日未解,痰白黏不易咯出,舌质淡红,舌苔黄厚腻,脉象弦滑,并且偏瘫侧脉大有力,拟诊为中风中腑,后转为中经,风痰上扰,痰热腑实证。治疗先拟化痰通腑,平肝息风,治标为主。

处方:生大黄 9g,芒硝 6g(分冲),全瓜蒌 50g,黄芩 9g,半夏 12g,钩藤 50g(后下),菊花 9g,竹沥 50g(分冲),生甘草 3g。

服药 2 剂后,大便已通,黄腻苔渐化,头晕稍有减轻,与此同时偏瘫也有进步,肌力左上肢由 0 级恢复至 1 级,左下肢由 2 级恢复至 3 级。以后用平肝化痰加入活血通络。

处方:钩藤 50g(后下),菊花 9g,全瓜蒌 50g,黄芩 9g,半夏 9g,陈皮 9g,赤芍 9g,红花 9g,桑枝 50g。

服 6 剂后,左上下肢肌力恢复至 4 级,有人搀扶可以下地锻炼走路,左半身麻木也明显好转。上方又服 10 剂后基本痊愈出院。出院后门诊治疗半个月,患者已能做半日工作,1个月后恢复全天上班。

按:本案例以中医中药治疗,未用血管扩张药及抗凝血药。依据中医辨证,以中焦被痰热实邪阻滞,不能升清降浊,影响气血的运行布达,对半身不遂的恢复则大为不利,参照前人用三化汤通腑泄热、除滞降痰的经验,虽属本虚标实,先以祛邪为主,疗效属满意。

瘀　　证

瘀证是指离经之血停滞于内,阻碍气血运行,发生局部肿痛为表现的一种病症。肿痛部位随瘀血所在之处而定,痛处往往固定不移,正如颜注《急就篇》所注:"瘀,积血之病也。"古代文献中有恶血、蓄血、积血、死血等的记载,都是指瘀血而言。但随着医学之发展,亦有一些临床病症,不出现局部肿痛,也认为由于瘀血引起的。瘀证形成,有外因,也有内因,如病邪所客、外力损伤、气阴亏虚等均可导致本病的发生。

中医学对于瘀证的论述。早在《黄帝内经》《伤寒论》及后世《医林改错》《血证论》等文献中就有很多记载。特别近几年来对瘀血所形成的病变,通过运用活血化瘀的临床观察及实验研究,又有了新的认识与进一步发展。关于瘀证的治疗,《黄帝内经》就有"血实宜决之"之说,这可以说是治疗瘀血的总则。即采取行血、消散、破瘀等法,达到瘀化血行的目的。当然,在临床时,我们还应当根据不同病因,适当配合理气、散寒、清热、凉血、泻火、益气、滋阴、温阳等法予以灵活应用。

活血化瘀的这一治疗法则,现在已被广泛地应用于现代医学中的各种病症,如心脑血管疾病、脉管炎、紫癜、新生儿溶血、脑炎后遗症、精神分裂症、肝脾大、肝硬化、类风湿关节炎等病,还有很多不能在此列举,不过有的病可能是在其发展的某个阶段运用。凡属以上各种疾病,均可参考本篇治瘀的辨证方法进行处理。

(一)病因病理

中医学认为,血液在血脉中"流行不止,环周不休",为气血调和、无病之象。若由于内外各种因素,血液在经脉中因其功能或形态的异常改变,均可使血行不畅,而引起瘀血证。至于瘀证与脏腑的关联,是因心主血、脾统血、肝藏血。血的运行由心所主,血的生成及统摄有赖于脾,血的收藏及调节与肝相关。所以心、脾、肝三者与瘀证的发生关系最为密切。又根据"载气者血也,而运血者气也""气行血亦行,气血亦津"及"初病在气,久病及血"等理论来看,气机阻滞亦是导致血瘀的重要因素。另外,血的流行亦要靠阴津的运载,故阴津亏耗,运载不力,也可使血行不畅,甚至凝涩不行。这些都说明了气血违和、阴津亏耗对于瘀证的产生亦有重大关系。

一般临床瘀证形成,概括为以下几个原因。

1. 外伤血脉 突受外伤,脉络受伤,局部气血运行受阻,发生肿痛或皮色紫。《黄帝内经》"人有所堕坠,恶血留内",即指外伤瘀证而言。

2. 止血不当 出血之证,治之不当,或过用寒凉,或专事止涩,则血虽止而败血凝积。妇人经血排出不畅甚至闭阻,或产后恶露不尽,瘀血内积,便成瘀证。《血证论·瘀血》说:"凡系离经之血与营养周身之血已暌绝不合……此血在身,不能加于好血,而反阻新血之化机。"

3. 精神因素 情志过极则令气病。伤于郁怒,气失条达,或过于忧虑,思则气结。"气为血帅,气行则血行,气止则血止,气凝则血凝""初病在气,久病入络",此为气滞亦可导致血瘀。

4. 感受外邪 邪气客于血脉,则血行不畅。如邪侵入血脉,寒主凝滞,使血脉凝涩成瘀。《灵枢·痈疽》云:"寒邪客于经络之中则血泣,血泣则不通。"湿邪滞留脉中,日久不化,阻碍气血运行时,或从化或从热化,留着于肌肤关节等处亦可成瘀。朱丹溪曰:"血受湿热,久必凝浊。"还有,温邪热毒入血,伤津耗血,阴液受损,运载不力,亦可使血行涩滞而生瘀证。戴麟郊曰:"时疫转里之后,瘀血最多。"

5. 久病正虚 病久缠身,耗伤正气,轻则气虚,因气为血帅,气虚则推助血液流行之能力减弱,可致血瘀,甚者阳衰,阴寒内生,血脉不温则血行涩滞也可产生瘀证。

总之,突受外伤、情志过极、感受外邪、止血不当、久病正虚等均可影响气血或血脉的正常功能,使血行不畅,甚则瘀塞不散,而产生血瘀之证。

由于瘀血停于体内,可以引起一系列病理变化。例如,瘀血不去,新血不生,而致血虚;瘀血阻络,血行不常道而外溢,造成出血;血结痰阻,郁久成积,而病癥瘕;血行不畅,水湿停留,而发生水肿。因此,临床同是瘀血引起的病变,亦当详细审证求因,选择相应的治疗措施。

(二) 辨证论治

瘀证临床表现多种多样,其中有些症状是有一定的特征。如舌质紫暗或有黑斑点;巩膜布有紫色血丝,或发红发黄;眼睑下面发青发暗,面色黧黑或有成片瘀斑,色素沉着;皮下出血,先红后紫,大小不一,或有蜘蛛痣、白斑;皮肤甲错,毛发枯黄脱落;还有,腹中摸之有块,固定不移,拒按,疼痛如刺,关节变形,疝肿,水肿,脉象出现沉涩、迟等。以上这些都是与瘀证时常伴同出现的几个症状。如果我们在临床上遇到有上面这种特征出现,并了解患者有外伤、手术、出血、胃痛、月经异常等病史时,可根据瘀证进行临床辨治。但临床也有一些瘀证,并没有以上各种特征的反映,而病程长,病情特殊,在常规治疗疗效不明显,有时也可结合辨证,采用活血化瘀的方法进行治疗,能够得到较好的效果。

现将临床常见的几种瘀证按寒、热、虚、实加以论述。

1. 邪热入血

主症:高热夜重,神昏谵语,皮肤发斑,其色紫暗,甚则衄血,

舌脉:舌质红绛而干,舌光无苔,脉沉细数。

分析:营为血之浅,血为营之深。邪热深入营血,伤津耗血,血行不畅,甚至壅塞,故高热夜重,皮肤发斑,其色紫暗;热邪迫血,血热妄行,血不循常道而外溢则衄血;热扰心神,故神昏谵语;脉数主热,沉细主里,舌质红绛而干,舌光无苔,亦为热恋营血、阴津耗损之象。

治法:清热解毒,凉血化瘀。

方药:犀角地黄汤合牛黄丸。方中犀角清热解毒(可用广犀角或水牛角代),牡丹皮、生地黄、赤芍凉血散血,甚则加紫草、丹参。牛黄丸以清心开窍。

若热与血结,蓄于下焦,而见神乱如狂,少腹坚满疼痛,小便自利,脉沉实者,上方加大黄、桃仁、当归、赤芍,以清热逐瘀,瘀行热祛则神清身和。

2. 寒客血脉

主证:周身或局部疼痛,状若针刺,固定不移,甚则皮色紫暗不泽,拒按得温稍减,女子痛经,男子疝痛。

舌脉:舌质紫暗,脉多沉涩。

分析:寒主凝滞,寒邪客于经络,则血涩不通,不通则痛,故轻则局部甚则周身作痛,状若针刺,固定不移而拒按,皮色紫暗;"温则消而去之",因之痛得温稍减;若寒客胞宫,血寒而行涩,故女子病痛经;若寒邪入肝络,则络脉收引而发生疝痛;舌质紫暗,脉沉涩,为血脉因寒邪所客而不畅之象。

治法:温经通络。

方药:当归四逆汤化裁。方中桂枝、细辛温经散寒,当归、赤芍、紫草养血通脉,甘草、大枣温养脾气,以助推动气血运行之力。若寒邪盛,可加川乌、草乌以散寒;若瘀甚则加鸡血藤、穿山甲、王不留行、蜂房以化瘀络;若表虚不固者,用黄芪桂枝五物汤加味为治;若血寒痛经,则用温经汤化裁以温经逐瘀;若为寒疝,则治以暖肝散寒,用天台乌药散加肉桂、延胡索、桃仁为治。

3. 气滞血瘀由于气血郁滞的部位不同,临床表现亦有差异,治疗当有所分别。

(1) 瘀在头面

主证:头发脱落,目痛,白珠赤,耳聋年久,失语不寐,乱梦,眩晕,健忘神志异常或癫痫。

舌脉:舌暗。

分析:跌仆、中风或精神过用,血瘀头面,诸窍不荣,故头发脱落,目痛白珠赤,耳聋舌暗。血流不畅,脑海不充故不寐乱梦,眩晕健忘。

治法:活血化瘀通窍。

方药:以通窍活血汤为治。方中赤芍、川芎、桃仁、红花活血化瘀,葱白、麝香通阳开窍,姜、枣和中。

(2)瘀行胸胁

主证:胸胁刺痛,憋闷不舒,心悸心乱,急躁善怒,呃逆干呕。

舌脉:舌暗或有瘀斑,脉弦。

分析:胸胁为肝络所布,肝气结入络,气络不和,则胸胁刺痛;气机失宣,则引起憋闷时常叹息;肝郁化火,出现急躁善怒;血不养心,神志不宁,故心悸心乱;肝气犯胃,胃气上逆,则呃逆干呕;舌边尖发暗,脉弦,均属瘀阻之象。

治法:疏肝解郁,活血化瘀。

方药:以血府逐瘀汤为主。此方为四逆散与桃红四物加味而成,方中以四逆散疏肝解郁,桃红四物养血活血,配以桔梗、牛膝取其有升有降之意,气血升降调和则瘀血自消。若单以左胸或心前区刺痛,为瘀阻心络,可以去四逆散而用桃红四物汤化裁为治,或服冠心片、冠心苏合丸、宽胸丸等;若兼胸阳不振,阴寒内乘,可加桂枝、薤白、瓜蒌以通阳开胸、散结止痛。

(3)瘀结于腹

主证:腹中积块,疼痛拒按,固定不移,卧则腹坠,泄泻。

分析:腹中属脾,肝络两胁。肝脾失和,气血瘀结于腹,久积成形,故在季肋之下或在腹中触有包块,痛处不移而拒按;血水互结,水湿停留,有时产生腹水;积块或腹水随体位而动,卧则腹坠,脾气不运,清浊不分,则泄泻。

治法:消瘀散结。

方药:以膈下逐瘀汤为主。方中桃仁四物去生地黄,加牡丹皮以散结;五灵脂、延胡索、香附,既理气又和血;枳壳疏肝理气,重在胸胁;乌药,温中行气,偏于脘腹;甘草以和诸药。积块坚久而身体尚可者,加三棱、莪术以散血消积;腹水多者,加抽葫芦、水红花子、车前子、泽兰化瘀利水。

(4)瘀在少腹

主证:少腹胀满或疼痛,或有积块,癃闭,或女子月经不调,赤白带下。

舌脉:舌暗苔薄,脉沉细。

分析:少腹为肝肾所主。肝肾亏虚,冲任失调,气血乖违,则少腹胀满,或疼痛,或积块;女子以血为主,气血不调则月经为病,赤白带下;气化不利,发生癃闭或淋浊;舌暗,脉沉细,为血瘀之象。

治法:温阳化瘀。

方药:以少腹逐瘀汤为主。方中当归、赤芍、川芎以养血活血,五灵脂、蒲黄、延胡索、没药以理气活血,下焦不足易生内寒,故取茴香、干姜、肉桂温阳以助血行。

(5)瘀阻经络

主证:肢体疼痛或麻木或颤抖,半身不遂,手足不温或青紫。

舌脉:舌紫,脉细涩。

分析:经络为气血流行通道,血瘀则络道不通,四肢百骸皆失其养而不用,所以或见麻木,或见疼痛,或见颤抖,甚则半身偏枯;气血不达四肢,故手足发凉,面色青紫;舌紫暗,脉细涩,为血瘀阻之征。

治法:活血通络。

方药:以桃红四物汤化裁。方以桃红四物养血活血,加鸡血藤养血通脉,地龙以解痉缓急,姜黄通痹止痛,牛膝益肾强筋,路路通以活络。若兼痰阻则加化痰之品,效果更显。

(6)血瘀正衰:临床上有因瘀致虚,亦有因虚致瘀的。血在脉中运行,要靠气之推动、阴津所载、阳气之温,故气滞、阴亏、阳衰均可发生瘀血之症。

1)气虚血瘀

主证:心中隐痛,心慌气短,纳少乏力,颜面微浮,腹中胀满作痛,或有积块、偏瘫。

舌脉:舌微紫,或有紫斑,苔薄,脉细缓而涩。

分析:"气为血帅",气虚则无力推动血液运行,而致血瘀。心气则心慌气短,活动时益甚;心血不畅,故心痛隐隐;脾气虚则纳少乏力,腹中胀痛,颜面水肿;血积于胁下或腹中,故可触及包块;肢体经络不通,则为偏瘫;舌微紫,或有紫斑,苔薄,脉细缓而涩。

治法:益气活血。

方药:以补阳还五汤为主。益气用参、芪、术、草,兼见气阴两虚者可用黄精、玉竹,化瘀用桃仁、红花、川芎、赤芍、丹参。心痛者,加郁金、香附、苏木、三七粉以活血止痛;有积块者,加三棱、莪术、牡蛎以软坚散结;水肿者,加苓、术、车前子、泽泻以健脾化湿;偏瘫者,加鸡血藤、地龙以通络。

2)阴亏血瘀

主证:胸胁、胃脘或少腹急痛,时发刺痛,头晕目眩耳鸣,四肢瘛疭。

舌脉:舌暗红,脉弦细。

分析:血之流行需阴液运载,阴液亏损,载血行不力,则血渐凝聚。肝体阴而用阳,阴亏则肝失柔养而气失条达,故胸胁、胃脘、少腹隐痛,每遇事情志不遂,则发生刺痛;阴虚阳亢,则头晕,目眩耳鸣;经脉失养,则肢体瘛疭;舌暗红,脉弦细,也是阴亏血瘀之象。

治法:育阴化瘀。

方法:以一贯煎加味为治。方中沙参、麦冬、生地黄、枸杞子育阴柔肝,川楝子理气和血,不燥不热,通络止痛。加丹参、郁金、香附、延胡索、丝瓜络等药,活血散瘀止痛之力更强。

3)阳衰血瘀

主证:腹大肢肿,按之如泥,喜暖畏寒,四肢不温,面色苍黄而暗,唇紫。

舌脉:舌淡紫或舌淡而有瘀斑,脉沉细涩。

分析:久病体虚,脾肾阳衰,阴寒内盛,血瘀水聚,故腹大肢肿,按之如泥;阳气不振,故喜暖畏寒,四肢不温;阳衰而气血凝滞,故面色苍黄而暗,唇紫,舌淡紫或舌淡而有瘀斑,脉沉细涩。

治法:温中助阳,活血化瘀。

方药:以十全大补丸加附姜为治。方中四君、黄芪、桂、附、姜温中助阳以消阴霾之气,四物养血兼活血,与助阳药同用使气血得通、寒湿得化,病有向愈之机。

若阴阳两虚而腹有积块者,可用桂枝茯苓丸化裁为治。

综上所述,瘀证表现繁多,但只要全面地搜集病史,仔细地进行检查,四诊合参,反复辨认,是可以做出正确诊断的。根据辨证施治的法则和瘀证特点及其兼证,灵活运用活血化瘀、温经通络、凉血化斑、温阳化瘀、益气活血、育阴化瘀等法均能获得满意的疗效。

（三）文献摘录

《素问·调经论》:"五脏之道,皆出于经隧,以行血气。血气不和,百病乃变化而生。"

《素问·阴阳应象大论》:"血实者宜决之,气虚者宜掣引之。"

《灵枢·经脉》:"血不流则发色不泽,故其面黑如漆柴者。"

《素问·调经论》:"血气者喜温而恶寒,寒则泣不能流,温则消而去之。"

《金匮要略》:"腹不满,其人言我满,为有瘀血。"

《金匮要略》:"病人胸满、唇萎、舌青……为有瘀血。"

《神农本草经疏》:"蓄血,俗名内伤。或积劳,或多怒,或饱后行房,或负重努力,或登高坠下,或奔逐过急,皆致蓄血。"

《医林改错》:"血寒则凝结成块,血受热则煎熬成块。"

《血证论》:"吐衄便漏,其血无不离经。凡系离经之血与营养周身之血已暌绝不合……此血在身,不能加于好血,而反阻新血之化机……世谓血块为瘀,清血非瘀,黑色为瘀,鲜血非瘀,此论不确。盖血初离经,清血也,鲜血也,然即是离经之血,虽清血、鲜血亦是瘀血。"

《血证论》:"血止之后,其离经而未吐出者,是为瘀血。既与好血不相合,反与好血不相能,或壅而成热,或变而为痨,或结癥,或刺痛,日久变证,未可预料。必亟为消除,以免后来诸患。"

《医碥》:"凡血妄行瘀蓄,必用桃仁、大黄行血破瘀之剂。盖瘀败之血,势无复返于经之理,不去则留蓄为患,故不问人之虚实强弱,必去无疑。虚弱者加入补药可也。"

戴麟郊:"时疫转里之后,瘀血最多。"

《仁斋直指方》:"气为血帅,气行则血行,气止则血止,气滑则血滑,气塞则血凝,气有一息之不通,则血有一息之不行。"

（四）瘀证医案选

1. 溃疡病（《新医药学杂志》,1977 年第 10 期）

郭某,男,38 岁。因胃脘刺痛反复发作就诊。

该患者胃病已 4 年余,经钡餐透视诊断为"十二指肠球部溃疡"。刻下:空腹作痛,状若针刺,痛处固定不移而拒按,烧心,反酸,黑便,舌质微红,苔薄黄腻,脉弦细。症属气滞血瘀、郁久化火且有伤络之证。故用"瘀痛 2 号方"加减。

处方:炙刺猬皮、九香虫、佛手、延胡索粉(冲)、甘草各 1.5g,马尾连 6g,白芍、川楝子、香橼皮各 9g,煅瓦楞子 12g,吴茱萸 2.5g。

服 6 剂后,胃病大减,吐酸已止,唯仍胀倒饱,食欲差,前方去芍、连、萸,加枳壳、砂仁、香附、大腹皮等药行气宽中、开胃醒脾。

又服 3 剂,胃脘痛胀基本消失,食欲增加。1 个月后,因饮酒病情反复来诊,仍按前法治疗,亦取得同样效果。

2. 急性心肌梗死频发心绞痛治验(《新医药学杂志》,1977 年 11 期)

付某,女,71 岁,家庭妇女,1976 年 4 月 10 日住院。

住院诊断:急性心肌梗死并发心律失常(完全性右束支传导阻滞)。经用低分子右旋糖酐、利尿与强心药、罂粟碱等治疗,仍心绞痛频发,4 月 20 日邀中医查房。

查:患者形体瘦,心绞痛频繁发作,痛有定处,痛时心慌,大汗出,稍有活动,如翻身、小便皆可引起心绞痛发作,苔少质暗,脉细涩。《素问·脉要精微论》说"细则气少,涩则心痛",再加上患者痛有定处,舌质暗,为气虚血瘀无疑。故用补气活血化瘀法治疗。

处方:党参、红花、生大黄、苏木各 9g,黄芪、赤芍、生地黄、生山楂各 15g,瓜蒌皮 50g,苦参 12g。每日 1 剂,水煎服。

服药后停用罂粟碱,次日疼痛偶发。服药 10 余剂,心绞痛已基本控制,适当活动后不再发作。

3. 过敏性紫癜(《新中医》,1975 年第 3 期)

丁某,男,15 岁。

以四肢紫癜伴有鼻衄、便血、关节疼痛,诊断为"过敏性紫癜"而住院治疗。经用西药能够控制症状,但停药则迅速复发,乃转中医治疗。患儿四肢紫癜,以下肢为多,对称分布,色暗红,不痒,伴有鼻衄,心烦口渴,尿黄,舌红脉数。实验室检查:血小板 14 万,出血时间 1 分钟,凝血时间 3 分钟,骨髓象无异常。

中医辨证为热毒郁结血分而发斑,按血热血瘀证治,以清热凉血、佐以化瘀法。

处方:生地黄 12g,玄参 12g,赤芍、白芍各 9g,金银花 12g,连翘 9g,红花 3g,益母草 9g,丹参 9g,牡丹皮 9g,茅根 50g。

按上方服 16 剂,紫癜全部消退,衄血亦止。予养阴益气剂调理 1 周,痊愈出院。

4. 癫痫案

刘某,男,39 岁,教师。

曾有头颅外伤史,当时曾昏迷、抽搐,清醒后有头晕头痛,近期记忆力明显减退。1 年后有癫痫发作,每月必发二三次。于 1977 年 3 月 8 日来诊。发作前先有左侧肢体麻木,1~2 分钟后左侧肢体先抖动而后痉挛样抽搐,进而漫延至四肢抽搐,此时意识丧失。醒后抽止,头痛加重。平素心烦,咯吐黄痰,脉象沉弦。治拟通窍活血为主,辅以化痰息风。

处方:丹参 15g,水蛭 9g,菖蒲 6g,葱白 5 寸,川芎 9g,赤芍 12g,川牛膝 15g,天竺黄 6g,蕲蛇 9g,胆南星 6g,生赭石 50g(先煎)。

再诊:上方加服 24 剂。于 4 月 7 日发作 1 次,程度比以前减轻,服药期间每日清晨吐出黄痰数口,大便不干,精神好转。再宗前法,拟配丸药长期服用。

处方:麝香 3g,桃仁 50g,草红花 50g,葱白 5 寸,丹参 50g,水蛭 15g,菖蒲 15g,川芎 50g,赤芍 50g,生赭石 50g,川牛膝 50g,天竺黄 50g,胆南星 50g,蕲蛇 50g,钩藤 50g,黄柏 15g,三七面 9g,延胡索面 9g,琥珀面 6g,朱砂面 3g。以上诸味共研细末,炼蜜为丸,每丸 9g 重,每服 1 丸。每日服 2~3 次。

经服丸药,第1个月仅发1次,程度减轻,尔后半年癫痫未发。

5. 治截瘫(《新中医》,1975 年第 2 期)

曾某,女,22 岁,于 1948 年冬病后发生截瘫,就诊时已卧床数月。望其两腿消瘦,自膝以下只余皮包骨头,需人推扶才能起坐,坐亦不能久,面目虚浮,月经 3 个月未行,唇舌色暗,苔白,脉细涩。乃予补阳还五汤。黄芪用 200g,家人见方,初不敢服,后试配半剂,服后翌日月经得通,始有信心,连服 10 多剂。

二诊:自觉精神较好,月经已净,腰部有力。

处方:黄芪 300g,全当归 50g,川芎 9g,赤芍 12g,桃仁 9g,红花 1.5g,地龙 9g,桂枝 9g,黑老虎 12g。

上方 10 剂后,已能自动起坐,胃纳佳,面色无虚浮,面色转红润,上半身转胖,腿肉长。照方再服 10 多剂,能下床站一会。嘱其注意锻炼学站,进而挂双拐学步。照上方加减,服药 8 个多月,经艰苦锻炼,已能扶一拐杖缓慢行进。新中国成立后参加教学工作,1953 年已能丢掉手杖跛行。

6. 性功能低下(《新中医》,1975 年第 1 期)

李某,男,40 岁,讲师。

平素身体健康,工作积极,但性功能有缺陷,不排精液,结婚 11 年无子女。曾就医多处,用温肾补阳之品无效,患者对服药已不感兴趣,失去治疗信心。后经配偶多方说服,才前来就诊。

检查患者,壮年体健,寡言寡欲,舌紫,苔薄腻,脉沉涩。肝郁者则性情每多易怒或沉默,气机不畅,气结血瘀,影响性功能。因此,用血府逐瘀汤疏肝化瘀,即"疏其血气,令其调达,而致和平"。

处方:血府逐瘀汤加紫石英、蛇床子。服 7 剂,症有好转,续服至 30 剂后即愈,第 2 年得一男孩。

7. 治疗血卟啉病(《新中医》,1976 年第 4 期)

吴某,女,40 岁,农民。

因右上腹疼痛于大队医疗站治疗 5 天无效,于 1975 年 5 月 10 日到院治疗。到院后疼痛剧烈,呕吐 3 次,呕吐物如山楂水样、咖啡色,试潜血阴性,心肺正常,肝未触及,体温正常。拟诊为胆道疾病,用盐酸氯丙嗪等对症治疗,效果不佳。于起病后第 8 天验尿卟啉阳性,用膈下逐瘀汤 3 剂,每日 1 剂。服 1 剂,病减大半,服完 3 剂,症状与体征完全消失,复查尿卟啉阴性。

第四节 讲 稿 实 录

温病的舌诊

(1979 年 9 月田德禄为中医研究院研究生班讲课提纲)

(一)舌诊的发展概况

舌诊是中医诊断学的重要组成部分,它是前人在与疾病斗争中不断认识、不断总结发展起来的。

《黄帝内经》已有察舌辨证和治疗的记载,但只限于舌焦、舌干、舌本烂、舌卷、舌转、舌强、舌痛、舌萎、舌短等舌体的观察。

《伤寒论》《金匮要略》对舌诊的观察前进了一大步。已经注意了对舌色、苔色的观察,特别是对舌苔的观察可谓是第一次提出。张石顽在《伤寒绪论》中指出:"舌苔之名,始于长沙。以其邪气结里,如有所怀,故谓之胎。"后来周学海在《形色外诊简摩》一书中才改为舌苔。其云:"一谓之苔,如地之生苔者。"

《巢氏病源》《千金方》结合临床实践,对舌与苔的观察积累了宝贵的经验,并且仅从脏腑病机来分析舌体的变化,阐明舌与脏腑相关的理论。

宋金时期虽较《黄帝内经》《伤寒论》有所发挥,各个医家也有独特心得,但无大突破。

元代,舌诊成为研究的专题。元正元年间(1341年)杜清碧得到敖氏所著《金镜录》一书,内载辨伤寒舌法12首,这可说是中医学首部舌诊专著,可惜原著已佚。在杜氏所编《敖氏伤寒金镜录》中保留了一些基本内容,列有14个舌名,共36种舌。

明清以后。验舌专书不断涌现,如申斗垣的《伤寒观舌心法》,舌诊137个。

张诞先的《伤寒舌鉴》,在《心法》基础上增为120图。

傅松元的《舌苔统志》,在杜、申、张三氏的启发下,括伤寒、温病、杂痛多种验舌法,专以舌色分门,共分枯白、淡白、淡红、正红、绛、紫、青、黑8个部分,插入其他各苔而成。

梁特岩的《舌鉴辨证》,是据蜀人王文选所刻《活人心法》中的《舌鉴》,增损为149舌,卷首冠以金舌分经图。

曹炳章的《辨舌指南》,集中西医有关论舌苔的书报杂志编辑而成。绘彩图122幅,墨图6幅,是近代研究舌诊较好的参考书。

另外,于书中特立专篇讨论舌苔并颇有发挥的,在明清两代亦有不少代表作,如张介宾《景岳全书》、陈士铎《石室秘录》、胡玉海《伤寒第一书》、张石顽《伤寒绪论》、叶天士《温热论》、石寿棠《医原》、周学海《伤寒补例》《诊家直诀》《形色外诊简摩》等。他如李梴的《医学入门》、王肯堂的《证治准绳》、吴坤安的《伤寒指掌》、何梦瑶的《医碥》、章楠的《伤寒论本旨》,所论舌苔部分都有一定参考价值。

（二）舌诊的内容

舌诊是中医学的重要诊断方法之一,它是望、闻、问、切四诊中的重要组成部分。"望而知之谓之神",通过对舌质、舌苔的观察,充实证的客观依据,有助于判断病变所在、病情属性。

舌诊包括对舌色、舌体、苔色、苔质的诊察。

1. 舌与内脏之联系　心、肝、脾、肾四脏的经脉、经别、经筋与舌有着直接联系;胃、膀胱、三焦三腑的经脉、经别、经筋也与舌直接联系,其他因肺与脾经相配、胃与大肠经相配、膀胱与小肠经相配、胆与三焦经相配,其经气可间接地通于舌。《笔花医镜》概括指出:"凡病俱见于舌。……舌尖主心,舌中主脾胃,舌边主肝胆,舌根主肾。"一般认为,舌尖候上焦,舌中候中焦,舌根候下焦,在临床上确有一定参考。

2. 苔色、苔质、舌色、舌体的属性

苔观察邪气进退

1) 苔质:薄主邪气浅,厚主邪气深;润主津存,燥主津伤。

2) 苔色:白苔:薄者主表,厚者传里;浊腻主兼湿痰秽浊,苔如积粉为邪伏募原;白砂苔主里热燥结,白霉苔为胃气衰败。

黄苔:属里、属实、属热,薄者病浅,厚者病深;润泽者津未伤,干燥者津已伤;黄厚焦燥者为阳明腑实,黄厚浊腻者为湿热交蒸。

灰苔、黑苔:有寒、热、虚、实及痰湿的区别,临床上需根据苔的润燥、舌质是否红赤及全身症状加以辨别。在温病中,一般来说,灰苔多见于黄苔转黑的过程中。两者以热盛阴伤者多,而阳虚寒盛者少。

3) 舌体:肿胀舌与舌纵,当辨阳虚与湿热;瘦瘪舌与裂纹舌,应求虚中有火、无火;舌短缩、强硬、痿软、偏歪、麻痹、颤抖,多系阴血亏虚而夹痰;弄舌、重舌、舌衄、舌痈、舌疔、舌疮、舌菌皆火,需辨何经。

4) 舌色:诊视正气盛衰。淡白属阳气不足;红绛属热,当辨虚实;紫舌红属血瘀,需分寒热虚实。

(三)温病学的舌诊

舌诊在温病诊断上具有特殊的意义。因为温病一般具有发病急、传变快、变化多的特点,古人谓之"一日三变",所以临床上除了一些症状外,像舌诊等客观指标对于判断病情极为重要。主要是看舌与苔的形状、色泽、润燥方面的变化,以区别邪之性质,区分卫气营血的证候类型,判断津液的存亡。舌苔的变化用于辨别邪之在卫在气、性质之属湿属热;而舌质的变化,尤其是其色泽的变化,则可辨别热邪是否已入营血。

历代温病学对舌诊都很重视。如吴又可首创"邪伏膜原"之说,指出邪伏膜原的标志即是"舌上苔如积粉,满布无隙",见此才能用达原饮,使邪从膜原而外达。叶天士在《温热论》中列17条专论舌诊,可见其对舌诊的重视。如他辨温邪里结阳明能下与否时指出:"亦必验之于舌。"吴鞠通在《温病条辨》中对舌诊也是充分肯定的。如上焦篇第38~41条即是从舌白、舌红而判定邪在气、在血,从而采取不同的治疗。

温病舌诊应注意以下几点:舌诊应结合临床、指导临床;只能动态观察,不应静止地、孤立地去观察;需注意光线、舌伸出姿态、饮食的影响及染苔等。

(四)《温病条辨》中的舌诊

基于温病的性质,概括而言可分为温热与湿温两大类。病邪在卫、在气时以舌苔候之,不外干与腻两种;入营血则视舌质,必现红绛之色。

如"中焦篇"第37条所述:"风温、温热、温疫、温毒、冬温之在中焦,阳明病居多;湿温之在中焦,太阴病居多;暑温则各半也。"把温病基本分为两大类。在治疗上也明显区分开来,如"中焦篇"第1条说:风温、温热、温疫、温毒、冬温传至中焦时,可用白虎、承气治之,而明确指出"暑温、湿温、温疟,不在此例"。

现将《温病条辨》一书中所列舌苔整理如下。

1. **薄白而干苔**　系温邪由卫分入气分,津液已伤,如风温、温热、温毒、温疫、冬温、秋燥初起均可见此苔。《温病条辨》中略而未谈。借伏暑一条说明之。"上焦篇"第40条说:"太阴伏暑,舌白口渴,有汗,或大汗不止者,银翘散去牛蒡、元参、芥穗,加杏仁、石膏、黄芩主之。"

2. **薄白而腻苔**　系湿邪初犯,恋于上焦。如"上焦篇"第38条说:"太阴伏暑,舌白口渴,无汗者,银翘散去牛蒡、元参,加杏仁、滑石主之。"亦有病之后期,正虚湿邪未净者。如"下焦篇"第76条说:"噤口痢,呕恶不饥,积少痛缓,形衰脉弦,舌白不渴。加味参苓白术散主之。"

3. **白滑腻苔**　系湿浊蕴积,湿温每多见此苔。"上焦篇"第43条说:"头痛恶寒,身重疼痛,舌白不渴,脉弦细而濡,面色淡黄,胸闷不饥,午后身热,状若阴虚,病难速已,名曰湿温。……三仁汤主之。"亦可分见于湿浊郁于上中下三焦。如"下焦篇"第47条之秋湿内伏、冬寒外加之喘咳,治以小青龙汤;"中焦篇"第85条之湿疟,治以厚朴草果汤;"下焦篇"第43条之湿久不治,伏足少阴之足跗浮肿,治以鹿附汤;"上焦篇"第49条之寒湿阻于经络,治以桂枝姜附汤。

4. **白腐苔**　见于"中焦篇"第49条、"下焦篇"第57条,均系寒湿久留胃肠,脾阳不振,故用理中汤加减为治。

5. **黄苔**　系温邪在气分,而未结聚。如"上焦篇"第13条、"上焦篇"第53条均为邪热客于膈中。

6. **薄黄腻苔**　系湿邪郁而化热,湿遏热蕴。"中焦篇"第38条小陷胸加枳实之水结在胸,"中焦篇"第41条三石汤之暑温蔓延三焦,"中焦篇"第60条三加减正气散之秽湿着里,"中焦篇"第63条黄芩滑石汤之湿热胶着于表里均是。

7. **老黄苔**　为苔黄而干,苍老干裂,甚则起芒刺。系热踞阳明,津液耗伤。如"中焦篇"第1条、"中焦篇"第4条承气汤之阳明温病等,"中焦篇"第20条清营汤之阳明温病在血分,"下焦篇"第7条复脉汤之温热病汗下后神倦欲眠。

8. **黄腻苔**　系湿热并重,湿聚热蒸,极易化热而成黄燥苔。"中焦篇"第20条有述。

9. **灰苔**　有三个来源:一是白滑苔演变而来,多系寒湿,如"中焦篇"第46、47、48条所述足太阴寒湿;二是黄腻苔变化而成,多系湿热,如"中焦篇"第42条杏仁滑石汤之暑温伏暑,"中焦篇"第65条宣痹汤之湿痹,"中焦篇"第91条滑石藿香汤之滞下;三是黄苔所化,系燥热久羁,阴津耗损,如"下焦篇"第37条暑邪深入厥阴之证治。

10. **黑苔**　系温热之邪结于阳明。"中焦篇"第1、15条均是。

11. **红舌**　系温邪深入营分。"上焦篇"第30、39、41、53条,"下焦篇"第7条均是。

12. **绛苔**　亦系热在营血,消烁阴液。"上焦篇"第15条,"中焦篇"第20、41条,"下焦篇"第16、23条所述。

13. **淡舌**　系气血虚衰,阳气不足。如"上焦篇"第49条寒湿伤阳,"下焦篇"第34条温病后体虚;"下焦篇"第61条少阴三疟,久而不愈。

14. **舌强、舌謇**　两者本同,均系舌动僵硬不灵,"上焦篇"第17条为邪入心包,"中焦篇"第46条为寒湿阻于脾窍,"下焦篇"第2条为温病误表,津液被劫。

15. **舌短** "中焦篇"第 17 条系阳明温病,下之不通,邪热蒙闭心包;"下焦篇"第 18 条系痉厥而手少阴证未罢者。先与牛黄、紫雪辈,开窍搜邪,再与复脉汤存阴。

《温病条辨》作为温病学专著,是应该肯定的。但就舌诊而论,则欠细腻,经后世医家补充才日臻完善。

第五章 科研集萃

第一节 "七五"攻关课题

一、董建华教授胃痛证治电脑专家系统

医理设计:田德禄　江扬清　赵志付　麻仲学　杨晋翔　戴昭宇

程序设计:赵贺增

北京中医学院(现北京中医药大学)董建华教授是国内外知名的中医内科专家,现任中华中医药学会内科学分会主任委员,中华中医药学会常务理事,在五十多年的医疗实践中,积累了丰富的临床经验,尤其擅长脾胃病和温热病的治疗,并将仲景学说及明清以来形成的温病学说运用于内伤杂病之中,形成了独特的学术思想。

董建华教授论治胃脘痛,认为病位主要在胃,与肝脾有密切关系。

胃为阳土,主受纳,腐熟水谷,喜润恶燥,以和降为顺,为多气多血之府,所以无论外感六淫或内伤饮食,胃府受伤,初则气机壅滞,继则上逆为患,再则化火致瘀,伤阴,甚则动血;肝为刚脏,体阴而用阳,性喜疏泄条达,若情志不遂,肝气郁结,横逆犯胃而致肝胃不和,也可导致气机郁结,此种气滞与上述气滞实属两途,证治亦异,胃府自病或肝胃同病,多为实证。胃病日久,每致脾病,脾为阴土,主运化,输布水谷精微,喜燥恶湿,以升运为健,所以由胃及脾或脾气虚弱,或中气下陷,或脾阳不振,导致胃失通降均为虚证。脾胃同病,又多虚实夹杂,寒热互见。治疗上始终以通降为主旨,气滞者,理气使之通;血瘀者,活血使之通;火热痰湿,则清火泄热、祛痰除湿使之通;阳虚者,温阳使之通;阴虚者,滋阴使之通。董建华教授论治胃脘痛已经形成了完整的理论体系,对中医学术的发展有着重要贡献。

专家系统就是要尊重专家学术思想以及对某一病证的辨证论治规律,突出其有别于他人的思路,加以整理、归纳,并向计算机输入,才能较好地反映专家的治病特点和本来面貌。

我们将董建华教授诊治胃痛的经验输入计算机,并采用人机对话的方式,使电脑准确模拟董建华教授临床辨证的思维过程,为患者诊病、处方。

董建华教授在胃痛的诊治中,注意抓主证的特点,同时注意结合兼证,以及舌象、脉象

进行辨证,因此,比较全面而准确。在此基础上,我们整理出 37 个常见主症及若干个兼证、舌象、脉象,从而组合成上千个证型和相应的处方,基本上能符合董老诊治胃痛的经验。

董建华教授根据胃痛的生理、病理,对胃痛的发展过程,扼要地分为气滞、血瘀与虚证三种证型进行论治,并本着郁结表解之、瘀积者行之、湿阻者化之、虚损者补之的原则,采取理气、化瘀、和胃运脾为主的治法,制订了胀痛方、瘀痛方、虚痛方等以通降胃气为主的治疗方剂,广泛地运用于临床。

(一) **气滞型胃痛证治**

此型又分在胃,在肝,而以在胃为主,治用香苏饮加减。

胀痛方:苏梗、香附、橘皮、枳壳、大腹皮、香橼皮、佛手。

症见肝胃不和者,治疗宜佐以疏肝,加用柴胡、青皮、郁金。

顽固脘腹胀满,反复不愈,可配合鸡金散(鸡内金、砂仁、香橼皮等量研粉,每服 3g,一日 2 次)。

(二) **血瘀型胃痛证治**

瘀痛 1 号方:川楝子、延胡索、香附、陈皮、枳壳、大腹皮。适用于治疗胃脘部又痛又胀的血瘀轻型胃痛。

症见反酸明显时,加左金丸。

瘀痛 2 号方:炙刺猬皮、炒九香虫、炒五灵脂、川楝子、延胡索、制乳香、制没药、香附、香橼皮、佛手。适用于胃痛久治不愈或出血被止住以后的胃痛证。

兼见吐血、便血者,减乳香、没药,加蒲黄炭、白及粉、三七粉、海螵蛸、阿胶珠。

胃痛止住后,当用香砂枳术丸、香砂六君子丸调补之。

(三) **虚证胃痛证治**

虚痛 1 号方:黄芪建中汤加味。黄芪、桂枝、白芍、炙甘草、饴糖、良姜、大枣、川楝子、延胡索、陈皮。治偏于脾胃阳虚之胃痛。

虚痛 2 号方:益胃汤加减。北沙参、麦冬、石斛、丹参、白芍、甘草、乌梅、香附、川楝子。治偏于胃阴虚之胃痛。

若临床上见到胃下垂或胃黏膜脱垂等中气下陷者,则用补中益气汤加枳实。

本系统用汉字 BASIC 编制,要求 CC-DOS2.0 以上版本的支持。

本程序已通过临床试用,通过临床观察,其治疗胃痛的有效率可达 87%。

本专家系统材料曾在中华中医药学会内科学分会辨证检测学会上宣读,受到与会专家学者的一致好评。

二、董建华教授诊治胃痛的学术思想探讨

董建华教授对胃病研究造诣精深,他学贯各家之说,发展东垣脾胃学说,在脾胃病辨治之中,形成了自己独特的脾胃病学术思想。在胃痛辨治上,更有独到之处,形成了颇有特色的理论体系。

(一) **通降论**

董老认为胃为水谷之腑,传化物而不藏,以通为用,以降为顺,通降是胃的生理特点的集

中体现。胃将受纳之水谷，经过初步腐熟消化，下降传于小肠，此即胃气下降作用。胃气的和降，以胃腑阳气的温煦推动及阴液的濡润为基本条件，阳气阴液相互为用，使纳于胃中的饮食得以腐熟、润降。叶天士亦强调："脾宜升则健，胃宜降则和"，胃和的关键就在于胃气润降。但胃之和降，并非胃腑独自之功，与脾气的运化升清、肝脏的疏泄升发、胆汁胆火的通降、肺气的宣发肃降、大肠的传导下行等其他脏腑的功能密切相关，它们相互配合、相互协调，维持着整体相对平衡，使胃气实现其"和降"之能。

胃为传化之腑，只有保持通降之性，才能奏其纳食传导之功。若各种致病因素作用于胃，如饮食失节，情志不畅，邪气犯胃，或他脏病变影响胃腑，使胃失和降，气机壅滞，则水反为湿，谷反为滞，阻碍气血运行，而形成气滞、血瘀、湿阻、食积、痰结、火郁等，均可导致胃痛，正如《医学正传·胃脘痛》所说："胃脘当心而痛……未有不由清痰食积郁于中，七情九气触于内之所致焉。"胃痛日久，必内传脾，脾气受伤，传化失司，升降失调，清浊相干，郁滞自中而生，属于虚中夹滞，故胃痛不论寒热虚实，内有郁滞是共同的特征。寒则凝而不通，热则壅而失降，伤阳者滞而不运，伤阴者涩而不行。

胃喜通降而恶壅滞，病则胃失和降，气机郁滞，故治疗上董老强调以通降为要。所谓通，就是调畅气血，疏其壅塞，消其郁滞，并承胃腑通降下行之性，使气机调畅。胃腑实者，宜祛邪导滞，和胃通降；胃气虚者，气机不运，虚中有滞，宜补虚行滞，和胃通降。董老临床运用通降法治疗胃痛时，将其概括为十法：理气通降，化瘀通络，通腑泄热，散寒通降，平肝降逆，降胃导滞，升清降浊，辛开苦降，辛甘通阳，滋阴通降。可见胃痛之治法，着重于"通"，补法亦需寓通。正如清代高士宗《医学真传》中所说的："通之之法，各有不同，调气以和血，调血以和气，通也；上逆者使之下行，中结者使之旁达，亦通也；虚者助之使通，寒者温之使通，无非通之法。"

（二）气血论

董老认为脾胃为水谷之海，气血生化之源，脏腑经络之根，故脾胃与人体气血盛衰有密切的关系。诚如《温热经纬》曰："脾胃统一身之阴阳，营卫主一身之气血，故脾又为营之源，胃又为卫之本也。"中焦脾胃的络脉较其他脏腑的络脉更为丰富。其一，脾胃除所属同名经脉分支的络脉外，尚有"脾之大络"与"胃之大络"；其二，脾胃络脉既能营养脾胃本身，又是输注气血津液于经脉的通路。因此脾胃功能直接影响气血的盛衰与调畅。

董老认为，胃为多气多血之腑，以气血调畅为贵。若胃腑受邪，首先是胃气壅滞，其次为肝气郁结、横逆犯胃、气机郁滞而致肝胃气滞，续则肝胃气逆。气滞日久，影响血行，必然会导致血瘀为患。气滞血瘀何以为辨？从疼痛性质而言，若以胀痛为主，伴有嗳气者属气滞，痛如针刺或刀割者属血瘀；从疼痛部位而言，痛处游走不定、攻冲作痛者为气滞，痛处固定或扪之有包块者为血瘀；从病程分析，初病在经属气滞，久病不愈属血瘀。胃病日久，常及于脾，脾胃气虚，气血运行不畅，亦可导致气滞血瘀。瘀血不去，使气机更加不畅，气滞血瘀互为因果，交互为病；且瘀血内留，脾胃运化受碍，气虚更甚，血瘀愈聚，若气虚及阳，虚寒内生，则瘀滞尤甚。

董老在诊治胃痛过程中善用气血辨证，并认为胃痛之病有气分、血分之别。气分之病、病位较浅、未及络脉，可用调气之法，如理气通降、通腑泄热、通降胆胃、清利湿热、疏肝和胃等;病入血分,病位较深,乃络脉之变,宜施和血治络之法,非气分药所能奏效。诚如叶氏所说:"初病在气,久必入血,以经脉主气,络脉主血也。"此脏腑经络气血,须分析辨明。董老认为气滞不通是胃病发生发展的重要环节。无论肝气犯胃,和降失司,或脾胃虚弱,运化乏力,均可先致胃气壅滞,而痰湿食瘀,寒凝热郁等亦多在气滞基础上产生,因而董老临证非常注重调畅气机。另外,从董老对胃痛入络的论治中发现,治疗胃痛瘀血证的常用药对。如川楝子、延胡索、刺猬皮、九香虫,五灵脂、蒲黄、牡丹皮、赤芍、当归、桃仁、丹参、沙参等。从本组资料分析,董老在治疗瘀血胃痛时常配荜澄茄以温中下气,散寒止痛。可谓治疗瘀血配伍温药,即"血得温则行"的具体应用。

总而言之,董老认为治疗胃痛必须调和气血。可谓切中胃痛的病机及治疗要领。

（三）湿热论

胃痛病机,一般文献多从寒凝气滞、饮食积滞而论,能否恰当地辨治湿热胃痛,常是胃痛获效的关键。为此试将董老对湿热胃痛的认识及诊治分述如下。

将湿热作为重要致病因素,始见于《黄帝内经》。历代医家对湿热病因学说均有发挥,论述最详的则属清代薛生白的《湿热病篇》。湿热之邪与时令气候密切相关,长夏初秋,天暑下逼,地湿上蒸,湿中生热,人处于气交之中,怯者易着成病。因为湿热外邪虽是致病的重要因素,但不是决定因素,关键在于脾胃功能强弱,若脾胃内伤,运化失常,水湿内停,蕴而化热,虽未发病,却已潜藏发病之机,一旦外界湿热之邪较盛,便会"同气相求""内外相引"而发病。正如薛氏所说:"太阴内伤,湿饮停聚,客邪再至,内外相引,故病湿热。""湿热乃阳明太阴同病。"明确提出湿热主伤脾胃的理论,即脾胃为湿热病变的中心。诚如章虚谷所谓:"胃为戊土属阳,脾是己土属阴,湿土之气,同类相召,故湿热之邪,始虽外受,终归脾胃。"故湿热相搏,干扰胃腑,气机阻滞而致胃痛,此湿热外侵也。若平素纵恣口腹,酗酒嗜烟,或偏食辛辣肥甘,以致湿热内结,积滞中焦,气机壅遏,胃腑失和,其痛乃作,此湿热内生也。尚有过服滋补之品,湿生于脾,热郁于胃,湿热交阻,胃痛由此而发;或肝胆疏泄失常,湿热蕴于中焦,胃失和降,胃痛由是而作。

湿热胃痛主要表现为胃脘痞闷而痛,泛恶呕吐、嘈杂吞酸、胸闷纳呆或胸脘痞满、口黏而腻、心烦口苦、大便黏滞或黏溏不爽、舌红苔黄腻、脉濡数或滑数。治以清化湿热、调中和胃,方用董氏连朴苓草汤加减:黄连、厚朴、藿香、佩兰、茯苓、通草、陈皮、香橼皮等。若患者中阳不足,则易从湿化,多见湿重于热,用药应侧重苦温燥湿,以平胃散为主,加蔻仁、薏仁等。若胃阳偏旺,则易从热化,多见热重于湿,用药应侧重清胃泄热,加清豆卷、山栀、黄芩、滑石等。若湿热久羁,必耗气伤阴,多见于病程较久者,如阴伤可选用芦根、石斛等益阴和胃,气虚酌加扁豆、山药等健脾利湿。诸药相合,冀奏其热清湿化,气机调畅,胃腑和解,则胃痛自止。董老常说,临床应用清热化湿法,务必掌握清与化之分寸,只有清化合度,方能湿去热孤,热清湿化,病得速痊。

（四）标本论

董老认为胃痛日久,由胃及脾,可有虚象表现,但不能只见其虚,忽视其实;只重其本,不顾其标。因此对胃痛虚证不仅要"先其所因,伏其所主",针对病因治疗,还要权衡标本缓急轻重,或先祛邪后补虚,或补泻兼用,审察病证的标本,以定治法之先后逆从,这是辨证的重要内容。因此《素问·标本病传论》强调："知标本者,万举万当;不知标本,是谓妄行。"一切复杂的证候,都可以分析出它的标本,即透过其现象分析其本质,从而得出确切的辨证,并进行合理的治疗。胃之疾病亦有标本主次缓急之变,治疗尚有先后久暂轻重之分。

董老标本论强调,应当注意从病证的虚实来确定标本治疗的先后。《素问·标本病传论》:"病发而有余,本而标之,先治其本,后治其标。病发而不足,标而本之,先治其标,后治其本。"根据邪正盛衰而确定标本治疗先后次序。胃痛虽言初病多实,久病必虚,但结合临床实际,久病未必皆虚。如久病由气入络,可为瘀血实证;久痛及脾,运化失司,水湿不化或复加情志、饮食所伤,往往又兼气滞、痰湿、食滞等,表现为实证或虚实夹杂。对于胃痛的虚实兼夹,董老主张先治其标,着重祛邪,使胃复通降,脾得健运,从而恢复脾胃正常功能。例如脾虚气滞证,先用苏梗、香附、陈皮、香橼皮、佛手等理气通降,虚证明显才用党参、炙甘草、白术等顾本;脾虚湿阻证,先用藿香、佩兰、厚朴、陈皮、茯苓、通草等芳化淡渗,脾虚明显才加山药、扁豆、薏苡仁等运脾和中;脾虚食滞者,则先用焦三仙、鸡内金、莱菔子、陈皮、枳壳等消导化积,脾虚明显加白术、太子参等消中兼补。强调:"知标本者,万举万当;不知标本,是谓妄行。"一切复杂的证候,都可以分析出它的标本,即透过其现象分析其本质,从而得出确切的辨证,并进行合理的治疗。胃之疾病亦有标本主次缓急之变,治疗尚有先后久暂轻重之分。

(田德禄)

三、董建华教授治疗胃痛专家咨询系统的医理设计

(一)内容提要

本课题在总结和整理董建华教授胃痛辨治规律基础上,以中医辨证论治思维为指导思想,进行本专家咨询系统的医理设计。在临床信息收集系统分别采用多级联想、系列问诊、鉴别问诊等方法,对获得的临床资料全面进行分析比较,准确做出判断,分析董老辨证思维,总结出董老辨证论治九步法,归纳出胃痛三期五十三候,从而形成辨证论治规则树。在论治上确立治则的最优化、治疗的系列化、用药的合理化,使理法方药贯穿一致,由此再现董老对胃痛的动态辨证论治过程。

(二)董建华教授诊治胃痛专家咨询系统的医理设计

中医专家咨询系统(简称专家系统)就是运用计算机和人工智能技术研究中医的一种形式。它是根据中医专家的知识、经验进行推理、判断,并能够模拟中医专家诊治疾病的智能程序系统。

本课题是在全面整理和总结董建华教授对胃痛辨证规律基础上,以中医辨证论治方法和董老辨证思维为指导思想,同时结合计算机现代科技手段,来继承和体现董老诊治胃痛的学术思想和临床经验。

1. 系统设计目标 该专家系统的研制,必须充分体现出中医辨证论治的特色,必须能忠实地反映出董老的学术思想、辨证思路和用药规律,计算机输出内容的形式,必须按照中医病案书写格式要求实现,并要求其自始至终突出中医的理法方药一贯性,且能运用于

临床。

该系统是应用"中医专家系统开发环境"(中国科学院软件所,西苑医院研制),并加以修改实现的。该开发环境是用C语言编写的,它根据专家系统的基本要求,具备了某些高级语言特点。本系统通过《开发环境》中的知识编辑器、知识转换器,将医理设计先转换成医理源文件,再转换为医理规则库,然后经逻辑系统进行推理活动和诊疗判断(见图5-1)。

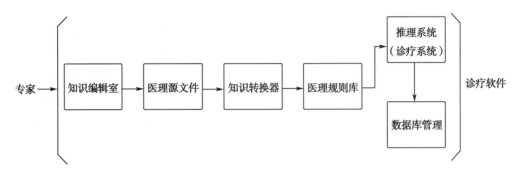

图 5-1 系统综构示意图

设计目标:①医理设计必须模拟好辨证论治,建立合理的推理模型,使系统能模拟董老进行辨证推理。②具有专家系统的一般特点,如具有专家知识(知识库)、解决用户问题(推理咨询能力),做出对行为的解释、学习和扩充知识(学习能力)。③建立一个自然的收集临床信息的人机界面(经四诊合参所获得的临床资料)。④建立一个由专家经验与中医基本理论知识构成的知识库系统。

2. **系统的知识结构及其模型** 通过分析董老的临床思维特点及胃痛辨治规律,将专家经验知识、中医理论知识列入系统知识库。为了很好地描述、表达这些知识,建立了知识结构模型——辨证论治规则树及概念层次结构模型。

(1)董老辨证论治九步法:辨证论治是中医诊治疾病的核心和精髓。它既是方法又是过程,在方法上体现了原则性和灵活性的统一,其全过程具有系统理论的特征。辨证论治的步骤,就是指中医临床思维的程序。董老辨证论治九步法:①察病闻症:通过望、闻、问、切四种手段,来检查和收集患者的症状、体征、病史等有关疾病的信息。②探求病因:除了在病史中找其病因外,还要"审症求因",即病因辨证。③落实病位:在辨识病证时,既要辨别具体部位病变,又要联系到整体的反应状态,考虑局部与整体的联系。④分清病性:八纲是定性的主要方法和辨别证型的纲领。⑤阐明病机:按分析综合疾病发展变化的机制。⑥详悉病势:即了解病机转变发展的趋势。⑦确定证名:一般因病因、病位、病机三者综合为优。⑧依证立法,即确定治则治法。⑨按法制方,随症加减。总之,围绕患者的主诉,进行一系列的询问、联想、假设、分析、归纳综合等过程,逐渐审清其病因、病位、病性、病机等,从而判断为某种证候,据此才能制订针对性强的治疗法则,以指导选方用药。

(2)胃痛证候的确定及辨证论治规则树:证候是疾病发展到某一阶段的本质表现。

它由症、脉、舌等多因素组成，并具有动态变化的特点，能够不同程度地揭示病位、病性、病因、病机，为治疗提供依据。证候包括了主症、次症、特异症。而主症是构成证候较固定的基本症状，居主导地位。次症是证候中不固定的非基本症状。其出现与否，并不影响证候的成立。特异症可以是本证的系统症状，也可以是决定证候的真假症状，因此不能只用"按症记分"来进行证的量的积累，而要在决策分析指导下突出主症，并引入对策论思想体现证、脉、舌的动态变化，从而说明了证候与症状的关系。其相关性为：证候是关于症状的总体概括，而症状则是构成证候的基本内容。证候可概括为核心证候（如虚、实、气血等）、基础证候（如气滞、血瘀、气虚、阴虚等）、具体证候（如胃气壅滞、肝气犯胃、湿热中阻、痰热阻胃、脾胃气虚）等三级结构层次。具体证候，特别是具体的复合证候，其目的在于较全面、有重点地反映不同患者现实的病机特点，尽可能去揭示疾病的原因，确定病性，标出病位等，为治疗指明方向。在具体证候表达上，董老强调力求简洁扼要，精练确切，用词一般以 4~8 字为宜，但要做到结构谨严、术语得当、主次分明、表达确切。

为了更好地体现董老的学术观点和临床经验，我们设计时根据董老对胃痛的辨治规律，即"三期十证七兼证"作为基本要素，但在证候确立上，考虑到计算机本身的特点，以董氏胃痛四论为指导思想，根据胃痛病机特点和临床常见症状，归纳了更多具体复合证以扩大其证治范围。通过主证候和兼证候相互匹配，共归纳出五十三个类型，即"三期五十三候"。这样设计既能适应复杂的临床需要，也能解决证候间的主次关系。对临床虚实夹杂、数型互见的复杂病例，我们按逻辑推理方法，首先辨识哪些是典型证候，哪些是非典型证候；哪些急需处理，哪些可缓一步治疗。本着急则治标，典型证候首先处理的原则进行推理，这样就适应了千变万化的临床辨证需要。

综上所述，在董老胃痛辨治"三期五十三候"基础上，从而形成了董老辨证论治规则树。在规则树中的每个证候类型，我们均从主症、次症、进型条件、辨证、治法、处方、加减、服法、医嘱等方面进行设计。这样使辨证更为准确，提高了辨证论治的水平，并将董老丰富的临床经验，充实在软件中。

3. 临床信息收集系统 临床信息是指包括患者的一般情况、发病节气、主诉、现病史、刻下症、既往史、家族生活史，及望闻问切所得的体征、舌脉等一系列内容，即通过四诊所获得的临床资料。这些资料是否具有系统性、准确性，直接影响到辨证论治的水平。因临床信息中大部分是通过问诊所得，故问诊占重要地位。目前电脑专家系统不能直接进行望、闻、切诊，只能以计算机问诊的形式。将症状、体征、舌脉输入，所以我们设计的临床信息收集系统，若用"计算机自动问诊系统"表示，更为恰当。由于随导师临床学习期间较短，总结胃痛病案有限，故在临床症状学的资料归纳上，参考近年国内胃痛文献资料。

其中有辨证分型及症状描述的 69 篇，共载病例 7 358 例次，以此补充胃痛临床症状的统计及各证型症状归类等（见图 5-2）。临床胃痛病证所出现的症状，即使是偶见症也应尽量收入，设计时力求完整、词语表达通俗易懂。

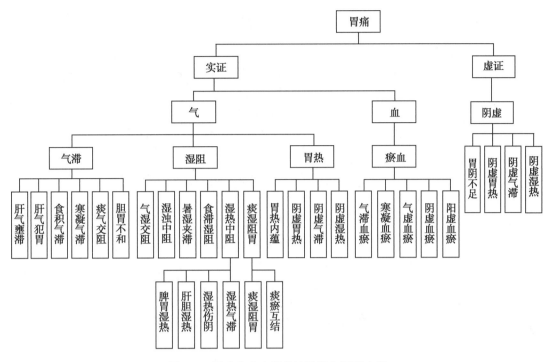

图 5-2　胃痛临床症状的统计及各证型症状

　　胃痛临床表现错综复杂,不仅有脾胃系统症状,也可有与其相关的脏腑表现,怎么才能做到全面又突出重点地反映这一系列表现及切合临床实际的问诊呢?本系统设计的问诊系统采用多级联想即横向联想、纵向联想及系列问诊、鉴别问诊的方法,经计算机屏幕提示,选择患者所出现的症状、体征、舌脉。围绕其主症,有目的地询问对辨证有意义的症状,为下一步诊断、辨证提供了可能的依据。

　　本系统的"问诊系统"设计在一定程度上模拟了董老的问诊思路。首先询问胃痛的性质、特点、时间及胃脘症状,由此抓住"主症",然后转入"兼症"的问诊过程,是由全身症状到局部症状,由上至下,由内至外等,由此了解"兼症"的有无轻重,再转入"舌脉系统",在舌诊中体现董老胃痛诊治尤重于舌的思想。经四诊所得资料,若准确无误,则"问诊"结束,进入辨证系统;若有修改或遗漏可以返回原部位。另外若经"问诊系统"还不能概括患者的症状,可经系统记录,以便修改,其问诊框图(见图 5-3)。在整个询问过程中,贯穿以下几种问诊形式。

　　系列问诊:据中医临床症状学以及望闻问切四大步骤,总共设计了十八项问诊项目,使本系统能够全面地收集临床信息。

　　纵向联想问诊:根据辨证的需要,对症状的性质、特点、部位、程度等进行询问。如胃痛的性质特点可分为胃脘胀痛、刺痛、灼痛、冷痛、隐痛、闷痛等;胃痛时间有午后痛甚、夜间痛甚、饭前痛甚、五更疼痛等。这样使辨证更加准确。

　　横向联想问诊:对胃痛有相互联系的症状进行询问。如"胃胀痛",系统要问是否连及两胁,是否伴反酸、嗳气等,以利于证候诊断。

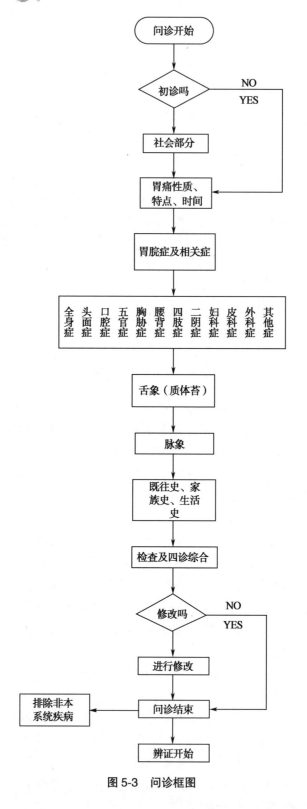

图 5-3　问诊框图

鉴别问诊:在此包括症状鉴别、证候鉴别等。前者是运用中医理论,分析同一症状在不同"证候"中的特点;后者是在获得足够的临床资料,全面进行分析比较,准确做出判断。

4. 系统的辨证推理过程　辨证推理过程尽量做到符合董老的临证辨证思维。经系统问诊,四诊合参所得临床信息,要通过不断地运用知识和推理策略,动态生成一个辨证语义网络,也就是说,对胃痛的认识是由浅入深、步步深入的过程。经分层推理,正反向推理。最后得到的具体证候是符合患者实际情况。本系统辨证推理是用决策树的方法进行推理的。

通过探索规则树,执行规则的动作而完成推理过程。其展开推理树是从根开始搜索规则,当规则的条件为真时,执行相应的活动。然后搜索第一个子规则。若约束条件为假,则查看该规则的弟规则,如果无弟规则,则查看父规则的弟规则,如此展开推理活动。推理过程详见图 5-4。根据精确推理和逻辑判断方法,逐步细致地判断出错综多变的临床证候,为论治奠定基础。

5. 治则最优化,治疗系列化,用药合理化　治则是辨证与论治之间的桥梁,起承上启下作用,是辨证论治的重要环节。根据董老的临床经验,制订治疗原则体现董老胃痛四论的学术思想,如掌握胃痛病机、突出通降治法;注意气血关系,善用调气和血;急则治其标,缓则治其本;治虚要通补,虚实夹杂要兼顾。为处方用药指明了方向。

董老从事临床五十年,摸索出一套治疗胃痛的系列方药,是按证候的属性和证候演变规律,来设计的治疗方案,并通过临床证明是行之有效的方剂。本系统主要选用董氏胃苏饮、胃痛宁、化瘀煎、养胃汤、温胃汤等为基础方,根据症状的轻重缓急、机体体质的强弱,进行选方用药。本系统确定了 53 个相对固定处方以及随证加减药 100 余个,药粉 200 余味。既保持了处方的相对稳定性,又体现用药的灵活性。为确定该系统处方用药数,笔者将董老不同时期 500 张处方进行归纳总结,发现处方用药数为 11 味者占 91%,12 味者占 4.8%,所以我们规定本系统的处方用药数为 11 味。

在用药加减处理上,我们只采取了主症、兼症、重症、随机四步加减法。主症加减法是在构成主要证候的症状中,对基础方剂处理无力的症状,使用药物加减处理,因同一证候的患者间主症常有一定程度上的差异,通过主症加减而提高疗效。兼症加减法是针对兼症在治疗时给予照顾,此法处理二原则为:一是患者当前最痛苦的症状,如咳嗽等;二是对身体恢复有明显影响或消耗性较大的症状,如泄泻、纳呆。重症加减法是对某种症状表现突出时,在同一基础方剂下设重症加减,对该症状双重处理时要注意用药的合理性。随即加减法是在整个治疗方案中发挥因时制宜、因地制宜、因人制宜作用,其增损药物的着重点在于反映这些症状的病理机转。

另外,董老认为胃痛与饮食、情绪、生活规律等密切相关,故根据不同证候设计了相应医嘱。概括为节饮食、忌辛辣、禁烟酒、调情志、戒郁怒。在症析方解方面,采用董老对胃痛的体会与中医理论相结合的方法,把症状和方药逐项进行分析、解释,充分体现董老在本病的独到见解。

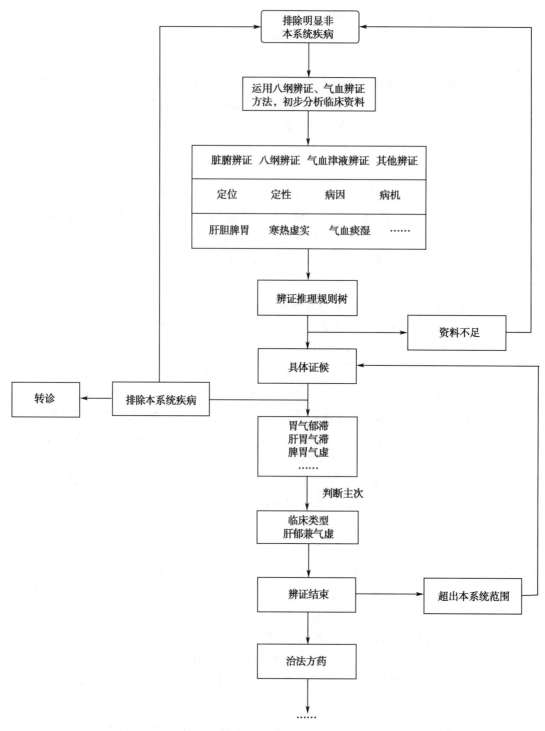

图 5-4　系统辨证推理图

（三）讨论

1. **研制专家系统的意义**　经验丰富的老中医都有自己独特的认识疾病的方法,也就是辨治规律,掌握老中医对疾病动态变化的认识规律性,是继承老中医经验的关键,经承和发扬他们的宝贵经验是我们刻不容缓的任务。而运用计算机形式继承名老中医经验,比用文字记载等形式有很大的优越性。它可以完整地继承他们的学术思想和临床经验,能再现其动态的辨证思维过程,探索其辨证论治规律。同时专家系统还能在医疗领域起到专家作用,扩大其社会效益,为更多患者提供服务,从而使老中医的经验发扬光大。本系统对《中医内科学》胃痛病证进行了补充完善,可以作为中医内科临床辅助教学的一部分,使学生通过计算机学到名老中医的宝贵临床经验。通过整理使我们对董老的学术思想和临床辨证思维有了深刻的认识,并能促进胃痛辨证的诊断和治疗规范化的研究。

2. 辨证论治规律是医理设计的核心 本系统是以忠实于董老的学术思想和经验,突出中医辨证论治规律,适应临床实际需要为指导思想而设计的,从而体现研制中医专家系统的关键是模拟名老中医运用多种辨证方法进行的临床辨证思维过程。本系统在早期研制过程采用 BASIC 语言,仅对专家的辨证思维结果进行模拟,缺乏对中医辨证推理过程与步骤的具体分析,与中医专家实际思维过程有所差别。近年来随着计算机技术的发展及人们对专家系统要求越来越高,使用 BASIC 的程序设计语言成为很困难的事。故本系统采用 C 语言,用决策树等方法推理,从而使专家系统的研究水平较前提高。

中医专家系统模拟人脑接受四诊信息,并进行归纳和演绎,得出正确的理法方药的结论。这一过程必须使电脑具有识别信息装置和逻辑推理规则才能完成。从本系统医理设计看,其辨证已由证候分类过渡到较完整的机动灵活的临床辨证。在用药上经四步药物加减后重新组成了目的明确、针对性强的处方,应用于临床。笔者认为,本系统研制过程坚持了中医辨证论治的规律,正确处理局部与整体、个性与共性、主症与兼症、标与本等关系,认真分析证的层次结构、动态变化等问题,从而完整地体现了董老的学术思想。

一般来说,专家系统只能运用专家经验,代替专家完成特定的任务,而不能自身创造新知识超过专家,某些领域还不能离开专家或专业人员来进行最后决策,医疗方面尚有计算机是否享有处方权、患者的信任等问题。因此目前很多专家系统还只做专家顾问,起咨询作用。但是随着人工智能的研究,随着中医规范化、标准化、系统化的研究,中医专家系统必将对中医学的未来发展起积极促进作用。

(田德禄)

四、董建华教授治疗胃痛专家系统的临床验证

中医诊疗专家系统,用于继承和整理名老中医经验是近十年来发展的新兴领域。通过中医诊疗专家系统的研究,旨在探索一条既能体现中医辨证论治规律及临床思维过程,又能逼真地模拟名老中医诊疗经验的科研思路。我们使用董建华教授治疗胃痛专家系统对 73 例胃痛患者进行验证,取得了良好的效果。

(一)资料与方法

1. 观察对象 本研究为本院部分住院及胃病专科门诊的 73 例胃痛患者。其中包括经胃镜检查明确为消化性溃疡或浅表性胃炎、胆汁反流性胃炎或十二指肠炎者。

2. 一般资料 73 例胃痛中,男性 64 例,女性 9 例,男女之比为 7.1∶1 年龄的最小 18 岁、

最大 63 岁,平均 36.35 岁(表 5-1);职业:干部 14 人、工人 44 人、学生 2 人、教师 1 人、司机 8 人、店员 3 人、农民 1 人。病程最短 3 个月,最长 30 年,平均 7.11 年(表 5-2);病种分布:消化性溃疡 31 例,浅表性胃炎 15 例,胆汁反流性胃炎 13 例,十二指肠炎 14 例。其中部分病例是二项或多项同时存在,若炎症合并溃疡或胆汁反流者,则属溃疡病组或胆汁反流性胃炎组。

表 5-1　73 例胃痛患者年龄性别分布　　　　　　　　　　　　　　　　　单位:人

年龄组 / 岁	男	女	总计
18~	21	0	21
30~	30	2	32
40~	4	3	7
50~	7	4	11
60~	2	0	2
总计	64	9	73

表 5-2　73 例胃痛患者病程分布

病程	人数	百分比 /%
3 个月 ~	4	5.5
1 年 ~	19	26.0
3 年 ~	11	15.1
5 年 ~	15	20.5
10 年 ~	17	23.3
20 年 ~	7	9.6
总计	73	100.0

诱因:易诱发本病发作者,因饮食失宜 42 例,情志不遂 31 例,劳倦 9 例,寒冷 12 例。上述两种或两种以上因素并见者 48 例。以饮食失宜最多,其次为情志不遂。

烟酒嗜好:以疗前有连续一年以上烟酒史为统计对象。吸烟者 39 例,其中每天 10 支以上 26 例,吸烟史大于 10 年者 8 例;有嗜酒史 20 例。

3. 观察方法

(1) 症状学、证候学临床观察:对中医症状学的主要内容包括症状、舌象、脉象进行治疗前后的观察,为确定证候属性演变转归提供可靠的临床资料。其中症状主要观察胃脘疼痛、胃痛主症、兼症等。

(2) 胃黏膜形态学观察:应用日本 OlympusGIF-K 型或 GIF-Q 型纤维胃镜。检查前用 2% 丁卡因进行咽喉部喷雾 2 次使局部麻醉后,将胃镜做常规插入,观察胃、十二指肠黏膜的详细情况。必要时在病灶部位的胃黏膜进行活检。

4. 治法及疗程　经胃痛诊疗系统辨证处方,服用汤剂每 4~6 周为 1 个疗程,一般观察 1~2 个疗程。

5. **疗效标准** 参照中华中医药学会内科分会 1984 年脾胃病会议拟定的胃脘痛疗效评定标准。

近期临床痊愈:胃痛消失,其他症状基本消失,胃镜下溃疡或糜烂或胆汁反流消失。

显效:胃痛基本消失,其他症状明显改善,胃镜下溃疡处于愈合期或黏膜水肿充血,糜烂明显好转,或胆汁反流从大量转为少量。

好转:胃痛基本消失或明显减轻,其他症状有所改善,胃镜下溃疡面积缩小或黏膜病变减轻和胆汁反流减轻。

无效:胃痛、其他症状、胃镜象均未见好转。

(二) 结果分析

1. 疗效概况本组病例经治疗后,近期临床痊愈 34 例(46.6%),显效 22 例(30.1%),好转 15 例(20.5%),无效 2 例(2.7%)。总有效率为 97.3%。胃痛病种与疗效关系详见下表(表 5-3)。

表 5-3 不同胃痛病种与疗效情况 单位:例

病种	临床痊愈	显效	好转	无效
消化性溃疡	21	3	6	1
胆汁反流性胃炎	9	3	1	0
浅表性胃炎	3	7	5	0
十二指肠炎	1	9	3	1
总计	34	22	15	2

2. **症、舌、脉分布及其与疗效关系** 胃痛按其性质,可分胃脘胀痛、刺痛、隐痛、剧痛、灼痛、冷痛、痛有定处、痛无定处等;本组病例经服药,胃痛明显改善,见表 5-4。从胃痛部位看,大部分病例在中脘或偏右,少数脘痛连胁。疼痛时间以夜间痛甚为多。胃脘症中除胃痛外,嗳气 58 例(79.5%),胀满 51 例(69.9%),其次为反酸、胃脘灼热、纳呆、嘈杂、恶心呕吐、呃逆。经治疗胃痛有效率为 97.3%,其他变化见表 5-5。胃痛兼症中,大便秘结或不爽 32 例(43.8%),提示腑气不通是胃气下降的主要因素之一,临证时应注意患者腑气通畅与否,其症详见表 5-6。

表 5-4 73 例患者胃痛性质及其治疗前后变化

性质	治疗前	治疗后(例数)		
	例数(百分比 /%)	消失	减轻	无变化
胀痛	37(50.7)	30	6	1
刺痛	25(34.2)	22	2	1
隐痛	21(28.8)	16	4	1
剧痛	16(21.9)	13	1	0
灼痛	14(19.1)	10	3	1
冷痛	8(11.0)	7	1	0
闷疼痛	22(30.1)	19	3	0

表 5-5 73 例患者胃脘症治疗前后变化

性质	治疗前	治疗后（例数）		
	例数（百分比 /%）	消失	减轻	无变化
胃痛	73（100）	62	9	2
胀满	51（69.9）	33	14	4
反酸	46（63.0）	28	17	1
灼热	35（47.9）	21	12	2
嘈杂	27（37.0）	19	6	2
嗳气	58（79.5）	50	6	2
呃逆	9（12.3）	9	0	0
恶心	26（35.6）	21	4	1
呕吐	14（19.2）	14	0	0
纳呆	31（42.5）	17	11	3

表 5-6 73 例胃痛主要兼症变化

症状	治疗前	治疗后（例数）	
	例数（百分比 /%）	消失或改善	无变化
腹胀肠鸣	22（30.1）	19	3
气短乏力	18（24.7）	14	4
口干口渴	23（31.5）	20	3
口淡多涎	8（11.0）	7	1
口黏或甜	14（19.2）	12	2
口苦呕苦	20（27.4）	20	0
头晕心悸	14（19.2）	11	3
心烦易怒	19（26.0）	17	2
失眠多梦	27（37.0）	24	3
畏寒肢冷	6（8.2）	6	0
便秘不爽	32（43.8）	29	3
大便稀	12（16.4）	11	1
小便黄赤	17（23.3）	15	1

本组患者弦脉 65 例（89%），细脉 35 例（47.9%），滑脉 28 例（38.4%），缓脉 15 例（20.5%），弱脉 13 例（17.8%），数脉 12 例（16.4%），沉脉 8 例（11.0%），濡脉 6 例（8.2%），脉、迟脉各 2 例

(2.7%),说明胃痛患者以弦脉为主脉。临床常相兼出现,或弦细,或弦滑等。治疗前后脉象稍有变化。主要舌象分布情况见表5-7。

表5-7 73例胃痛主要舌象分布情况

	舌质					舌体					舌苔				
	舌红	暗红	紫暗	暗淡	淡白	胖大	齿痕	瘦小	裂纹	薄白	薄黄	白腻	黄腻	少津	少苔
例数	27	12	13	12	9	9	7	10	6	20	26	7	16	6	4
%	37.0	16.4	17.8	16.4	12.3	12.3	9.6	13.7	8.2	27.4	35.6	9.6	21.9	8.2	5.4

3. **证候分布及其与疗效的关系** 73例中瘀血阻络证19例(26.0%),胃气壅滞证11例,胆胃不和证10例,肝胃不和证及脾胃气虚证各7例,胃热内蕴证6例,湿热中阻5例,寒热错杂、脾胃虚寒证各4例,胃阴不足1例(表5-8)。

表5-8 73例证候分布与疗效关系

	胃气壅滞	肝胃不和	胃热内蕴	湿热中阻	胆胃不和	寒热错杂	瘀血阻络	脾胃气虚	脾胃阳虚	胃阴不足	合计
临床痊愈	3	3	1	1	7	2	12	3	2	0	34
显效	5	1	3	4	1	0	4	2	2	0	22
好转	2	3	1	0	2	2	2	2	0	1	22
无效	0	0	1	0	0	0	1	0	0	0	2
合计	10	7	6	5	10	4	19	7	4		73

4. **胃十二指肠黏膜形态改善与疗效关系** 经服药,胃镜下黏膜病变有明显改善(表5-9)。

表5-9 73例胃十二指肠黏膜病变改善情况

胃镜象		胃黏膜						十二指肠黏膜				
		水肿	充血	花斑	糜烂	溃疡	出血	水肿	充血	糜烂	溃疡	出血
治疗前(%)		48	48	19	11	1	2	42	42	14	30	9
		65.8	65.8	26.0	15.1	1.4	2.7	57.5	57.5	19.2	41.1	12.3
治疗后	明显改善	40	39	13	8	1	2	32	32	11	23	9
	有改善	7	8	5	3	0	0	8	8	2	6	0
	无变化	1	1	1	0	0	0	2	2	1	1	0

(三)讨论

1. **董建华教授治疗胃痛专家系统临床应用疗效满意** 胃病在临床是常见病和多发病,

其人群患病率高达 38.5%。胃痛的病因病机颇为复杂,但主要是饮食不节,情志失调,劳逸失宜,六淫所伤,气滞血瘀,痰湿食积,而致胃失和降,脾失运化,旁及于肝,胆随胃逆,气血失调,不通则痛。根据董老几十年临床经验,可将胃痛发生发展变化规律,概括为"三期十证"因此,采用一方一药来治疗胃痛发展变化的诸般证候是很难获效的。只有辨证用药,方能提高疗效。

本文采用辨证用方,随症加减用药,临床观察胃痛 73 例,其总有效率为 97.3%。本组资料发现,胃痛症中,胀满、嗳气、反酸、嘈杂、纳呆、恶心、呕吐各项改善分别为92.2%、96.6%、97.8%、92.6%、90.3%、96.2%、100%,说明该药具有明显消除或改善症状的作用。73 例中,疗后胃黏膜糜烂、水肿充血、花斑改善率分别为 100%、97.9%、94.7%;十二指肠黏膜溃疡、糜烂、水肿充血改善率分别为 96.7%、92.9%、95.2%,说明董氏系列方药还具有显著的改善胃十二指肠黏膜病变的作用。由此可见,辨证论治是提高疗效的关键。

本组资料表明:董氏胃痛系列方药对胃十二指肠溃疡、浅表性胃炎、胆汁反流性胃炎、十二指肠炎均有较好的疗效。另外,凡符合中医胃痛诊断的各种疾病(如胃黏膜脱垂、胃神经官能症、萎缩性胃炎等)均可按本系统进行辨证论治。

2. 调理气血、和胃通降是治疗胃痛的基本治则 辨证论治是针对不同证候的病理改变进行治疗的。那么,它是通过什么机理达到缓解疼痛呢?这里可能存在一个基本病理环节,即气血失调、胃失和降,它既是各证候的共同病理环节,又导致胃痛反复发作。

董老认为胃的生理特点集中在一个"降"字,胃病的病机突出一个"滞"字。胃失和降,气机壅滞,变生湿阻、血瘀、痰凝、食积等一系列病变,表现为诸多症状。本组资料发现:嗳气出现率 79.5%,胃脘胀满出现率 69.9%,便秘或不爽 43.8%,弦脉出现率 89.1%,提示胃脘疼痛、嗳气、胀满是本病突出的三大特征,弦脉是胃痛的主脉。由此说明,胃气郁滞在胃痛发展过程中占首要地位。然胃为多气多血之腑,气血息息相关,气郁日久,血脉不利,导致血瘀阻络,故本组资料可见暗红、暗淡、紫暗舌象出现率为 50.7%。若邪留于胃,亦可导致气机不畅,滞而不通。诚如清代黄岩《医学精要》谓:"……其因不一,有因火、因寒、因食、因血、因痰之别,要之无不关乎气,盖火盛则气郁、寒留则气凝、食停、瘀血、痰饮、蓄聚则气滞,所以治痛之要,无论虚实,皆当以理气为先。"董老发展了前贤的观点,提出治疗胃痛当以调理气血、和胃通降为基本治则。

第二节 "八五"攻关课题

一、消痞灵治疗胃癌前期病变的临床研究

胃癌前期病变是一类容易发生癌变的胃黏膜病理组织学变化,即胃黏膜的异型增生和肠上皮化生,主要伴存于慢性萎缩性胃炎(CAG),临床表现以胃脘痞满疼痛,嘈杂纳少,大便或干或稀为主,病理特点为胃腺体萎缩、黏膜变薄、黏肌层增厚,以及伴有肠上皮化生、异型增生。据报道,轻度异型增生癌变率约 2.5%,并有报道达 11% 中度异型增生癌变率为

4%~35%,重度异型增生癌变率为 10%~83%,不完全大肠型化生癌变率为 16.1%。为了更好地开展胃癌的二级预防,提高胃癌的生存率,学术界已把胃癌前期病变作为胃黏膜研究的重点和难点。

笔者在导师的指导下,在"七五"攻关课题"董建华教授胃痛证治电脑专家系统的研究"的基础上,总结其经验和长处,进行"八五"攻关课题"中医药治疗胃癌前期病变的临床与实验研究"。选择 100 例各度萎缩伴有异型增生和/或肠上皮化生(胃镜和病理双重诊断,但以病理诊断为准)患者,分为消痞灵冲剂治疗组 50 例,维酶素对照组 50 例,观察两药对本病的症状、舌脉、胃镜、病理以及有关实验室检查的疗效。现总结如下。

(一)材料与方法

1. **研究对象** 病例选择:临床诊断为中医胃痞,胃镜和病理双重诊断,但以病理诊断为主,选择各度萎缩伴有异型增生和/或肠上皮化生,随机分为治疗组和对照组,治疗组 50 例,对照组 50 例。

2. **一般资料** 本课题共观察 100 例患者,其中 69 例为住院患者,31 例为门诊患者。治疗组和对照组在性别、年龄、职业、病程、病情轻重等方面均无明显差别($P>0.5$),具有可比性,具体统计如下。

(1)性别:男性 47 例,女性 53 例,男女之比为 1∶1.132,年龄 30~40 岁 13 人,40~50 岁 33 人,50~60 岁 26 人,60~70 岁 23 人,70 岁以上 5 人,年龄最小者 28 岁,最大者 77 岁,其中 40 岁以上年龄段发病最多,平均年龄 53.64 岁。

(2)职业:工人 33 人,干部和职员 34 人,教师 4 人,农民 12 人,无业者 3 人,司机 14 人,工人和干部发病最多见,从以上可以看出本病与职业无明显关系。

(3)病程:3 个月~1 年 13 人,1~5 年 36 人,5~10 年 26 人,10~20 年 19 人,20 年以上 6 人,5 年左右病程最为多见,占总数的 62.5%,诱发因素:情志不畅者 11 人,饮食不节者 11 人,劳累过度者 2 人,情志不畅和饮食不节相兼者 60 人,饮食不节和劳累过度相兼者 8 人,情志不畅和劳累过度相兼者 8 人,以上不难看出,单纯因素少见,多相兼诱发本病。

(4)胃病家族史:100 例患者中有慢性胃病家族史 39 人,占 39%,消化道肿瘤家族史 21 人,占 21%,说明本病患者有消化道肿瘤家族病史者,尤其要重视,应定期复查,以防恶变。

3. **诊断标准** 胃镜和病例双重诊断,以病理诊断为准。

(1)萎缩性胃炎胃镜诊断标准依据 1982 年重庆召开的全国胃炎诊治座谈会纪要。①黏膜颜色改变:正常为橘红色,萎缩时呈灰白、灰黄、灰或灰绿色;同一部位的黏膜深浅不一致,红色强的地方也带灰白色,一般灰黄或灰白色的地方也有隆起的小红点或红斑存在;萎缩黏膜的范围可以是弥漫的也可以是局限的,甚至呈小灶性,黏膜变薄而凹陷,境界常不明显。②血管透见:萎缩初期可见到黏膜内小血管;重者可见到黏膜下的大血管如树枝状,呈暗红色,有时犹如在黏膜表面上,易与皱襞相混;胃底贲门的血管正常时也可见到。观察血管时要掌握好胃内压力。

萎缩性胃炎可合并浅表性胃炎;腺萎缩后腺窝可增生延长或有肠上皮化生而看到过形成的表现,黏膜层增厚,此时不能看到黏膜下血管,只见黏膜表面粗糙不平、颗粒或结节僵硬感,光泽也有变化。

（2）萎缩性胃炎病理诊断标准依据 1982 年重庆召开的全国胃炎诊治座谈会纪要。①固有腺体萎缩,减少 1/3 以内为轻度,减少 1/3~2/3 者为中度,减少 2/3 以上者为重度。②黏膜肌层增厚。③肠上皮化生或假幽门腺化生(可有可无)。④固有膜炎症(可有可无)。⑤淋巴滤泡形成(可有可无)。

（3）胃痞诊断标准参考 1989 年江西九江全国脾胃学会制订的胃痞诊断标准。①临床表现以上腹胃脘部痞满为主证。②纤维胃镜与病理双重诊断,并以病理学检查诊断萎缩性胃炎,异型增生和 / 或,肠上皮化生。③发病特点:多有反复发作病史,或有进行性加重的表现。④其他理化检查:胃液分析、血清胃泌素、免疫功能、血常规等。

凡具备以上第 1、2 项,参考第 3、4 项及其他症状、舌苔、脉象即可诊断为胃痞。

（4）胃痞证候学诊断标准

气阴两虚证

主症:脘痞不舒,纳后加重;舌淡红,苔薄白或少苔,脉沉细或濡缓;

次症:神疲乏力;不饥少纳;形体消瘦;面色萎黄。

参考检查:胃镜下见黏膜皱襞变薄变浅,大片状苍白,黏膜下血管清晰或伴过形成改变。

兼证

气滞:胃脘胀满或胀痛。

胃气壅滞:胃脘胀满或胀痛,嗳气频作,脉滑。

肝胃气滞:胃胀连胁,或走窜不定,与情绪有密切的关系,脉弦滑。

血瘀:胃脘痞满,日久不愈,或常规方法治疗不效,或胃脘刺痛,或疼痛固定不移、拒按,或有呕血、便血史,或有外伤史,舌暗或有瘀斑瘀点,脉弦。

食积:胃脘胀闷,嗳腐吞酸,厌闻食味,多有伤食史,苔厚腻,脉滑。

寒中:突受寒邪,或过贪生冷,脘痛如绞,得温则减,遇寒益甚,舌苔白,脉紧。

湿阻:脘闷纳呆,口黏欲吐,肢体沉重,便溏不爽,苔白腻,脉滑。

湿热:口黏而苦,渴不欲饮,纳呆泛呕,小便短赤,大便不爽,肛门灼热,苔黄腻,脉滑。

痰凝:呕吐痰涎或清水,口黏不爽。胃镜下见黏膜增生或息肉,苔腻脉滑。

热毒:胃脘灼热,口干欲饮,甚则口苦,口臭,胃镜下见片状发赤斑,充血明显,甚则糜烂、渗血、舌红或绛,脉滑。

4. 疗效判定标准　参考 1989 年江西九江全国脾胃学会制订的疗效判定标准及 1991 年山东会议《中医药治疗慢性萎缩性胃炎专家经验谈》。

（1）痊愈:主症、次症消失,复查胃镜病理结果胃黏膜萎缩,非典型增生和 / 或肠上皮化生基本消失或为浅表性胃炎。

（2）显效:主症消失,次症基本消失,复查胃镜病理结果胃黏膜萎缩,非典型增生,肠上皮化生有二项从重度转化为中度或中度转为轻度,或有一项从重度转为轻度者。

（3）有效:主症、次症好转,胃镜病理复查结果胃黏膜萎缩、非典型增生、肠上皮化生有一项从重度转为中度或中度转为轻度者。

（4）无效：主症、次症及胃黏膜病变相均无明显改者。

（5）加重：主症或胃黏膜萎缩、非典型增生、肠上皮化生均有不同程度的加重。

（二）研究方法

1. 治疗方法

（1）立法组方：本病的病机特点为本虚标实，本虚为脾胃气虚、阴虚，标实为气滞、血瘀、湿阻、痰凝、热毒。田德禄教授在继承董老的"通降论""气血论""虚实证"的学术思想，以益气养阴、疏肝理气、活血化瘀、清热解毒为原则，组成方药—消痞灵冲剂治疗本病。

（2）给药方法：治疗组予消痞灵冲剂 1 代，每日 3 次和维生素 C 0.4g，每日 3 次。对照组予消灵冲剂 2 号（浮小麦、大枣）1 代，每日 3 次和维酶素 0.8g，每日 3 次。

（3）疗程：3 个月为 1 个疗程。

2. 观察指标

（1）症状学、证候学临床观察：包括主症、次症、舌象、脉象进行治疗前后观察对比。主症包括痞满、疼痛、食欲不振。次症包括嗳气、倒饱、反酸、嘈杂、恶心、呕吐、清水痰涎、口干、口苦、便干、便溏。其中重点观察主症的疗效，并对其进行分级判断。

1）痞满：0 级，指痞满消失或治愈；+ 级，指轻度痞满，不影响工作及休息；++ 级，指痞满明显，影响工作及休息；+++ 级，指痞满持续难忍，常需服理气消导药缓解。

2）疼痛：0 级，指疼痛消失或治愈；+ 级，胃痛轻微，不影响工作及休息；++ 级胃痛难忍，影响工作及休息；+++ 胃痛持续不解，常需服止痛药缓解。

3）食欲不振：0 级，纳差消失或治愈；+ 级，食量减少原 1/5 定量；++ 级，食量减少原 4/5 定量。

（2）胃黏膜相形态学观察：应用日本 EG2900 电子胃镜观察黏膜病变情况，由专人负责检查进行前后对照，并取活体组织送病理切片检查。主要观察内容包括 CAG 及伴见的浅表性胃炎、糜烂性胃炎、食管炎、十二指肠球炎、胆汁反流。其病变程度分为轻、中、重三级。

（3）胃黏膜组织形态学观察：在胃镜下胃窦部钳取活体组织 3~4 块，先用 10% 的福尔马林组织固定液固定，再常规石蜡包埋，行 HE 染色，然后在光镜下进行组织形态学的检查。主要观察内容包括 CAG、CSG、典型增生、肠上皮化生。其病变程度分为轻、中、重三级。

（4）血清胃泌素治疗前后观察：药盒来源于中国原子能科学研究院。

1）配制巴比妥缓冲液，牛血清白蛋白 - 巴比妥缓冲液，标准 SHG1-17 贮存液，标准 SHG1-17 应用液，125I-SHG-17，兔抗胃泌素血清，EDTA 二钠，第二抗体，正常兔血清等试剂。

2）制备标准曲线。

3）测定样品的胃泌素浓度。正常值 100pg/ml 以下（67±23pg/ml）。

（5）免疫球蛋白治疗前后观察：使用解放军北京卫戍区生物试剂研制所生产的高浓度抗体单扩散板。

1）制备标准曲线。

2）测定样品。

3）用时加 0.4ml 生理盐水溶解质抗血清,按样品测定步骤。

4）正常参考值,按国际单位换算。正常值 IgA1.14~2.26g/L、IgM0.76~1.94g/L、IgG8.4~14.4g/L

（6）癌胚抗原（CEA）治疗前后观察:使用北京北方免疫试剂研究所提供的 CEA 免疫放射分析药盒。

1）按照说明书操作。

2）室温下放置 15 分钟,然后离心（2000X）弃上清,测各管沉淀的放射性。

3）进行数据处理,以各标准管剂量为横坐标,Bi/B% 为纵坐标,在半对纸或 logit-log 对数坐标纸上作图,得到标准曲线根据样品的 Bs/Bo% 值标准曲线上查找相应的剂量值。正常值为 15ng/ml 以下。

（7）D- 木糖排泄率治疗前后观察:起先让患者排空小便,然后空腹服用 D- 木糖 1g 后,留取 2 小时尿量送检,测定 2 小时尿中 D- 木糖排泄率（mg%）。正常值为 29.5~31mg%。

（8）血液流变学治疗前后观察:采用成都仪器厂生产的 NXE-I 型锥板式黏度计进行测定。抽取空腹静脉血 5ml,迅速注入加肝素的试管,摇匀,在 25℃恒温水溶中测定,测定指标及正常值（表 5-10）。

表 5-10 血液流变学检查正常值表

切变率（1/s）	230	115	38.4	9.59	5.75
全血黏度	5.59±0.56	6.14±0.68	8.30±1.08	1.04±2.38	16.92±3.22
还原黏度	9.92±1.09	11.10±1.66	15.77±2.15	26.01±4.56	34.39±6.68
血球压积			46.29±3.85		
血浆黏度			2.22±0.03		
红细胞聚集指数			3.03±0.51		
红细胞刚性指数			0.6±0.09		

（三）统计学处理方法（t 检验、x^2 检验）

结果与分析

（1）两组间综合疗效比较:将 100 例本病患者分为治疗组 50 例,对照组 50 例,3 个月为 1 个疗程,治疗 1 个疗程。其综合疗效如下表 5-11。

表 5-11 两组间综合疗效比较

组别（例数）	治疗效果（%）					总有效率（%）
	痊愈	显效	有效	无效	加重	
治疗组（50）	10（20）	15（30）	19（38）	5（10）	1（2）	88
对照组（50）	1（2）	3（6）	26（52）	19（38）	124,（2）	60

注:x^2=24.6,P<0.05。

从上表可知,治疗组总有效率为88%,显效率30%,痊愈率20%,对照组总有效率60%,显效6%,痊愈率2%。经统计学处理,两组间总有效率有显著性差异($P<0.05$)。

(2)治疗前后主症变化比较(表5-12)

表5-12 主症疗效统计表

组别 (例数)		痞满				治愈率 (%)	有效率 (%)	疼痛				治愈率 (%)	有效率 (%)	食欲不振				治愈率 (%)	有效率 (%)
		0	+	++	+++			0	+	++	+++			0	+	++	+++		
治疗组 (50)	疗前	4	8	20	18				8	23	10	9				2	12	23	13		
						60	82.6					50.8	78.6					58	81.3
	疗后	34	9	4	3			33	11	4	2			31	9	6	4		
对照组 (50)	疗前	1	17	20	12			3	20	19	8			3	11	18	18		
						30	40.8					28	40.4					32	42.6
	疗后	16	21	6	7			17	16	13	4			19	22	5	4		

痞满治疗组 $x^2=9.1$,$P<0.05$;对照组 $x^2=17.38$,$P<0.05$。疼痛治疗组 $x^2=5.08$,$P<0.05$;对照组 $x^2=13.41$,$P<0.05$。食欲不振治疗组 $x^2=6.81$,$P<0.05$;对照组 $x^2=15.14$,$P<0.05$。

从表5-12中可以看出,本病的三大主症痞满、疼痛、食欲不振,治疗组和对照组的治愈率和有效率之间均有显著性差异,其中消痞灵冲剂对轻度、中度症状的效果较重度症状明显。

(3)治疗前后次症变化比较:本病一般出现的次症为嗳气、反酸、嘈杂、恶心、呕吐或有清水痰涎、口干口苦、便干或便溏。经消痞灵冲剂治疗后大部分症状消失,总消失率为75.9%,对照组总消失率为22.5%。其中最常见的症状如嗳气、嘈杂、口干、口苦、便干、便溏,治疗组和对照组之间相比较有显著性差异($P<0.05$)(表5-13)。

表5-13 次症治疗前后病例对比表

组别	嗳气	反酸	嘈杂	恶心	呕吐	口干	口苦	泛清水	便溏	便秘
疗前	36	14	35	14	5	37	17	4	19	18
疗后	9	6	5	4	1	8	5	0	5	5
消失率/%	75	57.1	85.7	71.4	80	78.3	70.6	100	73.6	72.2
疗前	38	12	33	11	4	38	30	3	15	16
疗后	30	11	25	9	4	28	25	3	15	15
消失率/%	21.1	8.3	24.2	18.2	0	26.3	16.6	0	0	6.3

（4）治疗前后舌、脉变化比较（表5-14、表5-15）

表5-14 舌象治疗前后对比表

组别（例数）		舌质						舌体				舌苔					
		淡红	淡白	淡暗	红	暗红	瘀点	裂纹	齿痕	瘦小	胖大	薄白	白腻	薄黄	黄腻	少苔	花剥
治疗组（50）	疗前	8	9	10	12	11	4	4	5	6	5	6	6	17	14	5	2
	%	16	18	20	24	22	8	8	10	12	10	12	12	34	28	10	4
	疗后	40	2	3	2	0	2	2	1	3	2	38	3	3	3	2	1
	%	80	4	6	4	0	4	4	2	6	4	76	6	6	6	4	2
对照组（50）	疗前	8	8	14	12	8	3	6	4	5	6	6	5	16	17	3	3
	%	16	16	28	24	16	6	12	8	10	12	12	10	32	34	6	6
	疗后	10	10	12	10	8	2	5	3	4	6	9	6	15	15	2	3
	%	20	20	24	20	16	4	10	6	8	12	18	12	30	30	4	6

从表5-14中统计可见，本病舌象表现多为舌质红、暗，有时见瘀点瘀斑，舌体见胖大舌、有齿印或体小，出现裂纹。舌苔以黄、黄腻苔多见，亦可出现少苔或剥苔。经统计学分析，结果治疗组红、淡暗舌、暗红舌消失率84.8%，对照组红舌、淡暗和暗红舌消失率11.8%，两组相比有非常显著性差异（$P<0.05$）。薄黄苔、黄腻苔消失率80.6%，对照组薄黄苔和黄腻苔消失率9.1%，两组比较非常差异显著（$P<0.05$）。

表5-15 治疗前后脉象对比表

组别（例数）		弦滑	弦细	沉细	濡细	细弱	细滑
治疗组（50）	疗前	5	19	4	3	16	3
	（%）	10	38	8	6	32	6
	疗后	7	23	2	2	12	4
	（%）	14	46	3	4	24	8
对照组（50）	疗前	6	20	5	1	11	7
	（%）	12	40	10	2	22	14
	疗后	5	21	6	1	10	6
	（%）	10	42	12	2	20	12

本表5-15中可知，本病最常见的脉象为弦细脉和细弱脉，两组治疗前后均无明显变化。

（5）治疗前后胃黏膜相变化比较：本病胃镜下胃黏膜相可见胃窦部或胃体部局限性或

弥漫性黏膜变薄,呈灰白色,黏膜下血管透见,或者出现黏膜表面粗糙不平,颗粒或结节僵硬感,分泌物减少。经统计学分析发现消痞灵冲剂的治愈率为60%,有效率80.3%,其中轻、中度疗效较好。对照组维酶素治愈率20%,有效率40%。两组之间相比,治愈率和有效率均有非常显著性差异。(表5-16)

表5-16 胃黏膜相萎缩程度治疗前后统计表

组别(例数)		胃黏膜的萎缩程度				治愈率(%)	有效率(%)
		0	+	++	+++		
治疗组(50)	疗前	0	18	22	10	60	80
	疗后	30	12	6	4		
对照组(50)	疗前	0	26	20	4	20	40
	疗后	10	20	17	3		

注: $x^2=16.66$, $P<0.05$ 。

本病胃镜下除见胃黏膜萎缩外,多合并有浅表性胃炎、食管炎、胃息肉、糜烂性胃炎、疣状胃炎、胆汁反流、十二指肠球炎。其中以浅表性胃炎最为多见。经统计学分析,结果治疗组有效率68%,对照组30%,两组之间有非常显著性差异($x^2=14.44$, $P<0.005$),食管炎、糜烂性胃炎、胆汁反流、十二指肠球炎经消痞灵冲剂治疗后效果明显,胃息肉、疣状胃炎无明显变化(表5-17、表5-18)。

表5-17 胃黏膜相CSG治疗前后统计表

组别(例数)		胃黏膜浅表性胃炎的程度			有效率(%)
		+	++	+++	
治疗组(50)	疗前	8	20	22	68
	疗后	28	14	8	
对照组(50)	疗前	10	30	8	30
	疗后	20	25	5	

注: $x^2=14.44$, $P<0.05$ 。

表5-18 胃黏膜相伴随病变治疗前后对比表

组别(例数)		食管炎	胃息肉	糜烂性胃炎	疣状胃炎	胆汁反流	十二指肠球炎
治疗组(50)	疗前	5	1	8	4	9	6
	疗后	2	1	2	3	2	1

组别(例数)		食管炎	胃息肉	糜烂性胃炎	疣状胃炎	胆汁反流	十二指肠球炎
对照组(50)	疗前	3	0	6	3	6	5
	疗后	2	0	4	3	5	3

（6）治疗前后胃黏膜病理活检变化比较：正常胃黏膜上皮细胞排列规整，腺体排列规则，大小及形状较一致，细胞多呈单层排列。黏膜层仅有少许炎细胞浸润，毛细血管无扩张充血，黏膜肌层较薄，未见向黏膜层增生伸延之现象。本研究均取自胃窦部黏膜组织，胃窦部为多灶性萎缩程度不等的萎缩性胃炎。具体表现为腺体数目减少，体积减小，部分腺体呈囊性扩张，间质淋巴细胞等浸润，有者形成淋巴滤泡，固有层毛细血管扩张充血，黏膜肌层增厚并向固有层内延伸，并有纤维组织增生。其中治疗组 50 例患者中，轻度 CAG14 例，中度 21 例，重度 13 例，对照组 50 例患者中，轻度 CAG23 例，中度 20 例，重度 6 例。伴有胃黏膜上皮异型增生时，可见再生型、隐窝型及腺瘤样型异型增生，表现为细胞大小、形状不一，核浆比率增大，极向较紊乱，胃小凹不规则，腺体的大小、形状排列不规则，有的腺管背靠背或出现共壁现象，细胞的分泌功能减弱或消失。其中治疗组轻度异型增生 19 例中度 15 例，重度 3 例，对照组轻度异型增生 12 例，中度 11 例，重度 2 例。伴有肠上皮化生时，可见吸收细胞呈高柱状，浆粉红，核长圆形或短杆状，位于细胞基底侧，细胞游离面为刷状缘，并可见散在杯状细胞，胞浆清亮淡染，核位于细胞基底，腺窝部分常常可见潘氏细胞，呈矮柱状，胞浆内有很多嗜伊红性有折光性的颗粒，其中治疗组轻度肠化生 13 例，中度 15 例，重度 6 例。对照组轻度肠化生 19 例，中度 12 例，重度 3 例。

结果经消痞灵冲剂治疗后，可见轻度 CAG12 例，中度 4 例，重度 3 例；轻度异型增生 9 例，中度 3 例，重度 1 例；轻度肠化生 6 例，中度 6 例，重度 1 例。经维酶素治疗后，轻度 CAG22 例，中度 9 例，重度 6 例；轻度异型增生 8 例，中度 7 例，重度 3 例；轻度肠化生 17 例，中度 7 例，重度 2 例。最后经统计学分析发现，CAG、异型增生、肠化生，三者治疗组和对照组之间相比较，治愈率和有效率均有非常显著性差异（表 5-19）。

表 5-19　病程活检疗效统计表

组别（例数）		CAG				治愈率(%)	有效率(%)	肠化				治愈率(%)	有效率(%)	异型增生				治愈率(%)	有效率(%)
		0	+	++	+++	(%)	(%)	0	+	++	+++	(%)	(%)	0	+	++	+++	(%)	(%)
治疗组(50)	疗前	2	14	21	13			16	13	15	6			13	19	15	3		
						60.4	83.3					61.8	79.4					62.3	78.4
	疗后	31	12	4	3			37	6	6	1			36	9	3	2		

组别（例数）	CAG				治愈率（%）	有效率（%）	肠化				治愈率（%）	有效率（%）	异型增生				治愈率（%）	有效率（%）
	0	+	++	+++	(%)	(%)	0	+	++	+++	(%)	(%)	0	+	++	+++	(%)	(%)
对照组（50）疗前	1	23	20	6			16	19	12	3			25	12	11	2		
					24.4	40.8					23.5	44.1					28	48
疗后	13	22	9	6			24	17	7	2			32	8	7	3		

注:慢性萎缩性胃炎治疗组 $x^2=12.79$,$P<0.005$;对照组 $x^2=18.54$,$P<0.05$。肠化治疗组 $x^2=10.98$,$P<0.005$;对照组 $x^2=8.96$,$P<0.05$。异型增生治疗组 $x^2=6.98$,$P<0.01$;对照组 $x^2=6.06$,$P<0.05$。

（7）血清胃泌素治疗前后对比:CAG 一般分为 A 型和 B 型。A 型患者壁细胞抗体阳性,血清胃泌素含量增高,泌酸功能减低,窦部黏膜正常,B 型与 A 型刚好相反,A 型患者有的发展成恶性贫血,B 型患者有 10% 患者易发生癌变。中国人以 B 型 CAG 为主,其胃窦部病变愈严重,幽门腺体受损害愈重,G 细胞数就愈少,或其功能就愈受影响,血清胃泌素含量就愈低。本研究结果亦出现,病变愈重,血清胃泌素就愈低,与文献报道相一致。经消痞灵冲剂治疗后血清胃泌素有较明显的提高,治疗前后有非常显著性差异（表 5-20）。

表 5-20 24 例患者血清胃泌素治疗前后对比表

组别	$\bar{x}\pm s$
治疗前	63.17 ± 4.56
治疗后	100.5 ± 9.49

注:$t=3.55$,$P<0.01$。

（8）免疫球蛋白治疗前后对比:CAG 患者出现 B 淋巴细胞功能亢进,其原因可能是由于胃黏膜屏障功能损害,致使胃腔内的抗原性物质（食物或胃内微生物）通过受损的胃黏膜屏障刺激机体免疫系统,引起免疫反应而产生抗体。张德中报道 B 型 CAG 患者体内 3 种免疫球蛋白 IgG、IgA、IgM 显著高于正常人,A 型则 IgA、IgM 亦显著地高于正常人。本研究发现该组患者绝大部分在正常值范围,与文献报道不一致。其原因可能与检测方法有关。治疗前后无显著性差异（见表 5-21）。

表 5-21 36 例患者免疫球蛋白治疗前后对比表（$\bar{x}\pm s$）

检测指标	治疗前	治疗后	T 值	P 值
IgA	1.54 ± 0.16	1.25 ± 0.10	$t=1.57$	$P>0.05$

续表

检测指标	治疗前	治疗后	T 值	P 值
IgM	1.13 ± 0.12	0.94 ± 0.10	$t=1.15$	$P>0.05$
IgG	9.89 ± 0.71	8.63 ± 0.39	$t=1.56$	$P>0.05$

(9) D-木糖排泄率治疗前后对比:D-木糖醇试验主要是通过患者口服木糖后由上段空物吸收,吸收后不为肝脏所利用,部分在体内破坏,大部分从尿中排出。根据尿中的含量可反映小肠的吸收功能,而脾气虚证主要表现为消化功能低下,因此选用目前国内公认的 D-木糖醇试验作为消痞灵冲剂治疗本病的疗效观察指标。因本病辨证时以脾气虚弱或气阴两虚多见,本研究观察后发现患者绝大部分 D-木糖排泄率明显降低,经消痞灵冲剂治疗后排泄率有所提高,但大部分尚未达至正常,分析其原因可能与治疗疗程较短有关。疗前后经统计学分析有显著性差异(表 5-22)。

表 5-22 24 例患者 D-木糖排泄率治疗前后对比表

组别	$\bar{x} \pm s$
治疗前	15.46 ± 1.50
治疗后	21.36 ± 1.93

注:$t=2.42$,$P<0.05$。

(10) 血液流变学治疗前后对比:现代研究表明,血瘀证与血液流变学,微循环障碍有密切关系。因本病病性呈本虚标实,其中标实中以血瘀多见,因此采用测定全血黏度、血浆黏度、血细胞比容、红细胞聚集指数、红细胞刚性指数,作为本病的观察指标之一,以探讨标实血瘀证的存在和观察消痞灵冲剂的治疗效果。本研究发现,本病可出现较为明显的血液流变学异常,表现为全血黏度升高,血细胞比容上升,红细胞聚集指数增加,病变越重者,血液流变学改变越明显,这些异常改变可引起胃黏膜组织的微循环障碍,血液阻力增大,血流缓慢而瘀滞,最终导致胃黏膜缺血缺氧,加速胃黏膜病变的发生发展。24 例患者经过消痞灵冲剂治疗后血液流变学异常得到明显的改善,治疗前后呈现显著性差异(表 5-23)。

表 5-23 24 例患者血液流变学治疗前后对比表($\bar{x} \pm s$)

检测指标		治疗前	治疗后	T 值	P 值
全血黏度	$230S^{-1}$	5.70 ± 0.12	5.12 ± 0.19	$t=2.57$	$P<0.05$
	$5.75S^{-1}$	16.79 ± 0.89	13.70 ± 1.03	$t=2.27$	$P<0.05$
血球压积		47.75 ± 0.083	43.10 ± 1.64	$t=2.53$	$P<0.05$
血浆黏度		1.94 ± 0.06	1.85 ± 0.11	$t=0.75$	$P<0.05$

检测指标	治疗前	治疗后	T 值	P 值
红细胞聚集指数	3.14 ± 0.14	2.66 ± 0.15	$t=2.43$	$P<0.05$
红细胞刚性指数	0.77 ± 0.02	0.78 ± 0.03	$t=0.73$	$P<0.05$

（11）癌胚抗原治疗前后对比：CEA 系存在于结肠癌组织中的相关抗原。在消化道肿瘤、肺癌、乳腺癌、膀胱癌、肉瘤和何氏病等恶性肿瘤以及某些非恶性肿瘤疾病中 CEA 出现,很可能当组织细胞发生恶变时,CEA 的基因被激活,产生 CEA。血清 CEA 测定对诊断胃癌虽缺乏特异性和敏感性,但可以作为监测本病突变的观察指标之一。本研究观察 24 例本病患者,治疗前后均未见 CEA 高于正常者。消痞灵冲剂治疗前后无明显差异（表 5-24）。

表 5-24　24 例患者 CEA 治疗前后对比表组别

组别	$\bar{x} \pm s$
治疗前	9.15 ± 0.91
治疗后	8.04 ± 0.56

注：$t=0.99$，$P>0.05$。

二、消痞灵治疗胃癌前期病变的实验研究

（一）消痞灵冲剂对胃癌前期病变人胃黏膜形态定量分析的影响

1. 材料与方法

治疗前后胃镜下取出胃黏膜组织 3~4 块,固定于 10% 中性福尔马林组织固定液中,常规取材,石蜡包埋,连续切片,切片厚度 4~5μm,进行 HE 染色,观察一般病理组织学变化。

在形态学观察基础上,应用 Quantimet 970 自动化图像分析仪对 HE 切片进行形态定量测定。其检测指标和条件如下。

（1）胃黏膜慢性萎缩性胃炎单位面积内腺体数目（NA）物镜 10X,投影透镜 1.25X,每张切片测量 3 视野,取其平均值。

（2）胃黏膜异型增生腺管有核带宽度与腺管管壁宽度之比（N/C）,不规则管外周长与其等面积圆的直径比（P_1/D_1）,沿细胞核近管腔端连线所构成的不规则圆形的周长与其等面积圆的直径比（P_2/D_2）,物镜 40X,投影透镜 1.25X,每张切片测量 3 个腺体,然后取其平均值。

数据处理：应用 t 检验进行统计学处理。

2. 结果

（1）胃黏膜慢性萎缩性胃炎单位面积内腺体数目（NA）,经消痞灵冲剂治疗后 N/A 明显升高,与治疗前相比有明显差异（$P<0.01$）,经维酶素治疗后 N/A 虽然有一定程度的升高,但

与治疗前相比无明显差异($P>0.05$)。见表 5-25

表 5-25 消痞灵冲剂萎缩性胃炎单位面积腺体数目的影响($\bar{x} \pm s$)

组别	治疗前	治疗后		t 检验
治疗组	9.89 ± 0.83	15.17 ± 1.26	$t=3.50$	$P<0.01$
对照组	10.07 ± 0.78	11.89 ± 0.62	$t=1.74$	$P>0.05$

（2）消痞灵冲剂对胃黏膜异型增生 N/C、P_1/D_1 和 P_2/D_2 治疗前后有明显差异（$P<0.05$），治疗后与正常组相比差异不明显（$P>0.05$），对照组维酶素对胃黏膜异型增生 N/C、P_1/D_1 和 P_2/D_2 治疗前后有一定改善，但差异不明显（$P>0.05$），治疗后与正常组相比有明显差异（$P<0.05$）（表 5-26）。

表 5-26 消痞灵冲剂对胃黏膜异型增生治疗前后的影响($\bar{x} \pm s$)

组别		N/C	P_1/D_1	P_2/D_2
正常组（n=6）		$0.348 \pm 0.015\,^{\triangle}$	$3.635 \pm 0.040\,^{\triangle}$	$3.84 \pm 0.077\,^{\triangle}$
治疗组（n=6）	治疗前	$0.641 \pm 0.017\,^{\triangle\triangle}$	$3.981 \pm 0.105\,^{\triangle\triangle}$	$4.738 \pm 0.237\,^{\triangle\triangle}$
	治疗后	$0.376 \pm 0.022\,^{\triangle\triangle\triangle}$	$3.655 \pm 0.084\,^{\triangle\triangle\triangle}$	$3.756 \pm 0.100\,^{\triangle\triangle\triangle}$
对照组（n=6）	治疗前	$0.630 \pm 0.015\,^{*}$	$3.870 \pm 0.093\,^{*}$	$4.683 \pm 0.231\,^{*}$
	治疗后	$0.619 \pm 0.014\,^{**}$	$3.699 \pm 0.080\,^{**}$	$4.460 \pm 0.158\,^{**}$

注：$^{\triangle\triangle}$与$^{\triangle}$相比 $P<0.05$，$^{\triangle\triangle\triangle}$与$^{\triangle}$相比 $P>0.05$，**与*相比 $P>0.05$，**与$^{\triangle}$相比 $P>0.05$。

3. 讨论

20 世纪 80 年代以来，癌前病变的检测是癌症研究的热点。由于癌前病变的诊断和分级主要以病理学家借助显微镜观察组织结构和细胞形态的异型性，即黏膜结构紊乱，细胞的异型性和分化异常。不同的观察者，甚至同一观察者在不同时期对同一病变的诊断和分级往往会做出不同的结论，带有明显的主观性。

近十几年来，随着计算机图像分析系统（computer image analysis system，CIAS）的发展和普及，显微形态测量技术（micromorphometry）也得到迅速发展，已成为一项重要的计量病理学研究的新技术。该技术能同时对组织和细胞的几何形态及其成分进行多参数计算分析，结果精确度高和可重复性好。用测量获得的数据描述病理组织像，能减少观察者的主观差异，使病变组织和细胞生物学特性得到较客观的反映。

慢性萎缩性胃炎存在不同程度的胃黏膜变薄，黏膜层结缔组织及平滑肌增生以及固有层腺体减少等，因此我们选择单位面积内腺体数目（NA）作为检测指标，以期客观反映慢性萎缩性胃炎的萎缩程度及治疗效果检测结果表明，消痞灵冲剂对萎缩性胃炎具有明显的治疗效果，而对照组维酶素效果不佳。

异型增生是指细胞和组织增生偏离正常分化发育轨迹的一种状态,主要表现为细胞异型性、黏膜结构紊乱和分化异常三个方面。阎瑞方等提出三个判定异型增生的计量指标 N/C、P_1/D_1 和 P_2/D_2。N/C 是腺管有核带宽度与腺管管壁宽度之比,代表细胞学异性;P_2/D_2 是不规则腺管外周长与其等面积圆的直径比,代表结构异型性;P_2/D_2 是沿细胞核管腔端连线所构成的不规则形的周长与其等面积圆的直径比,其比值受腺管细胞学异型性和结构异型性二个因素影响。其研究结果表明,这三个计量指标可作为胃黏膜上皮异型增生诊断和判定其潜在恶性的客观指标。我们选用上述三个检测指标综合反映异型增生的细胞异型性、结构异型性以及消痞灵冲剂的治疗效果。检测结果表明,消痞灵冲剂对异型增生的细胞异型性和结构异型性具有明显改善作用,对照组维酶素虽有一定的效果,但作用不明显。

消痞灵冲剂具有益气养阴,疏肝理气,活血化瘀,清热解毒作用。此方改善胃黏膜微循环,对胃黏膜具有营养滋润作用,促进胃黏膜萎缩腺体再生,增加腺体数目,同时对胃黏膜异型增生具有软化和抑制作用,使异型增生结构异型性和细胞异型性得到改善。由此可见,消痞灵冲剂对胃黏膜癌前病变具有逆转作用,是治疗胃癌前期病变较为理想的药物。

(二)消痞灵冲剂对胃癌前期病变人胃黏膜 Ag-NOR 变化的影响

1. 材料与方法

治疗前后于胃镜(EG-2900)下取出胃黏膜组织 3~4 块,固定于 10% 中性福尔马林液中,常规取材,石蜡包埋,切片厚度 3~4μm,应用段氏 Ploton 改良法染色。

(1)染色步骤及方法

1)组织切片放入 37℃恒温箱 1~2 小时。

2)二甲苯脱蜡 2 次。

3)100%、95%、80% 乙醇进行逐级水化,蒸馏水洗 3 次。

4)胶压银工作液配制:将明胶溶于 1% 甲酸内配成 2% 明胶甲酸溶液,用时将此液按 2:1 容积比与 50% 硝酸银混合。

5)将配制好的胶压银工作液过滤后加入组织切片上,室温下避光染色 40~60 分钟。

6)流水洗净,80%、95%、100% 乙醇逐级脱水,二甲苯透明,中性树胶封片。

(2)计量方法:经 ploton 改良法染色后的切片,每张均在 400× 视野下进行观察,以 0.179mm 为单位长度(Olympus 目镜标尺在 400× 时框定的长度)亦即正方形方格的边长,每张切片计数 5 个区域以此为边长的正方形内的 Ag-NOR 颗粒数,取其平均数作为单位长度内的 Ag-NOR 颗粒数。

(3)数据处理:用 t 检验进行统计学处理。

2. 结果

胃黏膜癌前病变主要是胃黏膜上皮异型增生。异型增生细胞有一定程度的异型性,细胞增大,核浆比率增加。细胞核内 Ag-NOR 颗粒清晰可见,约 27 个,颗粒大小不一,形状不规则,散布在核中央及周边,且随异型增生程度的加重,上述改变愈加明显。经消痞灵冲剂治疗后胃黏膜光镜下细胞核内 Ag-NOR 颗粒数明显减少 1~4 个,颗粒大小较一致,形状呈圆形,多数位于核中央或偏中。经统计学处理,其治疗前后有显著性差异($P<0.05$)。阳性对照组维酶素治疗后 Ag-NOR 颗粒数稍有减少 2~5 个,颗粒大小不一,形状欠规则,散布在核中央及周边。经统计学处理,治疗前后 Ag-NOR 颗粒数无显性差异($P>0.05$)。见表 5-27。

表 5-27 消痞灵冲剂对 Ag-NOR 治疗前后的影响($\bar{x} \pm s$)

组别	(例数)	治疗前	治疗后	t 检验	
治疗组	(15)	3.32 ± 0.36	2.35 ± 0.24	$t=2.26$	$P<0.05$
对照组	(10)	2.95 ± 0.31	2.47 ± 0.17	$t=1.37$	$P>0.05$

3. 讨论

Ag-NOR 是与核仁组成区相关的银蛋白的简称。细胞核的核仁由位于某些染色体上特殊部位的核仁组成区(nuclar organizer Region,NOR)产生。NOR 中包含着核糖体基因(rDNA),通过其转录而合成核体 RNA(rRNA)核仁实际上是组装核体(ribosome)的工厂。NOR 可用银染方法显示。细胞学研究已证明,银既不与 rDNA 结合,又不与 rRNA 结合,而是与 rRNA 相关的酸性非组蛋白结合,故这种蛋白被称为 Ag-NOR。它对核体的形成及细胞内蛋白质的合成至关重要。Ag-NOR 可作为 NOR 及其 DNA 转录活动的标志,用来反映核仁结构和功能的变化。

在油镜下观察到 Ag-NOR 呈黑色小粒位于核仁和细胞核大,细胞核背景在未经套染时呈淡黄色 Ag-NOR 可呈两种形态,一种呈团块状,其中含有数个小的银染颗粒,相当于核仁本身(即主核仁)中的 Ag-NOR,另一种呈散在于细胞核内较小的银染颗粒,称为卫星颗粒或卫星核仁。主核仁内的单个银染颗粒和散在卫星颗粒均需计数,合为 Ag-NOR 总数。

在细胞分裂周期中,Ag-NOR 的数目和形态会发生一系列变化:银染颗粒在分裂间期和前期的核仁中较大,数目较多而在中期及后期,当核仁消失不见时,只有很少的银染颗粒在 NOR 染色体的部位可见,数目也减少;分裂末期,当核仁重现时,银染颗粒又增大和增多,故 Ag-NOR 的计数多少在很大程度上取决于它们在细胞核的分散程度。组织切片中某一群细胞 Ag-NOR 平均计数增加的原因可能是细胞增殖活跃,以致许多细胞核内有核仁的分解,因此 Ag-NOR 分散于细胞核内;核仁的融合有缺陷,以致 Ag-NOR 分散;细胞的倍体数增加也会导致 NOR 染色体的数目增多;rDNA 转录活动的增加导致原来不明显的 Ag-NOR 变得明显可见。

近年来已有人研究了 Ag-NOR 颗粒在乳腺、淋巴系统,皮肤等良恶性病变间存在的差异,发现恶性组织 Ag-NOR 较良性者明显增多,Suarez 等研究了胃黏膜 Ag-NOR 计数,发现正常与溃疡周边增生黏膜之间差异显著,而胃的 Ag-NOR 较正常及溃疡组织显著增多,晚近,胡丹毅等研究发现 Ag-NOR 数量随胃黏膜异型增生程度加重而增多。余景瑞等检测的结果表明,单纯肠上皮化生,异型增生和分化型腺癌的每核平均 Ag-

NOR 颗数随病变程度加重而递增。本实验结果表明,CAG 伴有异型增生的 Ag-NOR 颗粒数增加,大小不一,形状及分布均具有异型性,与文献报道一致。经治疗后粒数明显减少,形状及分布向正常,说明消痞灵冲剂能抑制细胞增殖,阻止胃癌前期病变继续发展。

(三)消痞灵冲剂对胃癌前期病变人胃黏膜超微结构的影响

1. 材料与方法

治疗前后于胃镜(EG2900)下胃窦部钳取 1 块胃黏膜组织标本,2.5% 戊二醛及 1% 锇酸双固定,以浓度逐级升高的乙醇系列和纯丙酮脱水后,环氧树脂 812 包埋,LKB-NOVa 型超薄切片机切片(400A),醋酸铀和枸橼酸铝双染色,SEM-1200 透射电镜观察。治疗组 5 例,对照组 3 例,胃黏膜活检标本共 16 块。主要观察胃黏膜的萎缩性病变、异型增生、肠上皮化生等改变。

2. 结果

慢性萎缩性胃炎黏膜上皮和腺体可见退变,胞质电子密度增大,细胞萎缩,细胞间隙增宽。胞浆细胞器减少,病变尤以线粒体表现最为明显,明显减少,断裂及排列紊乱,基质疏松、空化,有的表层电子密度增大、变浓,有的线粒体呈髓鞘样改变;并可见线粒体结构不清,有的胞质内可见大小不等的囊泡形成。高尔基体减少,粗面内质网扩张,呈囊状扩张,细胞游离面微绒毛明显减少及断裂,疏密不一,可见幽门螺杆菌。胃窦部 G 细胞数量减少。伴有中重度异型增生的胃黏膜,细胞核明显增大,核浆比例大,核膜皱折增多,核极向消失,核位置从细胞的基底部移至中上部,甚至位于细胞顶部。核内常染色质较丰富,核仁明显,可见核分裂。胞质内线粒体肿胀,粗面内质网少,高尔基体复合体发育不良,有变薄和减少现象。伴有肠化上皮的超微结构发育不良。胞质中黏原颗粒、酶原颗粒减少,初级及次级溶酶体增多。细胞间连接结构与正常肠上皮相同,即细胞表面有特征性微绒毛,排列较整齐,内有微丝束构成核心,细胞间之复合连接体发育良好。经消痞灵冲剂治疗后细胞的超微结构明显恢复,胃窦部细胞大小,形态较一致。细胞核形状呈圆形或不规则形,细胞表面微绒毛排列较规整。胞质内含有较多的分泌颗粒,粗面内质网及线粒体结构除部分仍有一定程度的病变外,余基本接近正常。阳性对照组经维酶素治疗后,虽然细胞超微结构有一定程度恢复,但改变不明显。

3. 讨论

透射电镜是研究细胞超微结构损伤和变化的重要工具,从亚细胞水平探讨疾病的发病机制和协助进行未分化肿瘤的分类。近年来应用透射电镜技术研究与诊断胃病变,已取得很大进展。萎缩性胃炎超微结构的主要变化是各种细胞器的退行性病变,尤以线粒体的肿胀,嵴稀疏断裂及空化,基质疏松,粗面内质网不同程度的扩张以及胞质裂隙最为重要。伴有肠上皮化生时,可见到吸收细胞表面具有典型的肠型微绒毛和含大量黏原颗粒的杯状细胞。伴有异型上皮增生时,细胞异型和结构异型均较明显,并可见病理性核分裂。此时线粒体数目较多,但往往大小不一,有的发生萎缩和变性坏死,有的出现代偿性肥大,这样就导致细胞供能代谢的紊乱。反过来由于能量代谢功能减退,导致胃黏膜各种细胞功能减退,影响胃的消化和吸收功能。(消痞灵冲剂中具有疏肝理气、活血化瘀的作用,能改善胃黏膜微循环,增强胃黏膜屏障作用,改善机体缺血缺氧状态,促进细胞功能恢复正常,从而使胃黏膜癌前病变的超微结构得到恢复。)

(四)消痞灵冲剂对胃癌前期病变人胃黏膜黏液组织化学染色反应的影响

1. 材料与方法

治疗前后于胃镜(EG-2900)下取出胃黏膜组织标本 3~4 块,固定于 10% 中性福尔马林液中,常规石蜡包埋,切片厚度 μm,应用 AB/PAS 和 HID/AB 法进行染色,染色步骤如下。

(1) 组织切片放入 37℃恒温箱 1~2 小时。

(2) 二甲苯脱蜡 2 次。

(3) 100%、95%、80% 乙醇进行逐级水化,蒸馏水洗 3 次。

(4) 将胃肠黏液组化分析试剂 1 和胃肠黏液组化分析试剂 2 各 1 支加入蒸馏水 46ml,临近用时再将 1 支胃肠黏液组化分析试剂 3 加入蒸馏水中搅匀即配成 HID 染液,然后将切片加入 HID 染液内或滴染,放置 18 小时以上。

(5) 流水冲洗后用 3% 醋酸水处理 3 分钟。

(6) 奥辛兰(ABpH2.5)染液 30 分钟。

(7) 水洗反蓝,再用蒸馏水洗后用 1% 过碘酸处理 20 分钟。

(8) 蒸馏水反复洗后用 schiff(PAS)液处理 20 分钟。

(9) 蒸馏水反复洗 5 次,80%、95%、100% 乙醇逐级脱水,二甲苯透明,中性树胶封固。

2. 结果

表 5-28 黏液组织化学治疗前后的变化

组别		完全性		不完全性	
		结肠型	小肠型	结肠型	小肠型
治疗组(n=15)	治疗前	8	15	1	6
	治疗后	4	8	0	3
对照组(n=10)	治疗前	5	10	0	3
	治疗后	5	7	0	2

目前,肠上皮化生一般分为完全结肠型、完全小肠型、不完全结肠型和不完全小肠型。研究发现,不完全结肠型化生在慢性萎缩性胃炎中所占比例为 13.8%。从表 5-28 可以看出,经消痞灵冲剂治疗后完全结肠型、完全小肠型、不完全小肠型化生有明显减少,对照组维酶素却无明显改变。治疗组 15 例中发现 1 例不完全结肠型化生,经消痞灵冲剂治疗后消失。

3. 讨论

Morson 首先发现某些胃癌在肠化生区内发生胃癌癌旁非癌黏膜肠化生发生率高于

胃良性病变时肠化生发生率,提出胃癌可在肠化生基础上发生。继之,Lauren 注意到胃高分化腺癌细胞和肠化生细胞都可见到刷状缘,把胃癌分为肠型和弥漫型两大类,认为肠型胃癌发生于肠化生黏膜,弥漫型胃癌发生于胃固有黏膜。肠型胃癌之所以不同于弥漫型胃癌,是因为其多发生在老年组人群,其发生率随着年龄的增加而增高,这和肠化生发生率与年龄关系是一致的。同时肠型胃癌在男性中发生率高,预后较好。胃癌高发国家,其肠化生发生率也高,当胃癌发生率下降时,肠化生发生率也下降,这些流行病学调查结果表明胃癌与肠化生之间存在着某些关系,但肠化生过程非常复杂,而且肠化生本身无论在形态上还是在功能上都存在着很大差异。因此,把所有肠化生都视为癌前病变是无根据的。目前肠化的分型采用较多的是黏液组化分型法,但分型标准很不一致。国内多根据细胞的形态并结合黏液类型将肠化分为完全小肠型(杯状细胞只含唾液酸黏液),完全结肠型(杯状细胞合硫酸黏液,含或不含唾液酸黏液),不完全小肠型(杯状细胞含中性与唾液酸黏液)和不完全结肠型(杯状细胞与柱状细胞均含中性与硫酸黏液,含或不含唾液酸黏液)。分析肠化上皮中肿瘤标志物的变化时,金妮等对不同类型化上皮中 CEA、MG7、pHA 进行检测,以不完全结肠型化生的阳性率高,各种标记阳性率均高于其他类型肠化生。房殿春等应用显微分光光度计测定不同类型肠化核内 DNA 含量,结果唯有不全结肠型肠化 DNA 均值高于正常胃黏膜。王素等应用 3h-TdR 体外双标记放射自显影术测定了癌前病变与胃癌的细胞周期参数,按照细胞动力学特点,可将肠化分为两型。A 型包括完全小肠型、完全结肠型和不完全小肠型,其标记指(LI),DNA 合成时间(TS)及细胞周期时间(TC)均与正常胃黏膜接近;B 型是不完全结肠型化生,其 IL 及 Tc 值接近胃癌,标记细胞区扩大并上移,说明此型肠化分化不成熟,有癌变倾向。Falack 等报告不完全结肠型肠化在单纯增生中的检出率为 9%,而在异型增生中的检出率高达 55%,Rokkas 等报告首次内镜所检出的 13 例早期胃癌均发生在 II 型肠化病变基础上,对另外 17 例 II 型肠化患者进行平均 25 个月随访,发现 11 例早期胃癌。

以上种种研究均表明,不完全结肠型化生与胃癌关系最为密切。近年来中医药治疗肠化生的研究虽然很多,但对肠化生分型治疗尚未见报道。本实验研究结果表明,消痞灵冲剂对非不完全结肠型化生具有明显的效果,但由于不完全结肠型化生在慢性萎缩性胃炎中所占比例为 13.8%,本研究的肠化例数偏少,只发现 1 例不完全结肠型化生的病例,因此无法进行统计学分析。今后,应扩大治疗肠化生例数的研究,重点观察本药对不完全结肠型化生的疗效。

(五)消痞灵冲剂对胃癌前期病变人胃黏膜 CEA、S100 免疫组化反应的影响

1. 材料与方法

治疗前后于胃镜下(EG-2900)胃窦部钳取胃黏膜组织 3~4 块,固定于 10% 中性福尔马林液中,常规取材,石蜡包埋,进行连续切片,切片厚 4μm,采用亲和素——生物素酶复合物(avidin-biotin-peroxidasecomplex,ABC)免疫组织化学法分别进行 CEA 和 S-100 染色。

(1)实验试剂

1)兔抗牛 S-100 蛋白抗体和抗人 CEA 抗体,丹麦 DAKO 公司生产,北京中山生物制品公司分装。

2) 生物素化的羊抗兔 IgG 和 ABC 液,美国 Vector 实验室生产,北京中山生物制品公司分装。

3) DAB:美国 Sigma 公司生产,北京中山生物制品公司分装。

4) 牛血清:北京华美生物工程公司提供。

5) 0.05% 蛋白酶(trypsin)。

(2) 染色方法及步骤

1) 组织切片放入 37℃恒温箱 1~2 小时。

2) 二甲苯脱蜡 3 次。

3) 100%、95%、80% 乙醇进行逐级乙醇水化,蒸馏水洗 2 次。

4) 0.3%H_2O_2 甲醇液阻断内源性酶,室温 20 分钟。

5) 0.01MpH7.4 的 PBS 缓冲液冲洗 3 次,然后 0.05% 胰蛋白酶(trypsin)消化 20 分钟。

6) 0.01MpH7.4 的 PBS 缓冲液冲洗 3 次,第 3 次液保留,加入血清 1ml(16~18 滴),保护 20 分钟。

7) 倾去正常血清(勿洗),分别加入第一抗体 CEA 或 S100(稀释度分别为 1:100 和 1:300),4℃冰箱过夜。

8) 次日 PBS 缓冲液冲洗 3 次,加入第二抗体(1:200)育 30 分钟。

9) PBs 冲洗 3 次,加入 ABC 液(1:100)孵化育 30 分钟。

10) 予 40mgDAB 溶于 100ml0.05MTris-HCI 中,搅拌溶解 30 分钟,加入 30μl3%H_2O_2(1 滴)搅拌,然后滴染,5 分钟后观察显色情况,一般不超过 15 分钟。

11) PBS 缓冲液冲洗 3 次,苏木素复染,1~2 分钟洗去余液,盐酸酒精分化 30 秒钟,流水蓝化 1~2 分钟,核成蓝色。

12) 80%、95%、100% 乙醇逐级脱水,二甲苯透明,中性树胶封片。

(3) 结果判断

1) CEA:参照 Mori 等的方法进行统计,"−"表示细胞不着色,"+"表示只有少部分细胞呈弱阳性,染色多局限于上细胞或腺细胞的腔缘。"++"表示阳性细胞较多,染色不仅出现于上皮细胞或腺细胞的腔缘,还出现于顶端细胞质中。"+++"表示绝大部分细胞阳性,染色出现于整个细胞膜、胞浆选择每张切片中染色最明显的一个视野计算。

胃黏膜 CEA 阳性反应细胞呈棕黄色,阳性反应着色强度,部位和范围因胃黏膜病变情况不同而有差别。

2) S-100:胃黏膜 S-100 阳性细胞计数,用目镜方格计数尺在 400×视野下计数胃黏膜层中阳性细胞数。每张切片选择 5 个区域进行计数,求出其平均数。树突状细胞(dendriticcell,DC)显示 S-100 阳性反应,染色呈棕黄色,其胞浆、胞核均着色,细胞表面可见长短不一、数目不等的树状突起,细胞形状不规则。

3) 数据处理:CEA 统计用 x^2 检验,S-100 阳性细胞数统计用 t 检验。

2. 结果

(1) 正常胃黏膜 CEA 呈阴性反应或在黏膜上皮近腔面有少量 CEA 阳性物质。在胃黏膜癌前病变处,CEA 阳性物质除见于细胞腔面外还出现于顶端胞浆中,部分区域整个细胞膜和胞浆均呈阳性反应,且阳性反应随病变程度加重而增强。经消瘤灵冲剂治疗后,其胃黏膜 CEA 阳性反应明显减轻,治疗前后有非常显著性差异($P<0.01$),而对照组维酶素组治疗前后 CEA 阳性反应改变不明显,经统计学分析无明显差异($P>0.05$),见表 5-29。

表 5-29　消瘤灵冲剂对 CEA 阳性反应的影响

组别		+	++	+++	++++	x^2 检验
治疗组(n=15)	治疗前	0	3	5	7	$x^2=9.66$
	治疗后	4	7	2	2	$P<0.01$
对照组(n=15)	治疗前	0	3	3	4	$x^2=1.8$
	治疗后	1	4	3	2	$P>0.05$

(2) 正常胃黏膜仅有少量 S-100+ 细胞,即 DC 散在于黏膜层中,胃黏膜癌前病变 DC 数目明显增多,DC 常分布于淋巴细胞较为密集的区域,经消瘤灵冲剂治疗后,其胃黏膜 DC 细胞数明显减少,治疗前后有非常显著性差异($P<0.01$)。阳性对照组经维酶素治疗前后 DC数目无明显差异($P>0.05$),见表 5-30。

表 5-30　消瘤灵冲剂对 DC 数量变化的影响($\bar{x}\pm s$)

组别	(例数)	治疗前	治疗后	t 检验	
治疗组	(15)	6.375 ± 0.56	2.75 ± 0.73	$t=4.29$	$P<0.01$
对照组	(10)	5.625 ± 0.42	3.875 ± 0.875	$t=1.80$	$P>0.05$

3. 讨论

癌胚抗原(CEA)是 1965 年由 Gold 和 Freedman 首先从结肠腺癌和胚胎结肠黏膜组织中分离出来的一种肿瘤相关抗原。目前研究表明,动态观察血液中 CEA 含量变化对消化道恶性肿瘤及其他多种恶性肿瘤的临床诊断,病程进展以及疗效估计均具有一定价值。但消化道恶性肿瘤 CEA 由局部组织产生,释放人体循环时首先需要通过门静脉进入肝脏,而肝脏对于 CEA 具有消除作用,从而影响血液中 CEA 水平。因此,测定胃液中 CEA 含量比血清高,可提高胃癌阳性率。近年来,由于免疫组织化学方法的广泛应用,使 CEA 在癌细胞内的定位和定量研究更为方便和准确。本实验观察到正常胃黏膜 CEA 呈阴性反应或仅在细胞分泌缘有少量 CEA。胃黏膜癌前病变中 CEA 除出现于细胞分泌缘外,还出现于顶端细胞中,甚至遍及整个细胞膜、细胞质。这说明胃黏膜癌前病变 CEA 阳性表达明显增强,染色较深,并且出现了分布异常,极性消失。因此有必要密切观察及治疗,以防早期胃癌的发生。至于其胃液和血液中 CEA 含量增高,我们认为其原因可能是细胞癌变时癌细胞合成 CEA 增加,通过胃黏膜表面微绒毛进入腺腔,导致胃液 CEA 水平升高而 CEA 在病变细胞的侧面及基底面等丧失极性的分布,更容易使 CEA 进入血液循环,导致血清 CEA

值升高。关于胃黏膜前病与胃液、血浆 CEA 含量之间的关系,有待于今后进一步研究及观察。

新近研究表明,一组形态、功能独特的树突状细胞(dendriticcells,DC)是启动机体免疫应答的主要抗原提呈细胞(antipenpresentingcells,APC),代表机体免疫应答的潜能。黄健等研究发现胃癌、胃溃疡及萎缩性胃炎 DC 较正常对照组明显增高,萎缩性胃炎伴Ⅲ型肠化和/或Ⅰ Ⅱ级异型增生 DC 增多更著。结果提示,DC 作为启动免疫应答的抗原提呈细胞(APC),能较早识别癌前病变中潜在恶性细胞产生的肿瘤相关抗原,所以动态定量检测 DC 可能有助于胃癌前病变的随访及早期胃癌的诊断。本实验观察到的结果与文献报道基本一致。正常胃黏膜仅有少量散在 DC,而胃癌前期病变中 DC 常成簇分布于淋巴细胞灶性浸润区域或反应性淋巴滤泡周缘 T 细胞区。

目前一致认为,细胞癌变与细胞基因的扩增有关,癌变过程中,这种扩增基因的相应产物多数为去阻遏后的胚胎性抗原(其中在消化道研究较多且有一定实用价值的为 CEA)。CEA 可能作为一种可溶性抗原被 DC 识别而引起免疫应答反应。正常胃黏膜细胞中的基因表达量少或不表达,其相应产物也较少,黏膜中 DC 未受明显的抗原刺激因而其数量也较少;胃黏膜癌前病变由于病变细胞内癌基因的扩增,其相应产物 CEA 也增多,刺激尚处于正常免疫状态下的 DC,使骨髓中 DC 前体细胞或局部组织中的 DC 增值,因而 DC 数量也较多;随着胃黏膜恶性程度的升高,细胞内癌基因的扩增也增多,其相应产物 CEA 也增多。当 CEA 在细胞上的分布失去极性时,细胞就发生了质的变化,已具有肿瘤细胞的特征。

消痞灵冲剂具有益气养阴、疏肝理气、活血化瘀、清热解毒的功效。其作用的可能机制是通过增强胃肠黏膜屏障,调节胃肠运动功能,减轻或阻止胆汁反流,抗幽门螺杆菌感染,促进胃酸分泌调节免疫功能等综合作用,最后可能抑制细胞内癌基因的扩增,其相应产物 CEA 亦即减少,随之骨中 DC 前体细胞或局部组织中的 DC 增殖受抑制,DC 数量也就减少。维酶素含有多种维生素(以维生素 B_2 居多),多种氨基酸辅酶及人体所必需的几种微量元素,对胃黏膜起着营养和调节作用,从而使萎缩腺体恢复,其对癌基因的扩增无明显作用,虽然治疗后 CEA 和 S-100 有所减少,但与治疗前相比无明显差异。

(六)消痞灵冲剂对胃癌前期病变人胃黏膜幽门螺杆菌感染的影响

1. 材料与方法

治疗前后于胃镜(EG2900)下取出胃黏膜组织 3~4 块,固定于 10% 中性福尔马林液中,常规取材,石蜡包埋,切片厚度 3~4μm,应用段氏 ploton 改良法显示胃黏膜幽门螺杆菌。

(1)染色步骤及方法

1)组织切片放入 37℃恒温箱 1~2 小时。

2)二甲苯脱蜡 2 次。

3)100%、95%、80% 乙醇进行逐级水化,蒸馏水洗 3 次。

4)胶压银工作液配制:将明胶溶于 1% 甲酸内配成 2% 明胶甲酸溶液,同时将此液按 2:1 容积比与 50% 硝酸银混合即可。

5）将配制好的胶压银工作液过滤后滴加入组织切片上,室温下避光染色 40~60 分钟。

6）流水洗净,80%、95%、100% 乙醇逐级脱水,二甲苯透明,中性树胶封片。

（2）结果判断

1）胃黏膜幽门螺杆菌形态及分布:Ploton 改良法染色后,背景呈黄色,幽门螺杆菌呈棕黑色至黑色,形状弯曲或杆状。胃幽门螺杆菌主要位于胃黏膜表层黏液内或紧附于上皮细胞表面,胃小凹及黏膜固有层腺体之腺腔内。幽门螺杆菌密集的区域,其炎细胞特别是中性粒细胞浸润较多。透射电镜下见胃幽门螺杆菌附于胃黏膜表面,微弯曲成弧形,两端钝圆,表面光滑,其附着处胃黏膜立体结构有一定程度的不规整。

2）胃黏膜幽门螺杆菌密度测定:经 ploton 改良法染色后的切片,每张均在 400 倍放大下进行观察。以 0.179mm 为单位长度（Olympus 目镜标尺在 40× 时框定的长度）,亦即正方形方格的边长,每张切片计数 5 个区域以此为边长的正方形内的幽门螺杆菌,取其平均数作为单位长度内的幽门螺杆菌。

（3）统计方法:采用 t 检验进行统计学处理。

2. 结果

表 5-31 消痞灵冲剂对 HP 治疗前后的影响($\bar{x} \pm s$)

组别	（例数）	治疗前	治疗后	t 检验	
治疗组	（15）	14.3 ± 1.04	6.2 ± 0.61	$t=6.69$	$P<0.01$
对照组	（10）	12.8 ± 1.69	11.2 ± 1.98	$t=0.75$	$P>0.05$

从表 5-31 中可以看出,经消痞灵冲剂治疗后 Hp 有明显减少,与治疗前相比有非常显著性差异($P<0.01$)。而经维酶素治疗后 Hp 虽然有一定程度的减少,但与治疗前相比差异不明显（$P>0.05$）。

3. 讨论

自 1983 年 Warren 及 Marshall 从慢性胃炎患者的胃黏膜活检组织中首先发现并分离出幽门弯曲菌（即幽门螺杆菌）以来,许多报道表明 Hp 与活动性慢性胃炎、消化性溃疡等上消化道疾病有密切关系。近年来,Hp 感染与胃癌癌前病变的形成和胃癌发生的关系引起了人们的广泛重视,多数学者认为两者有较密切关系。林慧芝等对我国及美国的一些胃癌高发区有胃部症状的 300 例患者进行分析,Hp 阳性率为 60%~62%,且 Hp 感染与慢性胃炎活动情况及病变程度有明显关系。认为 Hp 对胃炎的发展有加重和促进作用,且可导致慢性胃炎突变和癌变。吴云飞等研究发现,50 例异型增生中,除隐窝型外,各类异型增生与轻度浅表性胃炎 Hp 检出率比较有非常显著性差异,但分别与其背景相似的对照组比较无统计学意义。Graanen 等研究了肠化生和 Hp 感染的关系,554 例胃病患者肠化生阳性率为 25.3%,Hp 感染率为 54.2%,Hp 阳性患者肠化发生率为 33.9%,明显高于 Hp 阴性者（15.2%）。Parsonnet 等观察了 109 例胃癌,其 Hp 抗体检出率为 84%,而相配对的 186 例对照组中其 Hp 检出率仅 61%,二者有显著性差异（$P<0.05$）。关于胃癌的组织型别与 Hp 的关系,大多数研究者认为肠型胃癌的发生与 Hp 感染有关。

流行病学调查结果表明,胃癌患者 Hp 感染率明显高于对照组,机会比例为 2.7~6.0。除流行病学发现外,其他证据也说与胃癌的发生关系密切。Hp 感染导致慢性萎缩性胃炎可使胃酸缺乏,胃酸缺乏又导致胃内微生物、生物化学的改变。其次 Hp 感染可使胃液中维生素 C 的含量严重降低,损害这一重要的抗 DNA 氧化的防御力量。Hp 感染后还可促使组织单核细胞产生活性氧化物质,这些物质是极强的基因毒致癌。既然 Hp 感染与慢性胃炎,消化性溃疡和胃癌的发生有密切关系,而胃癌的发展过程一般经过慢性胃炎→黏膜萎缩→肠上皮化生→异型增生→胃癌。因此,清除 Hp 的感染对胃癌的预防有重要作用。业已证明,复方铋剂、呋喃唑酮、甲硝唑、庆大霉素、多西环素、四环素及阿莫西林对 Hp 感染有一定的疗效。但单药治疗疗效较差,如应用广泛的次枸橼酸胶体铋(CBS),每次 120mg,每日 4 次,疗程 4 周,根除率为 20%,阿莫西林根除率为 17%。二联效果较好,CBS 加阿莫西林的根除率为 44%,提示两药联用仅为疗效的相加。CBS 加硝基咪唑根除率为 67%,高于两药疗效之和,表明有协同作用,且可使硝基咪唑耐药菌的产生大为减少。三联效果最好,如 CBS+甲硝唑+四环素,Hp 根除率可达 85%,但可产生全身乏力,腹痛、腹泻、真菌感染及伪膜性结肠炎等不良反应。由此可见,西药抗 Hp 药物的疗效尚不令人满意。而中药治疗 Hp 感染出现可喜的苗头。梁凤凌等筛选了 70 味常用治疗脾胃病中药,结果显示,幽门螺杆菌对 17 味中药敏感,其中,对黄连高度敏感,对大黄、黄芩、丹参、玄胡、生地黄、牙皂、甘草中度敏感,对白花蛇舌草、陈皮、柴胡、石斛、白及、吴茱萸、熊胆、连翘、知母低度敏感;一般认为 Hp 感染与热毒有密切关系,热毒是指狭义邪毒,广义邪毒还包括湿毒、食毒、瘀毒、热毒等,上述单项药物抑菌实验表明,不仅清热解毒药对 Hp 有杀灭作用,某些化湿、消食、活血药物同样对 Hp 有抑制或杀灭作用。消痞灵冲剂内药物对 Hp 有抑制或杀灭作用,这是其作用机制之一。此外,某些药可疏肝理气、和胃通降,能调节胃肠运动功能,减少胆汁反流,降低胃液 pH 值,使之不利于幽门螺杆菌的生长和繁殖。

第六章 | 师 承 心 法

第一节 治疗心悸四法——学习董建华教授经验一得

董建华教授认为,心悸证临床见症诸多,然不出虚实两端,而病因又可归为三种:一为精神因素,常与惊怒有关;二为浊邪因素,主要为痰、火、水、饮、瘀血作乱;三为体质因素,主要为心血不足,心失所养,肾阴亏损,虚火扰心,阳气不振,心脉痹阻。董老治疗心悸之法大抵可分"镇""养""化""温"四法。

一、镇——镇心定悸法

多用于心胆素虚,又受惊恐引发之惊悸;也用于七情过激,恼怒气逆,心肝火旺所致之心悸;在心气虚衰,心阳欲脱,怔忡不止时,也常配用于益气、回阳、固脱剂中。凡用镇心定悸法,患者多有心悸善惊易恐,或心中空虚、惕惕而动、坐卧不宁、少寐多梦等心神不宁见证。

常用药物为磁石、朱砂、琥珀、生铁落、生龙骨、生牡蛎、生龙齿、珍珠母、紫石英等。代表方剂为磁朱丸。

验案

陈某,女性,37岁,1976年6月13日初诊。

缘于心悸易惊胸闷2个月而就诊。患者初始每于精神紧张之时,先觉心悸气短、心前区闷痛,后症情日益加重,继之出现头晕乏力,时自汗出,四肢欠温而颤抖,脉象细数,舌淡苔薄黄而腻。证属肝郁乘脾,心神不宁。故当镇心安神,兼顾肝脾。处方:珍珠母30g(先煎),生龙齿30g(先煎),旋覆花10g(包煎),郁金10g,桂皮5g,佛手6g,川芎10g,当归10g,党参10g,车前子10g(包煎),炙甘草8g。

上方服20剂,心悸渐平,胸痹亦减,仍觉头昏、神疲纳呆,故于上方加谷芽以开胃消食,充其化源,再20余剂,诸症均安。服养血安神之品以防复发。

二、养——养血安神和养阴清火

1. **养血安神法** 凡由思虑过度、劳伤心脾,或饮食不节、损伤脾胃致化源不足、心肝血虚,或久病体弱,或失血过多而致之心悸,需用养血安神法。患者当有心悸头晕,面色无华,倦怠无力,舌淡苔,脉细或脉细而结代等见症。此法在用养血药的同时,多配用益气健脾之品。

常用药物为丹参、当归、白芍、何首乌、首乌藤、柏子仁、酸枣仁、党参、茯神等。代表方剂为归脾汤、养心汤、炙甘草汤等。

2. 养阴清火法　凡久病体虚或热病伤阴而致心阴不足;或肾水亏耗之人,阴虚而火,虚火上扰;或因肾水不足,心肾不交,心火妄动,心神不宁者所致之心悸,当用养阴清火法。患者出现心烦而悸,少寐乱梦,头晕目眩,腰酸耳鸣,手足心热,舌红少苔,脉弦细数或促、结等症。

常用药物为生地黄、玄参、丹参、黄连、阿胶、知母、墨旱莲、女贞子、麦冬、五味子、山药、莲子心等。代表方剂为黄连阿胶汤、朱砂安神丸、天王补心丹、知柏地黄丸等。

验案

陈某,女性,30 岁,1977 年 8 月 19 日初诊。

患者妊娠 8 个月,近日时感心悸,动则益甚,头昏乏力,甚至卧床不起,又夜难成寐,饮食不馨,脉象细滑而数,心率 116 次/min,律齐,舌质暗有瘀斑,苔黄。证属妊娠后期,气血不交,心神失养,故心悸不宁,血脉不充则血行涩滞,舌质暗而有瘀斑。当从补养心脾入手,气血充则心神安。处方:党参 10g,黄芪 12g,白术 15g,全当归 10g,甘草 5g,茯神 10g,远志 6g,龙眼肉 10g,生牡蛎 30g(先煎),竹叶 6g,莲子心 5g。

上方服 6 剂后,心悸即止,仍睡眠不实,于上方去莲子心,加莲子肉、生地黄,健脾养阴。又进 6 剂,诸症均愈。后足月分娩,母子安康。

三、化——化痰清热和化瘀活血

1. 化痰清热法　凡脾胃受伤而健运失司,痰湿内生,蕴久化热;或情志不遂,肝气久郁化火,煎熬津液为痰;或阳盛之体,过食肥甘辛辣之人,亦每易生痰化热。痰热内停,扰动心神而致心悸,可用化痰清热法。患者当有心悸善惊,胸脘痞闷,烦躁痰盛,夜寐多梦,面赤口渴,苔黄腻,脉滑数促结等症。

常用药物为陈皮、半夏、胆南星、天竺黄、竹沥水、菖蒲、远志、郁金、苦参等。代表方剂为温胆汤、黄连温胆汤、导痰汤、小陷胸汤等。

2. 化瘀活血法　凡由风寒湿邪所致之痹证,邪气久羁,脉痹不已,内舍于心,则心血瘀阻;或心气不足,心阳不振,无力鼓动血行,亦致瘀血内停,以及缘于感受外邪或体内气,血、痰、水等运行失常所引起的气滞血瘀、气虚血瘀、热与血结、湿阻血聚、寒凝血泣、痰瘀互阻等均可导致心悸,凡有血瘀存在,当用化瘀活血法。临床所见为病程日久或久治不愈,心悸不宁,伴胸闷而痛,口唇指甲紫绛而暗,唇舌齿痕或瘀斑、瘀点,脉涩、结、代等象。

常用药物为桃仁、红花、牡丹皮、赤芍、丹参、生蒲黄、五灵脂、苏木、三七、琥珀等。代表方剂为失笑散、桃仁红花煎、血府逐瘀汤等。

验案

徐某,男性,77 岁,1977 年 8 月 18 日初诊。

患者有高血压病病史,血压 226/86mmHg,近 1 年经常心悸胸闷,心电图支持冠心病诊断,遂求治于中医。刻下除心悸胸闷外,并见头昏而痛,心胸烦热,欲饮凉水,偶吐稠痰色黄。证属肝肾阴亏,阴血不充血脉而行涩,虚火煎熬津液为痰,痰瘀互阻,心神被扰,则心悸胸痹乃成。治当育阴平肝,清化痰热以通络宁神。处方:生地黄12g,菊花10g,生石决明30g(先煎),夏枯草12g,地龙10g,郁金5g,玄参10g,全瓜蒌18g,旋覆花10g(包煎)。

药进6剂,心悸胸闷头昏略减,仍心烦灼热,咳痰不爽,故重用化痰清热之品,处方为:生地黄12g,玄参10g,麦冬10g,百合10g,丹参10g,生龙牡各30g,山栀子10g,连翘10g,全瓜蒌12g,莲子心8g,川贝母5g。此方出入连服18剂,诸症悉退,血压维持在150/100mmHg左右,神爽纳香,可以外出散步。

四、温——温通心阳和温阳行水

1. **温通心阳法** 凡大病久病之后,阳气虚,不能温煦心脉,或胸阳不展,气机痹阻所致之心悸惕动,皆可用此法。患者当具有心中空虚,惕惕而动,面色苍白,胸闷气短,胸痛彻背,形寒肢冷,脉细弱或沉细、结代,舌淡苔薄白等象。

常用药物为桂枝、薤白、荜茇、白酒、人参、干姜、炮附片、肉桂心等。代表方剂为桂枝甘草汤、桂甘龙牡汤、瓜蒌薤白白酒汤等。

2. **温阳行水法** 凡脾肾阳虚,不能蒸化水液,而致水饮内停,水饮之邪上逆,凌心犯肺,故症见心悸喘憋,当用温阳行水法。患者每有心悸眩晕,胸脘痞满,浮肿尿少,渴不欲饮,甚或恶心,咯吐痰涎,苔白水滑,脉滑或结代等症。

常用药物为茯苓、泽泻、桂枝、白术、附片、猪苓等。代表方剂为苓桂术甘汤、五苓散、真武汤等。

验案

陶某,男性,20岁,1977年8月30日初诊。

主诉2个月来心悸胸闷,时发时止,因症状不缓而来就诊。诊见面白少华,心浮气短,神疲乏力,四末欠温,动则易汗,呼吸不利,眠差多梦,脉沉细而缓,心率58次/min,舌质暗、苔薄白。患者禀赋素弱,时值盛夏,汗液大泄,阳气暴伤,故心失温养,治宜益气温阳、和血宁神。处方:党参10g,黄芪12g,炙甘草6g,附片8g,桂枝8g,当归10g,丹参12g,川芎5g,炒赤芍10g,炒酸枣仁10g,龙齿30g(先煎)。水煎服,每日1剂。连服6日,阳气渐复,心悸气短,胸闷近平,多汗失眠亦差,守原方又进6剂,精神大振,四肢转温。嘱其劳逸适度,饮食调养收其全功。

小结:董老根据多年经验,认为心悸各证型的特点是:心气虚、心阳虚多见空虚而悸;心血虚、心阴虚多见虚烦而悸;痰火扰心常见心悸烦躁、胸中烦热、少眠乱梦等;饮邪上犯之心悸多为悸而胸闷、喘憋水肿等;瘀血阻络之悸,则心悸惕惕、多兼心痛。由于心悸一证本虚标实者多,心气虚、心阳虚多伴有瘀血、水饮;心阴虚多兼虚火、痰火每多相兼作乱。因此,临床时镇、养、化、温四法宜配合使用。遵守病机,灵活立法,是取得疗效的关键。

(武维屏 田德禄)

第二节　董建华教授脾胃病医案及按语

董建华老中医从事中医内科临床医疗和教学工作已有40多年,具有丰富的临床经验,尤其对于温热病、胃肠病的治疗,更有独到之处。在董老师的热心指导下,近年来,我们抓紧学习、继承、整理老中医经验的工作,完成了《董建华医案选》1册。

这本医案搜集了董老医师于1960年、1971年、1977年等不同时期,先后在北京、河南、河北、江西等地区门诊、会诊、下乡巡回医疗及带领学生实习过程中的部分有效病例,共计68个病证,103例。主要是温热病、内科杂病,还有少部分儿、妇、外科病例。为了体现中医特点,突出老中医的临床经验,我们坚持以中医理论为指导,对每个病例都进行了反复认真地体会、研究、整理,基本做到了:四诊合参,辨证论治,理法方药贯通。每个病例后附有按语,病例较多的病种后面有小结。既保存了原材料的完整性,又具备简明扼要切合实际的特点。

本医案选录的病例,大部分是门诊或外出巡诊病例,资料较为简要。其中有的是单纯中医治疗;有的先用西医疗效不满意,后用中医治疗;个别病例是中西医结合治疗的。总之,绝大部分病例,均以中医诊治为主取效的,故该书目录,一律取用中医病名,对有现代医学检查诊断材料的病例,均收录在验案中,或在按语中加以说明。本书所提及的中药方剂,均采用传统方名,所用中药剂量,尚保留旧市制单位,未换算成公制单位。

董老医师的临床经验是很丰富的,我们所整理的验案选1册,只能反映董老医师临床经验之一斑,特别是由于我们理论水平不高,主观努力不够,学习体会不深,积累资料不多,整理出版过程中难免有不足之处,恳切希望大家批评指正。

在本医案整理过程中,江西庐山市医院中医科罗来成、程昭寰二同志,给予积极配合大力支持,在此表示谢意。

（杜怀棠　田德禄　侯力那整理　1978年12月）

胃　痛　案　一

刘某,男,42岁。

1977年9月6日初诊:胃脘痛已3年,近1个月来疼痛加剧,痛呈阵发,时呕吐酸苦水,伴胃脘胀闷不舒,用止痛制酸药稍能缓解,但劳累后容易复发,自觉心中烦热,神疲肢软、睡眠不实,纳呆,二便平,舌苔黄腻,脉象弦细。

辨证:肝郁化火,胃失和降。

立法:泄肝和胃,理气化浊。

方药:黄连八分,吴茱萸五分,海螵蛸三钱,苏梗三钱,橘皮一钱半,竹茹一钱半,法半夏三钱,枳壳三钱,川楝子三钱,大腹皮三钱,黄芩三钱。六剂。

9月12日二诊:药后胃痛缓解,吐酸亦少,唯觉胃部不舒,有胀感,按之仍痛,胃气渐降,脾运尚差,守原方出入。

苏梗一钱半,香附三钱,橘皮一钱半,砂仁八分,枳壳三钱,海螵蛸三钱,谷芽、麦芽各四钱,合欢皮三钱,佛手一钱半,煅瓦楞三钱,丹参三钱。六剂。

9月20日三诊:胃痛已止,仍感食后胃脘闷胀,原方去瓦楞子加香橼皮、并加重谷芽、麦芽之药量,以消胀助运。

苏梗一钱半,香附三钱,橘皮一钱半,砂仁八分(后下),枳壳三钱,海螵蛸三钱,谷芽、麦芽各一两,合欢皮三钱,佛手一钱半,香橼皮三钱,丹参三钱。

服药20多剂,饮食起居调理,病情基本控制。

按语:本例胃脘痛,症见呕苦吞酸为肝郁化火,肝胃不和,湿浊阻滞为本病的主要病机,故治疗在调肝之中佐以和胃通降化浊之品,使木郁达之,胃气通顺,湿浊自化,方以黄连、吴茱萸、川楝子以调肝解郁,黄芩泄热,苏梗、橘皮、半夏、竹茹和胃降逆化浊止吐,大腹皮、枳壳通降胃气,海螵蛸、煅瓦楞既能制酸又可化瘀止痛。后因胃痛止,纳食胀,故加重谷芽、麦芽之量,以醒胃助运,又以香橼皮、佛手片、丹参等药,以理气血。从而获得速效。

胃 痛 案 二

唐某,女,46岁,工人。

1977年7月9日初诊:1年前因饮食失节而致胃痛,屡经中西药治疗一直未能控制,就诊时胃痛较剧,且闷胀不舒、拒按,时嗳气,四肢倦怠,口干苦,食欲不振,大便干结,有时矢气多,带下多而色黄,小便色黄灼热,经钡餐检查诊断为慢性胃炎。舌质红苔腻心中稍黑,脉象细滑而数。

辨证:湿热壅滞脾胃,升降失司。

立法:清热化湿,理气导滞。

方药:苏梗三钱,香附三钱,陈皮三钱,黄连八分,黄芩三钱,大黄二钱,砂仁一钱半,枳壳三钱,大腹皮三钱,桑枝五钱,神曲三钱。

7月16日二诊:服上方六剂,腑气通畅,大便转溏,胃痛大减,嗳气亦除,略思饮食,黑苔尽化,黄带明显减少,上方去大黄再进。

紫苏梗三钱,香附三钱,陈皮三钱,黄连八分,黄芩三钱,砂仁一钱半,枳壳三钱,大腹皮三钱,桑枝五钱,神曲三钱。六剂。

7月25日三诊:善饥思食,纳谷较佳,胃脘疼痛基本控制,继以五味异功散加鸡内金以善其后,随访1年,痛未发作。

按语:脾胃为人体气机升降运动的枢纽,脾以升则健,胃以降为和,脾升胃降,清浊才能不致相干而为病。本病属湿热积滞中阻,胃失和降为主,从而胃痛脘胀年余不止,且时嗳气,这是矛盾的主要方面。董老认为,疏通肠胃气滞以香苏饮最佳,该方不温不燥,不寒不凉,无芳香太过之弊,且具流畅气机之功,气贵流通。又因兼湿热积滞,故合大黄黄连黄芩泻心汤,尤妙在重用大黄,胃以通为补,加用枳壳、腹皮、砂仁、神曲,目的还在于加强理气导滞之作用,桑枝不仅用于疏通经络,还妙在条达肝气、药证相符,故仅二诊而取效,终以调补脾胃而收全功。

胃 痛 案 三

居某,男,42岁,干部。

1977 年 9 月 8 日初诊:多年来时有胃脘疼痛,近 20 多天来疼痛加剧,呈阵发性,痛甚则反射至肩背,呕吐酸苦水,空腹痛甚,口渴干苦,纳呆,大便结,小便黄,经用中西药治疗 2 周,疼痛未见缓解,经某医院钡餐检查,诊断为十二指肠球部溃疡。舌边紫,中心苔黄腻,脉弦。

辨证:肝胃不和,气血瘀阻。

立法:疏肝理气,化瘀止痛。

方药:川楝子三钱,延胡索一钱半,海螵蛸三钱,黄连八分,吴茱萸五分,炒五灵脂三钱,香附三钱,煅瓦楞四钱,枳壳三钱,青皮、陈皮各一钱半,佛手片一钱半。六剂。

9 月 14 日二诊:药后胃痛略有减轻,但痛甚时仍反射至后背泛吐酸水已少,原方加重化瘀止痛之品。

川楝子三钱,黄连一钱,吴茱萸五分,炙刺猬皮一钱半,九香虫一钱半,煅瓦楞四钱,炒五灵脂三钱,香附三钱,海螵蛸三钱,橘皮一钱半,三七粉一钱(冲)。6 剂。

另:海螵蛸四两,象贝母二两,三七粉五钱,炙刺猬皮一两,九香虫一两,共研细末,每次一钱,每日三次,开水冲服。

10 月 16 日随访:前方连服 18 剂,胃痛消失,末药仍在续服,饮食正常,临床治愈。

按语:中医学认为,脾胃正常功能与肝气疏泄有关,土壅木郁或肝气犯胃所致的肝脾不和,或肝胃不和是临床常见病理,本案系因肝胃不和,气血瘀阻所致,故方中以左金丸清肝解郁以止酸,川楝子散以疏肝理气而止痛,海螵蛸甘温酸涩以通血脉,五灵脂、香附化瘀止痛,瓦楞子味咸走血而软坚散结,从而使疼痛得解,反酸得止,后以乌贝散加三七活血化瘀,刺猬皮、九香虫行瘀止痛,从而病情很快治愈。刺猬皮、九香虫是董老治疗瘀血胃痛的常用药,临床观察确有良效。

胃 痛 案 四

明某,男,40 岁,教师。

1978 年 5 月 30 日初诊:上腹部疼痛,反复发作 10 余年,近来痛又发作,痛以饭后三至四小时为明显,痛而且胀,喜按,大便溏,经钡餐检查、诊断为十二指肠球部溃疡、球部并有变形。舌质暗苔薄白,脉象沉细。

辨证:脾胃虚寒,气虚血瘀。

立法:温中补虚,缓急止痛。

方药:生黄芪一两,桂枝一钱半,白芍四钱,炙甘草二钱,良姜二钱,红枣五枚,川楝子三钱,延胡索一钱半,香橼皮三钱,海螵蛸三钱,饴糖一两(冲)。三剂。

6 月 5 日二诊:服药后,痛已减轻,宗上方去延胡索、川楝子,加佛手、炙刺猬皮。

生黄芪一两,桂枝一钱半,白芍四钱,炙甘草二钱,良姜二钱,红枣五枚,香橼皮三钱,海螵蛸三钱,佛手一钱半,炙刺猬皮三钱,饴糖一两(冲)。六剂。

6 月 19 日三诊:胃痛已止,大便正常,要求丸药以善其后。

黄芪三两,桂枝一两,炙甘草一两半,良姜一两半,海螵蛸三两,炙刺猬皮一两半,香橼皮二两,佛手一两半,延胡索八钱,红枣廿枚,饴糖三两(兑入)。上药共研细末,炼蜜入饴糖为丸,每次服三钱,日三次。

按语:患者已确诊为十二指肠球部溃疡并变形,据其脉证,病系脾胃虚寒,中气不足,气虚血瘀,治用温中补气之黄芪建中汤,加香橼皮以理气,入金铃子散以行气和血、化瘀止痛,再诊时痛已减,故去金铃子散,加入佛手理气运脾,更妙在炙刺猬皮与海螵蛸之配合,既能祛瘀活血,又能制酸解痉,疗效较好。

胃 痛 案 五

吕某,女,52岁。

1977年8月19日初诊:3年来胃脘疼痛,有时痛连右胁,服过辛开苦降、燥湿等中药不效,近3个月来疼痛加剧,发作频繁,伴恶心呕吐苦水,纳呆,神疲肢倦,睡眠不实,大便结,小便黄,面色苍白少华,形体消瘦,腹部膨胀,叩之呈鼓音,肝肋下可触及边缘有压痛,肝功能正常,经胆囊造影及钡餐检查均未发现异常。舌质红嫩而光有瘀斑,脉象沉细而弱。

辨证:胃阴不足,肝气横逆,胃失和降。

立法:养阴益胃,疏肝止痛。

方药:生地四钱,麦冬三钱,石斛三钱,白芍三钱,甘草二钱,丹参四钱,香附三钱,川楝子三钱,柴胡三钱,全瓜蒌六钱,枳壳三钱。六剂。

8月25日二诊:腑气已通,胃痛轻减,宗原方去瓜蒌、枳壳,加郁金。

石斛三钱,生地四钱,麦冬三钱,白芍四钱,甘草二钱,丹参四钱,香附三钱,川楝子三钱,柴胡三钱,郁金三钱。6剂。

9月12日三诊:胃痛消失,仍宗养胃阴之法以善其后。

按语:胃喜润恶燥,肝体阴用阳,今患者久痛不愈,肝郁化火,气火横逆,胃失和降,故脘痛长期不愈,上逆呕恶不止,舌红嫩而光,诸证必现,治用酸甘凉润,柔养肝胃之阴,阴津得养,胃气自能通降而愈,故方以白芍、生地黄酸甘以养肝阴,石斛、麦冬甘平以养胃阴,瓜蒌、枳壳甘润微苦以降气通腑,配以柴胡、香附、川楝子以疏肝理气止痛,丹参活血,甘草和中,气畅胃和,所以收到较好效果。既往用辛开苦降,苦寒燥湿不效,乃是不切病机,反更伤阴之故。

胃 痛 案 六

胡某,女,24岁。

1977年8月20日初诊:胃脘疼痛已3年,已钡餐检查诊断为十二指肠球部溃疡。近2个月来胃脘疼痛频繁,痛无定时,喜暖喜按,有时头昏、鼻衄、心悸,面色欠华,大便时结时稀,舌质淡红苔薄白,脉象细弱。

辨证:脾胃虚寒,气血瘀阻,不通则痛。

立法:先以行气散寒,化瘀止痛。

方药:高良姜三钱,香附三钱,川楝子三钱,延胡索一钱半,五灵脂三钱,陈皮三钱,枳壳三钱,全瓜蒌四钱,佛手一钱半,白芍三钱,甘草二钱。六剂。

9月1日二诊:药后脘痛好转,鼻衄未见,但畏寒肢冷明显,上方去瓜蒌,加桂枝。

高良姜三钱,香附三钱,川楝子三钱,延胡索一钱半,五灵脂三钱,陈皮三钱,枳壳三钱,佛手一钱半,白芍三钱,甘草二钱,桂枝三钱。六剂。

9月14日三诊:疼痛已止,恶寒肢冷未除,且心悸乏力,上方去枳壳、五灵脂,加黄芪、当归补养其气血。

高良姜三钱,香附三钱,川楝子三钱,延胡索一钱半,陈皮三钱,佛手一钱半,白芍三钱,甘草二钱,黄芪四钱,当归三钱,桂枝三钱。

守方共服廿余剂,痛止症除病情稳定。

按语:本案胃痛3年,久病由胃及脾,由实转虚,故见腹痛喜暖喜按,大便时结时稀,畏寒肢冷,舌淡脉弱等症,初诊时胃痛频发不止,伴鼻衄、头昏,乃虚中夹实,气血瘀阻,郁火上冲所致,治时先拟良附丸合金铃子散以行气散寒、泄肝化瘀,配合芍药甘草汤以缓急止痛,枳壳、瓜蒌下气通滞,陈皮、佛手以理气和胃,待痛势缓解后,即取黄芪当归建中汤意缓图治本善后调理。

胃 痛 案 七

李某,女,37岁。

1977年4月14日初诊:脘腹胀痛,胃灼热而不吐酸,自觉腹中冒凉气,大便时干时稀,舌质尖红苔薄黄,脉象沉细而弦。西医诊断:"胃窦炎"。

辨证:脾胃不和,脾弱胃强,肝木相乘,气滞不畅。

立法:调肝理气,和胃运脾。

方药:苏梗三钱,香附三钱,川楝子三钱,香橼皮三钱,佛手一钱半,大腹皮三钱,莱菔子(炒)三钱,砂仁一钱半(后下),白芍三钱,甘草二钱。

二诊:服药3剂,胃痛减轻,腹中凉气感差,大便通畅,舌尖仍红、苔薄黄,此其胃中蕴热未清,宗上方加竹茹再进。

苏梗三钱,香附三钱,川楝子三钱,香橼皮三钱,佛手一钱半,大腹皮三钱,莱菔子(炒)三钱,砂仁一钱半(后下),白芍三钱,甘草二钱,竹茹三钱。六剂。

三诊:又感腹胀,且腹中冷气复起,亦有困倦嗜卧之感,舌脉如前,知其不仅脾虚,且阳气亦不足,拟上方出入。

桂枝一钱半,高良姜三钱,苏梗三钱,香附三钱,陈皮三钱,白术三钱,砂仁一钱半,香橼皮三钱,白芍三钱,炙甘草二钱,焦三仙各三钱。六剂。

四诊:进温脾和中、调肝理气之剂,胃痛已止,腹胀亦大减,冷气已消,饮食亦增,舌尖红、苔微黄,脉细,以健脾和中收功。

砂仁一钱半,木香二钱,陈皮三钱,半夏三钱,太子参三钱,大腹皮三钱,香橼皮三钱,佛手片一钱半,鸡内金一钱半,焦三仙各三钱。六剂。

按语:本例诊为"胃窦炎",属中医学"胃痛"范畴。患者胃痛兼胀,是为气滞不行;胃灼热、舌尖红苔薄黄,是为胃中郁热;然大便干稀不调,胃中自觉冷气窜动,脉见沉细,是其脾虚不运。脾虚胃强,脾胃不和,则土虚木乘,治从温脾和中入手,而照顾阴液,药进三剂而痛减,再诊时证有反复之势,深究病情,尚有困倦嗜卧等脾阳不振之象,故治疗除以良附丸、香苏饮化裁外,更加桂枝与白芍相配,取其建中之意,又用炙甘草、白术以理中焦,而使脾气得运,阳气得展,肝气得平,故痛止冷消。最后以香砂六君子增损而收功。

小结:胃痛系指胃肠疾病所引起的心窝部位的疼痛,董老师认为病初责之于胃,因胃为阳土,为多气多血之腑,以通降为顺。胃痛则气机壅滞,极易化火,又易血瘀。气滞所生,一则缘于肝气怫郁,横逆犯胃;一则由于饥饱劳碌,或冷热无度等影响胃气通降而成。胃气壅滞不通,临床所见,轻则为胀,重则为痛;胃气上逆则反胃嗳气;气郁化火则烧心吐酸,进一步发展,气滞导致血瘀伤络时,则痛如针刺或见出血。胃痛长期不愈,由实转虚,有的伤及脾阳,致使升运失常,而见阳虚证候。有的伤及胃阴,使之津少液涸,而见阴虚证候。这种由实转虚的不同变化,虽与体质、治疗、用药有一定关系,但胃痛的发生和发展,气滞实为其重要的病机之一。因此董老治疗胃脘胀痛初起常以理气降逆之香苏饮为主方,方中紫苏梗配陈皮以理气和胃降逆,又用香附疏肝解郁止痛,及达到调气和血目的。并加佛手片、香橼、腹皮、枳壳等品,以加强其理气通降的作用。夹肝气者用香附、川楝子、柴胡以疏肝;伤食者加鸡内金、神曲等以消导;化火者轻则加黄连、黄芩以清火,重则腑气不通者加大黄之类以通腑。兼瘀者又当用刺猬皮、九香虫二药合用,能祛瘀血,通滞气,止痛止血,效果较好;或失笑散等化瘀止痛。胃痛延久则由胃及脾而致脾胃俱伤,则常用健脾、益气、温中、散寒、助阳、升阳等法为治,或标本兼顾。董老治疗胃痛也很重视阴液,故虽用理气之品,亦严忌温燥,而多以香橼皮、佛手片及各种花类为首选;阴液已伤之时,又以益胃汤等方化裁养胃生津。虚寒瘀阻,症情较杂者,常根据病情在补气温中的同时加用理气化瘀药,或两法交替运用这样随机应变,药不虚投,层次分明。以上各类验案,为我们提供了胃痛的辨证论治的宝贵经验。

吐 酸 案

蔡某,女,29岁。

1977年10月9日初诊:泛吐酸水已4年,每逢冬秋天凉发作较甚,发则食入即吐,甚则呕吐大量酸苦水,有时胃脘隐隐作痛,近来上症又发,精神疲惫,寐差梦多,面色青暗,舌质红苔薄黄,脉象细弦。

辨证:肝胃失和,郁火内生,上逆吐酸。

立法:清肝和胃,理气降逆。

方药:马尾连二钱,吴茱萸五分,香附三钱,橘皮一钱半,竹茹一钱半,煅瓦楞四钱,海螵蛸三钱,丁香五分,神曲三钱,砂仁五分(后下),茯神三钱。

10月20日二诊:服上药11剂,反酸好转,胃脘微有隐痛,大便干,脉舌如上,宗原意出入。

马尾连二钱,吴茱萸五分,香附三钱,橘皮一钱半,竹茹一钱半,枳壳三钱,全瓜蒌四钱,佛手片一钱半,香橼皮一钱半,合欢皮三钱。六剂。

11月4日三诊:药后反酸已止,适逢经水来潮,少腹不舒,胁下隐隐胀痛。

柴胡一钱半,香附三钱,川楝子三钱,甘草二钱,白芍三钱,合欢皮三钱,青皮、陈皮各一钱半,绿萼梅一钱半,丹参四钱,炒枣仁一钱半。六剂。

11月10日四诊:经水已净,前症基本消失,食纳欠佳,拟柴芍六君子汤以善后。

按语:患者泛吐酸水四年,根据"诸逆冲上,皆属于火,诸呕吐酸……皆属于热"的经旨,认为本例为肝郁化火,胃失和降,因而在治疗上,始以左金清肝泻火,竹茹、橘皮清胃热以降逆气,瓦楞子、海螵蛸以制酸,入少许丁香、砂仁和胃止吐,二诊则吐酸止;次以疏肝理气之味,使其肝气条达、脘腹胀痛得除;终以疏肝气、调脾胃,用柴芍六君而收功。

嘈 杂 案

唐某,女,48岁,工人。

1977年8月18日初诊:胃脘嘈杂,满闷疼痛已3个月余,有时口渴心烦,近来形体消瘦,大便不畅,纳呆,神疲乏力,舌质淡红苔薄黄,脉象沉细而缓。胸透有轻度肺气肿。1974年曾患过"癔病",1976年曾行"子宫全切除术"。

辨证:胃气壅滞,郁久化热,浊气上逆。

立法:清火除烦,理气和中止痛。

方药:山栀子三钱,黄连一钱半,吴茱萸五分,石斛三钱,全瓜蒌四钱,枳壳三钱,陈皮一钱半,竹茹一钱半,大腹子、大腹皮各三钱。六剂。

8月24日二诊:药后嘈杂、烦闷痞满未见轻减,前方再加郁金、佛手二味以加强解郁理气之功。

8月30日三诊:上药连服六剂,嘈杂烦闷,纳食胀痛均见减轻。唯日来腰脊酸痛,带下绵绵,乃因年近半百,肾气亏虚,带脉失固,前法再加益肾固带之品。

黄连八分,吴茱萸五分,香附三钱,紫苏梗三钱,党参三钱,橘皮一钱半,桑寄生四钱,杜仲三钱,海螵蛸三钱,砂仁八分(后下),茯苓五钱。六剂。

9月6日四诊:嘈杂脘闷续减,腰脊酸痛亦有好转,白带明显减少,有时饮食之后仍有阵发胃痛,治法仍以疏肝和胃、化瘀止痛为主,上方去党参、砂仁等温补香燥之品,加川楝子、延胡索、丹参等以化瘀止痛。

黄连八分,吴茱萸五分,香附三钱,紫苏梗三钱,杜仲三钱,海螵蛸三钱,川楝子三钱,延胡索一钱半,生牡蛎五钱,佛手片一钱半,丹参四钱。六剂。

9月15日五诊:服上药之后,嘈杂、胃痛、腰酸、带下诸症基本消除,食欲逐渐增加,精神体力恢复较快,临床告愈,嘱以饮食调理。

按语:"嘈杂"大都由于郁火内炽形成。所以清火和胃乃为嘈杂正治之法。本例初起因肝郁化火犯胃而发生嘈杂,故治以清泄郁火为主,兼以和胃通降,以理其气。药后症情逐见好转,后因带脉不固,肾气亏虚;嘈杂虽止,腰痛带下突出,方中酌加益肾固带之品,并加重化瘀止痛之药,采用标本兼顾之法收到良好效果。

腹 痛 案

彭某,女,30岁,工人。

1976年7月8日初诊:半年前始感腹胀腹痛,有时泄泻,继则低热不除,少腹痛胀,白带量多而稠,遂收某院住院治疗,住院月余,单用西药抗结核,消炎等药物治疗效果不显,低热仍不退,腹胀痛加剧,具有腹水体征,颜面萎黄,神疲肢软,五心烦热,睡眠不宁,口干思饮,饮而不多,夜间盗汗,纳谷无味,小便深黄,大便日1~2次。生育史,孕4次人流1次,正产3胎。月经史:14岁初潮,周期28~30天1行,月经3~4天。当时妇检:阴道脓性分泌物,宫颈中度糜烂,宫体后倾,稍大,质中活动。病理活体组织检查报告:结核性子宫内膜炎。红细胞沉降率:23mm/1h。腹水培养,腹水化验:结核杆菌生长,黄、多、混浊液体。李凡他试验阳性。血白细胞:3×10^9/L,中性粒细胞0.35,淋巴细胞0.65。西医诊断:结核性腹膜炎合并结核性子宫内膜炎。舌质红苔黄腻,脉象弦细。

辨证:肝郁气滞,湿热蕴结。

立法:疏肝清热。

方药:柴胡五钱,黄芩三钱,百部四钱,枳实五钱,当归三钱,香附三钱,酒大黄一钱半,大腹子皮各三钱,延胡索一钱。

服上方20剂,腹胀明显消退,痛减,纳谷稍增,低热仍未退,守方加地骨皮。

柴胡五钱,黄芩三钱,百部四钱,枳实五钱,当归三钱,香附子三钱,酒大黄一钱半,大腹子皮各三钱,玄胡一钱,地骨皮三钱。

三诊:又服上方20剂,低热近平,精神较佳,腹水消失,腹胀痛近除,食饮增加,继守方增减,或以健脾益气,或以养血活血,调治8个月,诸症基本控制,已上班工作。

按语:腹痛一证,涉及范围较广。本例是以腹胀、腹痛、腹水并有潮热为主症。经过西医检查:诊断为结核性腹膜炎合并结核性子宫内膜炎。治用各种抗结核、消炎等药物,未见明显效果。低热长期退不下来,腹胀、腹痛非但不减,反而加重,并产生了腹水。病情比较复杂。董建华教授根据长期低热,责之在肝,常能劫伤肝阴之经验,并认为肝郁不达,横逆犯胃,又可导致病情比较复杂。董老根据长期低热,责之在肝,常能劫伤肝阴之经验,并认为肝郁不达,横逆犯胃,又可导致肠胃通降功能失常,使气滞水液停积,而发生以上各症。故用大柴胡汤之意加减治之。方中柴胡、黄芩疏泄肝中郁热以退低热;大黄、枳实、大腹子皮通腑攻积、行气逐水;当归、延胡索、配合香附既养血又活血,并能理气止痛;百部抗痨除热。药后腹水逐渐消退,腹胀、腹痛、低热很快消失。由此可见柴胡剂对结核性病变确有良好效果。日本《皇汉医学丛书》中,对大小柴胡汤加减用治肺结核、肠结核、淋巴结核等亦有记载。从本病例的治疗实践证明,更加说明了它的有效性。

蛔 厥 案

李某,女,23岁。

1971年7月16日初诊:初起上腹疼痛,痛甚则呕吐黄苦水,手足厥冷,现已五天,饮食不进,伴有发热,体温37.5℃,面部见有虫斑,舌苔白薄腻,脉象弦数。西医诊断为胆道蛔虫病。

辨证:寒热交结,虫积于内,堵塞胆道发为蛔厥。

立法:安蛔驱虫,和中降逆。

方药:乌梅三钱,胡黄连三钱,吴茱萸一钱,生大黄二钱,桂枝一钱半,蜀椒一钱半,川楝子五钱,槟榔五钱,姜半夏三钱,生姜二钱。二剂。

7月18日二诊:空腹服药后腹中一阵剧痛,打下蛔虫甘余条,吐止,痛势大减,手足转温,稍进米汤,体温36.8℃,上方去大黄、生姜,减川楝子、槟榔之量再进。

乌梅三钱,胡黄连三钱,吴茱萸一钱,桂枝一钱半,蜀椒一钱半,川楝子三钱,槟榔三钱,姜半夏三钱。服2剂痛止,饮食增进,病愈出院。

按语:本患者以急腹症,从急诊室收入住院,据其脉证并进行各种检查诊断为胆道蛔虫病。属于中医"蛔厥"方用乌梅丸加减,该方出自仲景《伤寒论》为治厥阴吐蛔的有效方,临床应用颇为广泛,但必须根据症情进行加减,如方中人参、当归、附子等药,在患者未至大虚、四肢厥冷不甚时可以不用,根据药物分析,乌梅酸能安蛔有驱虫作用,为本方的主药,但必须配合槟榔、大黄等,既可加强杀虫之力,又能使蛔虫从大便而下,这个患者服药2剂,即下蛔虫20余条,足见乌梅丸加减对胆道蛔虫病有一定疗效。

痢 疾 案 一

张某,女,1岁半。

1960年7月20日初诊:患儿病已3天,初起大便拉稀,旋即转成赤白痢疾,日20余次,身热面赤,体温40.6℃,呕吐黄水,胃纳不佳,舌苔黄少津,脉数。

辨证:外受暑热,内夹湿滞,蕴结肠胃。转成赤白下痢。

立法:清热,消积,止痢。

方药:葛根芩连汤加味。

煨葛根二钱,黄芩一钱,黄连五分,甘草五分,白芍一钱半,银花炭三钱,焦山楂二钱,枳壳一钱半,荷叶五分。

二诊:服上方3剂,微微汗出,身热退至37.1℃,下痢次数亦减至日3~4次,病势已退,宗原方进退。

葛根二钱,炒黄芩一钱半,银花炭三钱,六一散三钱(包煎),枳壳一钱,荷叶五分。二剂。

三诊:药后已成稀便带有少量白黏液,小溲已清,苔转白,食欲增,精神振作,继以清热利湿,升清降浊,以图根治。

葛根二钱,炒枳壳一钱,银花炭二钱,神曲二钱,炒黄芩一钱,木香五分,六一散三钱(包煎),荷叶五分。服2剂痊愈。

痢 疾 案 二

侯某,女,54岁。

患者1960年7月9日开始腹痛泄泻,继而便脓血日三四次,于本单位医务室服合霉素2天病情好转即停药。至7月16日又开始腹泻便脓血,腹痛里急后重,恶寒发热,故于7月18日住某医院治疗。查体:营养欠佳,消瘦、神清合作,两眼凹陷,腹软无压痛,血压80/60mmHg。大便化验:脓血便,红细胞++++,白细胞++,西医诊断:急性菌痢。予以合霉素、四环素及输液等,效果不显,于7月23日应邀会诊。

诊见:腹痛、里急后重,大便脓血,日三四次,肛门有下坠感,左下腹部压痛,舌质光滑而红,且有裂纹无苔,脉细无力。

辨证:热痢缠绵不止,阴津耗伤。

立法:清热解毒,化滞止痢。

方药:葛根芩连汤加减。

煨葛根三钱,黄芩二钱,香连丸二钱(包煎),银花炭三钱,白头翁三钱,白芍三钱,陈皮一钱半,荷叶一角,神曲三钱。三剂。

二诊:药后大便脓血明显减少,里急后重,腹痛等症也减轻,精神食欲均有好转,舌上布薄白苔,质仍红,口干思饮,肢体倦怠,脉细数,邪有退化,但阴液未复,宗原方加减。

香连丸一钱半(包煎),白芍三钱,当归三钱,生地炭三钱,银花三钱,石斛三钱,花粉三钱,黄芩一钱半,扁豆衣三钱,荷叶一钱,神曲三钱。三剂。

服上药后诸恙均退,大便常规化验正常。临床治愈出院。

按语:葛根芩连汤,原治伤寒表未解,医反误下,用邪陷阳明致协热下痢的方剂。董建华教授在临床上,善以此方加味治热痢,如例(1)系伤暑夹食,脾失运化,湿邪内停,故见身热下痢,治用葛根芩连汤加银花炭以解肌清热,苦寒燥湿清肠止痢,加白芍、焦楂、枳壳和血消积止痢,荷叶升清祛暑,取得较好效果。例(2)亦系暑热夹湿,侵犯肠道而致热痢,因其病时迁延,热久伤阴,故下痢赤白的同时,兼见舌红无苔等症,治疗首用葛根芩连汤加味清解肠道热毒,兼化暑湿,再诊时增入养阴生津之味,是以热度得解,阴液得复而病愈出院。

痢 疾 案 三

魏某,女,24岁。

1977年8月20日初诊:患者泄痢1个月余,初诊腹痛绕脐,里急后重,大便溏泄不成形,日三五次,有黏液,不发热,泛恶纳呆,神疲消瘦。大便化验。糊状便,白细胞0~2,红细胞2~4,虽经反复用消炎止痢药对症处理未获效果,舌质红苔薄黄,脉象濡滑。

辨证:湿热交阻,肠有积滞。

立法:清热解毒,理气导滞。

方药:葛根芩连汤加减。

葛根三钱,黄芩三钱,黄连八分,木香三钱,神曲三钱,山楂三钱,银花炭三钱,藿香三钱,佩兰三钱,扁豆四钱,荷叶三钱。三剂。

8月23日二诊:药后大便黏液变少,里急后重亦轻,大便化验(-),舌尖红苔薄黄。脉细滑,宗上方去藿香、佩兰、扁豆、荷叶,加茯苓、苦参、白芍、甘草。

葛根三钱,黄芩三钱,黄连八分,木香三钱,神曲三钱,山楂三钱,银花炭三钱,茯苓三钱,苦参三钱,白芍四钱,甘草一钱半。

8月29日三诊:上药服6剂,里急后重已除,大便成形,日1~2次,有时嗳气,不反酸,舌苔薄黄,脉细滑,当和胃理气,清除余热。

苏梗三钱,香附三钱,陈皮三钱,木香三钱,黄连叶三钱,黄芩三钱,白芍四钱,甘草一钱,莱菔子三钱(炒)。五剂。

9 月 3 日四诊:嗳气已止,大便已正常,上方加健脾养胃之品。

苏梗三钱,香附三钱,陈皮三钱,木香三钱,黄连叶三钱,黄芩三钱,白芍四钱,甘草一钱,莱菔子三钱,炒扁豆三钱,山药三钱,薏苡仁四钱。三剂,痊愈。

按语:夏令泄痢,多为湿热交阻,积滞不清所致。湿为阴邪,其性黏滞,与食热交阻,常缠绵难治,本案病程已月余,但湿热积滞不清,故采用葛根黄芩黄连汤加减,药以葛根解肌清热,黄芩、黄连苦寒燥湿、清热止痢,加银花、扁豆,荷叶以清热祛暑,藿香、佩兰化浊以去湿,山楂、神曲以导滞,使湿热得以分消,待湿热积滞清除后,再以健脾和胃之剂收功。本例之所以迁延月余不愈,就是因过早误用止涩剂闭门留寇所致。

痢 疾 案 四

侯某,女,38 岁。

1960 年 7 月 2 日初诊:昨晚开始腹痛下痢,红白相杂,夜间痢下 3~4 次,阵阵腹痛,里急后重,痛则欲便,头痛形寒,身重不适,胸闷,纳呆,舌苔薄腻,脉象濡数。

辨证:湿热内阻,风寒外袭。

立法:疏表化湿,清热止痢。

方药:荆芥二钱,藿香三钱,厚朴一钱半,苏叶三钱,木香二钱,槟榔二钱,银花炭三钱,炒白芍二钱,焦山楂三钱。

服上方 3 剂,表解痢止,诸证消失。

按语:初夏热甚,贪食生冷,湿热积滞互阻肠道,故见腹痛下痢,夜露当风,风寒袭表,故头痛身重畏寒,法以疏表化滞,表里同治而收功。

痢 疾 案 五

1977 年 9 月 7 日初诊:其母代述:患儿下痢发热不退 10 余天,泻痢日十几次并伴呕吐、嗜睡,于 8 月 31 日入某医院治疗。入院大便检查:脓细胞 ++,诊为菌痢,经用庆大霉素等药而大便次数减少,但体温不退,稽留在 38℃ 左右,发热在晚间为剧,故于 9 月 7 日应邀会诊。当时诊见患儿消瘦,痛苦面容,啼哭多泪,腹胀,大便检查:脓细胞 +。血检查:白细胞 15×10^9/L,中性粒细胞 0.76,淋巴细胞 0.20,单核细胞 0.02,杆状细胞 0.02。胸透(−),口不干,尿黄,舌质红苔黄厚腻,指纹浮滞。

辨证:肠胃湿热,阻滞不解。

立法:清热解毒,芳化和中。

方药:银花三钱,连翘三钱,藿香二钱,佩兰二钱,神曲二钱,滑石三钱,黄芩一钱半,荷叶一钱半。三剂。

9 月 14 日二诊:服药后热退,便成糊状,仍腹胀,查大便脓细胞(+),原方加槟榔行气导滞。

银花三钱,连翘三钱,藿香二钱,佩兰二钱,神曲二钱,滑石三钱,黄芩一钱半,荷叶一钱半,槟榔一钱半。

服 2 剂,大便基本正常,消化好,大便复查(－),精神佳,出院嘱以饮食调理。

按语:痢疾之证,古云滞下,多为暑湿夹积所致。本病热在气分,湿热结阻肠胃,用从治之法,清热解毒,芳香化湿,行气导滞而收效。

痢 疾 案 六

陈某,男,46 岁。

1960 年 7 月 14 日初诊:患者下痢已 9 天,脓血便,形似腐肉,便前腹痛,便后痛减,里急后重,日十数次,饮食尚佳,舌质红苔腻,脉象弦滑。

辨证:湿热蕴于肠道,仍及血络。

立法:行气和血,清热解毒。

方药:芍药汤加减。

白芍三钱,黄芩三钱,黄连一钱,肉桂八分,槟榔三钱,马齿苋一两。3 剂。

复诊:药后脓血便已止,腹痛明显减轻,唯觉口渴,此胃津受伤,以原法出入。

白芍三钱,石斛三钱,藿梗一钱半,甘草五分,黄芩二钱,荷梗三钱。服 3 剂痊愈。

痢 疾 案 七

柳某,男,19 岁。

患者突然发热,阵发性腹痛,大便带脓血,色暗,量少次不多,于 1960 年 8 月 20 日住某医院。查体:体温 39.6℃,大便常规有脓细胞。血常规检查:白细胞 9.5×10⁹/L。血压 60/50mmHg。初步诊断:中毒性痢疾? 曾用合霉素、输液等疗效不显,近日症状加重,于 8 月 25 日应邀会诊。

诊见:高热、体温 39℃,神昏谵语,烦躁不安,大便脓血,赤多白少,腹痛拒按,面赤目红,尿短赤,舌光绛无津,脉数。

辨证:热毒蕴结,邪入营血。

立法:清营解毒、益气生津。

方药:犀角地黄汤加味。

犀角八分(研冲,现用水牛角代),生地一两,丹皮三钱,石斛一两,银花炭三钱,赤芍、白芍各二钱,西洋参一钱半,荷叶三钱,青蒿三钱,连翘三钱,芦根一两。

8 月 30 日二诊:服上方 3 剂并配合输液抗休克等措施,身热已退至 37.3℃,神志亦清,仍烦渴喜凉饮,大便呈咖啡色血样便,舌质由绛转红,津液已生,血压 130/70mmHg,病势已入坦途,效不更法,在养阴清热生津的同时,加强凉血止血。

生地炭五钱,银花炭三钱,丹皮炭三钱,当归炭三钱,茜草炭三钱,竹叶三钱,生石膏五钱,生白芍三钱,石斛四钱,天花粉三钱,白头翁一两。另用西洋参二钱,煎汤代水时时饮之。

上方服 3 剂,热清渴解,血痢亦止,脉舌转平,经中西结合治疗,临床治愈出院。

按语:夏秋交际,湿热熏蒸,若外受湿热疫毒之气,内伤饮食生冷,损伤脾胃肠道,每易发为痢疾。丹溪云:"时疫作痢,一方一家之内,上下传染相似。"所以,本病常为夏秋季节流行病之一。例(6)，赤痢九天，腹痛里急后重，日 10 数次，舌红苔腻，邪气盛无疑，患者饮食佳，脉弦滑，表明正气实，虽然病程近 10 天，但邪正俱实，故仍采用芍药汤加减，以清热化湿，行气和血而获效。例(7)，因为暑热疫毒充斥内外，而呈现表里俱热，在外而见高热面赤目红；热入营血，故见神昏谵语，烦躁不安；热盛伤津，而见舌绛无津，尿短而赤；热毒内陷肠道，故见便脓血而腹痛。治以犀角地黄汤清血热而解疫毒，加金银花、荷叶、青蒿、连翘、芦根而增清热解毒透表之功，加石斛滋养胃阴，更入洋参固正气而复津液，经中西药治疗症状减轻，但血痢未除，后以活血凉血炭剂于生津清热药中，再诊而病愈出院。两例均为热毒痢，证情有所不同，治法迥然有别，收效均较满意。

小结：痢疾古称滞下、肠澼，汉唐以前泄痢并论，至金元以后才逐渐分为泄泻与痢疾。痢疾的病因病理主要是由于外受湿浊疫毒之邪，内伤饮食，损及脾胃而下传大肠，气血被伤化为脓血，故《明医杂著》曾载"痢是湿热及食积"，《仁斋直指方》更特别提道"痢出于积滞"。痢疾发病，因人体强弱之异与感受邪气之不同而临床表现亦不尽相同，本病初起多属实证、热证，病延日久多属虚证、寒证，或虚中夹实，寒热错杂。目前一般将痢疾分为湿热痢、寒湿痢、疫毒痢、噤口痢、休息痢、虚寒痢等。治疗大法是针对病理而设，湿热痢则清热利湿；寒湿痢则温化寒湿；疫毒痢则凉血解毒；噤口痢则降逆开噤；休息痢发作时当标本兼治，不发作时则健脾益气；虚寒痢则温下固肠。若兼表证可配合解表药，里实热盛亦可佐以泻下药通因通用，若久病虚实夹杂、寒热并见则宜攻补兼施、寒热并用，疫毒痢、噤口痢中西医结合治疗每获佳效。另外，治痢总离不了调气、和血、消导，古人云："和血则脓血自愈，行气则后重自除"及"无积不成痢"等。这里所录董建华教授治痢验案 7 例，均系急性痢疾，前 5 例为湿热痢，后 2 例为热毒痢。前 3 例虽均用葛根芩连汤加减治疗，但因人体正气之盛衰、感邪之轻重、病程之长短的不同，用药亦有差异，例 1 系伤暑伤食所得，故于方中加荷叶解暑散热，银花炭清热解毒，芍药和血，枳壳行气，山楂消导，一方连服至愈而不更方；例 2 系邪热伤阴，故始于方中加白头翁、银花炭等清热凉血，后加天花粉、石斛、生地炭养阴生津而收功；例 3 系泻痢迁延而致脾胃不和，故始用葛根芩连加味清热解毒，理气导滞，继而香苏饮加味和胃健脾而获愈。例 4、例 5 虽也属湿热为病，但治法与上 3 例有别，例 4 为湿热痢而表未解，故用荆芥、苏叶、藿香疏表达邪，银花炭清热解毒，木香、槟榔、厚朴理气，白芍和血、山楂化滞，表里同治而见效；例 5 为暑热伤胃肠，方用藿、佩、荷叶、滑石芳化解暑，银、翘、芩清热解毒，神曲消食，药进三剂而热退痢止。例 6 热势更甚，迫血伤津，故初用马齿苋、芩、连清热凉血解毒，白芍和血，槟榔调气，少佐肉桂，药小力专，仅 3 剂而脓血即净。例 7 系疫毒痢，热毒炽盛，深入营血，耗伤气阴，在单纯用西药不效的情况下，配合使用清营解毒、益气生津之中药，中西医结合相得益彰，取得了很好的疗效，这些可以看出董建华教授审证细致入微，用药丝丝入扣，显示出运用中医药学防治疾病的多种途径，开阔了后学的眼界。

暑湿泄泻案

周某，女，1 岁。

1977 年 8 月 17 日初诊：本月初患儿因高热泄泻而住院，经治热势减轻，大便泄泻次数减少好转出院。近 1 周来大便泄泻次数又增,泻下为黄水样便,每日 10 多次,大便检查:黄稀未消化物(++)。血化验:白细胞 10.5×10^9/L,中性粒细胞 0.75,淋巴细胞 0.23,杆状细胞 0.01,酸性粒细胞 0.01。体温正常,发育营养一般,面色萎黄,心肺(-),腹胀,叩之呈鼓音,肠鸣音亢进,西医诊断:单纯性消化不良。证见烦躁易啼,指纹红紫达气关,舌质淡苔黄腻。

辨证:暑湿夹滞,胃肠不和。

立法:芳香化浊,和胃止泄。

方药:藿香一钱半,佩兰一钱半,炮姜一钱半,苍术一钱半,葛根一钱半,神曲二钱,茯苓二钱,荷叶一钱半,扁豆二钱,山药二钱。

8 月 19 日二诊:进芳化和胃药 2 剂,大便减少到日二三次,大便呈糊状,低热已退,仍烦躁,舌质淡红苔黄腻渐化,指纹渐淡,宗原方出入。

藿香一钱半,佩兰一钱半,大腹皮二钱,薏苡仁三钱,木香一钱,黄芩一钱半,苍术一钱半,炮姜一钱,茯苓三钱,陈皮一钱,午时茶一钱半。二剂。

8 月 22 日三诊:便调,每日一次,有时伴不消化物,纳谷渐旺,精神已振,当健运脾胃以善其后。

炒白术一钱半,扁豆四钱,木香一钱,茯苓二钱,陈皮一钱,山药三钱,荷叶一钱。3 剂。后随访痊愈。

按语:小儿泄泻,暑令最为常见。本例患儿因暑湿外侵,食滞中阻,以致肠胃不和,升清降浊失职,故治以藿香、佩兰芳香化浊,葛根、荷叶升清祛暑,扁豆、山药、茯苓健脾除湿,神曲化滞,更妙在炮姜,苍术健运脾阳,使清升浊降,故药仅数剂而病告痊愈。

寒湿泄泻案

陈某,女,26 岁。

1960 年 8 月 10 日初诊:患者因恣食生冷,脐腹疼痛,泄泻肠鸣已 3 天,日三四次,水样无黏液便,得泻痛势稍减,胸闷口渴喜饮,脉象沉细,舌苔白腻。

辨证:寒湿困脾,健运失职。

立法:健脾利湿。

方药:平胃散加味。

苍术三钱,厚朴一钱半,茯苓三钱,陈皮一钱半,肉桂一钱半,枳壳二钱,车前子三钱(包),六一散五钱(包煎),荷叶一钱。3 剂。

8 月 14 日二诊:药后腹痛泄泻均止,腻苔亦化,饮食正常,拟六君子加消导药以善后。

按语:脾主运化,喜燥恶湿,湿邪伤脾,脾气下陷则泄泻,经云:"湿胜则濡泄。"本例即因伤食受湿,脾阳失运,升降失司。清气下陷则泄;水气相搏则肠鸣;寒凝气滞则腹痛;泄泻伤液及清气不升,故口渴思饮。治以胃苓汤意,用苍术、厚朴、陈皮健脾燥湿,以茯苓、车前、六一散淡渗利小便,取其分利水湿;配合枳壳消积导滞,肉桂温运脾阳,这样使脾健则运化功能正常,湿有去路而泄泻自止。

寒热夹杂泄泻案

方某,男,33岁。

1960年8月5日初诊:先患痢疾,腹痛后重,日10数次,经服3天合霉素痢好转,后转为泄泻清水,日七八次,已六天不愈,伴腹痛肠鸣,烧心,不欲饮食,四肢无力,腰胫酸软,舌尖红苔灰黑而厚腻,脉象沉细。素有胃病及消化不良史。

辨证:脾胃不和,上热下寒。

立法:健脾燥湿和胃。

方药:黄连汤加减。

黄连八分,干姜一钱半,党参三钱,半夏三钱,桂枝一钱,炒苍术三钱,厚朴一钱半。

二诊:上方服3剂。泄泻减少,日行3次,腹痛肠鸣暂缓,自觉呼吸出气热,口渴思饮,胃灼热,吐酸,纳谷不香,苔薄黄而腻,脉仍沉细,此湿热将化,胃热尚炽,以原方去苍术、厚朴、桂枝,加车前子、神曲、木香。

黄连八分,干姜一钱半,党参三钱,半夏一钱,车前子三钱(包煎),神曲三钱,木香一钱。

三诊:服上药3剂,泄泻已止,腹痛亦除,苔转薄白,唯胃满作胀,食饮尚差,后以胃苓丸、香砂六君子丸调理而愈。

按语:本案痢止转泻,病势本应渐趋缓解,但水泻六天不止,乃因患者素来脾虚胃弱,运化不健,又遭湿困,寒热夹杂所致,故采用运脾燥湿和胃,寒温并用,宗黄连汤之意化裁,黄连苦寒清火,燥湿止泻;参、姜、桂、夏、术温运脾阳,化湿止泻。最后以清湿热、健脾胃兼顾而愈。

脾虚泄泻案一

万某,男,9个月。

1977年8月18日初诊:1个月前因发热吐泻而住院,经治疗好转出院。但低热不退,腹泻日三至五次,伴不消化物,经用抗生素等药效不显。诊见形体消瘦、面色欠华,睡卧露睛,易惊醒,手足凉,体温38℃,唇干,舌苔薄黄,指纹青紫。

辨证:湿热泄泻,日久而致脾虚。

立法:健脾温中。

方药:附子理中汤加减。

党参三钱,炒白术一钱,炮附子一钱,龙齿三钱,木香五分,干姜一钱,茯苓三钱,青蒿一钱半,藿香一钱,佩兰一钱,砂仁三分(后下),荷叶一钱。三剂。

8月27日二诊:药后热退,纳呆,大便有黏液,日2次,舌苔薄白,指纹淡紫。拟健脾理气之味。

木香一钱,胡黄连二钱,当归一钱半,白芍一钱半,槟榔一钱半,山楂二钱,炒白术一钱半,扁豆三钱。三剂痊愈。

按语:腹泻日久,脾阳虚衰,以致泄泻不止而完谷不化,健脾温中属对症之治。方以附子理中汤健运脾阳,加龙齿制附子燥烈而能镇静,加藿香、佩兰以芳香化湿,木香、砂仁以和胃,青蒿、荷叶气味芳香祛暑清热,茯苓健脾利湿,故药后热退泻止,后以理气健脾导滞和中善后,以免泄泻复作。

脾虚泄泻案二

韩某,男,37岁。

1977年11月2日初诊:腹泻1年半,日3~4次,有时带有黏液,腹胀不适,有时肠鸣,近来夜间亦拉稀便,在某医院做乙状结肠镜检查:肠黏膜充血、水肿,未见溃疡及息肉。便检为不消化物,培养未找到致病菌。舌质暗少苔,脉象细略滑。

辨证:脾胃虚寒,气滞湿阻。

立法:健脾渗湿,理气和胃。

方药:党参三钱,白术三钱,山药三钱,莲子肉三钱,木香二钱,砂仁一钱半,炮姜八分,车前子三钱,茯苓四钱,石榴皮三钱。

11月6日二诊:服上药3剂,腹泻已止,仍腹胀、肠鸣,以原法去石榴皮之酸敛,加橘皮、枳壳理气以除胀。

扁豆四钱,山药三钱,党参三钱,炒白术三钱,莲子肉三钱,大腹皮三钱,枳壳三钱,茯苓三钱,砂仁一钱半(后下),木香一钱,橘皮三钱。六剂。

三诊:药后腹泻止,腹鸣亦大减,拟保和丸、人参健脾丸交替服用半月以巩固疗效。

按语:脾胃虚寒,运纳不健,脾气下陷,水谷不化,故患者久泄不愈。寒湿内阻,升降失调,故腹胀隐痛而肠鸣,治以温补脾胃为主,药用参、术、炮姜、山药补脾胃,益中气,配合石榴皮酸涩收敛,莲子肉健脾固肠,木香、砂仁醒脾理气除湿,茯苓、车前子淡渗利湿,三剂药泄泻基本控制,后见腹胀肠鸣不减,故去石榴皮,防其酸敛滞气,加陈皮、枳壳、大腹皮以理气宽中,这样配合补品,起到补中有通,符合脾胃的生理特点。

脾虚泄泻案三

马某,女,42岁。

患者腹泻4年多,缘于1973年过食油腻发生腹泻,当时治愈缓解,1974年又犯腹泻,并伴见腹痛,腹胀,多气,大便日二三次,有时泻下水样便或带少量黏液与脓血,大便化验检查(-),培养(-);乙状镜检查:结肠充血;腹部平片透视等检查,诊断为慢性结肠炎。用过多种消炎止泻西药,也用过温补肾阳、酸敛收涩等中药,腹泻腹胀反复发作不止。

1977年8月17日初诊:诊见颜面苍黄,消瘦神疲,腹膨胀,腹胀时得矢气则舒,便溏日二三次,纳呆口干,肝脾未触及,心肺无异常发现,舌质淡苔薄黄,脉象沉细而迟。

辨证:久泄伤脾,脾虚肝乘,胃失和降。

立法:健脾和胃,佐以疏肝。

方药:炒白术三钱,枳壳三钱,扁豆四钱,大腹皮三钱,神曲三钱,砂仁八分,柴胡一钱半,白芍三钱,木香二钱,橘皮一钱半,藿香三钱。六剂。

8月25日二诊:药后腹胀轻减,胸胁通畅,宗原方去柴胡、藿香,加党参、山药。

炒白术三钱,枳壳三钱,扁豆四钱,大腹皮三钱,神曲三钱,砂仁八分(后下),白芍三钱,木香二钱,橘皮一钱半,党参三钱,山药三钱。六剂。

8月31日三诊：仍便稀，但次数已少，日1次，口干亦差，腹胀纳呆倦怠如旧，脾虚胃弱无根本转机，宗原意健脾益胃，佐以消导开胃。

党参三钱，炒白术一钱半，扁豆四钱，山药三钱，木香一钱半，神曲三钱，炒山楂三钱，橘皮三钱，炒枳壳三钱，大腹皮三钱，莲子肉二钱。六剂。

9月6日四诊：大便初结后溏，日1次，睡眠不实，宗上方去山楂、枳壳、莲子肉，加砂仁、薏苡仁、茯苓。

党参三钱，炒白术一钱半，扁豆四钱，山药三钱，木香一钱半，神曲三钱，橘皮三钱，大腹皮三钱，砂仁八分，薏苡仁四钱，茯苓三钱。六剂。

9月15日五诊：腹胀已减，大便成形，食纳增，精神体力好转，仍宗上法并嘱注意饮食调理以巩固疗效。

按语：慢性结肠炎疾病，多在中医学"慢性腹泻""痢疾""脾虚泄泻"等证范围内讨论。脾恶湿，湿困脾，湿盛则濡泄，所以，本病发生多以脾胃虚弱、运化失司为首要病机，有脾虚湿热郁结大肠者，有脾失健运、湿浊中阻者，有久泄由脾及肾、脾肾阳虚者，病机不同，治法各异。本例患者并非脾肾阳虚、固摄无权，故前医温补肾阳、酸敛收涩等法效果不显。后抓住脾胃升降失司，清浊相干，伴脾虚肝郁的病机，在健脾和胃基础上佐以疏肝，待横逆之肝气得平后，又着重健脾而稍佐消导，使饮食水谷得化，积滞得清，肠道通畅，故本案自始至终抓住"脾胃虚弱"这一主要病机，且用药恰当，调理适中，取得较好疗效。

小结：泄泻乃脾病也，因脾喜燥恶湿，脾阳足则健运如常，水湿得化。反之湿邪过胜，困阻脾阳，则运化失司，水湿渍留，可发泄泻，正如《黄帝内经》所云："湿胜则濡泄"，后世医家也指出"无湿不成泻"，故脾气功能障碍是泄泻发生的关键。临床一般将泄泻分为急性与慢性两类，急性泄泻发病急，病程短，以邪实为主，治之以祛邪分利为法；慢性泄泻病程较长，多反复发作，以脾虚为主，治之以健脾和中当先。又因脾与胃互为表里，一阴一阳，故泄泻而见之脾虚胃强者亦多，治当标本兼顾。脾气既伤，易遭肝侮，或肝气过激亦易凌脾，均可见肝脾不和之象。又肾为胃关，职司二便之开合，久泻则气弱。脾病及虚衰之肾更不能温煦脾土，使泄泻之病更难痊愈。董建华教授治疗泄泻，善辨虚实，细推脾之强弱、湿之盛衰、脏腑传变、寒热转化，虽遵李士材之治泄九法，而不泥于九法，组方用药灵活达变，从而获得很好的疗效。特别是对慢性久泻之人，不仅注重脾胃阳气之伤，尤重视阴津亦随泄泻之耗损，故治疗久泻之证每多选用扁豆、山药、莲子肉、泽泻等健脾渗湿而不伤阴之品。这里选录的泄泻验案，可以看出董建华教授用药特点。案一为暑湿泄泻，为去江西出诊时所诊治。8月江南阴雨季节，又是1位脾胃素弱的幼儿，故在芳香化浊方中，佐以一味炮姜鼓动脾阳，湿浊速化，药仅数剂而病愈。

积 滞 案

高某，女，51岁。

1977年8月29日初诊：患者腹胀小腹坠痛已年余，目前少腹胀痛拒按，自觉腹内如有结块，时聚时散，大便时而溏薄时而干结如球，干稀不调，且伴头昏眼花，不思饮食，查形体消瘦，颜面苍白，腹胀膨隆，经乙状镜检查诊为"乙状结肠炎"。舌质红苔薄白，脉象弦细。

辨证:肠道积滞,气机壅阻。

立法:通利肠道,理气导滞。

方药:熟大黄二钱,丹皮三钱,败酱草五钱,制香附三钱,当归四钱,赤芍五钱,木香一钱,全瓜蒌五钱,莱菔子三钱,枳壳二钱,甘草二钱。

9月2日二诊:进前方通因通用之后,大便日行10多次,肠中积滞已去,胃中与腹部隐痛不除,舌苔薄白,脉象沉细,当温运脾阳,收敛止泻。

炮姜一钱半,苍术三钱,山药三钱,石榴皮三钱,木香二钱,扁豆一钱,罂粟壳一钱半,诃子肉一钱半,制香附三钱,砂仁一钱半。六剂。

9月12日三诊:腹痛隐隐,大便转调,他症均已减轻,守上方加白芍。

炮姜一钱半,苍术三钱,山药三钱,石榴皮三钱,木香二钱,扁豆一钱,罂粟壳一钱,诃子肉一钱半,香附子三钱,砂仁一钱半,白芍五钱。服10剂临床治愈。

按语:"六腑以通为顺",肠道积滞,腑行不畅,日久由腑及脏,脾胃升降失常,发为本病,根据胃腑生理病理,治疗先以理气导滞通腑,通因通用为法,方中大黄、瓜蒌、莱菔子、枳壳、木香通胃腑以导其滞,香附、败酱草、当归、牡丹皮、赤芍以行气活血、化瘀解毒,待积滞去,六腑通后,即应顾护脾胃之气,故复诊方中用苍术、炮姜温运脾阳,扁豆、山药以养胃阴,香附、木香、砂仁以和胃气,石榴皮、罂粟壳、诃子肉以缓急止痛涩肠,从而收到滞去症除的效果。

胁 痛 案 一

姜某,女,23岁。

1977年8月19日初诊:右胁疼痛2年,近年来逐渐加重,有时痛甚则连及后背肩胛,偶有针刺样痛感,纳呆,食后脘胀,不呕吐,不呃逆,肢倦乏力,伴有偏头痛,二便正常,月经量多错后,色暗有血块,查肝功能正常,行胆囊造影检查未见异常。舌质红,尖有瘀点苔薄白,脉象弦细。

辨证:肝郁气滞,久则血瘀,脉络不畅。

立法:疏肝解郁,和络止痛。

方药:柴胡三钱,白芍三钱,郁金一钱半,香附三钱,川楝子三钱,延胡索一钱半,甘草二钱,丹参四钱,生牡蛎四钱,青皮、陈皮各一钱半,枳壳三钱。六剂。

9月2日二诊:药后胁背疼痛明显减轻,偏头痛等亦有好转。唯食后脘胀未除,前方加减,去甘草加焦三仙。

柴胡三钱,白芍三钱,郁金一钱半,香附三钱,川楝子三钱,延胡索一钱半,甘草二钱,丹参四钱,生牡蛎四钱,青皮、陈皮各一钱半,枳壳三钱,焦三仙各三钱。服6剂,症愈,2个月后随访,上症未复发。

按语:本患者系气郁日久,肝脉瘀阻作痛,故痛如针刺感,舌有瘀点,为气滞血瘀之胁痛。关于偏头痛之发作,亦为肝经气火上扰所致,因此法以疏肝解郁、和络止痛。方宗柴胡疏肝散合金铃子散出入,佐以通络止痛之丹参、郁金、牡蛎等品。2年沉疴,只服药10余剂。便取得了较快的疗效。足见临床治病,掌握病机是极为重要一环。

胁 痛 案 二

杨某,女,46岁。

1971年7月22日初诊:右上腹及胁肋阵发性疼痛,痛时牵引右背及肩胛已六天,常泛恶,收某医院住院,西医考虑为胆囊炎,经用消炎止痛药效不佳,应邀会诊。

诊见:右上腹及胁肋疼痛颇剧,按之更甚,伴有嗳气恶心,甚则呕吐,食欲减退,小便黄,舌质红少苔,脉象细弦。

辨证:肝郁气滞,横逆犯胃,胃失和降。

立法:疏肝理气,和胃止呕。

方药:柴胡三钱,黄芩三钱,白芍四钱,川楝子三钱,延胡索二钱,竹茹三钱,枳壳三钱,青皮、陈皮各二钱。三剂。

7月25日二诊:药后右上腹及胁肋疼痛均有减轻,已不牵引肩背,恶心亦少,自觉胸脘痞闷,肝胃未和,再以原方加减。

柴胡三钱,黄芩三钱,白芍四钱,川楝子三钱,延胡索二钱,枳壳三钱,青皮、陈皮各二钱,香附三钱,郁金三钱。三剂。

7月28日三诊:又服上药三剂,痛止思纳,恶心止,胸脘痞闷已除,精神亦振,舌红转淡,布有薄白苔,上方有效,因痛止去玄胡、川楝子再服。

柴胡三钱,黄芩三钱,白芍四钱,枳壳三钱,青皮、陈皮各二钱,香附三钱,郁金三钱。服2剂巩固疗效。痊愈出院。

按语:患者以右上腹及胁肋痛为主症。原因是肝胆二经气火易于窜动,胸胁为其分野,故其疼痛首先于胁肋及右上腹,甚则牵引后肩背亦痛,或侮胃而见嗳气、呕逆、满闷,服疏肝和胃理气化瘀之剂,肝胆得以疏泄,胃降络和,其痛即止。他症逐渐消除而出院。

胁 痛 案 三

胡某,女,29岁。

1977年8月30日初诊:患者阵发性右胁疼痛2年余,初起每年疼痛2~3次,近1年来每月疼痛1~2次,痛剧则绞痛难忍,伴有恶寒发热,呕吐酸苦水,曾住院治疗,疑诊为慢性胆囊炎、胆石症,未做胆囊造影,经消炎止痛处理后疼痛可以缓解,近日来病又复作,右胁疼痛,波及胃脘亦痛,有时嗳气或呕恶,纳呆,神疲,口苦咽干,大便干结三四日一次,小便赤少,舌尖红苔根黄腻,脉象弦细。

辨证:肝胆湿热郁结,失于疏泄,阳明燥屎内结,腑行不畅。

立法:疏泄肝胆,清热通腑。

方药:柴胡四钱,黄芩三钱,半夏三钱,白芍四钱,枳实三钱,茯苓四钱,金钱草一两,栀子三钱,大黄三钱,生姜三钱,当归三钱。六剂。

9月6日二诊:药后右胁疼痛减轻,嗳气呕恶亦除,腑气已通,初硬后溏,每日1次,胃已不痛,但有胀满感,小便黄,舌尖红苔转薄白,脉弦细,查肝功能正常,再以原方增删。减大黄之量。去栀子、生姜,加大腹子皮、车前子。

柴胡四钱,黄芩三钱,半夏三钱,白芍四钱,枳实三钱,茯苓四钱,金钱草一两,大黄一钱半,当归三钱,大腹子皮各三钱,车前子四钱。五剂。

9月12日三诊:疼痛基本消失,胃中胀满亦有减轻,上方自觉有效未来就诊,照方又服6剂。

9月23日四诊:右胁痛止后胃中胀满近消,唯纳食不香,神疲乏力,大便溏薄,上方减柴胡之量,去大腹子皮、大黄、金钱草、加山药、扁豆、神曲以健脾胃,巩固疗效。

柴胡三钱,黄芩三钱,半夏三钱,白芍四钱,枳实三钱,茯苓四钱,当归三钱,车前子四钱,山药五钱,扁豆五钱。六剂。随访3个月,症未复发。

按语:肝脉布两胁,肝喜条达主疏泄,湿热蕴积,脉络失和,疏泄不利,则见胁痛寒热,口苦咽干等症;湿热中阻则见脘闷、纳呆、便结等症;用大柴胡汤加减,以疏利肝胆,清热通腑,加茯苓、金钱草、栀子以清利湿热,当归配合白芍以养血和营止痛,这样内通外攘、湿热清、肝胆利、气血畅,故诸症若失。

小结:胁痛是指以一侧或两侧胁肋疼痛为主症的疾病,常伴有腹胀、脘痛、呕恶、口苦等症状,现代医学的肝胆疾病多属此病范畴。据中医理论,肝脉布两胁,肝与胆互为表里,胁乃肝胆分野,所以,胁痛的病变与肝胆关系最为密切。《黄帝内经》上说:"邪在肝,则两胁痛""胆胀者,胁下胀痛"。肝属木,性喜条达,职司疏泄,胆为中清之府。故引起本病的主要原因是情志抑郁,寒温不适致使肝胆郁阻,疏泄失司,然其中有因肝实火盛而引起的,也有因肝郁不达或肝虚血燥引起的。此外,肝胆与脾胃脏腑相连,互为影响,肝病可及脾,肝气可犯胃,土壅也能导致木郁,所以临床上肝胆郁阻,湿热蓄积,与脾胃不和常常同时并见。以上所举3个验案,案一系肝气郁滞,脉络不畅,故症见右胁痛如针刺感,伴月经色暗有块,舌有瘀点等特征,治以柴胡疏肝散化裁,疏肝理气,化瘀通络。案二系肝郁气滞、胃失和降,故症见胁腹阵痛,牵及右肩背,且伴嗳气呕恶纳呆等胃气上逆症状,治以柴胡疏肝散合橘皮竹茹汤加减,既疏肝解郁又和胃止呕,肝胃同治。案三系肝胆湿热郁结,腑满屎燥不行,故在阵发胁痛的同时,既有寒热口苦咽干等少阳证,又见胃脘痛胀、呕恶纳呆、大便秘结、舌苔黄腻等阳明腑实证,故治以大柴胡汤加减,表里同治,内通外攘收到满意效果。总之,治疗胁痛,董建华教授认为,一定要抓住肝胆郁滞的病机,注意气滞血瘀,湿热蕴阻,肝病及脾、肝气犯胃或土壅木郁之兼并,选方多以柴胡剂为主,随证加减用药。当然,董建华教授在临床治疗胁痛也并非固守柴胡剂,如因跌仆闪挫、瘀阻胁痛,用复元活血汤加减以活血化瘀;因痰饮停聚、咳引胁痛者,用十枣汤合葶苈大枣泻肺汤出入以蠲饮通络;因肝肾阴虚的胁痛久不愈,又常取一贯煎加减以滋阴疏肝等,在临床上做到了守效方而不拘泥,注重辨证论治。

黄 疸 案

李某,男,44岁。

1977年8月26日初诊:患者于1975年患急性黄疸型肝炎,经治疗后好转,但常有反复,近1个月来黄疸逐渐加深,黄色鲜明如橘子色,小便短黄,大便结,纳尚可,肝区及胃脘部胀满疼痛,下肢有轻度浮肿,按其腹平软,未叩及移动性浊音,肝肋下1.5厘米,脾肋下1厘米,质中。颜面及颈部有散在蜘蛛痣。查肝功能及蛋白电泳均异常。西医诊断:黄疸型传染性肝炎,早期肝硬化。舌质红苔黄腻,脉象弦数。

辨证:湿热蕴结,土壅木郁,胆液外泄,溢于肌肤而发黄。

立法:清热利湿退黄。

方药:茵陈一两,栀子三钱,大黄一钱,龙胆草三钱,郁金三钱,车前子三钱,黄柏三钱,黄芩三钱,滑石四钱。12剂。

9月10日二诊:药后大便通畅,小便黄赤如茶,量增多,肝区痛及脘满减轻,黄疸渐退,精神已振,舌红暗,苔黄腻,原方加柴胡赤茯苓。

柴胡三钱,茵陈一两,栀子三钱,大黄一钱半,龙胆草三钱,郁金三钱,车前子三钱,赤茯苓四钱,黄柏三钱,黄芩三钱,滑石四钱。六剂。

9月16日三诊:药后黄疸消退,肝区按之仍有胀痛,胸闷,纳呆,大便畅,蜘蛛痣(+),舌质暗红苔黄腻化薄,脉弦细,于前方增加活血化瘀药。

柴胡三钱,茵陈一两,栀子三钱,大黄三钱,丹参一两,赤芍四钱,郁金四钱,车前草一两,香附三钱,黄柏三钱,苍术三钱。10剂。

9月26日四诊:诸症减轻,后以上方出入续服30余剂,诸症消失,复查肝功能及蛋白电泳均恢复正常,临床治愈。

按语:"湿热交蒸,民当病疸。"因湿热蕴蒸不解,胆汁外溢于肌肤故现黄疸。本案患者即属湿热为病的黄疸证,故以茵陈蒿汤以清热利湿通腑退黄;因热毒瘀阻较重,故加龙胆草、黄柏、黄芩苦寒之品以清泄肝胆之热而助退黄之效,加滑石、车前子利湿清热,使湿有去路;郁金能解肝胆之郁结,并有消疸化瘀之力。故药后黄疸渐退,精神亦振。从病因而论,黄疸退后,湿热之邪已从外解,但肝胆郁阻未能立即恢复,故三诊时,在清热解毒渗湿药中,佐以活血化瘀之丹参、赤芍,理气之香附,燥湿之苍术,而病告愈。

梅核气案

茅某,男,25岁,干部。

1977年8月27日初诊:咽部如有物发堵已3年,经五官科多次检查,诊为慢性咽炎。近3个月来更觉胸部及胃脘有气窜走疼痛,喜太息,口干苦,饮食尚可,大便结,曾用消炎止痛等西药及半夏厚朴汤、牛黄解毒丸等中药疗效不显。就诊时咽部有轻微胀痛感,舌质红苔薄而腻,脉象弦细而滑。

辨证:气滞热郁,痰气结阻。

立法:开胸散结,和胃化痰。

方药:全瓜蒌八钱,薤白三钱,丹参四钱,檀香一钱半,砂仁一钱半(后下),黄连一钱,山豆根三钱,菖蒲一钱半,广郁金三钱,藿苏梗各三钱。六剂。

9月3日二诊:药后症减,咽喉发堵已不明显,胸及胃脘仍有窜痛,再以原方出入。

藿苏梗各三钱,全瓜蒌六钱,黄芩三钱,法半夏三钱,郁金三钱,苍术三钱,厚朴一钱半,薏苡仁五钱,香附三钱,滑石五钱。六剂。

9月12日三诊:咽堵近除,胸部仍感闷,口干,舌尖红苔黄腻,脉弦细,守原法加清热生津之味。

旋覆花(包)三钱,郁金一钱半,川芎一钱半,香附一钱半,川楝子三钱,全瓜蒌一两,芦根一两,花粉四钱,厚朴花一钱半,连翘三钱。服六剂,诸症近期消失。

按语:梅核气多因七情郁结,凝痰结气所致,传统方半夏厚朴汤以调气散结每每有效,但本案屡用此方却不效,原因何在?细审脉证,知患者不仅痰凝气滞,且有气郁日久化热、灼津之象,非单纯调气散郁能建功,后用瓜蒌开胸散结,薤白通阳行气,半夏、黄连辛开苦降,砂仁、藿梗、苏梗理气和胃,疏利肠胃气滞,郁金疏肝解郁,更用菖蒲化痰开窍,山豆根清热解毒利咽,檀香理膻中之气滞,丹参活血化瘀,是以服药后,咽部堵塞感即轻减,待咽堵好后,伤阴现象较重,最后在开胸散结之中,辅以花粉、连翘、芦根清热生津之品善后,所以,在辨证论治中,既要掌握常法,又要运用变法。

不 寐 案

李某,女,42岁。

1977年8月17日初诊:失眠4个月,每夜能睡三四小时,多梦易惊醒,白天头昏神疲乏力,腰背酸痛,心悸,月经量多,颜面苍白,消瘦,产育过多,妇科检查未见异常,西医诊为神经衰弱。舌质淡苔薄白,脉象细弱。

辨证:阴血虚损,血不养心,心肾不交,神不守舍。

立法:养血安神,交通心肾。

方药:生熟地各三钱,阿胶三钱(烊化),白芍三钱,枸杞三钱,柏子仁三钱,当归三钱,首乌藤一两,茯神三钱,远志三钱,生龙牡各一两,菊花三钱。六剂。

8月27日二诊:药后平平,仍失眠多梦,饥不欲食,神疲乏力,舌淡脉弱,拟原方去菊花、龙牡,加龙齿镇心安神,党参健脾益气以生血。

生熟地各三钱,阿胶三钱(烊化),白芍三钱,枸杞三钱,柏子仁三钱,当归三钱,首乌藤一两,茯神三钱,远志三钱,龙齿一两,党参三钱。六剂。

9月6日三诊:药后已能睡五六小时,但仍睡眠不实,精神已好转,头晕减轻,纳呆,脉舌如前,继以养心安神定志为法。

炒枣仁三钱,柏子仁三钱,远志三钱,茯神三钱,丹参三钱,枸杞三钱,五味子一钱半,石斛三钱,麦冬三钱,炙甘草一钱半,桔梗一钱半。六剂。

9月16日四诊:夜寐渐安,其他自觉症状基本消失,守方出入数剂而巩固之。

按语:不寐就是失眠,中医学文献里也有称为"不得卧"或"不得眠"者,是以失眠或彻夜不眠为主症的一种病证,其发病原因一般分为:思虑过度,心脾两虚;惊扰太过,心胆俱怯;肝肾阴虚,相火偏亢;湿痰壅遏,胃中不和等。总之,不寐由七情劳倦伤及心肝脾肾者多属虚证,因湿食痰阻,胃中不和者多为实证。本例患者,系因产育过多而伤阴耗血,以致心脾两虚。心阴虚则心阳亢而不能下通于肾,肾阴虚不能上济于心,故心肾不交,心神不宁,而导致不寐、心悸等症。治法以养心血安心神,滋肾阴益精血。

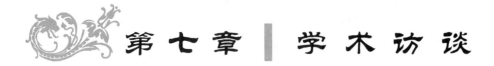

第七章 ┃ 学 术 访 谈

第一节　与藤平健先生专题座谈：
难治性疾病的中医治疗

一、急性（重型）肝炎

藤平（主持人）：今天邀请田老师出席，聊聊关于疑难病治疗的话题，而山内老师则对今天的议题从西医方面进行探讨。今天的话题首先是急性（重型）肝炎，之后慢性肝炎、肝硬化，最后是溃疡性结肠炎。

藤平：急性（重型）肝炎死亡迅速，真是可怕啊！ 30多年前，我有几天来医院看眼病，有1名女中学生，由于患了急性（重型）肝炎而死，这让我很吃惊。这个急性（重型）肝炎很难治疗，中医的治疗比较适合。那么，引起急性肝炎的原因是什么呢？

山内：急性（重型）肝炎，属于比较重的疾病，死亡率很高，因为急性肝细胞坏死的范围大，引起急性肝功能不全，还有一个神经精神症状，也就是肝性脑病引起的昏迷。会出现各种异常，特别是凝血检测异常，凝血因子活性下降，是一种有出血倾向、弥散性血管内凝血（DIC）、急性肾功能不全、脑水肿等非常危险的并发症的疾病。病毒性肝炎在90%以上，然后是药物性。引起肝炎的原因各不相同，最终引起免疫反应的异常。其中，可能是患者一方的反应性异常，不仅仅是病毒的量多这么简单。即使是药物性引起的，由于大量的中毒物质引起肝损伤，引起所谓的重症化乃至急剧化。例如，因为自杀服用大量解热镇痛剂，对乙酰氨基酚中毒不过是毒药的一部分，不是中毒的直接原因。大多数患者都是药物过敏性肝炎，即使是最微小的量，也会发生免疫反应异常，导致大量的肝细胞坏死。

另一个作为重症或者重症型肝炎的原因物质，最近经常提到的就是酒精。酒精性肝炎中的重症型也成了近几次的话题。当然，频率还很低，不过，随着大量饮酒的增加，酒精引起的肝损伤也随之增加，以一定的频度出现重症病例。

藤平：酒精中毒是饮酒过量引起的吧？

山内：长期饮酒的人出现酒精依赖性，持续大量饮酒，几乎不摄取食物的情况下容易引起急性肝衰竭，这也是社会公认的。

藤平：女性也会饮酒。中医对于急性肝炎，中国常见的亚急性黄色肝萎缩，该如何应对呢?

田德禄:病毒性肝炎是传染病,在中国,这样重症的传染病需要前往传染病医院就诊。在中国,有很多亚急性黄色肝萎缩的患者,我在临床上并不多见,大概是由于急性肝细胞坏死,导致肝功能不全。这样的疾病在中医里属于"急黄"的类型。临床症状表现是严重的黄疸和高热,针对这个问题,我们用温病的辨证方法进行治疗。除此之外出现的症状,如意识不清、凝血功能异常、出血(包括皮下出血,也包括内脏出血)。中医认为,这类患者热入营血,即所谓的营分血分。温病是按照卫、气、营、血的顺序,随着病情逐渐深入而来的。例如,入气分出现高热的症状,此时有所谓的四大症状,即大热、大汗、脉洪大、口大渴。入气分日久,进入营分,就会出现各种各样的精神症状,会出现急躁等症状,最后会陷入昏迷。从营分进入血分,就会有动血,结果就会出现刚才说的皮下出血和内脏出血,例如血尿、血便形成。所以,前面我已经说过了,亚急性黄色肝萎缩属于中医所说的温病范畴。因此,当然要使用温病的治疗方法。最近,在中国国内有报道称,采取了温病的辨证方法,取得了相当好的效果。一般的治疗也是基于温病学说来治疗的。进入气分的情况下,清气分之热,予白虎汤治之。营分早期的情况,使用透热转气的方法,这种情况下使用清营汤。所谓清营汤,是以白虎汤为基本方剂进行加减的。如果进入营分,精神状态差,予清心开窍法治之。中医有"三宝":紫雪丹、局方至宝丹、安宫牛黄丸,这三样都是具有很好的治疗效果的药。对临床专家来说,这三种方剂在提高治疗效果上是肯定的。具体使用时,要注意这三种药功效有所差别。首先是紫雪丹,用于清身热,或化痰,或开窍,都是很好的方剂。其次,局方至宝丹和安宫牛黄丸,是清热化痰的方剂。至宝丹的开窍之力显著,能改善精神状态。而安宫牛黄丸的清热能力非常强。伴随出血状态的情况下,在中医中有凉血和活血两种方法。治疗 DIC 的时候,也采用所谓的凉血、活血的方法进行治疗。因此,中医的治疗,一种是凉血,另一种是活血,大黄、牡丹皮、赤芍,这些药物都有这样的作用,与 D1C 相对应的常用药物有犀角地黄汤。另外,关于安宫牛黄丸,作为注射剂使用的情况下,不管是肌内注射还是静脉注射都可以。北京中医药大学附属制药工厂也生产这种安瓿剂,取名为清开灵。已经有报道称,将清开灵用于亚急性黄色肝萎缩,取得了显著效果。这种情况主要通过静脉注射。此外,对传染性肝炎使用清开灵的报道相当多。

二、"急黄"

我们把急性肝炎列入"急黄"的范畴。黄疸分为所谓的阴黄和阳黄,所谓的急黄属于阳黄范畴。阳黄的病理变化是由湿热引起的肝胆湿热。从温病的立场来说,热重于湿,应用茵陈蒿汤治疗;如有外感的症状,予麻黄连翘赤小豆汤治疗;相反,如湿重于热,应用茵陈五苓散。

山内:不仅可以使用茵陈五苓散,也可使用茵陈四苓散。

田德禄:是的。在急性肝炎中,治疗分为治疗湿重、治疗急黄、治疗阳黄。现在在中国有很多这样的方法。我想这可能和我们的方法不同,藤平老师有很多经验。

藤平:《伤寒论》中分阴和阳,阳证方面又分为"太阳病""少阳病""阳明病"。阴证的辨证分为太阴病、少阴病、厥阴病。

田德禄:就是六经辨证吧。

藤平:是的。因此,根据望、闻、问、切的四诊诊断来决定。例如,处于少阳病的时期,少阳病方剂包括大柴胡汤、小柴胡汤、柴胡桂枝汤等柴胡剂。对并病的注意,首先决定一个处方,在病情复杂的情况下,即使显示出太阳、少阳、阳明的哪个时期的症状,除此之外,在其他时期也会出现相应的症状,即并病。如果不注意它的并病,而只注意少阳的病态是不够的。

医学是精神文明的精华之一。所以我觉得和艺术很像。无论是五六千年前的埃及艺术,还是中国古老的美术,无论何时都能打动人心。比如十多年前发掘出来的马王堆汉墓。

田德禄:《五十二病方》。

藤平:从那里发掘出来的各种各样的葬品。那个针织物,即使是现在的织物技术也是达不到的。

北京和长沙的专家们做了研究,总结出了 2 本书,是一本很重要的书。在日本把它迅速翻译成日语出版,其中记载有照片和解说。与此相同,《伤寒论》虽然年代久远,但由于当时人们的经验和睿智,仍然是精进的医疗艺术。如果好好地试着运用它,就会发现它真的很有效,所以才有完全没有疑惑地运用着《伤寒论》治疗宣告病危的患者 3 周后出院的病案。

有个人患有急性肝炎,在东京都内一家著名医院住院,肝功能的状态已经恶化,把奥先生叫到研究室,告知病情。那位主任是肝脏方面的专家,患者的弟弟是大学的医生,第 2 天下午去那家医院出诊。看我的诊断,中医诊察,从脉搏和腹部来看,都是可以接受的。患者胸胁苦满,符合柴胡桂枝汤证和茵陈蒿汤证这两种方证。因此,病态是阳明和少阳并病。于是将柴胡桂枝汤和茵陈蒿汤合为一方,作为 A 方。另外,患者乏力,考虑为十全大补汤的方证。我把这个作为 B 方拿出来了。然后每天 A、B 方各半量,每日服用,效果明显。

还有一位肩膀瘀血的患者压痛点非常强烈,兼服用 4g 桂枝茯苓丸;稍微有点便秘,把 A 方中茵陈蒿汤的大黄加量。患者的义弟飞到东京都内的药店那里煎煮,当晚就开始喝了。这样很快就好转了,第 2 天就有精神了。第 3 天左右,检查结果也好转。一直按那个步骤,大黄的量根据大便的状态稍微改变了一下,病情完全变好了,3 周后出院了。出院后一直坚持中药治疗。现在各项检查的结果也很正常,听说身体状况很好。即使采用《伤寒论》的方法,如果中医诊断顺利,也有可能使将要死的人得救。因此,中医的做法在理论上是非常普遍的,只要巧妙地使用就会有很好的效果。慢性肝炎、肝硬化也用同样的药方。

我们对急性肝炎也好,慢性肝炎也好,只要有证几乎都使用同样的方子。主要有柴胡剂、茵陈蒿汤、茵陈五苓散。口渴、高热、汗出、小便短,予白虎汤或者白虎加人参汤。如果陷入阴证的话,可以使用黄芪建中汤或小建中汤等。

田德禄:确实有宝贵的经验。

藤平:老师对肝硬化和慢性肝炎都用同样的药方吗?

田德禄:我对肝炎的治疗方法、诊断方法,不是独立的、一成不变的,而是连续的。因为从所谓的急性肝炎到慢性肝炎,再到肝硬化是一个发展过程。

藤平:老师刚才说的不都包括全部的肝硬化吗?

田德禄:是的。

藤平:除了刚才说过的药方以外,在急性的情况下也会使用,在慢性肝炎或者肝硬化的情况下也会使用。

山内:藤平老师的书,我学习了一些。老师说了些非常容易的使用方法,对于慢性肝炎、肝硬化中也提出了应用处方和想法。我自己最近也同时治了3例重症或急性肝炎,用西医治疗方法,并用茵陈蒿汤、茵陈五苓散、柴胡剂、小柴胡汤、柴胡桂枝汤,3例中有2例效果很好。另外,气血两虚应用十全大补汤,瘀血症状明显的应用活血化瘀剂。但是,西医的治疗和中医的治疗,哪一个有效呢? 我不知道。作为综合性的治疗,从医生的立场,西方医学有充分的诊断依据,目前有新的正在进行的治疗急性肝炎的方法,如对急性肝功能不全用血浆交换的治疗方法,对于肝性脑病、DIC 的治疗,也可中西医并用治疗。因此,我非常理解老师的意思。

藤平:患者因为想要救命,因此即使不知道哪个有效,我也认为两者并用是非常重要的。

山内:西医的治疗因为需要频繁使用血液制剂,那样的话,几个月后会出现输血后肝炎,以及各种各样并发症。

三、肝硬化

田德禄:想简单介绍一下肝硬化的情况。正如我说的,所谓的肝硬化是从慢性肝炎进展而来的。在肝硬化的代偿期,这个时候没有并发症。对以下几种表现的治疗叙述如下。

1. **黄疸** 在这种情况下,黄疸属中医范畴。当然,如果是阳黄的话,使用治疗阳黄的方法,即清利湿热的方法。这种情况下,使用茵陈蒿汤、茵陈五苓散,往来寒热应用小柴胡汤;湿重而不热时,应用茵陈五苓散;阴黄,应用茵陈术附汤。

2. **肝区疼痛** 如果没有黄疸症状,有肝区疼痛,这种情况下,可以从中医的胁痛进行辨证。我想把这个胁痛分成4个部分来说明。

(1) 气滞型——疏肝理气。首先要说明所谓的气滞型胁痛的症状是什么,它主要是胀痛,那种疼痛有时会移动,时痛时止,症状时轻时重,这时使用疏肝理气的方法治疗,应用柴胡疏肝散或四逆散。

(2) 血瘀型——柔肝散结法。另一种证型是血瘀型。这种情况胁痛疼痛固定不移,刺痛,舌可见瘀斑,肝大。采用理气活血方法的同时,也可以采用柔肝散结的方法。

王清任的血府逐瘀汤,这是四逆散和桃红四物汤加减而成的,是非常有名的方剂。这个血府逐瘀汤中含有桔梗、枳壳、川芎、牛膝。桔梗有向上的作用,枳壳有向下的作用。不管是桔梗还是枳壳,都是对气分有益的药,中医理论中有"气为血之帅"的说法,气行则血行。血府逐瘀汤中川芎为血中气药。牛膝引药下行,同时也是活血药。这四个药,桔梗、枳壳、川芎、牛膝起着特殊的作用,能调和肝脏的气血。

(3) 湿热型——清利湿热。另一种类型是湿热型。疼痛类型是闷痛、重痛为特征,伴着黄疸,口中黏腻,尿量减少、色浓。这种情况下采取清利湿热的方法。如果大便通畅的话,应用龙胆泻肝汤;大便不通的时候,应用当归芦荟丸。

(4) 阴血不足——补血柔肝。阴血不足的类型,这种情况下的疼痛是钝痛,通过按摩疼痛也会减轻。同时有肝肾阴虚的症状,腰无力,早晨昏昏沉沉的,头晕耳鸣,脸色暗沉,这是血虚的症状。如果是女性的话,月经量会变少,月经的时间会变长,经血的颜色会变成淡色,脉弦细弱。这种情况下使用柔肝的方法,使用的方剂是一贯煎、滋水清肝饮。这是六味地黄丸和加味逍遥散在一起的合方。疏肝的同时,要补益肝肾。

3. **积聚**　肝大和脾大考虑为积聚,这是中医内科的病名。积聚中的聚是时聚时散的意思,聚意味着气。积是有形的东西,固定不动,疾病就在血分上。中医看这个病理变化,即气结、血瘀、湿阻、痰凝,最后引起正气亏虚、脾虚的状态。

积聚分3个时期,即初期、中期、末期。

气血停滞,应用木香顺气散。这是以理气药为主的方剂。枳壳通上焦之气,木香治中焦气滞,乌药通下焦之气。此外,加入活血药,加入苍术等化湿的药。在初期,积聚症状不明显,中期可见肝大,痰瘀互结,这种情况当化瘀祛痰,可以考虑《伤寒论》鳖甲煎丸、大黄䗪虫丸等方剂,同时也可以使用五积散。其中,包含如理气法、活血法、养血法、化湿法、散寒法等,温中焦有温中法。我们的中医有很多治疗中期的治疗法。

另外,王清任的方剂膈下逐瘀汤治疗末期脾大正虚的病证,以标本兼治为治疗原则。应用化积丸和八珍汤。用化积丸柔肝散结,例如三棱、莪术、牡蛎等药都具有散结的作用,用八珍汤补益气血。

非代偿期会出现腹水的症状,同时伴有食管静脉曲张、肝性脑病。腹水属于臌胀的范畴。历代学说中考虑食管静脉曲张伴随出血的症状,主要从血证辨证论治。昏迷、意识不清,考虑是湿浊蒙闭清窍引起的。

山内:在日本,对腹水的治疗,西医方面基本是安静卧床和限制蛋白摄入,应用利尿剂;对非代偿期肝硬化、肝性脑病、肝脏衰竭的治疗来说,予以限制蛋白的摄入,营养支持治疗。

田德禄:历代对腹水的认识,一种说法是有湿热。这是金元四大家之一李东垣的说法。另外,朱丹溪也认为腹水是由湿热停滞引起的。另一种说法是由阳气衰退而引起的,这是孙一奎等所言,以脾肾阳虚为其原因。清代的学者则认为是由气滞、血瘀和水的停滞引起的。虽然都有各自的论据,但是重点是不一样的。现代医家认为,应从气滞、血瘀、水液停滞、正虚四个方面考虑。所以我们用扶正、活血、利水的方法,还有扶正祛邪的方法来治疗。当然,正虚的情况下采用益气的方法,阴虚的情况下采用滋阴的方法,阳虚的情况采用温阳的方法。

山内:黄芪有调节人血白蛋白的作用。

田德禄:还有一种叫黄精的药,这是兼顾气阴两方面的药物。因为患者肚子非常大,所以经常使用木香。作为活血药的益母草,比泽兰等要好,在活血的同时,还有利尿的作用。另外,我们国家经常使用葫芦,这个利尿作用非常好。注意,葫芦不是用成熟的而是用未熟的。另外,蟋蟀也是具有活血和利尿作用的药材,水红花子等也有此作用,这些是随处可见的药,还是有活血和利尿效果的。在应用利尿剂的情况下使用五苓散。血虚的情况下使用当归和白芍。

藤平:那个方剂是您在以前的处方中添加的吗? 还是新开的处方?

田德禄:这是我在个人经验中总结出来的方剂。

山内:藤平老师,请问我刚才说的那种难治性腹水,您经常用的药方是什么?

藤平:从实证的情况来看,作为比较好的药方,是分消汤。它虽然不是《伤寒论》的药方,但我经常使用。在虚证的情况下，《伤寒论》的药方——厚朴生姜半夏甘草人参汤等也时常使用。它可以结合当时的脉搏、舌头、腹部和症状组合。

山内：腹水以五苓散为主要方剂治疗。

藤平：是啊，五苓散也不能说是主要的，不过，根据情况会使用。

山内：五苓散可以加入人参汤。

藤平：有好的例子吗？

田德禄：我使用五苓散合人参汤，治疗脾虚引起肝硬化腹水。五苓散、茵陈五苓散、补中益气汤这样简单的组合，在使用西医的利尿剂之前，也有很多有效的例子。我有过那样的经验。

藤平：我没有那样的经验。

山内：大冢敬节老师的书中记载了用人参汤合茵陈五苓散治疗的1个例子。像我们一样，即使不太懂中医疗法，也要试着应用。

藤平：这种情况下，喉咙不舒服，小便不顺畅。

山内：是的。口渴、小便不利等情况。在这种情况下，同时使用中医方剂和利尿剂。

四、溃疡性大肠炎

溃疡性大肠炎，是很难治的疾病。

山内：最近确诊的溃疡性大肠炎，在日本的溃疡性结肠炎病例不断增加。西医学认为其原因是自身免疫性疾病，但在年轻人中普遍存在，是由于身心医学因素的介入等各种复杂因素。先不说这个，从治疗的角度来看，作为药物治疗，西方医学应用肾皮质激素，当然溃疡性大肠炎也有非常严重型或急症，西医学在出血的情况时输血，重症时期静脉注射激素。

田德禄：的确像山内老师说的那样，我也认为这种病的治疗是非常困难的。在中国这种病也有增加的倾向。我认为这与检查技术的发展，使疾病的诊断、发现的数量增加有关。这也正如山内先生所说，是自身免疫性疾病。我在中医消化内科也经常遇到溃疡性大肠炎的患者。现在我们也在努力地进行这个溃疡性大肠炎的研究。这是青年男女中常见的疾病。因此，这是一种对患者身体和工作影响非常大的疾病。中医把这种溃疡性大肠炎归入了"休息痢"的范畴。为什么呢？因为这是一种频繁反复的症状，表现为好的状态—坏的状态—再好的状态。脓血便是主要症状。因此，它又被列入中医"痢疾"范畴。这种重要的病理变化是，邪气还没有被完全排除，但正气已经受到了伤害。因此，在治疗的时候很麻烦。祛邪的时候很容易伤正气，扶正的同时易留邪。因此，在这种情况下的治疗中最重要的是什么呢？必须同时考虑标本兼治。在中国国内的报道中使用乌梅丸治疗的病例较多。这个病寒热夹杂，同时存在虚实夹杂。我认为用乌梅丸治疗轻度溃疡性大肠炎是非常有效的。但是脓血便，也就是所谓的出血多的重症，乌梅丸不一定是适当的。非常有效的是灌肠，现在我们遇到这种病，经常用灌肠的方法治疗。要说为什么会有这样的方法，是因为长期持续吃药会使情况变得相当糟糕。这种病是反复发作的，如果长时间不用药不可能。灌肠是直接给患者的大肠注入药液，通过从肠道吸收而发挥作用。

中医认为，溃疡性大肠炎是湿热还没有完全解除引起的，正气已经受到了伤害，脾虚引起气血不调。中医急症多见瘀血的情况。灌肠使用的药物,苦参30g清大肠之热,黄柏10g以清下焦之热。这是能清下焦湿热的药物,同时也有收敛阴气的作用。其中比较重要的药是五倍子,此药本身有收敛的作用,收敛又有祛邪之功,另外,和苦参一样,也有去除湿热的作用。五倍子在外科使用的时候可促进伤口愈合,这种情况下最好用10g,也可加至15g或20g,加热后使用。和人的体温一样,在37℃的温度下使用。这种情况也使用锡类散,它原本主要治疗口腔溃疡,还有生肌,增加肉芽组织的作用。主要成分是冰片、人工牛黄、青黛等。

田德禄:锡类散加入灌肠液中,煎煮150~200ml使用。此外,还有一种叫云南白药的药,也可以加进去。这是止血的药,同时有止痛作用,还能加速伤口的愈合,也就是促进肉芽组织的增生。

藤平:战争中的外伤也可使用。

田德禄:是的。如果买不到云南白药的话,可以用三七粉。如果三七也没有,还可以使用地榆、蒲黄,把这些也加到灌肠液里,使之达到与体温相同的温度后再进行灌肠。不过,取脊柱前弯的姿势,使灌肠液更深入一些,1天1次,7~10天为1个疗程,休息1周。

在疾病缓解期间,可以口服中药治疗。在这种情况下,可选择膈下逐瘀汤及少腹逐瘀汤,这也是王清任的活血剂。膈下逐瘀汤包括牡丹皮等清热凉血之药。在少腹逐瘀汤中含有肉桂和干姜,方剂的性质属温,也可加入小茴香。瘀血,同时患者有热性的症状时,应用清热的膈下逐瘀汤;血瘀伴有阳虚的症状,应用少腹逐瘀汤。吃了1周的中药,再次灌肠,对几个患者用同样的方法,收到了很好的治疗效果。另外,关于这方面,我们现在正在进行研究。作为参考,我提前说了我们的研究内容。

藤平:也有完全治愈的病例吗?

田德禄:在北京将患者集中进行治疗,均有不同程度的改善。虽然没有经过长时间的随访观察,但是短期的效果是好的。

有一位哈尔滨的男性患者在全国各地四处奔波寻求治疗,在北京接受了我们的治疗,1周后脓血便好转。这是已经在西医院确诊为溃疡性大肠炎的患者。我请求这位患者做结肠镜检查,但患者不同意,就回去了,但在临床上已经治愈了。

藤平:这个很难治好吧。

田德禄:我们也对这个病有相当专业的研究。

藤平:拥有的"武器"很多呢。

田德禄:也有这样的方法。药饼(药的粉末凝固的东西)贴在肚脐上的方法。这是黄柏和五倍子中加入醋混合而成的糊,上面用胶布贴上,也可用麝香虎骨膏代替。

藤平:贴在肚脐上,对其他疾病也有好处。

田德禄:是的。慢性的腹泻啦,肠炎啦,都可以用这样的方法治疗。

藤平:很有趣呢。

田德禄:我自己是消化内科大夫,尝试着用各种各样的方法进行治疗。

藤平:受教了。说一个我使用古方治疗疾病的经验吧,是一个62岁的男性,一开始用芎归胶艾汤,一观察,考虑患者还是以实证为主证,所以换成大黄牡丹皮汤,又因为出血止不住,心下痞硬,所以兼用了三黄泻心汤。那样的话就好多了。虽然到现在还在治疗中,不过,还不知道能否顺利治好。

山内：黄连解毒汤等在治疗出血方面的效果也被期待吧。虽然中医最新的灌肠疗法让我非常感动，在西医上用过很多类固醇之类的东西，也无济于事。在这种重症度比较高的难治性的病例中非常有效。如果是轻症，即使单口服处方中药也能得到很好控制的例子也不少。

田德禄：当然有，不过，在这种情况下还有必要长期吃中药。

山内：我们本来就是西医，所以要用西药。那么老师对于溃疡性大肠炎，在什么情况下可以用西药呢？

田德禄：我们用中药治疗效果不行的话，大概也会用西药。刚才您说过也考虑直接从大肠注入激素。在这种情况下，比起单独使用西药，药量也会变少。

藤平：灌肠这个方法，在日本也大受欢迎。感谢您用心地传授经验。今天田老师跟我们说了很多宝贵的经验，真的非常感谢。另外，山内先生也在，西医和中医两方面共同探讨，真的非常感谢。

第二节　与山本胜况先生的座谈：消化系统疾病的临床研究现状

一、中医如何应对现代疾病

所谓现代疾病，是指当今临床上常见的疾病，即循环系统中的心绞痛、脑血管系统中的脑血管障碍后遗症和痴呆，呼吸系统中的哮喘、肺心病、特发性间质性肺炎等。这些都是以西方医学的病理诊断为基础，但是中医需要认识这个病理诊断并灵活运用于诊疗。

内分泌、代谢异常会导致糖尿病。糖尿病与肾脏疾病密切相关，肾病的诊疗在中医学中至关重要。在消化系统，由于现代人的生活习惯和压力的影响，消化道溃疡最为常见。另外，癌症的发病率也呈上升趋势，与此同时，对癌前病变的发生也是我们目前研究的重要课题。

在肝病方面，一般分为病毒性肝炎和酒精性肝损害，中医也把肝病分为急性肝炎、慢性肝炎、肝硬化及肝硬化前期肝纤维化进行研究。过去研究的重点在急性肝炎和肝硬化上，但目前抑制肝纤维化进一步发展为肝硬化成为研究的重点。

另外，以风湿性关节炎为主的免疫性疾病，AIDS（获得性免疫缺陷综合征），SARS（重症急性呼吸综合征）都成为新的研究课题。

二、中医如何看待现代疾病

1. **脑血管疾病**　北京中医药大学王永炎教授团队，在脑血管病急性期应用"化痰通腑"的方法，最近又提出了"毒损脑络"的病因病机。关于"毒损脑络"，王老师的弟子们从不同的角度进行了研究，这是从叶天士的"络病学说"发展而来的研究，病变初期在气分，随着病情发展，毒邪入络脉及血络。王老师所说"毒损脑络"中的毒是指狭义的毒邪，肝阳、肝火上炎所形成的毒邪，毒损脑络而引起脑血管障碍。

2. 循环系统疾病　关于循环系统疾病的发病机制,北京中医药大学廖家桢教授和来过日本研修的武泽民教授,再加上东直门医院的原院长郭维琴教授,认为其基本病机是气虚血瘀。治疗方面,以益气活血为主。这种益气活血的方法可以降低心绞痛发作率及心肌梗死的死亡率,改善症状,提高生活质量。

3. 糖尿病及肾脏疾病　关于糖尿病及肾脏疾病,从病机理论考虑提出了"微型癥瘕"理论。所谓"微型癥瘕",是指糖尿病阴虚燥热,日久气阴两虚,血络瘀阻,进而形成癥瘕。而癥瘕主要是指气血痰瘀阻所致的。

4. 呼吸系统疾病　喘证的病理机制与风邪相关,有学者认为与外风相关,也有学者认为是内风引起的。喘证的治疗方面,东直门医院武维屏教授认为从肝论治,应用过敏煎,以祛风为主,内风、外风兼治。

另外,治疗妇科疾病的当归芍药散,因其具有养血柔肝的功效,也可以应用于喘证的治疗。此外,乌梅丸可以调理肝脏功能,也可应用。除此之外,在肺纤维化的研究中发现,同时从肺和肝两方面治疗至关重要。

三、现代中医消化系统疾病的诊疗——中医的新方法

我们在立足于传统中医的基础上,参考现代医学的技术和最新的知识,对现代疾病开展中医的新研究。

在中国的中医界,大约有五所中医药大学(20世纪50年代最初成立的五所中医药大学)从第一届到第四届的毕业生们系统学习中医,但是与新中国成立前的中医们不同,他们还接受现代科学、技术、知识等方面的教育。

我之前一直研究消化系统领域,并系统地学习了中医,对李东垣和叶天士的脾胃论也进行了研究。并且,学习近现代中医的众多学术思想,更进一步汲取秦伯未、黄文东、董建华先生的学术经验,与此同时,也参考现代技术和最新的知识。

1. 消化性溃疡　现代中医消化性溃疡的治疗,深受秦伯未先生的影响。秦老师认为,溃疡病引起的疼痛是一种特殊的胃痛,基本上多为虚寒型胃痛,辨证脾胃虚寒证。以黄芪建中汤为主方,治以温中健脾。很多医生都遵循这个观点。但是四十多年过去了,中国人的生活方式发生了根本的变化,生活水平大幅度提升,溃疡病也具有不同的特点,我们在秦伯未等老中医的知识基础上,结合现在内镜诊断技术,确定了新的诊疗方法。

(1)溃疡病的诊断:溃疡病最常见的是胃部症状,而胃溃疡和十二指肠溃疡疼痛特点不同。胃溃疡特点是饭后疼痛,十二指肠溃疡的特点是空腹疼痛,饭后可稍微缓解,另外,十二指肠溃疡夜间疼痛。中医认为,夜间身体不动,血液循环变差,血瘀则痛。

根据临床观察发现,胃溃疡以实证胃热居多,十二指肠溃疡多本虚标实。所谓虚证,就是秦老师所说的脾胃虚寒,也就是阳虚证。但是,目前类型有所不同,以脾气亏虚与气虚的情况较多。我认为与中国人的饮食习惯密切相关。因此,十二指肠溃疡的发病基础是脾气虚,病因是湿热和毒邪,胃的血络瘀浊停滞。

另外,我们在望诊中,根据内镜所见特征,可分为溃疡活动期、愈合期、瘢痕期。我们中医的观点,根据各期辨证治疗。治疗愈合期和瘢痕期过程中,不仅单纯促进愈合,还要考虑

预防复发。

像这样,我们治疗消化性溃疡,比西医的分类更加具体。而且开发了各种各样的治疗方法,治疗溃疡使用抑制胃酸的药物,保护胃黏膜。

(2)消化性溃疡的治疗:我们在治疗胃溃疡的时候,在胃生理、病理性特征的基础上,以理气和胃为原则。这是董建华教授的观点。特别是在活动期,要清热解毒、活血化瘀、敛疮生肌。另外,疮分为外疮和内疮,这些是我们中医外科的知识。中医外科认为胃溃疡的发生机制是邪气入胃和十二指肠,停滞而生湿毒、湿热,损伤血络而生疮疡。

治疗方药:之前对疮疡生肌的治疗方法进行了描述,中医外科领域经常使用的药物,例如,止血药白及、血竭、田七等,我们将这些药做成粉末给患者服用。另外,外敷疮疡的局部以促进其愈合。中成药方面,治疗口腔溃疡的养阴生肌散,可敛疮生肌,促进溃疡快速修复。除了使用大黄粉末,田七也经常被使用。

对于较大溃疡,可以使用明矾。此药具有腐蚀性,使用在溃疡的皮肤上具有收敛的作用,应用于胃溃疡和巨大溃疡能收到较快的疗效。另外,年轻男性的食管可见巨大溃疡难以治愈,应用西药症状未见明显改善,使用明矾1周左右即可愈合。对于十二指肠溃疡的患者,以益气、活血、解毒为原则,制订独特的处方。

治疗效果:这样的疗效,随机双盲试验,与 H_2 受体拮抗剂对照效果显著。现代疾病中,大多是西医诊断,我们中医的诊断跟西医采用同样的诊断标准。溃疡病的治疗效果判定标准包括镇痛效果、有无不良反应、费用效果、愈合促进效果、再复发。这些和西医都是同等标准。我们的中医治疗在镇痛和促进愈合方面疗效显著。大概3天到1周时间就能达到镇痛效果,6周时间就能达到85%的效果。

另外,在医疗经济方面,西医的诊疗与中医方面比较, H_2 受体拮抗剂有轻微的不良反应,中医治疗几乎没有不良反应。

(3)消化道溃疡的复发预防:使用 H_2 受体拮抗剂治疗溃疡,1年后再复发率是70%。相比之下中医治疗的再复发率更低一些。使用西药有不良反应和费用昂贵的问题。在这个方面,中医药治疗确实有效,也可以避免不良反应,还能预防复发。

我们自主开发的"愈疡灵"制剂,便于使用。作为院内制剂,在东直门医院、同仁堂使用。"愈疡灵"具有益气、解毒、活血作用,另外还具有敛疮生肌的功效。口服后,制剂贴在溃疡周围而发挥药效。

当然,作为院内制剂我还开了很多处方,主要治疗原则是理气和胃、敛疮生肌,最近又做了"实痞通"的处方。这是在董建华老师经验的基础上形成的,作为第二代处方受到好评。

2. 胃癌前病变　中医在癌前状态下发挥作用。

近年来癌症患者逐年增加,关于癌前状态也备受关注。消化系统的癌前病变包括慢性萎缩性胃炎、肠上皮化生和非典型增生。我们从20世纪80年代开始,一直把胃癌的癌前状态作为国家重点课题进行研究。根据张介宾《景岳全书》中对于"痞满"的认识,张介宾把上腹部痞满为主的疾病大致分为实痞证和虚痞证。实痞是邪气盛引起的痞满,虚痞是虚弱为主要原因引起的痞满。

　　我们以发展张介宾观点的形式进行研究。很多人认为,张介宾虚痞的病理是无病邪、无瘀滞,实际上虚痞的患者以本虚标实为特征的多。另外,虚痞也需要辨证论治来制订处方。以甘温补胃、甘平养胃、酸甘益胃法分别对阴虚、气阴两虚、阴虚的患者制订处方。目前,由于气阴两虚的患者较多,所以最常使用甘平养胃的处方。甘平养胃汤以百合乌药汤为基础,甘温补胃汤以四君子汤为基础。从辨证上来说,湿邪停滞、毒邪停滞、气滞、血瘀、湿热等,因人而异,且因发病及治疗的时期不同而有所差异。

　　胃癌的癌前状态,胃黏膜出现大量的凹凸病灶,中医考虑是瘀血和痰湿凝固产生的病态。我们结合整体的辨证和局部病理认为,气滞、湿阻、痰饮、瘀血等形成过剩引起的病变。

　　癌前状态的治疗:中医以治疗3个月为1个疗程,治疗2个疗程左右。并且,不仅仅是症状改善,病理也明显改善。也就是说,西医认为不能将癌前状态恢复为正常细胞,但是通过中医治疗,一部分病例的癌前状态的细胞恢复为正常细胞,重症的癌前病变也可改善或者恢复到正常细胞。

　　在现代疾病的诊疗中,中医也应用西医的各种技术,又通过自己判断取得效果,使其具有说服力。研究小组是长年持续进行的,不仅仅是中医,西医也认可了中医对胃癌的预防效果。我们根据病理学的判定肯定了中医的治疗效果,但在日本和欧美还没得到认可。反复多次检查,不一定能取到同一部位的胃黏膜组织,也可能取了不同的组织,因此会出现轻微的结果差异。

　　一方面我们将胃癌前病变作为国家重点课题继续进行研究,另一方面也想和日本进行同样的研究,虽然到目前为止一直没能实现,但我认为是很有意义的努力。

3. 对于现代疾病也能辨证论治吗

　　中医诊疗中辨证论治至关重要,基本上,从症状考虑病情。但是,正如我所述,现代疾病没有症状的情况并不少见。例如,肝纤维化虽然是病理学上的诊断,但通过对很多患者进行研究,也可以发现共同的特征。治疗共同病机的疾病也有一种方法,例如,肝纤维化和气滞、湿阻、瘀血相关。

　　另外,乙型肝炎病毒携带者的病理特征是毒邪。从病因病机的角度来看,毒邪的存在是患者之间最共同的特征。在患者的病因病机中可以看出既有气阴两虚和肝肾不足的本虚,也有认为肝炎病毒的特征是湿毒。

　　如果出现易乏力、腰痛的症状,说明该患者本虚标实,本虚是以气虚为基础的,标实则是毒邪、湿邪的存在。因此,在治疗过程中,即使没有症状,也要把握病机特征。中国人大约10%是乙型肝炎病毒携带者,我们希望尽可能多地观察患者,按照病机理论开始治疗。

　　继刚才叙述的肝纤维化之后,急性肝炎和慢性肝炎是肝硬化前阶段的病变,下个阶段患者可见肝脾肿大。如果肝脾脏肿大,中医考虑是积聚。这种患者的共性基本上是肝和脾的损伤。中医认为是肝脾不和,治以调肝理脾。因此,我们针对肝纤维化,以调肝理脾为原则进行研究。关于中医诊疗理论,通过大量的临床实践,经过很长时间逐步确立,辨证要掌握核心病机,中医所说辨证的"证"不是单纯的症状,证的核心是病机,如《伤寒论》的小柴胡汤证,是只要见一证就可以用的好方子,如果在完全不进行病机分析的情况下,只见胸胁苦满就服用小柴胡汤,那是错误的治疗。胸胁苦满结合心烦喜呕、默默不欲饮等症状,才考虑小柴胡汤。结合那些症状,考虑是肝郁化热,胃气上逆,仅仅是胸胁苦满不能辨证为小柴胡汤证。

在现代疾病中,胆汁反流性胃炎容易出现肝郁化热,胃气上逆的症状,因此将小柴胡汤作为基础使用效果好。胸胁苦满并不是只有小柴胡汤证,也有四逆散的场合。四逆散调理气血,调理肝脾。肝脾不和,气血不和,即使出现胸胁苦满也可用四逆散。日本所谓的方证相对,有有效的情况,也有无效的情况,所以我想强调的是我们需要辨证,更要重视病机。

第三节　关于"痰饮"座谈纪要

在日本广岛中医学会关于"痰饮"座谈纪要。

一、关于痰饮

中医的"痰饮",作为现代许多疑难病的普遍病因,与"瘀血"一起受到重视。在临床上,人们对痰饮疗法备受关注。可是,关于痰饮,自古有各种各样的学说,很难用一种说法来解释。这也是我国十分关心的主题。

平马:今天的中心议题是如何将痰饮的概念应用于临床,请各位老师谈谈自己的经验。在此之前,我先简单谈一下日本中医的知识。日本的中医从16世纪到19世纪有了很大的发展,不过,那个前期受朱丹溪学说的影响很大,所以用与现代中医的"痰"相近的概念进行治疗。但是发展后期,张仲景方子的应用成为日本中医的核心思想,因此朱丹溪痰饮的概念是被遗忘的。"水毒"一词,指水饮停聚。《金匮要略》水气病、痰饮咳嗽病的处方,苓桂术甘汤、防己黄芪汤、越婢加术汤、八味丸和真武汤等被认为是治疗水毒的方药,在现代也成为主流。那么,首先请《金匮要略》专家张再良老师谈谈痰饮的概念等基础知识。

1.《金匮要略》的痰饮治疗法

平马:请您谈一下《金匮要略》中痰饮的治疗原则。

张再良:张仲景在《金匮要略》中提出了"以温药和之"的温化治疗法则。"饮"是阴邪,使用阳药除之,而且痰饮的患者大多与阳虚证关联,所以要想治好"本",温法是适当的。另外,除温法以外,还有发汗法、利水法、逐水法等治疗方法,这些是为了消除因阴邪的停滞而引起气机阻滞这一"标"的治法。因此,《金匮要略》所示的痰饮的治疗方法可以说是标本兼治两方面的。《金匮要略》中记载了许多药方,被归纳为"痰饮、咳嗽病"的精要篇。温化时应用苓桂术甘汤、肾气丸等处方,发汗的方法有大、小青龙汤,利水的方法有五苓散和苓桂术甘汤,逐水的方法有十枣汤。

在提出这样的治疗原则和处方的基础上,《金匮要略》还对适应证和症状进行了阐述。虽说是痰饮,但出现的症状因人而异,如健忘、呕吐、腹胀、心悸、腹泻等。治疗时,要根据主要症状,基于主证考虑适合的处方。

平马:张老师痰饮治疗有何看法?

张再良:在实际的治疗中,我认为有几点应该注意。首先,除痰饮和水气外,还应考虑是否有瘀血。如《金匮要略》中有"血不利则为水"的记载,如果对痰饮、水气采用一般的治疗方法效果不佳,就要怀疑现在所说的痰瘀同病,必须痰瘀同治。

另外,从现代临床的立场上,必须一边补充《金匮要略》中关于痰饮的记述一边进行治疗。在现代这种压力社会,对于现代人的痰饮疾病,如果再加上疏肝、理气等治疗方法的话,效果会更好。另外,由于饮食生活的欧美化、冷饮冷食等原因也会产生痰饮,我认为这也是作为医生应该考虑的问题。

关于本虚标实的治标,需要同时考虑祛邪和扶正两方面。即使是中药,如果使用不同的方法,也很有可能产生不良反应。所以在治疗时,必须避免损伤患者的正气。痰饮是具有阴邪之性的邪气,但单靠温药是无法解决的。温药在温阳气的同时,还具有温燥性和温散性,如果长期使用也会使病证化热。因此,张仲景在《金匮要略》中也提到,在治疗痰饮时,不仅要配温药,有时还要配大黄等苦寒药,以避免饮证的化热。从我的临床经验来看,痰饮是由于气机紊乱而产生的疾病,所以在其治疗上配合寒凉、苦寒的药,寒温并用、苦辛通降的治则有助于气机的调整。

2. 饮证化热

平马:痰饮化热这一问题,痰饮中水饮化热为阳邪。痰可分为热痰和寒痰来治疗,寒痰可以使用半夏等,热痰可以使用寒凉祛痰药胆南星、竹茹、贝母等来治疗。但是,从阴阳的角度来说,饮给人一种阴邪的印象,所以不太注意化热的问题,正如张老师指出的那样,《金匮要略》已经提到了饮证的化热问题。小青龙加石膏汤、越婢汤等使用清热药。在"温药化饮"的基础上,配上苦寒药和寒凉药,调节气机进行治疗,可以认为是张仲景的方法吗?

田德禄:是啊。我想张仲景的确在《金匮要略》中注意到了饮证的化热。在这个想法发展起来的处方有甘遂半夏汤、柴胡黄芩温胆汤、遂虎干姜汤(甘遂虎杖干姜汤)等。实际上,在临床上,有饮证化热的患者不断增加。作为望诊的延伸,我在中医上运用了胃镜。我观察了一下,胆汁可以看到很多逆流的现象,内容物黏稠,黄色的黏液在胃里大量滞留。这种情况下,经常使用以清热药为主的处方。

3. 痰饮理论对胃肠疾病的应用

平马:田医生是中医内科的专家,结合实际临床工作的经验,能再谈一下关于痰饮的治疗吗?

田德禄:痰的概念极其广泛,疾病理论的临床应用也涉及广泛。我是消化内科专业,中医脾胃病所指的是狭义的痰饮停留于胃肠引起的疾病。

饮停于胃肠,轻症只表现胃肠的疾病。但是,重症或病证复杂的话,不仅是肠胃,其他内脏器官的变化也有可能引起。在这种情况下,只对饮进行治疗是不够的,对痰饮引起的其他病症和脏腑也要同时进行治疗。

首先,饮停于胃,主要会引起胀感、憋闷感、振水声、嗳气、呕吐、流口水等症状。痰饮本身是阴邪,属于寒性。但是,从最近的临床来看,比起饮作为阴邪损伤阳气,阴邪化热也有损伤体内阴液的可能性。也就是说,由阴邪化热引起热证的情况也很多。

平马:怎么区分的呢?

如果饮停于胃,还没有化热,就会出现白腻苔或滑苔、细滑脉等特征。治疗时,使用温化阴邪的方法。代表性的处方有小半夏加茯苓汤、苓桂术甘汤等。如果停滞在胃里的饮化热,就会消耗津液,舌质、舌苔干燥,呈现出颜色变红的倾向。这种情况下,不仅要逐饮,还要同时进行清热、固护脾胃津液等治疗。代表性处方是甘遂半夏汤。

平马:饮邪停于胃引起的病症有哪些?

田德禄:下面介绍几种临床上常见的症状。首先,由于胃肠动力减退,饮食通降失常,引起非溃疡性功能性消化不良(NUD)。由于精神上的压力引起的肝的气机紊乱成为病因病机也很常见,从胃本身治疗的同时也重视从肝论治。这种情况下一边治疗痰饮,一边进行疏肝理气。代表方剂有四逆散、柴胡疏肝散。另外,肠胃本身的症状明显,除了胀满感之外,还会出现嗳气、打嗝等胃气上逆的症状,以及气滞的症状。还会出现排便困难、大便异常的情况。对此,北京中医药大学的老中医董建华重视和胃通降,用香苏散加减(紫苏梗、香附子、陈皮、枳壳、香橼皮、佛手、大腹皮等)治疗。

另外,有胃的器质性疾病,从内镜来看,胃窦前庭部和十二指肠球部由于溃疡和炎症产生狭窄,对于胃内容物不能通降顺调,应用和胃活血的方法进行治疗。这种情况下,主要是根据广州中医药大学老中医刘赤选的经验,应用失笑散(蒲黄、五灵脂)的药方加活血化瘀的赤芍、山楂进行治疗。

以上主要介绍了关于痰饮停滞于胃的病症,也有很多痰饮停于肠的情况。如《金匮要略》里所说"水走肠间沥沥有声"的症状。这个时候可以使用《金匮要略》中的己椒苈黄汤。己椒苈黄汤的四味药都是苦寒药,所以使用的时候要注意量并且加减,以免进一步损伤脾胃的状况。

肠的器质性变化和痰饮很重的情况下,例如对手术后的肠粘连,可用活血化瘀药,经常使用王清任的膈下逐瘀汤。另外,肠内息肉和克罗恩病等也经常引起肠狭窄,对这些增殖性疾病,要加用化痰散结的药进行治疗。

4. 介绍一下四川省老中医陆干甫老师的经验

平马:谢克庆老师对痰饮的临床方面有何看法?

谢克庆:痰和饮的区别,在古代并不明显。到了中国的宋元时代,痰和饮才有了明显的区别,即有形之痰和无形之痰。这里,我主要聊聊有形的痰。

我想简单介绍一下我的恩师四川省老中医陆干甫先生的经验。陆老师曾多次来日本交流。在此,介绍一下陆老师关于痰治疗的3个处方,希望对日本的大家有所帮助。

首先,脾实肺虚,咳痰不利,口渴不欲饮,食欲不振,胃脘部胀满的处方。这个处方主要是以运脾利肺为主要原则。处方由紫苏梗、杏仁、全瓜蒌、法半夏、茯苓、广陈皮、浙贝母、竹茹、生姜等药构成。

第2个处方是温阳蠲饮。这个适应证为咳嗽少痰,难以咯出,胸闷,气喘,尿频,少尿量,舌厚白腻苔,脉虚数浮大。构成药物有海蛤粉、葶苈子、炮姜、肉桂、茯苓、法半夏、细辛、紫苏子、全瓜蒌、薤白、炙甘草、化橘红。如果有干燥的情况,则上述处方去掉炮姜和肉桂,加入浙贝母和竹茹。如果有便秘倾向,去除炮姜和肉桂,加冬瓜仁和莱菔子。

第3个处方的适应证是心悸怔忡,口唇发绀,指甲发紫暗,气喘,面部和手脚浮肿,腹胀,舌质紫色或红绛舌,厚腻苔或无苔情况,脉是浮数、细数沉。这个处方有运补脾肾、通阳利饮作用。构成药物是炮附子、肉桂、炮姜、焦白术、白芥子、莱菔子、葶苈子、茯苓皮、海桐皮、车前子、化橘红、远志。炮附子先煎2小时,以免产生毒性。为加强补肾之力,加入鹿角霜、补骨脂。强化利水消肿加入牵牛子、郁李仁、猪苓、泽泻。对这样的疾病注意点是,如果有化热现象,就必须考虑寒凉药的应用。以上3个药方,都是我的恩师陆老师几十年来对张仲景的理论学习和临床经验总结出来的有效处方。我在临床上也经常应用这些处方,对其效果很满意。

平马:陆老师的药方,主要应用于有形之痰,可以广泛用于呼吸系统、循环系统、消化系统的疾病。

谢克庆:平马老师说得没错。第1个处方的适应证,用西方医学的病名来说,应用于慢性支气管炎或者轻症的肺气肿等。第2个处方经常被用于肺气肿,效果相当好。第3个处方应用于病情更加严重的肺性心脏病。这些疾病分别从五脏来说,遍及肺、脾、肾。

5. 中国的痰饮研究

平马:现在中国对痰饮的研究正在进行吗?

田德禄:在中国,20世纪70年代对各种疾病从瘀血开始讨论治疗的人较多,20世纪80年代随着现代中医研究的发展,对痰病理论的关心提高了。我们认识到,动脉硬化等病理性变化,不仅与瘀血有关,还与痰有关。因此,有关痰及"痰瘀互阻"的研究受到重视。80年代初,湖北中医学院(现湖北中医药大学)朱曾柏老师撰写的《中医痰病学》一书成为畅销书,痰病的研究有了进一步的进展。但是,关于痰病的研究比瘀血的研究更困难。其理由是缺乏客观的判断指标,动物模型难以制作,临床疗效评价困难等。因此,基础研究的进展还不令人满意,期待着今后的研究。

张再良:《金匮要略》中关于痰饮的研究大体已成体系,但还有不足之处。我认为有必要进行病机学的研究。第1种方法是从方证反过来推测病机。《金匮要略》中有"食少、饮多"而"水停心下"的记载,从"食少"一词可以推测,脾虚导致运化功能失调,水湿停滞。从脏腑角度考虑,主要是肺、脾、肾的功能失调,水液的代谢紊乱而产生痰饮的同时,三焦的气机失调也有生成痰饮的可能性。

平马:确实,为了在现代复杂的疾病中应用《金匮要略》的思考方法,像张老师那样,从方证推测并掌握病机的方法也许是一种武器。

谢克庆:在中国,关于与痰饮有关的疾病的统计调查还没有进行。但是,如果仔细调查的话,恐怕与痰饮有关的疾病也很多。痰饮的研究正如刚才田老师说的那样,难以量化,证的模型也有难以制作的一面,也有难以研究的一面,不过,我们还是强烈地感到,面向21世纪有进一步深化研究的必要性。

平马:今天听老师们讲,在现代临床上,有痰证、饮证的患者非常多,有各种各样的情况。

并且,以《金匮要略》为基础的治疗原则也被广泛应用。另外,不仅仅是单纯地应用《金匮要略》的法则和原理,而是在解释病因病机的基础上,了解到临床应用非常广泛的中国的情况,很有参考价值。

二、痰饮证治

1. **概念**　痰饮有广义、狭义之分。这次我们讨论的是狭义痰饮。

2. **病机要点**

(1) 病位:肺、脾、肾。

(2) 病性:本虚标实,而标以实证为主证。

(3) 运化:饮为阴邪,易伤阳气,化热,伤阴。

3. **湿、水、饮、痰的关系**(图 7-1)

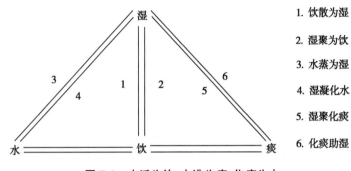

1. 饮散为湿

2. 湿聚为饮

3. 水蒸为湿

4. 湿凝化水

5. 湿聚化痰

6. 化痰助湿

图 7-1　水泛为饮,水沸为痰,化痰为水

4. **辨证要点**

(1) 标和本:根据发病的时间,急则治其标,缓则治其本。

(2) 饮的性质属于寒证化热的特征。

(3) 本病与变病:本病:饮邪留于肠胃。变病:从他病转化。

5. **临床上常见证医案举例和治法**

(1) 饮邪停于胃的本病

1) 饮未化热案

患者,男性,32 岁。最近心下痞闷,胃中振水音,脘腹喜温畏寒。自诉背寒,甚者呕吐清水及痰涎。水入上泛,口渴不欲饮,形体日渐消瘦。舌苔白滑,脉弦细而滑。

治法:温阳化饮。

方药:小半夏加茯苓汤、苓桂术甘汤。

2) 饮已化热案

患者,男性,54 岁。平素有胃病,2 个月来,心下坚满疼痛,下利很快,下利之后仍心下坚满,仍有口舌干燥,舌苔腻,白而兼黄,脉沉弦。

治法:逐水化饮。

方药:甘遂半夏汤。

（2）饮留于胃的变病

1）肝郁气滞案

患者,女性,40岁。长时间工作压力大,身心压抑,不能深度睡眠,数月来,每天食欲下降,自觉胃脘胀闷,进食后情绪不稳定的情况加重,偶有呕吐痰涎,舌苔白腻,脉弦而细滑,服用和胃化饮的药未见改善。

治法:疏肝解郁兼化饮。

方药:柴胡疏肝散加减。

2）胃气壅滞案

患者,女性,45岁。胃中有痰日久,反复发作,胃脘胀满自觉不舒服。另外,没有食欲,甚至呕吐痰涎,大便不规律,脉细滑,舌苔白腻。

治法:理气和胃兼化饮。

方药:香苏散。

3）肝胃郁热案

患者,女性,36岁。患者自述胸部和心口窝处有灼热感,时而口苦或呕吐苦水。由于脘痞不欲饮食,饭后脘痞症状加重。舌苔黄,脉细滑。

治法:清肝和胃,降逆化饮。

方药:以肝热为主,小柴胡汤。腑气不通,加芦荟;胃热为主,遂虎陷胸汤。

4）瘀血阻滞案

患者,男性,42岁。有多年的十二指肠溃疡病史,反复发作,难以治愈。今年入冬,脘腹疼痛再次发作,夜间尤甚,呕吐酸水及未消化食物。舌边可见瘀斑,苔薄,脉弦且细滑。

治法:化瘀散结,清肝和胃兼化饮。

方药:失笑散加减。

（3）饮留于肠本病

患者,男性,28岁。小时候开始脾胃虚弱,形体消瘦,纳食少,肠鸣便溏,如水走肠间,辘辘有声。另外,腹中痞满,大便不畅。

治法:攻逐水饮。

方药:己椒苈黄汤。

（4）饮留于肠变病

1）瘀血凝滞案

患者,女性,38岁。3年前腹部行外科手术,这半年来腹部胀满不适,时感疼痛,自觉肠中咕嘟咕嘟响,犹如水走腹间。形体日渐消瘦,大便时常干燥成固体,脉细弦,舌暗红色可见瘀斑,苔薄黄。另外,钡餐检查结果提示:左侧结肠部可见狭窄。

治法:化瘀散结。

方药:膈下逐瘀汤。

2）痰核阻滞案

患者,男性,16岁。患者诉近1年来,经常发作性腹痛。平时腹部胀满不适,大便时而硬,时而溏,夹杂黏液,可闻及肠鸣。肠镜检查可见多发息肉。舌暗红苔腻,脉细滑。

治法:化痰消肿。

方药:顺气导痰汤。

3) 阳气不振,正气虚

证候学特征:脾气虚弱,脾阳虚衰,脾肾阳虚。

患者,女性,46 岁。患者胃病多年,形体消瘦,面黄肌瘦。另外,脘痞不适,时有振水音,畏寒肢冷。脉沉细,舌淡肥大苔白腻。

治法:健脾益气,温中健脾,温补脾肾。

方药:六君子汤、理中丸、真武汤合金匮肾气丸。

第八章 │ 他 著 作 序

第一节 为《武维屏学术思想及临床经验集》作序

一晃,我与夫人已经步入古稀之年,并将迎来金婚的纪念。一路走来,甘苦心自明,真的不容易。夫人欲将历年的论文、讲稿整理出版,我写点感想以示祝贺。

我们没有家学基础,阴差阳错地走进中医大门。学校的恩师们,不仅仅为我们讲授了中医理论知识,还教会了我们读经典、览群书的方法,为我们打下了比较坚实的中医基本功底,特别是在临床实习中,让我们体验到中医独特的治病救人的真功夫。我深知,夫人并不聪慧,但她肯于投入,在学校,她是好学生,当了六年年级学习委员;毕业后留校,她是好老师,她的课学生们爱听;在医院,她是好医生,患者们喜欢找她看病。早年她还挤出时间,先后到协和医院、友谊医院等西医医院进修学习,丰富自己的诊疗知识和技能,为中西医结合开展临床研究奠定了基础。

而今,她已经成为医院的首席专家、国家有突出贡献专家、第四批全国老中医药专家学术经验继承工作指导老师,先后成立了北京市"3+3"名医传承工作室、国家中医药管理局名老中医药专家传承工作室,肩负起传承中医的重任。

几十年的临床实践,她在呼吸系统疾病的诊治上不断探索,并培养了一大批硕士、博士研究生,反复推敲、论证,形成了颇具新意的新理论、新观点、新方法,如外感热病的三阳合治,哮喘病的从肝论治,以及风哮、瘀哮的观点等,在学术界产生了很大影响,有的已经写进统编教材,促进了学术进步,提高了疗效,造福了广大患者,求教者、求医者络绎不绝。"西医跟得上,中医闯与创"是她的治学理念,时刻不忘,鞭策自己不断前行。直至今日,她所带领的科室,仍与协和医院、朝阳医院呼吸科等保持着畅通的学术联系,促进了学术进步和发展。

承上启下,是我们这一代中医人的历史使命,夫人将"女人不应当月亮,要自强、自立、靠自己发光"作为人生格言,她给自己增加了不小压力,这句格言,还被一位日本女留学生在《朝日新闻》上发表,称赞她的中国老师,也激励自己。

夕阳无限好,责任仍在肩! 我们需要再努力,不能怠慢,将自己的余热奉献给我们所热爱的中医事业。

以上文字,送给夫人和她的新书,也是激励自己。

北京中医药大学教授田德禄

2013 年 3 月 31 日

第二节 为《简明中西医结合消化病学》作序

消化系统疾病包括了食管、胃、肠、肝、胆、脾、胰等多脏器的疾病,在疾病的中医五脏归属中,消化病占据两脏——脾、肝,而在内科就诊的患者中,消化系统疾病所占的比重无疑是最多见的病种之一。脾胃为后天之本,脾胃及肝胆功能的正常与否,极大地影响着患者整体的身心健康,关系着人的生老病死。因此提高消化系统疾病的诊治水平,提高广大民众对消化系统疾病的认识和保健预防能力,具有重大的社会意义和经济价值。

近年来消化系统疾病的诊断技术和治疗方法不断更新,尤其在中西医结合诊治方面获得长足进步,各种专著纷然面世,然大多卷帙浩繁,不便临证翻阅,欲一册在手,简要实用者,实属难得。

赵兰才博士等中青年医师,有感于中西医消化病学与民众健康关系甚重,且近年来发展迅速,新技术、新疗法不断涌现,而广大临床医师缺少一本常备的、新颖实用的中西医结合消化病学书籍,故利用业余时间,查阅、收集、整理古今中西医资料,尤其重点搜集了近年来中西医临床研究论著等学科前沿的研究资料,精心筛选文献,编撰了这本《简明中西医结合消化病学》。本书概括学科进展,文字深入浅出,内容较丰富,涵盖了中医的病因病机、治疗方药、药理研究以及西医的病理、诊断、治疗、预后等内容,信息量大,可供中西医消化内科、综合医院中医科及全科医生临床参考,也可供消化系统疾病患者翻阅学习。

我读后,深感这是一部有一定专业水平,同时通俗易懂的书籍,概括本书的特点:中西汇通,精心编撰,诊治实用,造福百姓。愿意向希望获取相关知识的读者推荐,相信定会从中受益。

谨以此文,是为序。

田德禄

2008 年 2 月 28 日于北京